**監修**
埼玉医科大学総合医療センター
放射線科教授
土屋一洋

**編集**
日本赤十字社医療センター
放射線診断科部長
扇 和之

第3版

# MRI

Magnetic
Resonance
Imaging

最新用語辞典

データブック

**MEDICAL VIEW**

本書では，厳密な指示・副作用・投薬スケジュール等について記載されていますが，これらは変更される可能性があります．本書で言及されている薬品については，製品に添付されている製造者による情報を十分にご参照ください．

**Glossary of Clinical Magnetic Resonance Imaging, 3rd edition**
(ISBN 978-4-7583-1611-8 C3047)

Chief Editor : Kazuhiro Tsuchiya
Editor : Kazuyuki Ohgi

2006.1.10  1st ed
2010.6.10  2nd ed
2019.11.10  3rd ed

©MEDICAL VIEW, 2019
Printed and Bound in Japan

**Medical View Co., Ltd.**
2-30  Ichigaya-hommuracho, Shinjuku-ku, Tokyo, 162-0845, Japan
E-mail  ed@medicalview.co.jp

# 第3版 監修の序

　2006年1月に出版した『MRIデータブック』は，その後，2010年6月に刊行した『改訂版 MRIデータブック 最新用語辞典』に引き継がれ，さらにこの度『第3版 MRIデータブック 最新用語辞典』の完成に至った。初版から改訂版まで，この間，MRIに関わる多数の方々や施設で受け入れて頂き，十分に活用して頂いたが，その後もMRIの技術的進歩は著しく，とりわけ3T装置が臨床の場に広く普及したことを背景に，各メーカーによる技術開発でも，特に撮像時間短縮や新たなコントラストの創生など，ハードとソフトの両面で幅や深さが加えられた。

　このような事情に加え，初版と第2版（改訂版）の間隔に比して第2版と第3版の間隔が大きく開いたこともあり，今回の改訂ではかなりの用語を追加収載することになった。周知のように同義語や類語が多く，和文表記と英文表記の混在，略語の多用が常態とも言えるなかで，これまでのノウハウを活かしながら，より使い勝手の良いものを効率よくまとめることが求められた改訂作業であったと言える。加えて単に用語を増やし内容が膨らむだけではなく，すでに現場から姿を消してしまったような装置名を削除するなど，いくつかの点でスリム化にも配慮した。また，「基本用語」「専門医必須用語」「最新用語」のマーク表示，巻末の用語INDEXでは色別で用語のカテゴリー分けを行うなど，視覚的な面でも見易さに配慮したことが今回の改訂ポイントと言える。

　前回の改訂版と同様に実際の編集作業は扇　和之先生とメジカルビュー社編集部スタッフの多大な努力に依るところが大きい。また今回も多方面から執筆して頂いた方々のご尽力があってはじめて形に成し得たものであり，この場をお借りして皆様のご協力に改めて感謝申し上げます。本書がMRIの臨床の現場や研究に身近なものとして引き続き活用して頂けることを願うとともに，今後ともさらに充実，発展していくことを祈念致します。

2019年9月

埼玉医科大学総合医療センター放射線科

土屋一洋

## 第3版 編集の序

　早いもので『改訂版MRIデータブック最新用語辞典』を発刊してから9年以上の歳月が経った。この間に，特にメーカー関連のソフトや技術を主体に，多くの新しい用語が誕生している。そのような状況を鑑み，『第3版MRIデータブック最新用語辞典』を発刊する運びとなった。

　最近，若手の放射線科医はMRIの基礎知識に対する興味が薄れているとの話を時折耳にする。確かにMRIの画像診断報告書を作成するには，画像の種類さえ知っていれば大抵の場合はそれで問題ないことが多い。しかし時に基礎知識がないと画像解釈に苦しむ状況に遭遇することもあるし，またMRI室の臨床放射線技師から「こういうケースの時はどういう撮像を追加したらいいですか？」と聞かれた時も，各々の画像の特徴や，各パラメータをどう変えると画質やコントラストがどう変化するかを熟知しておくに越したことはない。そのような観点から，今回は若手の放射線科の先生方が本書に興味を持っていただくきっかけとして，「専門医必須用語」というマーク表示を行った。「放射線科専門医研修カリキュラムガイドライン2018年版」に準拠し，このガイドライン作成の委員でもあられた監修の土屋一洋先生に用語ピックアップをご担当いただいた。本来であれば磁気共鳴専門技術者認定の必須用語などもピックアップできればよかったのだが，本書が監修も編集も医師ということもあり，次回以降の宿題とさせていただきたい。

　また本書の掲載用語を全て網羅した巻末の「用語INDEX」を一望してみると，難解な用語や聞き慣れない用語も多数存在し，ビギナーの方にはややハードルが高く感じるかもしれない。そのような観点から今回は「専門医必須用語」のみならず「基本用語」のマーク表示も行い，こちらの用語ピックアップは私が担当させていただいた。

　「専門医必須用語」「基本用語」に加え今回新たに加わった「最新用語」の3者を各々の用語解説本文でマーク表示するとともに，「専門医必須用語」「基本用語」については巻末の用語INDEXでも色別で用語のカテゴリー分けを行い，視覚的に見やすくさせていただいた。更に今回は新しい試みとして，メーカー間用語比較表も付録として作成した。

　本書は初版や改訂版と同様，MRIに携わる放射線科医や診療放射線技師の諸氏にはご自分の知識を増やすツールとして，メーカー技術者の諸氏にはご自身以外のメーカー用語を参照する書籍として，またビギナーの方には基本用語を調べて学ぶ本として，それぞれにご活用いただければと願うものです。また単に"MRI用語を調べる本"のみならず"MRIの知識を増やす本"としてもご活用いただければ幸甚です。

　最後に多くのMRI用語を網羅していただいた各ご執筆者のご尽力に心から謝意を表するとともに，ご監修の土屋一洋先生，ならびに膨大な用語の編纂作業にご努力いただいたメジカルビュー社編集部スタッフの皆様に厚く御礼申し上げます。

2019年9月吉日

　　　　　　　　　　　　　　　　　　日本赤十字社医療センター 放射線診断科
　　　　　　　　　　　　　　　　　　　　　　　扇　和之

# 改訂版 監修の序

　本書は2006年1月に刊行した「MRI データブック」の改訂版である。幸いにして初版はMRIに関係する大変多くの方々に受け入れていただいた。当初から本書の内容が短期間で古いものになるという予想はしていたものの，実際にこの間から現在に至るMRIの進歩はさらに留まるところを知らぬ勢いである。ひとつには，諸外国にやや遅れたが本邦でも3T装置が急速に普及し，これと関連したハードとソフトの変化が極めて大きいことが挙げられる。他方で，MRI用造影剤にもいくつかの大きな動きがあった。幸い初版同様に関係企業の方々から絶大なご協力をいただき，これらの点を中心にして内容が更新され，改訂版として充実した内容のものになったと自負している。さらに今回の大きな目玉として記載項目のCD-ROMを付けたことが挙げられる。これによって検索機能が大きく向上し，用語集としても更なるパワーアップが実現できた。

　初版に続きこの改訂版も編集作業の実際は扇和之先生とメジカルビュー社編集部の方々が進めてこられた。この場をお借りし，改めて皆様のご努力に心からの感謝を捧げます。

2010年4月

杏林大学医学部放射線医学教室
土屋一洋

## 改訂版 編集の序

　早いもので初版「MRIデータブック」を発刊してから4年の歳月が経った。この4年の間にもMRIの進歩はめざましく，特にメーカー関連のソフトや技術に関しては，実に多くの新しい用語が誕生している。この度そのような状況を鑑み，杏林大学の土屋一洋先生のご監修をいただきつつ，またメジカルビュー社編集部スタッフの協力を得て「改訂版MRIデータブック最新用語辞典」を発刊する運びとなった。

　今回の改訂版では新たなメーカー用語を補填すると同時に，付録として検索機能を有したCDを新たに追加した。またすべての掲載用語をA，B，C…，アイウエオ順に配列した"用語INDEX"を初版では本書の前半に掲載していたが，今回の改訂版では一般書籍の索引と同様に巻末に配置した。

　本書は初版と同様，MRIに携わる放射線科医や診療放射線技師の諸氏にはご自分の知識を増やすツールとして，メーカー技術者の諸氏にはご自身以外のメーカー用語を参照する書籍として，また初学者の方には基本用語を調べて学ぶ本として，それぞれにご活用いただければと願うものです。また単に"MRI用語を調べる本"のみならず"MRIの知識を増やす本"としてもご活用いただければ幸甚です。

　最後に多くのMRI用語を網羅していただいた各ご執筆者のご尽力に心から謝意を表するとともに，このような改版の機会を与えてくださった杏林大学の土屋一洋先生，ならびに膨大な用語の編纂作業にご努力いただいたメジカルビュー社編集部スタッフの皆様に厚く御礼申し上げます。

2010年4月吉日

日本赤十字社医療センター放射線診断科
扇　和之

# 監修の序

　MRIの技術的進歩はまったく留まるところを知らぬがごとしである。国内外の学会では新たな撮像法をはじめとした様々な基礎的もしくは臨床的な研究が年々，膨大な量となって報告されている。加えて，メーカーの開発競争も果てしなく続く勢いである。一方，小生のような画像診断医にとっては全体の仕事量のなかで日常これに携わる時間は相当の割合を占める。また臨床科の全体を見回してもMRIに多少なりとも関与しない科はないと断言できる。さらに現在のMRIでは検査の実務にあたる技師の方々の実際的な協力や十分な知識がなければMRIを活用することは不可能と言わざるを得ない。その上で，機器メーカーや造影剤関連をはじめとした企業に属する，数多くの技術者やその周囲の方々も日々これに様々な形で関わっている。こうした現状はMRIに求められるものが現在の画像診断全般のなかでも種々の領域において極めて大きいということを明らかに示している。

　このような状況のもとでMRIに関連する広い範囲をカバーし，比較的手軽に参照できる用語集のようなものがあれば多くの人に役立つのではないか，と考えたことが本書の企画のきっかけであった。上述のように進歩し続けるMRIという背景から次々と新しい用語が生まれ，自身が直接関わる範囲でも精一杯，という方が多いのではないだろうか。また一応理解したつもりでも改めて問われると正確な答えがでてこないという経験をおもちの方も少なくないのではないか，とも考えた。無論変化が激しいことから，短期間で陳腐化する懸念はあるものの，現状までの用語を総ざらいすることで役立つ場面も思いのほか多いことと思う。また新たな進歩に対しては版を改めることで対応できればと願う。

　本書の編集作業の実際は扇和之先生とメジカルビュー社編集部のスタッフが長期にわたって献身的に進めてこられた。また本書の各項目は多方面にわたる多くの執筆者の方々のご協力があればこそのものである。この場をお借りして皆様のご尽力に深く感謝申し上げる次第です。

2005年11月

杏林大学医学部放射線医学教室<br>
土屋一洋

# 編集の序

　外出先で起動した私のパソコンに1通のメールが舞い込んできた。杏林大学の土屋一洋先生からのものだった。「聞き慣れないMRI用語を耳にして調べようと思ったとき，いつも複数の本を紐解かねばならず面倒だ。これ1冊あればMRIの用語は何でも調べられるような本を作りたいのだけれど，協力してもらえないだろうか？」といった趣旨のものだった。日頃からそのような本の必要性を痛感していた私は二つ返事で快諾し，移動中のタクシーの中ですぐにメールを返信したのを覚えている。

　あれから2年近い歳月が経ち，この度やっと「MRIデータブック」の発刊に漕ぎ着けることができた。MRIの臨床的な用語を完全網羅することを目指し，ご監修の土屋先生はもとより本邦のトップでご活躍の先生方に部門別編集としてご参入いただき，また各メーカーの方々にも編集協力として多大なご尽力をいただき，そして多くのご執筆者のお陰で当初の予想を超える膨大なMRI用語を網羅することができた。ご尽力いただいた皆様にはこの場を借りまして厚く御礼申し上げます。

　ある1つのMRI用語に関して日本語と英語の表記があり，英語にも略語とフルスペルがあり，そして日本語にも複数の用語表現が存在したりする。このような幾つもの用語表記の重複に対するソリューションとして，本書ではその用語の中で慣用的に汎用されている用語表記を1つ決めて“主たる用語”とさせていただき，その用語に〔英〕，〔和〕，〔同，類〕〔full〕，〔略〕，〔別〕，〔対〕のような表記で“主たる用語”に対応する英語，日本語，同義語や類義語，フルスペル，略語，別名，対語等を併記する体裁をとらせていただいた。本書の用語解説本文は，“主たる用語”のA, B, C...，アイウエオ順に掲載させていただいている。それとは別に主たる用語以外の用語を迅速に検索できることを目的として，すべての掲載用語をA, B, C...，アイウエオ順に配列した“用語インデックス”を本書の前半に掲載した。本書にて用語を検索する場合は，まず“用語インデックス”にて掲載ページを確認してから用語解説本文へと進んでいただくことをお薦めしたい。

　また本書では各メーカーのソフト名やMRI装置をはじめとした商品名も網羅させていただいたが，これらメーカー固有名詞の表記（大文字／小文字，半角空ける／空けないetc...）は各メーカー独自の表記にしたがった。またRC〈GE〉とRC〈東芝〉，TONE〈Philips〉とTONE〈Siemens〉のように，同じ用語であってもそれが一般名詞でなくメーカー固有名詞として使用されている場合には，各メーカーのご執筆による用語解説文をそれぞれ掲載させていただいた。

"T1強調画像"や"TR"といった基本用語は，それらの用語解説文を初学者の方が読まれることを念頭に置いてなるべく平易かつ実用的な文章表現で執筆させていただいた。一方で最先端技術用語に関しては，上級者や中級者の読者諸氏が読まれることを念頭に置いた文章表現にて記載／編集させていただいた。また各ご執筆者の文章表現をなるべく尊重させていただく形で編集させていただいたため，多少，表記にバラつきが見られる箇所もあるがその点はご容赦いただきたい。

　本書の効果的な利用法として，例えば"アーチファクト"の用語解説ページを開くと【参照】としてMRIの種々のアーチファクトに関する「MRIデータブック」の参照ページが掲載されており，そこから個々のアーチファクトについて本書で学ぶことができる。また同じ内容の用語であってもTrueFISP, TrueSSFP, FIESTA, balanced FFE/TFE, BASGのようにメーカーごとに固有名詞が存在する場合は，各メーカー執筆陣の用語解説文をそれぞれ掲載してあるため複数の視点から用語解説を参照することができる。さらに各用語解説文の最後に【参考書籍】として記載されているメジカルビュー社の参照書籍の該当ページも読破すればバッチリというわけである。このようにして本書はネットサーフィンならぬ「MRIデータブック」サーフィンをしながら，単に"MRI用語を調べる本"のみならず"MRIの知識を増やす本"としてもご活用いただければ幸いです。初学者の方には基本用語を調べて学ぶ本として，MRIに携わる放射線科医や診療放射線技師の諸氏にはご自分の知識を増やすツールとして，またメーカー技術者の方にはご自身以外のメーカー用語を参照する本として，それぞれにご活用いただければと思います。

　最後にこのような機会を与えてくださった杏林大学の土屋一洋先生，ならびにご尽力いただいたメジカルビュー社編集部のスタッフの方々に厚く御礼申し上げます。

2005年10月吉日

日本赤十字社医療センター放射線科

扇　和之

# 執筆者一覧

## 監修

土屋一洋　　埼玉医科大学総合医療センター放射線科 教授

## 編集

扇　和之　　日本赤十字社医療センター放射線診断科 部長

## 部門別編集

谷本伸弘　　慶應義塾大学医学部放射線診断科 准教授
押尾晃一　　慶應義塾大学医学部放射線診断科 専任講師
渡邊祐司　　京都医療科学大学医療科学部 教授
竹原康雄　　名古屋大学大学院医学系研究科新規低侵襲画像診断法基盤開発研究講座 教授
村上卓道　　神戸大学大学院医学研究科内科系講座放射線医学分野 教授
大久保敏之　東京通信病院放射線科 部長
市川智章　　埼玉医科大学国際医療センター画像診断科 教授
高原太郎　　東海大学工学部医用生体工学科 教授
大野良治　　神戸大学大学院医学研究科内科系講座放射線医学分野 特命教授

## 技術用語編集協力

杉本　博　　東芝メディカルシステムズ株式会社 MRI開発部MR開発部主幹（初版刊行時）

## メーカー用語編集協力

井村千明　　シーメンスヘルスケア株式会社 ダイアグノスティックイメージング事業本部MR事業部
内海一行，多田　円
　　　　　　GEヘルスケア・ジャパン株式会社 MRセールス＆マーケティング部（初版刊行時）
勝又康友　　株式会社フィリップス・ジャパン MRグローバルクリニカルアプリケーション部
後藤和久　　東芝メディカルシステムズ株式会社 MRI事業部 国内担当課長（初版刊行時）
丸山健志，増田智徳
　　　　　　株式会社日立製作所ヘルスケアビジネスユニット
矢吹昌久，多々井久徳
　　　　　　バイエル薬品株式会社 メディカルアフェアーズ本部ラジオロジーメディカルインフォメーション

## 第3版 執筆者

**北村美穂，德谷美恵，篠田健輔，伴苗修平**
キヤノンメディカルシステムズ株式会社

**勝又康友，小原　真，米山正己，並木　隆，松本淳也，奥秋知幸**
株式会社フィリップス・ジャパン

**扇　和之**　日本赤十字社医療センター放射線診断科 部長

**貝原　雄，池田陽介，福原大輔，五十嵐太郎，伊野重男，後藤健太郎，**
**中上将司，中嶋眞紀**
GEヘルスケア・ジャパン株式会社

**八杉幸浩，増田智德，丸山健志**
株式会社日立製作所ヘルスケアビジネスユニット

**村田勝俊，丸山克也，小森芳秋，栗林秀人，今井　広，漆畑勇太，井村千明**
シーメンスヘルスケア株式会社ダイアグノスティックイメージング事業本部

**渡邊祐司**　京都医療科学大学医療科学部 教授

**谷本伸弘**　慶應義塾大学医学部放射線科診断科 准教授

**村上卓道**　神戸大学大学院医学研究科内科系講座放射線医学分野 教授

**高原太郎**　東海大学工学部医用生体工学科 教授

**多々井久德，矢吹昌久**
バイエル薬品株式会社メディカルアフェアーズ本部ラジオロジーメディカルインフォメーション

**大久保敏之**　東京逓信病院放射線科 部長

**押尾晃一**　慶應義塾大学医学部放射線診断科 専任講師

**大野良治**　神戸大学大学院医学研究科内科系講座放射線医学分野 特命教授

**竹原康雄**　名古屋大学大学院医学系研究科新規低侵襲画像診断法基盤開発研究講座 教授

**市川智章**　埼玉医科大学国際医療センター画像診断科 教授

**曹　博信**　山梨大学医学部放射線科

**田原孝浩，細井慎介**
埼玉医科大学総合医療センター中央放射線部

**宮崎　功**　武蔵野赤十字病院放射線科

## 初版，改訂2版 執筆者（第3版の執筆者は除く）　　（所属は執筆当時）

**後藤和久，青木郁男，竹本周平，河本宏美，金沢　仁**
東芝メディカルシステムズ株式会社MRI事業部

**鈴木由里子，今野麻木**
株式会社フィリップスエレクトロニクスジャパン

**多田　円，竹内修朗，平澤典子，太田教司，内海一行**
GEヘルスケア・ジャパン株式会社MRセールス＆マーケティング部

**水内宣夫**　シーメンス旭メディック株式会社マーケティング本部

**杉本　博**　東芝メディカルシステムズ株式会社MRI事業部MR開発部

**田川正司**　バイエル薬品株式会社診断薬事業部学術企画

# 第3版 目次

- 第3版 略称一覧 ………………………………………… xiii
- 第3版 凡例 …………………………………………… xiv
- 用語解説(A-Z) ………………………………………… 2
- 文献(A-Z) …………………………………………… 404
- 用語解説(あ-4) ……………………………………… 408
- 文献(あ-4) …………………………………………… 464
- 付録　MRI用造影剤 ………………………………… 466
- 付録　メーカー間用語比較表 ……………………… 476
- 用語INDEX ………………………………………… 480

# 第3版 略称一覧

**A** * 北村美穂，德谷美恵，篠田健輔，伴苗修平
キヤノンメディカルシステムズ株式会社

**B** 勝又康友，小原　真，米山正己，並木　隆，松本淳也，奥秋知幸
株式会社フィリップス・ジャパン

**C** 扇　和之　日本赤十字社医療センター放射線診断科

**D** 貝原　雄，池田陽介，福原大輔，五十嵐太郎，伊野重男，後藤健太郎，
中上将司，中嶋眞紀
GEヘルスケア・ジャパン株式会社

**E** 八杉幸浩，増田智徳，丸山健志
株式会社日立製作所ヘルスケアビジネスユニット

**F** 村田勝俊，丸山克也，小森芳秋，栗林秀人，今井　広，漆畑勇太，井村千明
シーメンスヘルスケア株式会社

**G** * 北村美穂，德谷美恵，篠田健輔，伴苗修平
キヤノンメディカルシステムズ株式会社

**H** 渡邊祐司　京都医療科学大学医療科学部

**I** 谷本伸弘　慶應義塾大学医学部放射線診断科

**J** 村上卓道　神戸大学大学院医学研究科内科系講座放射線医学分野

**K** 高原太郎　東海大学工学部医用生体工学科

**L** 多々井久徳，矢吹昌久
バイエル薬品株式会社

**M** 大久保敏之　東京逓信病院放射線科

**N** 押尾晃一　慶應義塾大学医学部放射線診断科

**O** 大野良治　神戸大学大学院医学研究科内科系講座放射線医学分野

**P** 竹原康雄　名古屋大学大学院医学系研究科新規低侵襲画像診断法基盤開発研究講座

**Q** 市川智章　埼玉医科大学国際医療センター画像診断科

**R** 曹　博信　山梨大学医学部放射線科

**S** 土屋一洋　埼玉医科大学総合医療センター放射線科

**T** 田原孝浩，細井慎介
埼玉医科大学総合医療センター中央放射線部

**U** 宮崎　功　武蔵野赤十字病院放射線科

＊：**A** は新しく執筆し追加した用語，**G** は改訂2版をアップデートした用語

# 第3版 凡例

| | |
|---|---|
| **英** | 英語 |
| **和** | 日本語 |
| **同.類** | 同義語や類義語 |
| **Full** | フルスペル |
| **略** | 略語 |
| **別** | 別名 |
| **対** | 対語 |

主に略語に関しては口語で用いている読みをルビとして表記した。

| | |
|---|---|
| **基本** | 放射線科医が理解すべきMRI基礎用語を示す |
| **専門医** | 放射線科専門医研修カリキュラムガイドライン2018年版(改訂版)に記載された用語を示す |
| **NEW** | 本書第3版に追加した最新用語を示す |

---

##### エーディーシー
**ADC** 　　　　　　　　　　　　　　　　　　　**基本** **専門医**

**Full** apparent diffusion coefficient **和** 見かけの拡散係数

● 拡散強調画像 **➡P.412** を参照。　　　　　　　　　　　　　**C**

**ADC map** 　　　　　　　　　　　　　　　　　　　　　　　**基本**

**和** ADCマップ

● 拡散強調画像 **➡P.412** を参照。　　　　　　　　　　　　　**C**

**Advanced High Order Shim** 　　　　　　　　　　　　　　**NEW**

**和** アドバンスト ハイオーダー シム

● 被検者がマグネットに入った状態での磁場の均一性を向上させるシミング機能において，より高い均一度を得るための機能。
● 通常の装置においては0次，1次，2次までの高次シミング機能を有している。
● 1次と2次については，被検者が入った状態でx，y，zの3方向のシミングコイルに電流を流して磁場均一度を調整する。
　**0次**：シミングコイルには電流を流さず，マグネットそのものとシミング用プレートにより均一度を調整する。
　**1次**：x，y，zの線形方向の電流により調整する。
　**2次**：x，y，zの2次の項の組み合わせにより調整する。例えば，$z^2$，xz，yz，xy，$x^2$-$y^2$など。(Siemens) 　　　　　　　　　　**F**

**参照** Shimming **➡P.295**，シミング **➡P.428**，$B_0$ **➡P.17**，シムコイル **➡P.428**

---

メーカー名
用語を解説したメーカー名を表示。

本書「第3版 MRIデータブック」で参照いただきたい用語とその掲載頁を示す。

文献番号は解説文中に上付き表記している
(例えば[A-1]，[B-1])。
A-Zの用語文献はp.404-407に掲載。
あ-ろ，1-4の用語文献はp.464に掲載。

**A** - **U** の具体的氏名は，p.xiii，略称一覧を参照。
なお，( )付きの表記の場合，例えば **C(N)** であれば，( )内のNはその用語解説文をチェックした部門別編集者を示す。

xiv

# 用語解説

- 英語(A-Z)
- 文献(英語)
- 日本語(あ-4)
- 文献(日本語)

## AAS

Full auto active shimming　和オート アクティブ シミング

● 人体を架台に挿入した後，均一性を測定し，常電導シムコイルに電流を流して自動的に
シミングをする機能。〈キヤノン〉　　　　　　　　　　　　　　　　　　　　　　G

参照　active shim（シミング）　➡P.2

## active shield

和能動シールド，能動磁気遮蔽

● passive shieldが磁石を納めた部屋あるいは磁石自体を強磁性体（通常は鉄板を使用）で
囲むことで漏洩磁場を減少させるのに対して，active shieldとは磁石のすぐ外側に極性
が反対の磁場を発生させるコイルを装着して，そのコイルに電流を流すことで外部への
漏洩磁場を打ち消す方式をいう[A-1]。
● 現在使用されている超電導MRI装置の多くはこのactive shield方式が採用されてい
る[A-2]。
● active（能動の）という言葉は，ここでは"電気や動力を利用して所定の機能を発揮する"
という意味合いで用いられる。　　　　　　　　　　　　　　　　　　　　　　C（G）

参照　passive shield ➡P.232，強磁性 ➡P.416，コイル ➡P.422

## active shim, active shimming

和能動シム，能動シミング

● passive shimが鉄片などの強磁性体を磁石内に張り付けて磁束密度やその方向を変更
し，磁場の均一性を高めるのに対して，active shimとはシムコイル（shim coil）とよば
れる付加的なコイルに電流を流して傾斜磁場を作り出し磁場の均一性を高める方式を指
し，それを実際に行うことをactive shimmingという。
● 被検者によっても多少の静磁場の不均一性が現れるため，active shimmingは通常MRI
検査の撮像時に行われる[A-3]。MRI検査において単に"シミング（shimming）"とよんだ場
合は，通常このactive shimmingのことをさす。
● active（能動の）という言葉は，ここでは"電気や動力を利用して所定の機能を発揮する"
という意味合いで用いられる[A-4]。　　　　　　　　　　　　　　　　　　　　C（G）

参照　passive shield ➡P.232，強磁性 ➡P.416，コイル ➡P.422

## Actual scan percentage

和アクチュアル スキャン パーセンテージ

● 設定されたマトリックスに対して，実際に収集される位相エンコーディング数の割合
を示す値。セグメント型のTSEやTFE，3Dシーケンスにおいて，総位相エンコー
ディング数とfactor数によっては，設定したScan percentageと実際に撮像されたScan
percentage（Actual scan percentage）が異なる場合がある。これは総位相エンコーディ
ング数がfactor数で割り切れない場合は，残りの位相エンコーディングは計測しないた
めである。例えば，図1のように総位相エンコーディング数が8の場合，factor数を4と

設定すると2 shotsですべてのデータが収集できるが（図1a），factor数を5と設定すると1 shotで5つのデータを収集してしまい，残った3つ分のデータは1 shotのfactor数に満たないため，収集することができない（図1b）。この場合，Actual scan percentageは62.5％となる。〈Philips〉

参照 Scan matrix ➡P.287, Scan percentage ➡P.288, k-space shutter ➡P.158

### 図1 Actual scan percentageの考え方

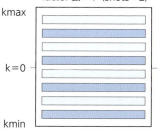
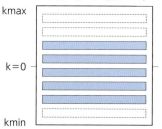

## ADAGE

**F**ull **Ad**ditive **A**rrangement **G**radient **E**cho

- マルチエコー画像の加算合成処理により，高いSNRと高いCNR画像を取得する。
- 画像コントラストはT2*強調画像として，CNR改善効果がある。
- 整形外科領域などの高精細画像におけるSNR改善に効果が期待できる。
- Echo Skip機能により，エコーの位置ずれを軽減できる。〈日立〉

### 図1 画像例

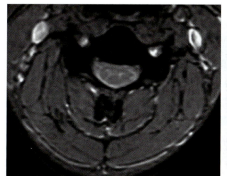
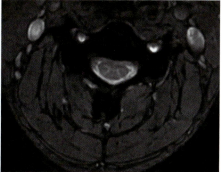

a T2*WI   b ADAGE

## 図2 ADAGE 解説図

**a** Echo Skip なし
k空間軌跡が交互になるため，エコー位置がずれ画像にボケが発生する。

**b** Echo Skip あり
k空間軌跡が同一方向に揃うため，ケミカルシフトの影響を低減できる。

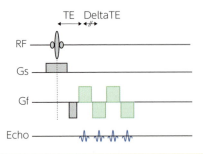 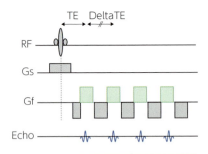

### ADC
Full apparent diffusion coefficient 和 見かけの拡散係数

- 拡散強調画像 ➡P.412 を参照。

### ADC map
和 ADCマップ

- 拡散強調画像 ➡P.412 を参照。

### Advanced High Order Shim
和 アドバンスト ハイオーダー シム

- 被検者がマグネットに入った状態での磁場の均一性を向上させるシミング機能において，より高い均一度を得るための機能。
- 通常の装置においては0次，1次，2次までの高次シミング機能を有している。
- 1次と2次については，被検者が入った状態でx，y，zの3方向のシミングコイルに電流を流して磁場均一度を調整する。
  0次：シミングコイルには電流を流さず，マグネットそのものとシミング用プレートにより均一度を調整する。
  1次：x，y，zの線形方向の電流により調整する。
  2次：x，y，zの2次の項の組み合わせにより調整する。例えば，$z^2$，xz，yz，xy，$x^2$-$y^2$ など。〈Siemens〉

参照 Shimming ➡P.295，シミング ➡P.428，$B_0$ ➡P.17，シムコイル ➡P.428

### Advanced Viewing
和 アドバンスド ビューイング

- 2004年から販売されたPhilips社製Intera Achievaシリーズより搭載されたビューイングモードの1つ。
- ベーシックビューイング（通常のオペレータコンソール上でのビューイング機能）と違

い，アドバンスドビューイングはワークステーション機能の一部を搭載しているため，高度な画像処理・解析をオペレータコンソール上で行うことができる。〈Philips〉　B

参照 ViewForum ➡P.385

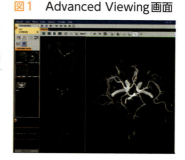

図1　Advanced Viewing画面

## AFI
アフィー

**Full** **a**dvanced **f**ourier **i**magin　類 half-Fourier imaging, ハーフフーリエ法

- k-spaceの半分をデータサンプリングし，残りの反対側のデータを共役複素性を用い計算で求めて画像化する。いわゆる通常のハーフフーリエ法よりもゼロエンコード付近のデータを多く収集することでアーチファクトを低減するなど画像の精度を高めている。〈キヤノン〉　G

参照 ハーフフーリエ法 ➡P.441

## AIR Technology
和 エアー テクノロジー

- コイルを中心とした新しいテクノロジー。
- コイル素子間におけるプリアンプの入力インピーダンスを最小限に抑えることで，電気的干渉（相互インダクタンス）の影響をほぼ無視できるほど低減できる，新しいコイル技術。
- AIR Technologyは，従来型のphased array coilで課題となっていたプリアンプの入力インピーダンスを最小限に抑えることができ，コイル素子間での電気的干渉の影響をほぼ無視できるほど低減することを可能とする最新技術。
- これまでのコイル設計の常識であった，コイル素子間での一定の重なりという制限から開放されるため，コイル設計の自由度を高め，これまで実現し得なかった新たな特長を有したphased array coilの設計を可能とする。
- また，撮像範囲に応じて最適な画像収集に必要なコイルエレメントを機械が自動で選択する。
- 頭部用コイルでは，コイル前面部と背面部の間に3cmのスペーサーを挿入しても，画質を維持しつつコイル内の空間を拡張しても，撮像できる。
- Anterior Arrayコイルでは，従来型のphased array coilに比べて非常に柔軟性に優れ，なおかつ軽量な設計が可能となる。そのため，患者にとっても大きな負担低減につながる。
- さらにその柔軟性を活かすことで，四肢関節や上腕・大腿・股関節などの領域においても，人体にコイルを巻きつけたり曲げたりして，常に密着したコイルセッティングを可能とする。〈GE〉　D

## 図1 AIR Technology

a コイル素子

b AIR Anterior Arrayコイル

c AIR Technologyを搭載した頭部用コイル

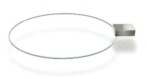
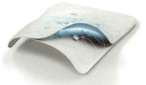
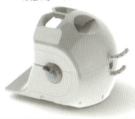

### aliasing 〔基本〕
和 エイリアシング，折り返しアーチファクト 別 wraparound

- 撮像対象がFOV（撮像範囲）よりも広い場合，FOVからはみだした部分が画像の反対側の辺縁に出現する現象。
- 通常は位相エンコード方向に出現する（多くのMRI装置では，周波数エンコード方向は最初からオーバーサンプリングを行ってaliasingが出現しないように設定してあるため周波数エンコード方向には出現しない）。
- **対策**：FOVを広げる。no phase wrap（NPW）とよばれる位相エンコード方向のオーバーサンプリングを行う。表面コイルを使用する。位相エンコード方向の設定が不適切な場合は位相エンコード方向を変更する[A-5]。サチュレーションパルスを使用する。　C(J)

参照 FOV ➡P.111，位相エンコード方向 ➡P.408，NPW(no phase wrap) ➡P.219，表面コイル ➡P.442

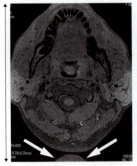
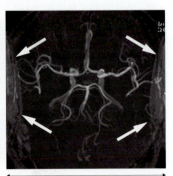

図1 aliasing（折り返しアーチファクト）
位相エンコード方向に出現したaliasing（→）。

### All Around RADAR（オールアラウンド・レーダー） NEW
Full All Around Radial Acquisition Regime 同・類 RADAR

- RADARは多数のシーケンス，全受信コイル，任意断面での撮像に対応し，使いやすさを追求したモーションアーチファクト低減機能である。
- 高速撮像法も併用可能で，時間延長も少なく，モーションアーチファクトを低減できる。
- All Around RADARでは，TOFシーケンスおよびグラディエントエコーシーケンスに対応し，頭部ルーチン検査で必要なほぼすべてのシーケンスで，RADARを併用可能。〈日立〉 E

参照 RADAR ➡ P.263

#### 図1　RADARの画像の種類

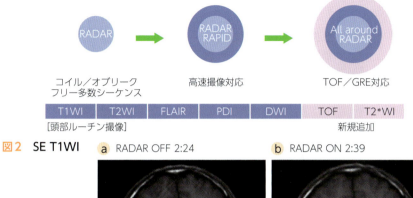

#### 図2　SE T1WI　ⓐ RADAR OFF 2:24　ⓑ RADAR ON 2:39

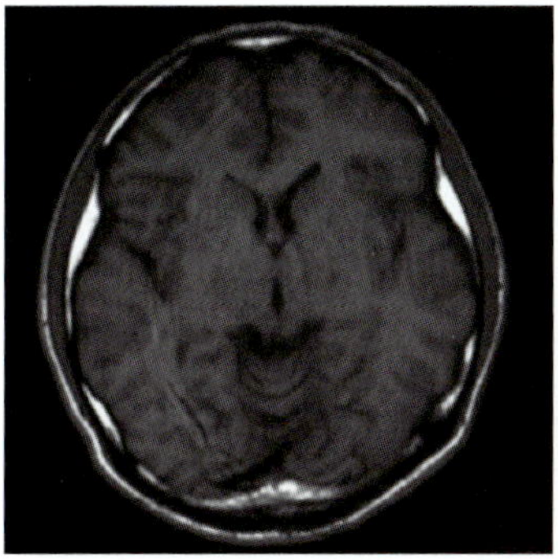

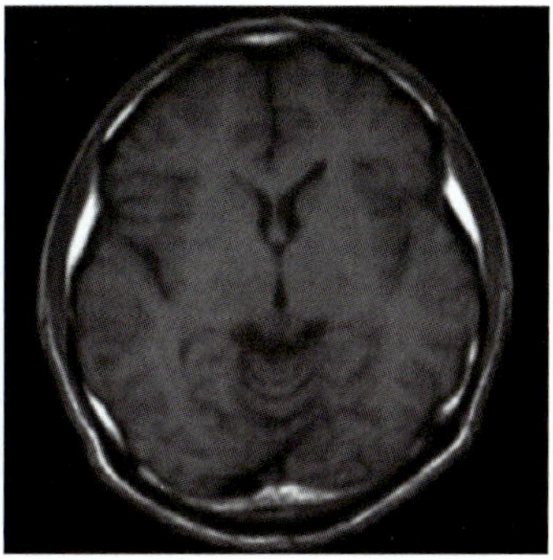

#### 図3　FSE T2WI　ⓐ RADAR OFF 2:32　ⓑ RADAR ON 2:42

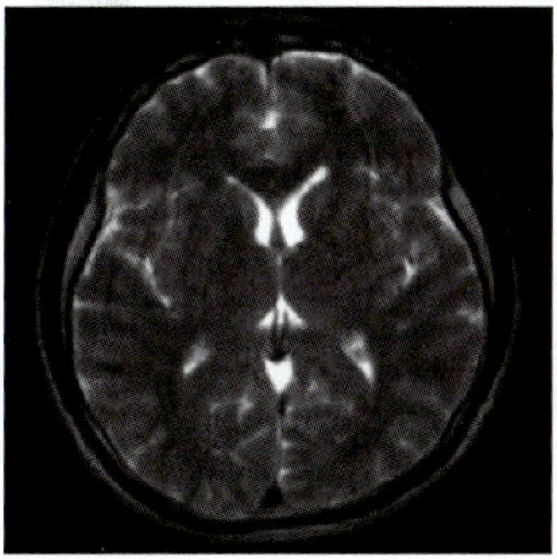

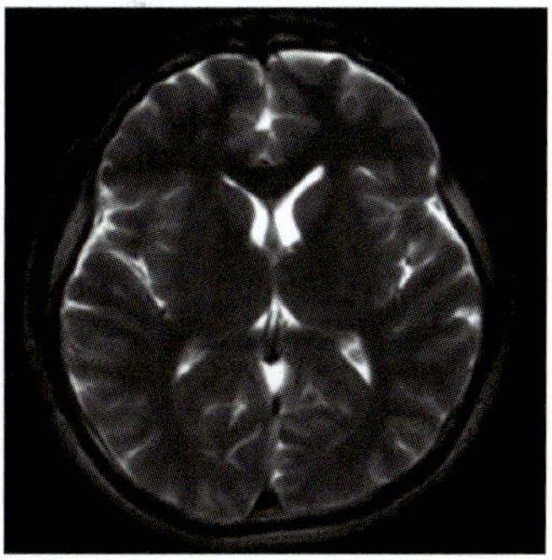

## AMB
**F**ull **a**dvanced **m**oving **b**ed

- 下肢造影MRAなどで用いるMoving Bed法を機能拡張した撮像方法。
- 複数の寝台位置での撮像を連続的に行うことができる。さらにそれぞれの寝台位置における撮像条件および位置決めの操作をそれぞれ別個に設定することができる機能。これによってより精度の高い下肢造影MRAなどの撮像に有用となる。〈キヤノン〉　G

## Ambient Experience
🈳アンビエント エクスペリエンス

- 快適な検査空間を提供するシステム。例えば患者情報を元に壁面を切り替えるなど検査室の環境を変えることができる（図1）。〈Philips〉

図1　壁面を切り替えた検査室

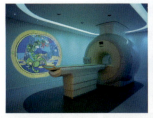 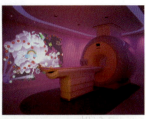

## AMI
Full **a**symmetric **m**easurement **i**maging　🈳エーエムアイ

- acquisition time短縮のため，周波数エンコード方向の信号を非対称計測する方法。受信エコーのエコー中心から前半分を100%とし，そのうち計測しない割合を示す。
- この設定値を増やすことで，TEの短縮やマルチスライス数の増加につながる。

## AngioSURF
🈳アンギオサーフ

- 広範囲をカバーする表面コイルを用いて，全身の血管をwhole body scanとして撮像するシステムで，米国のMR Innovation社から販売されていた。

## anisotropic diffusion
🈳異方性拡散

- 拡散強調画像は水分子のブラウン運動を信号変化として強調した画像であるが，水分子の拡散の程度がどの方向にも同じで一定時間後の水分子の確率分布が正球形を示すものを等方性拡散（isotropic diffusion）というのに対し，水分子の拡散が特定の方向にのみよく拡散し一定時間後の水分子の確率分布が楕円形を示すものを異方性拡散（anisotropic diffusion）という。この楕円形を拡散楕円（diffusion ellipsoid）とよび，拡散テンソル画像の基本単位となる。
- 異方性拡散を示しているような状態を，拡散異方性（diffusion anisotropy）とよぶ。
- 中枢神経系においては，白質の神経線維が異方性拡散を示す。すなわち神経線維と直交する方向ではミエリン鞘や細胞膜などが障害物となり拡散が制限されるが，神経線維に平行な方向（神経線維に沿った方向）では障害物がなく比較的速い拡散を示す。このことを利用すると拡散テンソルtractographyによる神経線維路の描出が可能となる。

参照　拡散強調画像 →P.412，拡散テンソル画像 →P.413，
拡散テンソルtractography →P.413

## anisotropy
和 異方性，アナイソトロピイ，アニソトロピイ

- anisotropic diffusion ➡P.8 を参照。  C(S)

## Annefact Control

- オフセンタの線形性の劣化部分から発生するアネファクトアーチファクトを低減する機能。〈キヤノン〉  A

## Anti DRIVE

Full Anti driven equilibrium 和 アンチドライブ

- TSE法を用いたT1強調画像において，T1コントラストを高めるために，最後のエコーを収集した後，180°パルスを印加し残留横磁化の位相が揃ったタイミングで，90°パルスを印加する。これにより残留横磁化のみZ軸方向に励起することで，次の励起までに縦緩和の差がつき，T1コントラストが高くなる。これは3D VIEW T1Wに適用されている。〈Philips〉  B

## APD

Full avalanche photodiodes 和 アバランチ フォトダイオード

- 統合型全身用MR-PET同時収集装置Biograph mMRで採用されている半導体検出器。
- 小型で強磁場中で安定して動作するため，3T MRI装置のボアの中心にPET検出器を配置することができる。
- 従来のPET/CT装置に搭載された検出器よりも高い感度を有している。
- 検出器用に独立した冷却水システムにより，MRI撮像中の発熱の影響を抑制して安定したカウントを得ることができる。〈Siemens〉  F

参照 MR-PET ➡P.203

図1

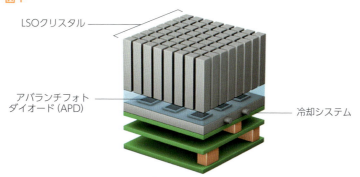

## APR
**Full** **a**symmetric **pr**ojection

- 撮像時間を短縮するために位相エンコード方向の信号を非対称計測する方法。Ky方向全体を100%として，そのうち計測しない割合を示す。〈日立〉

## ARC
**Full** **a**uto **c**alibrating **r**econstruction for **c**artesian sampling

- データドリブン型のパラレルイメージングのGEにおける名称。
- Phased array coilを使用する際，位相エンコード数を間引くことで撮像時間を短縮することに関してはASSETと同じ（図1, 2）。ASSETがコイルの感度マップを利用して，（データを間引いたことによる）折り返し画像の「折り返した分」を展開して最終画像を得るのに対し，ARCでは間引いて空いている部分のローデータを実際に撮像しているローデータを元にして計算で求める手法。ローデータが完全に埋まった状態で画像再構成（フーリエ変換）されるため，ASSETではアーチファクトとなっていたFOVをはみ出したロカライズ（正確には位相方向に対して被写体がはみ出した場合）を行ってもFOVの中心部分に特有のアーチファクトは発生しない（図3）。
- コイルの感度マップを取る必要がないため，感度マップと本スキャン間での位置ズレ（息止め位置の違いなどによる）で起こるアーチファクトがない。
- 3DスキャンにおけるY（位相エンコード），Z（スライスエンコード）2方向のパラレルイメージングとの組み合わせ（2Dパラレル法）が可能。〈GE〉

### 図1 ARCにおける間引いたkspaceの充填方法-1
トレーニングソースポイント，ターゲットポイントともに実際に撮像したデータである。kスペースの中心部分は間引かずにデータを収集している。ここから各コイルの感度を利用してkスペース上下のライン間での「法則」とよべるweightを求める。

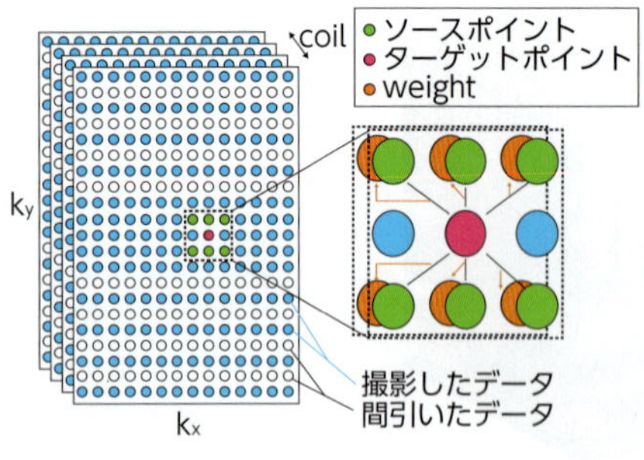

### 図2 ARCにおける間引いたkspaceの充填方法-2
求まったweightを用いて，今度はソースポイント（実際に撮像したデータ）からターゲットポイント（間引いた空白部分）を計算する。すべてのkスペースが埋まってから画像再構成を行う。

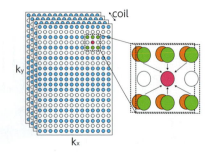

### 図3 ASSETとARC

ASSETの場合，撮像FOVからはみ出した被写体は特有のアーチファクトとしてFOV中心に現れる（**a**：矢印）が，ARCの場合は通常の折り返し像となる（**b**）。

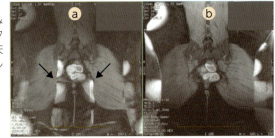

ASSETの場合　　　　　ARCの場合

## arm sharing
### 類 shared arm法

- spiral scanにおいて，spiral armを部分的に入れ替える（例えば4本のarmのうち，2本のみを入れ替える）ことにより，時間分解能を擬似的に向上させる方法。
- keyhole imagingが低周波成分のみのデータを入れ替えるのに対し，arm sharingでは低周波成分から高周波成分までのすべての周波数成分が入れ替わるため，造影剤流入前と流入後の画像で高周波成分が入れ替わらないことによるアーチファクトを生じにくい[A6]。
- 実際の臨床応用では，MRDSAなどにおいて時間分解能（フレームレート）を擬似的に向上させるのに有用である。

参照 Spiral(spiral scan) ➡P.316, spiral arm ➡P.315, keyhole imaging ➡P.156, k-space ➡P.157, MRDSA ➡P.195

## array coil （アレイ コイル）

基本 NEW

- SNRの高い小口径のものを複数配置したコイル。各々のコイルが検出した信号は，独立した受信回路で増幅，画像化される。各コイルから得られた画像に適切な重み付け加算を行うことで，広い視野に対して高い信号の画像が合成される。

参照 表面コイル ➡P.442

## Arrhythmia rejection
### 和 アリスミア リジェクション，不整脈除去法

- ECG，VCGあるいはPPU（Peripheral Pulse Unit：脈波ユニット）を用いた撮像において，データ収集タイミングのずれをもたらす不整脈が生じた場合に，データ収集をスキップさせる技術。あらかじめRR windowを設定し，R波が設定範囲で検出されない場合を不整脈と判断する。〈Philips〉。

参照 RR window ➡P.282

## ART〈Siemens〉
エーアールティー

**Full** **a**dvanced **r**etrospective **t**echnique

- ファンクショナルイメージング（fMRI）において被検者の体動による影響を補正する技法。
- マルチスライスの連続撮像データセットにおいて，レトロスペクティブに，各方向の平行移動と回転の補正を3次元的に行う。〈Siemens〉　F

参照 functional MRI ➡P.114

## ART〈GE〉
アート

NEW

**Full** **a**coustic **n**oise **r**eduction **t**echnology　和 アコースティック ノイズ リダクション テクノロジー

- GE MRに搭載される静音化技術の名称。
- RFコイルに流れる交流電流の切り替えを緩やかにして，騒音を低減する技術。〈GE〉　D

## arterial spin labeling

基本 専門医

略 ASL

- 動脈血のスピンをIRパルス（反転パルス）などを用いて磁気的にラベルすることで，血流を評価する灌流画像（perfusion MRI）の手法の1つ。
- 連続波によるASL（continuous ASL）とパルス波によるASL（pulsed ASL）とがある。後者の例としてFAIR（flow sensitive alternating inversion recovery）やSTAR（signal targeting with alternating radio frequency），EPISTAR（echo-planar MR imaging and signal targeting with alternating radio frequency）などがある。　C(M)

参照 inversion pulse（IR pulse）➡P.145, perfusion MRI ➡P.238, FAIR ➡P.90

## ASPIR
エーエスピーアイアール

NEW

**Full** **a**diabatic **s**pectral **i**nversion **r**ecovery

- 周波数選択的断熱RFパルスを使用して脂肪信号のみを反転させた，非ASPIR法の脂肪抑制法に比べ，より均一な脂肪抑制技術。
- 画像収集は，脂肪信号が零点（null point）となる反転時間に調整。〈GE〉　D

## ASSET
アセット

**Full** **a**rray **s**patial **s**ensitivity **e**ncoding **t**echnique
同,類 parallel imaging, SENSE, SPEEDER, iPAT

- パラレルイメージングのGEにおける名称。
- phased array coilを使用する際，位相エンコード数を間引くことで撮影時間を短縮する方法。受信コイルの感度分布を利用し，FOVからはみ出た折り返しアーチファクトを取り除く。実際の撮像に先立って，各受信コイルの感度を測定し感度マップを得る必要がある（ASSET calibration）。〈GE〉　D

## ASTAR
アスター

**F**ull **s**ignal **t**argetting **a**ltenating **r**adiofrequency using **a**symmetric inversion **s**lab

- 生体内の水（血液）を磁気的にラベリングすることで非侵襲的に血流画像を得るASL（arterial spin labeling）法のパルス法の一種。tag（血液をラベリングした領域）とcontrol（ラベリングしない領域）の配置を画像スラブに対して非対称に配置することにより，MTC効果による静止組織由来のバックグラウンド信号および静脈信号を抑制することで，より高精度な血流画像を得る手法。〈キヤノン〉　G

参照 arterial spin labeling ⇒P.12, MTC ⇒P.207

## Asymmetric
和 アシンメトリック

- TSE profile orderにて非対称にk-spaceを充填するパラメータ。Echo spacingを直接設定することが可能となり，設定TEとTSE factor数によりk-space充填方法を可変する。Echo spacingを最短に設定することでモーションアーチファクトを低減できる。〈Philips〉　B

参照 TSE profile order ⇒P.370, TSE echo spacing ⇒P.369, TSE factor ⇒P.370

## AutoAlign
和 オートアライン

- 脳の撮像において，スライス位置を自動的に認識して設定する機能。
- 装置内に人間の脳の平均的な3Dデータセットをアトラス（**AutoAlign Atlas** オートアライン アトラス）として有している。当該被検者において撮像する，T1強調画像とプロトン密度強調画像からなる3Dデータセット（**AutoAlign Scout** オートアライン スカウト）とアトラスとを対比させることで，脳の位置，傾き，回転を認識して事前に設定された，脳に対するスライス位置を補正する。
- 撮像したい断面は，被検者のセッティングの前に事前

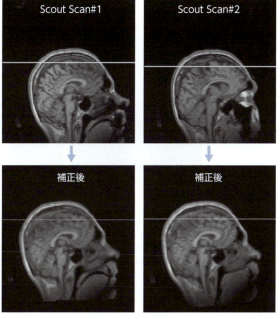

図1　補正前のScoutスキャンとAutoAlignによる補正画像

にアトラス上で設定しておく。この設定面は，複数の被検者で共通して使用することができる。このため被検者ごとのスライス位置設定をしなくてもよい。
- 被検者のポジショニングはHead-First，仰臥位に限定されるが，多少の頭の位置のずれや傾きは許容される[A-7]。〈Siemens〉　F

## AutoAlign Head LS
Full AutoAlign Head Landmark Survey

- 脳の撮像において，スライス位置を自動的に認識して設定する機能。
- 頭部全体をカバーする位置決めスキャンデータから，頭蓋骨，篩骨鶏冠，後頭骨先端などをランドマークとして認識し，被検者の頭部の位置や傾きのデータを取得する。
- 事前に設定されている撮像断面の座標をAutoAlignで取得したデータを元に補正して，実際の撮影断面が自動設定される。〈Siemens〉　F

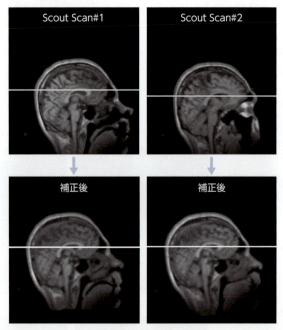

図1　補正前のScoutスキャンとAutoAlignによる補正画像

## AutoAlign Knee

- 膝関節の撮像において，スライス位置を自動的に認識して設定する機能。
- 膝全体をカバーする位置決めスキャンデータから，顆状突起をランドマークとして認識し，矢状断，冠状断，横断の傾きを認識する。〈Siemens〉　F

## AutoAlign Scout
和 オートアライン スカウト

- AutoAlign ➡P.13 を参照。〈Siemens〉　F

## AutoAlign Spine

- 背髄検査において，椎間板に沿った横断面を自動的に設定する機能。
- 矢状断の画像上で椎間板の位置をクリックすると，該当する椎間板の傾きに沿ったスライス位置が設定される。〈Siemens〉　F

図1　AutoAlign Spineによる自動的な横断面設定

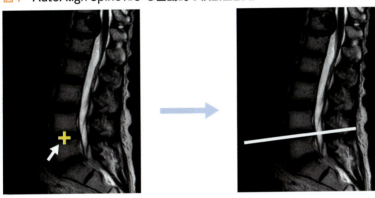

## Auto Calibration
和 オート キャリブレーション

- iPAT撮像においてパラレルイメージングの画像展開に用いられるリファレンスデータを，実画像収集と同時に行う方法。補正用データ収集と実画像収集とのずれが発生しないメリットがある。〈Siemens〉　F

参照　iPAT ➡P.146

## AutoPose　NEW
和 オートポーズ

- AutoPoseは頭部などの撮像時に，自動的に撮像断面を設定支援する機能である。
- 余分な計測時間が不要で，撮像位置決め用の3断面画像のみで頭部組織の解剖学的パターン認識を行い，正中線，OMラインなどの撮像断面設定を支援する。
- 位置決めにかかる時間を短縮し，全体のワークフローを改善できる。〈日立〉　E

### 図1 AutoPose 解説図

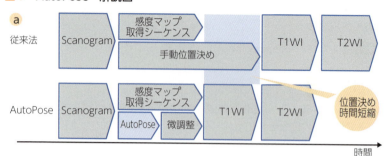

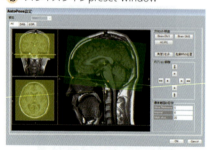

b スライスラインpreset window

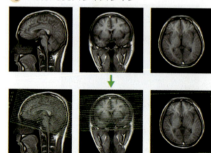

c AutoPoseスライスライン

## Auto Shim
和 オートシム

- 人体をマグネット内に挿入した状態で，x軸，y軸，z軸のグラディエントシム設定を最適化し，磁場の不均一を自動的に補正する技術。〈GE〉

## Auto-SMASH
和 オートスマッシュ

- GRAPPA →P.120 を参照。〈Siemens〉

## AutoViability
オートバイアビリティ

- PSIR（phase sensitive IR）→P.252 を参照。〈Siemens〉

## B₀ 基本

● 静磁場を表す記号。　C

参照 B₁ ➡P.17

## B₁ 基本

● 局所磁場を表す記号。　C

参照 B₀ ➡P.17

## B1 mode
**和** ビーワンモード

● 送信RFの振幅を可変する技術。これによりSARの低減を行うことが可能。〈Philips〉

B

## B1+RMS　NEW
**和** ビーワンアールエムエス

● B1+RMSは被験者内のRFコイル中心部で励起に使われる磁界の磁束密度B1+(t)の二乗平均の平方根(root mean square)のことで，人体の発熱管理に用いる値。
● 発熱管理は，比吸収率(specific absorption rate；SAR)が利用されているが，この値はRFアンプ出力電力から算出されているため，過大評価となる。
● B1+rmsは直接的にRF磁界を評価できる値なので，発熱管理上，検査に有効な条件を明らかにできる。

U

## balanced FFE, balanced TFE
**略** bFFE, bTFE **Full** balanced fast field-echo, balanced turbo field-echo **和** バランスドFFE，バランスドTFE **別** balancedシーケンス **同.類** TrueFISP, TrueSSFP, FIESTA

● グラディエントエコーの一種であり，連続するRFパルスで生成されるFID, SE, STEのすべての信号を，同時に収集する撮像シーケンスである(**図1**)。3つの信号を同時に収集するためS/N比が高く，短いTRを用いるので高速に画像を得ることができる。定常状態コヒーレント型シーケンスともよばれている(steady-state coherent imaging sequence)。
● 3軸の傾斜磁場における完全なリフェージング(1TR内の傾斜磁場の総和がゼロとなる)によって(**図2**)，流れに対する補正効果(flow compensation)があるためフローアーチファクトを抑えた画像(**図3**)が得られる。
● 設定したフリップ角($α°$)でパルスの照射を開始すると，定常状態に到達する前の移行期では，信号が安定しないためアーチファクトが生じる(**図4a**)。balancedシーケンスでは，$α/2°$パルスを最初に付加することで信号が安定するため，アーチファクトの少ない画像が得られる(**図4b**)。k=0を充填するタイミングを変更することでさまざまなコントラストを得ることができる。

- 定常状態における組織の信号強度は，T2/T1に比例する。よってT2がT1に近い組織（血液や脳脊髄液，脂肪信号）は高信号となる。また脂肪抑制法（SPIRやSPAIR，PROSET）を併用すると脂肪の多い組織やMRA画像のコントラストが改善される［(図5，6)はSPIRを併用した画像］。
- セグメント型balanced TFEシーケンスでは呼吸同期や心電同期と併用することが可能であり，冠動脈や腹部動脈(図6)など動きのある領域に関して有用である。〈Philips〉

参照　FFE ➡P.97， T1 FFE ➡P.331， T2 FFE ➡P.334， TFE ➡P.343，
TrueFISP ➡P.365， TrueSSFP ➡P.366， FIESTA ➡P.100

### 図1　balancedシーケンスでの信号収集

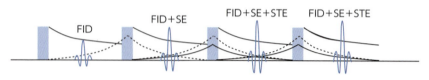

### 図2　balancedシーケンスチャート

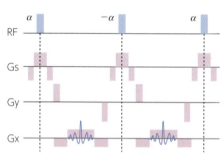

### 図3　心臓シネ画像

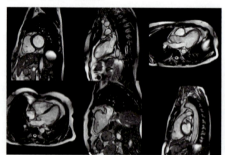

### 図4　α/2°の有無による信号変化

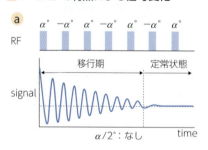

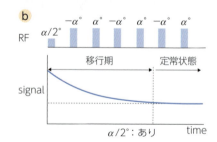

**図5** 下肢非造影MRA＋SPIR画像   **図6** 部非造影MRA＋SPIR＋呼吸同期併用画像

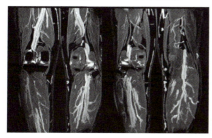
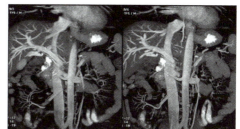

## banding artifact
【和】バンディングアーチファクト　　　　　　　　　　　　　　　基本

- steady state coherent GRE法において生じる低信号の帯状のアーチファクト。
- steady state coherent GRE法では、スピンエコー信号，FID信号，stimulated echo信号の3つの信号をすべて利用するため信号採取効率がよく，高いS/N比が得られるが，一方ではそれらの種々のechoの位相がずれた場合，お互いの信号が打ち消し合って帯状のアーチファクトを生じるが，それをbanding artifactという。
- **対策**：磁場の乱れやTR，TEの延長によるechoの位相のずれが原因であるため，対策としてはシミングを十分に行う，あるいはTRやTEを短くする（特にTEをTRの1/2にするとよいとされている）。　　　　　　　　　　　　　　　　　　　　　　　　C

**参照** steady state coherent GRE法 ➡P.322, FID ➡P.99,
active shim（シミング） ➡P.2

## band width
【和】バンド幅　【略】BW

- 送信高周波と受信高周波（MR信号）が分布する周波数範囲。送信バンド幅は送信回路からの搬送波帯域であり，選択励起に関係する。受信バンド幅はサンプリングによって決まり，S/N比などの画質と関連している[B-1]。〈キヤノン〉　　　　　　　　　　　　G

## BASG
**Full** balanced SARGE, balanced steady-state acquisition with rewound gradient-echo 【和】バランスドサージ 【同,類】steady state coherent GRE法, steady state GRE法, coherent型GRE法, TrueFISP, TrueSSFP, balanced FFE, balanced TFE, FIESTA

- SARGE法を応用した撮像方法の一種。
- すべての軸の傾斜磁場でバランスさせるシーケンスデザインにより，完全なSSFP状態で信号を取得する撮像法。
- 縦緩和を待つ必要がないためTRを短くすることができ，短時間撮像が可能であることや，完全なSSFP状態でデータ収集を行うため，高いS/N比の画像が得られるなどの特徴を有する。〈日立〉　　　　　　　　　　　　　　　　　　　　　　　　　　　　　　E

**参照** SARGE（SG）➡P.286, steady state coherent GRE法 ➡P.322, TrueFISP ➡P.365, TrueSSFP ➡P.366, balanced FFE/balanced TFE ➡P.17, FIESTA ➡P.100

## Batch Filming
和 バッチ フィルミング

- 複数の再構成画像を自動で処理，保存，表示しフィルミングする手法。〈GE〉　D

## BB pulse
ビービーパルス
Full black blood pulse

- 血液信号のみを抑制する技術。Dual IRを使用し，血液がnull pointとなるタイミングでデータ収集を行う。まず，1st. IRパルスで撮像断面に関係なく全組織を反転させる（non-selective）。その直後，2nd. IRパルスにより撮像断面のみ（slice-selective）回復させる。そして1st. IRパルスにより反転された血液がnull pointに到達するタイミングで，RFパルスを印加することで血液信号のみを抑制することが可能となる。〈Philips〉　B

参照 BB STIR ➡P.20, Dual IR ➡P.78, null point ➡P.220

### 図1　BB pulseの原理

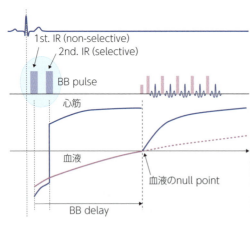

### 図2　心臓black blood画像

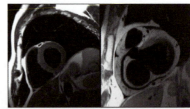

### 図3　頸動脈plaque画像

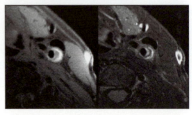

## BB STIR
ビービー エスティーアイアール
Full black blood STIR, black blood short TI inversion recovery, black blood short tau inversion recovery

- BB pulseにSTIRを併用することで血液と脂肪の両方の信号を抑制する技術。Triple IRともいう。血液が最初のnull pointを通過後，血液と脂肪のnull pointが重なるようにSTIRパルスを印加する。〈Philips〉　B

参照 BB pulse ➡P.28, Dual IR ➡P.78, null point ➡P.220

**図1** BB STIRの原理

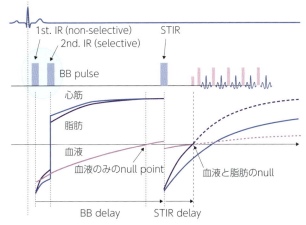

**図2** 心臓black blood T1 STIR画像

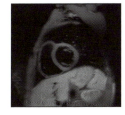

**図3** 心臓black blood T2 STIR画像

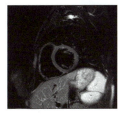

## BBTI
### Full black blood TI

- 元来は血液信号をnull pointに設定するTIとして，black blood IR法で使われているパラメータであるが，Time-SLIP法においては，血行動態を積極的に画像に反映させる撮像パラメータとして用いられている。〈キヤノン〉　G

## BBTI Prep
### 和 ビービーティーアイ プレップ

- Time-SLIP撮像における最適BBTI値の確認や，脳脊髄液の循環動態撮像に使われる。心電同期または脈波同期を用いた撮像においては，複数のBBTI時間によるデータを一括に収集し，同一断面の異なる時相画像を提示することで，容易かつ確実にBBTI最適値を確認できる機能。〈キヤノン〉　G

## BeamNavi
### 和 ビームナビ　NEW

- 横隔膜の位置を部分撮像により認識し，体軸方向の呼吸同期を実現する。
- 呼吸による動きは腹壁の移動だけでなく，横隔膜の上下により体軸方向にも大きくなる

ため，心臓撮像時には問題となる。そこで，横隔膜部位で部分的に撮像を行い，位置を把握しながら，設定された範囲内に横隔膜がある状態で撮像を行う。
- 一般的には心電同期との併用となる。
- 局所励起を行う手法として，従来はクロス励起（スピンエコー法の90°と180°パルスの印加面を傾ける方法）であったが，画像への影響があるため，現在はビーム励起を使用する方法が一般的である。〈日立〉　E

### 図1　BeamNavi　解説図
横隔膜位置が設定範囲内に入っているときのみ信号取得を行うことで，同じ呼吸レベルの画像データが取得でき，呼吸動アーチファクトが抑制される。

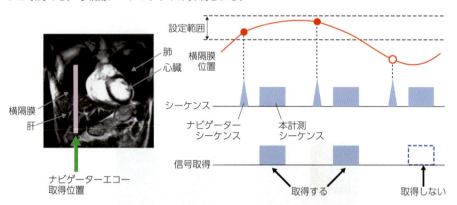

### BeamSat TOF
Full Beam Saturation Time-of-Flight　NEW

- ペンシルビーム励起を用いたBeamSatにより，選択したポジションの血管のみに対しプリサチュレーションを行い，血行動態を画像化する。
- BeamSatは，任意部位，方向に局所的なサチュレーションパルスを印加できるため，通常のTOF-MRAでは困難な血行動態が観察できる。
- BeamSatの実現には，高精度な傾斜磁場制御およびRF位相制御が必要であり，装置に高い基本性能を要求する。
- BeamSatパルスは専用GUI（graphical user interface）で任意の位置・角度に設定でき，目的血管に応じて自由な位置にパルス印加を設定できる。
- 「BeamSatパルスあり」と「なし」の画像を差分し，反転表示することによりMRDSA（digital subtraction angiography）様の描出をすることができる。
- 非造影にて狭窄などによる血行動態変化を描出でき，造影剤注入による圧変化の影響が出ない利点がある。〈日立〉　E

参照　BeamSat VASC ASL　➡P.24

図1 BeamSatパルス励起チャート（模式図）

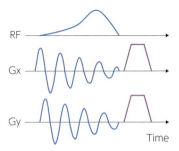

Spiral型の2次元励起法を用いたプリサチュレーションパルスを高精度に制御

図2 BeamSatパルス励起プロファイル

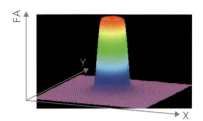

高い装置性能により実現したBeam形状プリサチュレーションパルス

図3 BeamSat専用GUI
左ICAのBeamSat設定例

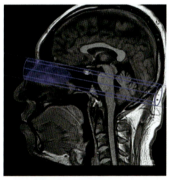
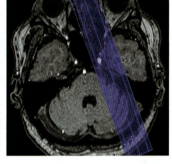

図4 3D-TOF MRA

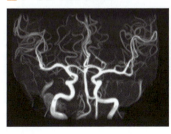
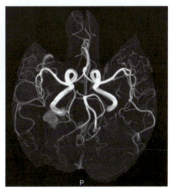

### 図5 BeamSatパルス印加

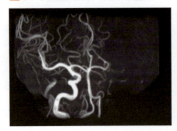
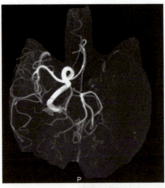

## BeamSat VASC ASL
ビームサット・バスクエーエスエル
**Full**Beam Sat**uration** Veins **and** Arteries Sans Contrast-Arterial Spin Labeling

- 腹部血管の血流信号を選択的に抑制し，腹部血行動態を描出する。
- ビーム型のプリサチュレーションパルス（BeamSat）で，特定血管の信号を抑制し，必要な血行動態を抽出できる。
- 非造影のため，圧の上昇，血行遮断がないので，通常状態の血行動態が反映される。〈日立〉

参照 ▶ BeamSat TOF ➡ P.22

### 図1 BeamSat VASC ASL 解説図

BeamSatなしの a と，BeamSatで門脈の血流を抑制した b を取得する。
a と b を差分すると，門脈のみの c を作成可能。

a BeamSatなし　　b BeamSatあり　　c 差分によりPVのみ抽出

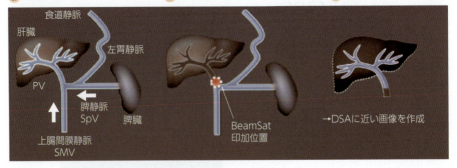

## 図2 画像例

**a** は門脈，**b** は上腸間膜静脈，**c** は脾静脈にそれぞれBeamSatを設定した減算画像。**b** では肝右葉，**c** では肝左葉を中心に流れていることが観察され，腹部の血流方向の評価が簡便に行える。

**a** 門脈　　　　　　　　　**b** 上腸間膜静脈　　　　　　　**c** 脾静脈

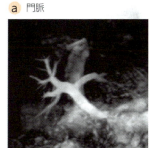
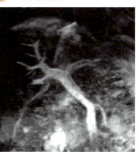
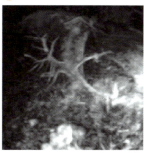

## b-factor　基本
和 b値　別 b-value

- 拡散強調画像 ➡P.412 を参照。　C

## binominal pulse
和 バイノミナルパルス，2項パルス

- 1-1，1-2-1，1-3-3-1などの2項係数の強度比の一連の高周波パルス。
- パルスシーケンスの前につけて，脂肪からの信号を飽和させたり，スペクトロスコピーにおいて水信号を飽和させるためのプリパルスとして使用する[B-2)]。〈キヤノン〉　G

図1　binomial pulse

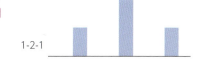

1-1

1-2-1

## BioMatrix　NEW
和 バイオマトリックス

- シーメンス社製装置において，さまざまな患者の状態に応じて画像診断情報を安定して得るために開発された技術の総称。
**BioMatrix Sensors**：被検者の生体信号を検知する機能で，スパインコイルに組み込まれた呼吸モニターにより，ベルトやクッションなどのデバイスを使わずに呼吸の動きをモニタリングすることができる。
**BioMatrix Tuners**：磁場均一度を向上させる機能として，頭頸部コイルのなかに局所シミング用コイルを組み込んだCoilShim，スライスごとにシミングを調整するSliceAdjustがある。
**BioMatrix Interfaces**：deep learningにより学習した人体の形態に基づき，ガント

リのタッチパネルにある各部位を選択することで，レーザーマーカーを用いずに検査部位を磁場の中心まで移動させることができる。〈Siemens〉

参照 CoilShim ➡P.49, Slice Adjust ➡P.300

図1

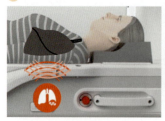
a BioMatrix Sensors

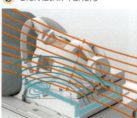
b BioMatrix Tuners

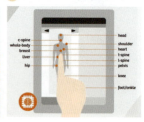
c BioMatrix Interfaces

## black blood liver imaging

- 肝臓の脂肪抑制T2強調画像の1つで，$8\,\text{sec/mm}^2$前後の小さなb-factorのMPG（motion-probing gradient）を併用したSE-EPIシーケンスを用いて，肝臓内の血管信号を完全に抑制した撮像法。
- 肝臓内の小腫瘍の検出や，グリソン鞘の病変の評価に用いる。胆汁の流れも検出可能。
- **適応疾患**：ほとんどすべての肝疾患，特に肝細胞癌，転移性肝癌，血管腫などの肝腫瘍や癌のリンパ行性浸潤などに有用。

### 図1　black blood脂肪抑制T2強調画像
S状結腸癌の肝転移とグリソン鞘に沿ったリンパ行性転移。bで小さな高信号域は囊胞。

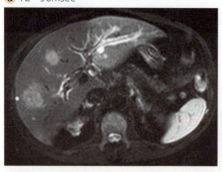
a TE=90msec

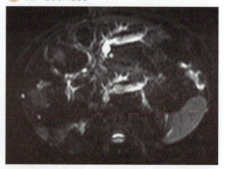
b TE=200msec

## black blood法

英 black blood method, black blood imaging 同.類 black blood MR angiography

- double IRやpresaturation pulseを用いて血管内腔の信号を抑制することで，血管壁や心筋壁を高コントラストに描出する撮像法。
- 頸動脈の動脈硬化プラークや心臓・縦隔の評価などに用いる。

- **適応疾患**：脳梗塞，一過性脳虚血発作の原因検索や，糖尿病，慢性腎不全などの脳血管障害ハイリスク患者のスクリーニングに有用。その他あらゆる心臓・縦隔疾患が適応となる。 H

参照 SAT (presaturation) ➡P.286, double-IR法 ➡P.72, vessel wall imaging ➡P.382

## BLADE
和 ブレード

- 高速スピンエコー法のk-space充填方向を回転させることにより，撮像中の被検者の動きの影響を抑制した画像を再構成する機能。
- 撮像部位，断面，使用コイルに制限がなく，iPATやPACEとの併用が可能であるため撮影時間を短縮することが可能。〈Siemens〉 F

**図1** BLADE法のk-space充填

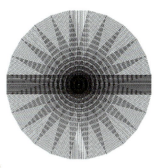

**図2** 従来高速SE（左）とBLADE法（右）

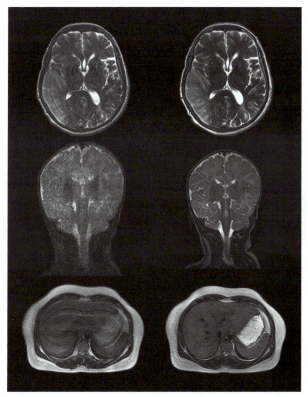

## blade/multi-shot blade
和 ブレード／マルチショットブレード

- PROPELLERにおいて1TR内で収集されるk-space領域のこと。短いTEを実現するために複数TRを用いて1つのbladeを構成する場合は，multi-shot bladeとよばれる。〈GE〉

参照 PROPELLER ➡P.250

## Blink Scan
プリンクスキャン

Full $B_1$ Lrradiation Check Scan

- 3T MRI装置において，人体の影響により原理的に生じるRF照射の不均一を補正するためにRFシミングを行うが，これには正確な照射パワーの空間的分布（$B_1$マップ）が必要となる。
- 従来の$B_1$マップ計測手法であるDAM（double angle method）は，縦緩和の影響を排除するために，長いTR（5,000ms程度）を使用する必要があり，計測時間が長く実際の撮像には適していない。
- 本機能はプリパルスからの遅延時間Tdを複数設けた高速シーケンス"multi Tdシーケンス"を使用し，プリパルス印加前と異なる2つのTdで取得した3種類の画像データから，$B_1$マップを計算する手法である。
- 複数の画像データを連続的に取得することで計測時間を高速化し，数秒で$B_1$マップを取得することができる。
- 独立した各チャネルの照射コイルによる$B_1$マップを同時に得ることで，それぞれのチャネルを最適に調整して$B_1$の不均一を補正できる。〈日立〉

参照 OVAL Drive RF ➡P.226

図1 Blink Scan 解説図

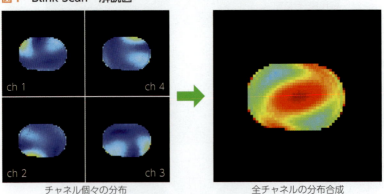

チャネル個々の分布　　　　　全チャネルの分布合成

### 図2 腹部画像例

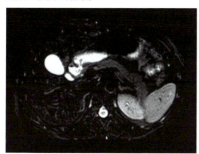 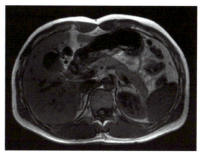

## BLISS ブリス
### Full bilateral imaging in sagittal view with SENSE

- 両側乳房に対して脂肪抑制を印加したSagittal断面を，SENSEの併用で高速撮像を可能とした技術。〈Philips〉　　　　　　　　　　　　　　　　　　　　　　　　　　　B

## blood pool agent　　　　　　　　　　　　　　　　　　　　　　　　　　基本
### 和 血液プール造影剤

- 高分子化して（分子量が数千から数万），血中滞留性を高めた造影剤の総称。
- 常磁性体としてはalbumin-(GdDTPA)やGadomer-17，血液中でalbuminと結合するタイプのMS-325などがある。超常磁性体ではUSPIO(SHU555C)が検討されている。いずれもGd-DTPAより長い血中滞留性と高い緩和度を示す。
- 血液プール造影剤はMR angiographyへの応用のほか，心筋viabilityの診断，毛細管透過性を評価して腫瘍の血管新生や悪性度を推定するなど多彩な用途に期待されている。
- **適応疾患**：MR angiographyほか（上記参照）。　　　　　　　　　　　　　　I

参照 relaxation rate（緩和度）→P.275，MR angiography →P.191，
心筋遅延造影（心筋バイアビリティ診断）→P.429

## blur, blurring　　　　　　　　　　　　　　　　　　　　　　　　　　　　基本
### 和 ブラー，ブラーリング

- 画像の輪郭のボケをさす。例えば"エコー間隔を長く設定すると位相エンコード方向にblurを生じる"のように使用する。　　　　　　　　　　　　　　　　　　　　C

参照 エコー間隔（echo space）→P.410，位相エンコード方向 →P.408

## blurring cancellation
### 和 ブラーリング キャンセレーション

- 高速スピンエコー時に，各エコー間の信号強度の違いにより発生するblurringアーチファクトを抑制する技術。
- 1NEX目と2NEX目のk-spaceのview orderingを逆順にさせることにより，信号を平均化してアーチファクトを抑制する。〈GE〉　　　　　　　　　　　　　　　　D

**図1 blurring cancellationのk-spaceの埋め方**
1NEX目と2NEX目では，k-spaceへデータを埋める順番を逆にする。その結果，信号強度の差が軽減される。

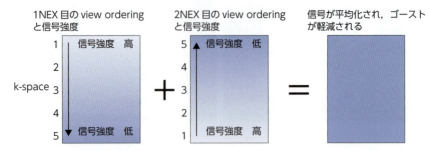

**図2 blurring cancellation onとoffの比較**

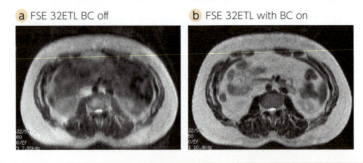

## BodyCOMPASS
ボディコンパス

- MR-PETにおいて，安静呼吸中に継続収集したMRIデータを用いて，同時に収集したPETに呼吸同期を適用した再構成を行う。
- MRIの継続収集は，ラジアルスキャンのStarVIBEシーケンスを使用し，同時にPETのリストモード収集を実施。
- MRI画像から呼吸の位相を識別し，位相ごとの吸収補正マップとリストモードデータから，呼吸による動きだけでなく変形の影響を補正したPET画像を再構成。〈Siemens〉

参照 radial scan ➡P.266, StarVIBE ➡P.321, MR-PET ➡P.203

**図1**

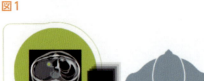
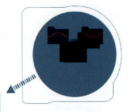

## Body tuned

和 ボディ チューンド

● リファレンススキャンで取得されたデータに対して，均一にするフィルターを用いて感度補正を行う技術。当初は3.0T用に開発されたが，現在は1.5Tでも使用可能である。〈Philips〉　　　　B

参照 CLEAR ➡P.49 ，Reference scan ➡P.272

## BOLD法　　　基本

Full blood oxygenation level dependent法 和 ボールド法

● 血液中のヘモグロビンの酸素化（oxygenation）の程度に依存して，（主にT2*強調画像での）信号強度が変化することを利用した方法。functional MRIに用いられる。
● 外部から種々の刺激を与えて脳が活動（賦活化）したときに，その局所脳組織の酸素消費量は約5％しか増加しないのに対し，局所の脳血流量は約30〜50％も増加する。そのため賦活領域では脳血管内の酸素化のレベルが上昇し，結果としてデオキシヘモグロビンが減少してオキシヘモグロビンが増加するため，磁化率効果が減少して（局所磁場が均一になって）T2*強調画像での信号が上昇する[B-3]。　　　C(M)

参照 T2*強調画像 ➡P.340 ，functional MRI ➡P.114 ，
susceptibility artifact（磁化率効果） ➡P.326

## bolus-chase法

和 ボーラス チェイス法

● multi-station MRAにおいて，多量の造影剤をボーラス注入する方法。
● テスト撮像として，2D MRDSAを下腿部と大腿部の2個所においてそれぞれ撮像してから本番の撮像を行う。
● 1症例当たり50mL前後の多量の造影剤を使用するため，わが国ではあまり行われておらず，主として欧米で行われていたが，最近は多量のGd造影剤使用が問題視されてきており，欧米でもあまり行われていない。　　　C

参照 multi-station MRA ➡P.211 ，MRDSA ➡P.195

## BolusTrak

和 ボーラス トラック 同,類 CARE Bolus法，Fluoro Trigger，Visual Prep

● 造影MRA撮像時において，流入する造影剤をリアルタイムに観察しながらスキャンスタートのタイミングを計る技術。リアルタイムサブトラクションが適応されているため，造影剤のみを容易に観察できることが特徴である（図1）。頸動脈や肺動脈などの造影MRA撮像を，最適なタイミングでスタートできるため，高い造影効果を得ることが可能となる（図2）。〈Philips〉　　　B

参照 CARE Bolus法 ➡P.37 ，Fluoro Trigger ➡P.107 ，Visual Prep. ➡P.388

31

図1 BolusTrakの流れ　　　　　　　　　　　　　　図2 造影MRAシーケンス(肺動脈画像)

造影剤インジェクション　　　　　スキャンスタート

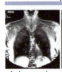   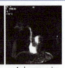　　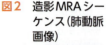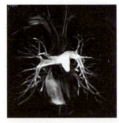

1dynamic　2dynamic　3dynamic　4dynamic
(reference) (subtraction) (subtraction) (subtraction)

## Bore 基本
**和** ボア，開口径

- bore（開口径）には患者開口径と磁石開口径とがあり，一般に臨床のMRI装置において単にboreといった場合は患者開口径，すなわちgantry（MRI装置において被検者が入るトンネル）の径を指す。
- 磁石開口径は磁石自体の径で，患者開口径から架台カバー，傾斜磁場コイル，RFコイルなどを取り除いた径であり患者開口径よりも大きい[B-4]。　　　　　　　　　　　　　 C

**参照** ガントリー ➡P.415，傾斜磁場コイル ➡P.420，RFコイル ➡P.280

## BPAS 基本 NEW
**Full** **b**asi-**p**arallel **a**natomical **s**canning **和** ビーパス

- heavy-T2WIによるCSF-hydrographyで，椎骨動脈～脳底動脈の血管構造を画像化する方法。
- MRA（3D-TOF）と違い，血流の影響を受けず，血管そのものが見えるため，椎骨動脈解離や動脈瘤，解離による血栓化（動脈閉塞），巨大動脈解離の（偽腔を含めた）全体像を観察するのに適する。　　　　　　　　　　　　　　　　　　　　　　　　　　　　U

図1 右椎骨動脈閉塞のBPAS　　　　図2 右椎骨動脈閉塞のMRA

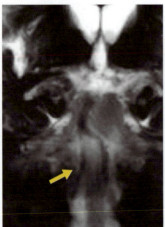 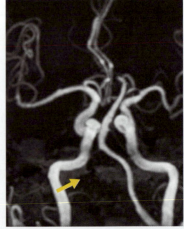

**図3** 右椎骨動脈低形成のBPAS　　**図4** 右椎骨動脈低形成のMRA

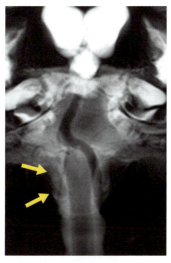 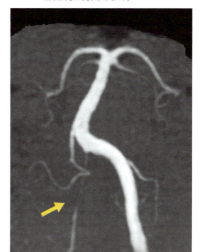

## BRACE
**F**ull **br**east **a**cquisition **c**orr**e**ction 和ブレース

● 乳房の造影ダイナミック撮像において，各時相の位置ずれを補正してサブトラクション画像の精度を上げるためのレジストレーション機能。〈Siemens〉　**F**

**図1** 造影ダイナミックサブトラクション画像
従来法（左）とBRACE法（右）

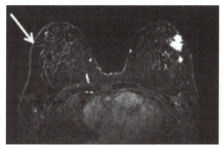 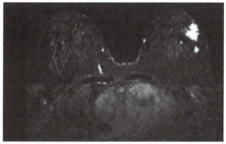

## BrainCOMPASS
和ブレインコンパス

● MR-PET同時収集において頭部の動きを補正する機能。
● 頭部脳機能撮影（fMRI）において，連続して収集されるMRI画像から頭部全体をrigidな対象とみなして，平行移動と回転の動きを補正する。
・EPIシーケンスでfMRIのデータ収集をすると同時に，PETのリストモード収集を行う。
・MRI画像から頭部の動きの情報を抽出し，MRIの動き補正を行う。
・レトロスペクティブにPETの再構成時において動き補正を適用する。〈Siemens〉　**F**

参照　functional MRI（fMRI）　➡P.114，echo planar imaging（EPI）　➡P.81，MR-PET　➡P.203

## BrainWave

[和] ブレーン ウエイブ

- BOLD効果を利用したfMRI用のソフトウェアの名称。
- 特別なセカンドコンソールを必要とせずに,臨床で必要とされる撮像機能と画像処理を簡便に行うことができる。
- 撮像機能は,統計処理をリアルタイムで行い,元画像上に信号変化領域をカラーキャプチャーしていくリアルタイムファンクション機能を搭載している。
- 画像機能処理としてEPIで撮像した元画像の3次元的なモーションコレクション,3Dデータと活性部位の重ね合わせなどが可能である。
- BrainWave RT(撮像機能ソフトウェア)とBrainWave PA(画像処理ソフトウェア)があり,resting state fMRIの解析も可能である。〈GE〉　D

参照 BOLD法 ➡P.31, functional MRI ➡P.114

図1 異なるパラダイムを別の色で表現可能
Red：Left Motor
Blue：Right Motor
Green：Language

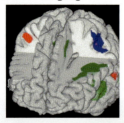

図2 3Dデータとの重ね合わせ

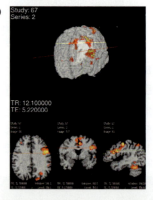

## BRAVO

Full brain volume imaging

- 高分解能T1強調3Dボリュームデータが高速に撮像可能なシーケンス。
- 頭部において高い白質/灰白質のコントラストを得るために,Kz方向のオーダーリングやクラッシャーグラジェントの最適化を行っている。
- 高速撮像を実現するために,パラレルイメージングの併用も可能。〈GE〉　D

図1 BRAVOにより撮像した3D T1強調画像

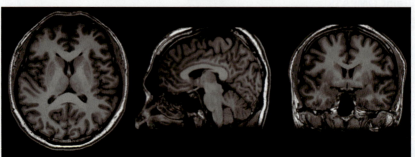

## BREASE
### Full breast spectroscopic examination

- 乳房に特化したMRスペクトロスコピーのシーケンス。
- TE-averaged PRESS法を用い，異なるTEのスペクトルを加算することによりlipid（脂肪）のスペクトルのサイドローブを抑制してcholineのピークを取得している。〈GE〉　D

**図1** 3.25 ppmにCho（コリン）ピークが確認できる。

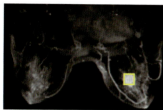

3.25 ppmにCho（コリン）ピークが確認できる。
Voxel size：12 mm×13 mm×17 mm
Scantime：approx. 5 minutes

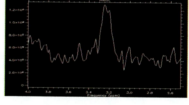

## BSI
### Full Blood Sensitive Imaging 同類 磁化率強調画像

- 磁化率を反映した高分解能，高速3D T2*WI撮像により，微細な静脈や微小出血などを画像化する。
- BSIはEPI計測により，高速な撮像が可能。
- 静脈血や出血痕はBOLD（blood-oxygen level dependent）効果により，T2*強調画像において信号の欠損を生じるため，磁化率を強調した画像を撮像することで，スクリーニングに利用できる。
- さらに画像のコントラストを高めるために，最小値投影法（minIP）処理や位相情報を利用する。
- 撮像時間の短縮を図ることで，ルーチン検査でも利用できる。

　磁化率：物質が磁場にさらされた場合の磁化の程度。
　T2*強調画像：磁化率の違いによる磁場の不均一性を，鋭敏に反応させた画像。
　磁化率強調画像（BSI）：T2*強調画像に画像処理を加え，磁化率をさらに強調した画像。
　　微細な静脈や微小出血の描出に優れている。
　磁化率強調画像の臨床的価値：脳虚血や微小出血の診断に利用される。〈日立〉　E

### 図1　画像例

ⓐ T2*強調画像

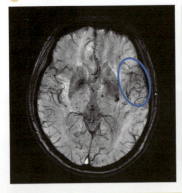

ⓑ BSI

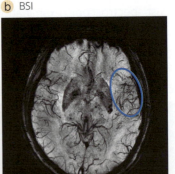

## B-TRANCE
**Full** **B**alanced-**t**riggered **a**ngiography **n**on **c**ontrast **e**nhanced　和 ビートランス

- balancedシーケンスを用いて呼吸同期または心電同期を使用してMRAを撮像する技術。図1は呼吸同期と選択的IRパルスを使用した腎動脈の画像。〈Philips〉

### 図1　B-TRANCE画像

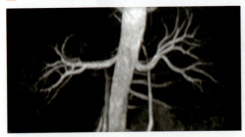
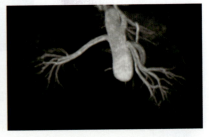

## B1 Calibration
和 ビーワンキャリブレーション

- 3T装置においてはRF不均一を改善するために，MultiTransmit技術を用いて，RFパルスの振幅と位相を被写体ごとで最適化することが重要である。そのためプリスキャンにて，検査の最初に被写体のRFの不均一を認識する必要があり，そのプリスキャンをB1 calibrationという。このスキャンで得られた情報を基に，本スキャンにおけるRFパルスの振幅と位相が最適化され，均一性の高い画像を取得することが可能となる。〈Philips〉

## B1 DREAM
**Full** **B1** **d**ubbed dual **r**efocusing **e**cho **a**cquisition **m**ode　和 ビーワンドリーム

- B1 calibrationの撮像時間は従来10数秒かかっていたが，B1 DREAMでは3〜4秒程度までに撮像時間が短縮された。〈Philips〉

## Cardiac Quant

[和] カーディアッククウォント

- 心臓の定量解析を可能とするアプリケーションの総称。
- MOLLI(modified look-locker inversion recovery)法を用いて撮像する心筋のT1マップ(造影前：T1 map-Native, 造影後：T1 map-Enhanced), GRASEおよびTSEで撮像する心筋T2マップ(T2map, R2map), mFFEを用いて撮像する心筋のT2*マップ(T2*map, R2*map)が含まれている。それぞれ息止めで撮像することが可能である。〈Philips〉 B

**図1　Cardiac Quantの画像**

a　T1map (native)　　　　b　T2map

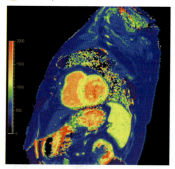
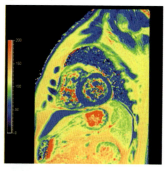

## CARE Bolus法

[和] ケア ボーラス法　[同.類] Fluoro Trigger, Visual Prep., BolusTrak

- 造影剤を用いたMRA撮像において、撮像領域に造影剤が到達するタイミングを確認する手法。
- 本スキャンに先立ってモニタスキャンとして、撮像領域において毎秒1画像程度の連続撮像をしながら規定量の造影剤と約15ccの生理食塩水を連続して注入する。
- モニタスキャンの画像はリアルタイムに表示され、撮像領域に造影剤が到達するようすを目視で確認する。
- 造影剤が到達するタイミングと、本スキャンにおけるk-space中心のデータ収集タイミングに合わせるように、モニタスキャンから本スキャンへ手動で切り替える。
- モニタスキャンにはTurbo FLASH法が用いられる。〈Siemens〉　F

参照　Fluoro Trigger →P.107, Visual Prep. →P.388, BolusTrak →P.31, Turbo FLASH →P.372

## CardiacVX
和 カーディアック ブイエックス

- 心臓MRIの解析およびレポーティングシステム用ツールの名称。
- 解析機能：心機能解析による左室駆出率/心筋重量の計測，大動脈および肺動脈などの血流速の測定，遅延造影の解析，グラフおよびパラメトリカルマップによるパーフュージョン解析，卵円孔開存（patent foramen ovale；PFO）の評価，T2*マップの作成などの解析が可能。
- レポート機能：マクロによるクイックレポート作成，レポートシステムテンプレートをカスタマイズ，性別・年齢・体格に応じた正常値データベースの作成が可能。〈GE〉 D

図1 CardiacVXのユーザーインターフェイス

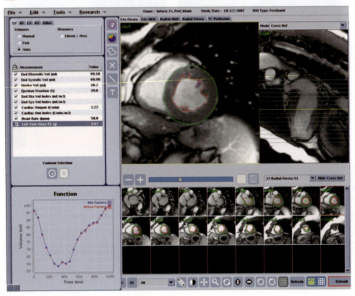

## CardioMaps
和 カーディオマップス 同,類 T1マッピング，T2マッピング

- 心筋のT1およびT2緩和時間をカラーマップで表示したパラメトリックマップ。T1マッピング（MOLLI，SMART1 Map）とT2マッピングの総称。
- 遅延造影やblack blood T2強調画像では，正常組織との信号差で病変を検出するため，全周性やびまん性病変の検出が困難となる場合が生じる。パラメトリックマップでは，心筋のT1値やT2値の変化をカラーマップで画像化することにより，定量的に心筋の状態を評価することが可能となる。〈GE〉 D

### 図1 CardioMaps解析

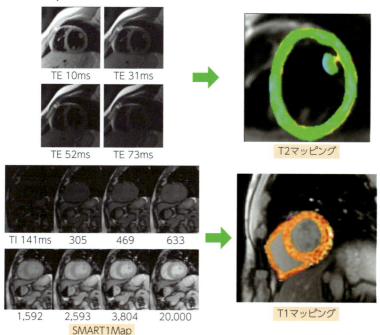

#### CardioLine+

- 心臓の複数の特徴部位の統計的なパターンを認識する部位推定技術により、心臓の位置や向きを抽出し、1回の息止め撮像で心臓の基本断面を自動検出し、心臓撮像時の位置決めプランをアシストする機能。
- 心臓の左室基本6断面(水平長軸像、垂直長軸像、左室短軸像、左室四腔像、左室二腔像、左室三腔像)、右室基本4断面(右室短軸、右室四腔像、右室二腔像、右室三腔像)のほか、大動脈弁、肺動脈弁、左室流出路、右室流出路の14断面を自動で検出可能(図1)。
- 従来、目的の断面を得るために必要だった、複数の位置決め用の息止め撮像が、CardioLine+を使用することで不要になる。撮像時間の短縮化とともに被検者の息止め負担を軽減できる。〈キヤノン〉

### 図1 左室三腔像を得るためのプラン

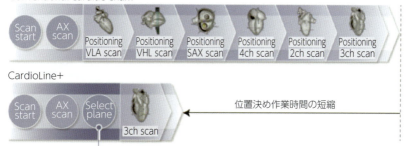

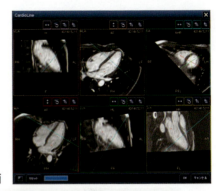

**図2** CardioLine+の位置決めROI表示画面

## CAIPIRINHA（カイピリーニャ）

**F**ull **c**ontrolled **a**liasing **i**n **p**arallel **i**maging **r**esults **i**n **h**igher **a**cceleration

- 3次元撮像時に使用可能なparallel imaging（iPAT²）であり，GRAPPA法を発展させた技法の1つ．
- k空間のデータ収集はGRAPPAがベースとなっており，位相エンコード（ky）方向のサンプリングごとにスライスエンコード（kz）方向のサンプリングを一定量「シフト」させてデータ収集を行う．このシフト量を調整することでFOV内に折返しアーチファクトが生じる位置を調整することができる．GRAPPAと比較した場合にg-factorが改善され，画質の劣化を抑制することができる．
- シフト量はreordering shiftとよばれ，記号Δで表される．
- ky方向の倍速をRy，kz方向の倍速をRzとすると，CAIPIRINHAとしての倍速表現はRy × Rz$^{(\Delta)}$と表される．〈Siemens〉　　　　　　　　　　　　　　　　　　　　　　F

参照　parallel imaging ➡P.230，GRAPPA ➡P.120，g-factor ➡P.119，iPAT² ➡P.146

## CartiGram（T2 Mapping）

- 関節軟骨組織の非侵襲性的な画像評価を行うためのツール．変形性関節症では，組織的なコラーゲン繊維網が，流動する水に分解し始め，症状の進行とともに層状化が失われ，T2が長くなる特徴があることから，撮像した画像をシステム上に読み込み，T2値の違いによるカラーマップを作成し視覚的に評価，ROIを設定することでT2値を求めることが可能．〈GE〉　　　　　　　　　　　　　　　　　　　　　　　　　　　　　D

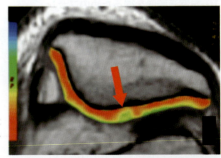

**図1** 操作モニター上で作成したカラーマップの例
CartiGramでは外側関節面での部分的なT2値の延長，コラーゲン配列の異常を示している．

## CBF, rCBF
**Full** regional cerebral blood flow **和** 脳血流量，局所脳血流量

- CBF，rCBFは灌流画像（perfusion MRI）におけるtime-intensity curveより算出される。
- rCBF，rCBV（局所脳血液量），MTT（平均通過時間）の間には下記の式が成り立つ[C-1]。
  MTT = rCBV/rCBF

**参照** Perfusion（灌流画像） ➡P.237 ，MTT ➡P.208

## CBV, rCBV
**Full** regional cerebral blood volume **和** 脳血液量，局所脳血液量

- CBV，rCBVは灌流画像（perfusion MRI）におけるtime-intensity curveより算出される。
- rCBV，rCBF（局所脳血流量），MTT（平均通過時間）の間には下記の式が成り立つ[C-2]。
  MTT = rCBV/rCBF

**参照** Perfusion（灌流画像） ➡P.237 ，MTT ➡P.208

## CCOMP
**Full** cardiac compensation

- 心拍周期に基づいて位相エンコーディングデータを並べ替えて（sorting），心臓の拍動由来のアーチファクトを抑制する。心拍周期のうち，動きの少ない心拍拡張期に収集した位相エンコーディングデータをk-spaceの中心に充填する方法。〈GE〉

## CCVO
**Full** conventional centric view ordering

- 3Dシーケンスのslice encodeとphase encodeにおいて，k-spaceの低周波のデータをスキャンの始めに収集する方法。
- 画像のコントラストを決定する部分が最初にスキャンされるため，造影剤を併用したMRAのスキャンに有効。〈GE〉

**参照** ECVO ➡P.82

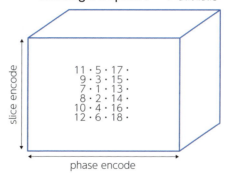

図1　conventional centric view orderingのk-spaceデータ収集順序

## cDWI
**Full** **c**omputed **DWI**

- 実収集した2つ以上の異なるb値のDWIデータから，任意のb値のDWIを計算で生成する画像。
- 通常，実収集したDWIよりも高いb値のcDWIを生成し，正常組織と病変部のコントラストを高めることが期待される。
- DWIを高いb値で撮像する際には，TEの延長やSNRの低下が生じるが，cDWIでは，低いb値から高いb値のDWIを生成するため，SNRを担保した画像を得ることが可能である。〈キヤノン〉　　　　　　　　　　　　　　　　　　　　　　　　　　　　　Ａ

参照 拡散強調画像 ➡P.412

## CENTRA（セントラ）
**Full** **c**ontrast **en**hanced **t**iming **r**obust **a**ngio　同.類 ECVO，Swirl，PEAKS

- 3D撮像において，撮像開始直後にk-spaceの中心部分から充填を開始する技術。コントラストの決定に大きく寄与する，k-spaceの中心部分（図1a）から充填することによって，造影MRAにおいて，空間分解能が高く撮像時間の長いスキャンを用いた場合であっても，動脈相を有意に描出することができる（図2）。本手法の特徴は，撮像開始後4秒間に，k-spaceの中心部分をランダム充填することである。この充填方法によって，動脈相の急激な信号変化（図1b）によって引き起こされるリンギングアーチファクトを抑制することができる。〈Philips〉　　　　　　　　　　　　　　　　　　　　　　　　　　　　　Ｂ

参照 BolusTrak ➡P.31，ECVO ➡P.82，Swirl ➡P.328，PEAKS ➡P.236

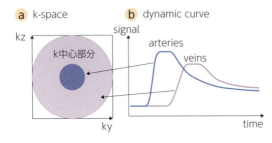

図1　CENTRAの原理
a k-space
b dynamic curve

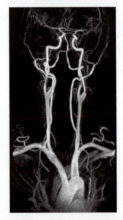

図2　高分解能頸部造影MRA

## CENTRA +
和 セントラプラス

- THRIVEやeTHRIVEなどのk-space segment型シーケンスにおいて，撮像開始直後に

k-spaceの中心付近を高速に充填する技術。SPIRやSPAIRなどの周波数選択的脂肪抑制パルスを印加しても撮像時間の延長なく撮像することが可能である。〈Philips〉　B

参照　CENTRA ➡P.42, THRIVE ➡P.348, eTHRIVE ➡P.87

## centric-centric order, centric order

- sequential order ➡P.293 を参照。　C(K)

## CEST　セスト　NEW
### Full chemical exchange saturation transfer

- 2つ以上のスピン系の磁化移動を利用して，画像コントラストをつける方法。
- MTコントラストは，不動性・半固体状態の生体高分子（結合タンパク質・生体膜・ミエリンなど）からの磁化移動であるのに対し，CESTは可溶性タンパク質などからの磁化移動を観察する。その分子表面の交換可能なプロトンシグナルを選択励起RFパルスにより飽和させ，そのプロトンが水と交換することにより，水信号が抑制され，画像コントラストを与える。
- CESTの対象となる官能基は，アミド基（>NH）や水酸基（-OH）であり，前者を対象とするCESTはamide proton transfer（APT）とよばれ，可溶性タンパク質を観察することになる。後者の対象として，グリコサミノグリカンなどがある。
- CESTコントラストは，対象となる代謝物濃度だけでなく，化学交換速度にも依存する。その応用として，pH計測が期待される。〈Siemens〉　F

参照　MTC ➡P.207

## CHARM　チャーム
### Full chunk acquisition and reconstruction algorism

- Chunk間の境界に生じる，不連続な信号変化を補正する技術。連続する2つのChunkがオーバーラップする部分に，補正係数を用いて画像再構成を行う。Multi Chunkを用いて撮像したMRA画像には，ベネチアンブラインドアーチファクトが生じるが（図1a），CHARMを用いることによって抑制することができる（図1b）。〈Philips〉　B

参照　Chunk ➡P.46

### 図1　CHARMの有無による比較

a CHARM：なし　　　　　　　　　　b CHARM：あり

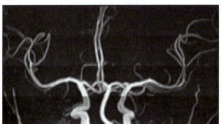
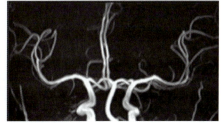

## chemical shift
### 和 化学シフト 　　　　　　　　　　　　　　　　基本 専門医

- 一般的には，原子の化学結合あるいは分子構造に依存する原子核の共鳴周波数のずれのことを chemical shift という。
- MRI における chemical shift とは水プロトンと脂肪プロトンとの共鳴周波数のずれをさし，両者の共鳴周波数は 3.5 ppm 異なる。このことが chemical shift artifact の原因となる。
- chemical shift は撮像面内のみならず，スライス方向（隣接したスライス同士の間）にも起こりうる。このことを利用して 90°RF パルスと 180°RF パルスの極性を逆方向にかければ，脂肪を抑制したり，磁性体アーチファクトを低減することが可能である。　　C

参照 ▶ chemical shift artifact ➡P.44

## chemical shift artifact
### 和 化学シフト偽像，化学シフトアーチファクト　　　　　　　　基本

- 原子核の共鳴周波数は，外磁場の強さに影響されるが（1.5Tで64MHzなど），原子核や原子レベルでの局所磁場によっても影響される。つまり，体内の水素原子は，それが属する分子の性質によって，共鳴周波数に 200～300Hz 程度の幅がある。
- 例えば，脂肪内の水素原子の共鳴周波数は，水の水素原子のそれに比べて 3.5 ppm 低い。つまり 1.5T では 224Hz（64,000Hz × 0.0035 = 224）低い共鳴周波数で共鳴する。
- MR 画像において，空間の位置は周波数エンコード方向に沿って割り当てられる。水と脂肪の水素原子が同じボクセル内に共存する場合，組織の周波数が水に合わせられたとき，脂肪の水素原子から出された信号は，読み取り傾斜磁場のより低い部分のボクセルにある水の水素原子から出た信号のようにみえる。
- この位置ずれは，静磁場強度，受信バンド幅やマトリックス数で変わる。例えば，16kHz の受信バンド幅で記録された周波数エンコード方向に 128 ピクセルをもつ画像では，1 ピクセル当たりのバンド幅は 16,000/128 = 125Hz となる。前述のように 1.5T では水と脂肪の化学シフトは 224Hz より，位置ずれの大きさは 224Hz/125Hz = 1.8 ピクセルとなる。　　J

参照 ▶ band width（バンド幅）➡P.19

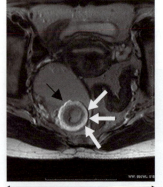

**図1 化学シフトアーチファクト**
卵巣類皮嚢胞腫内の水と脂肪の境界面（→）が周波数エンコード方向にずれている。

周波数エンコード方向

## chemical shift imaging
略 CSI 和 化学シフトイメージング　　　　　　　　　　　　　　基本

- ある元素のNMRスペクトルで，特定の化学シフト領域の信号強度を各画像の強度として与える手法をさす。
- 化学種による共鳴周波数の違いを利用して，特定の成分の信号を画像化する。
- 単一の領域を選択して測定するのがシングルボクセルMR spectroscopyであるのに対して，chemical shift imagingではMRIと同様の位相エンコードを2軸以上に用いて観測領域内を2次元以上に分割する。
- 現在，一般的に用いられているchemical shift imagingの基本的な観測測定シーケンスとして，CHESS（chemical shift selective）法，PRESS（point-resolved spectroscopy sequence）法，STEAM（stimulated echo acquisition mode）法，SE（spin-echo）法などがある。CHESS法，SE法に関しては，MRSのみならずMRIにも同じ名称の用語が存在するため混同しないよう注意が必要。　　C

参照 chemical shift → P.44

## ChemSAT（ケミサット）
Full chemical saturation 同 CHESS法

- 脂肪または水の共鳴周波数に一致した周波数帯域幅の狭いRF波（presaturation pulse）を印加し，脂肪または水を選択的に励起し飽和（saturation）させることにより，脂肪または水の信号を抑制する技術。脂肪抑制画像や水抑制画像として使用する。〈GE〉　D

参照 CHESS法 → P.45，脂肪抑制法 → P.427

## CHESS法（チェス）
Full chemical shift selective法 和 化学シフト選択法 同 FatSat, ChemSat 類 SPIR, Spec IR, SPECIAL　　　　　　　　　　　　　　基本

- 水プロトンと脂肪プロトンの共鳴周波数がわずかに（3.5ppm）異なることを利用し，脂肪の信号のみを選択的に抑制する方法。
- 脂肪の共鳴周波数に一致した励起RFパルス（脂肪選択励起パルス）を印加して脂肪の磁化のみを90°倒し，続いてspoiler pulseを用いて脂肪の磁化を消失させる。
- 水プロトンと脂肪プロトンの化学シフトは磁場強度が高いほど大きいため，低磁場MRI装置では技術的に困難で，主として高磁場MRI装置で好んで用いられる手法である。また精度の高い磁場の均一性が要求されるため，磁場が不均一になるようなケース（空気が接しているなど磁化率効果が大きい場合）には適さない。
- CHESS法はGE社ではChemSAT，東芝やSiemens社などではFatSatと呼称する。
- CHESS法と類似だが異なる手法として，Philips社のSPIR，SPAIR，GE社のSpecIR（SPECIAL）が挙げられる。これらは脂肪の信号を周波数差を用いて選択的に抑制するという点ではCHESS法と同様だが，STIR法と同じく脂肪のnull pointも使用する。すなわち脂肪選択励起パルスにて脂肪の磁化のみを静磁場の逆方向（90°から180°の間の角度で，設定したTR，TIなどから最適な値が自動計算される）に倒し，null pointでデー

タを収集することで脂肪信号を抑制する。縦磁化の回復に時間がかかるためCHESS法よりも脂肪抑制効果が長時間持続するという特徴を有し，造影MRAなどTRの短い高速撮像法において，1回のIRパルスで複数の脂肪抑制効果のある信号を取得する際などに好んで用いられる。

- MR spectroscopyにおけるchemical shift imagingの観測測定シーケンスにも同様の名称(CHESS法)があるので混同しないよう注意が必要。　　　　　　　　　　　　　C(Q)

参照 脂肪抑制法 ➡P.427, spoiler pulse ➡P.317, 磁化率効果 ➡P.426, ChemSAT ➡P.45, FatSat ➡P.92, SPIR ➡P.315, Spec IR(SPECIAL) ➡P.312, STIR法 ➡P.323, null point ➡P.220, chemical shift imaging ➡P.45

## Chopper法

- グラディエントエコー法での位相差を利用した脂肪抑制法の1つ。　　　　　　　　　C

## Chunk
和 チャンク

- 撮像ボリュームを，いくつかのスラブに分けて撮像する際の，おのおののスラブのことをさす。また，複数のChunkに分けて撮像する方法をMulti Chunkという。〈Philips〉 B

参照 CHARM ➡P.43

**図1　One ChunkとMulti Chunk**

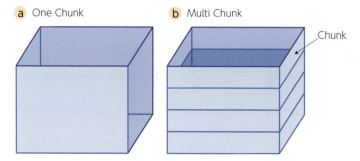

a One Chunk　　b Multi Chunk　　Chunk

## CINE-IR
シネアイアール

Full cine inversion recovery 同.類 Look-Locker  NEW

- 心筋遅延造影(LGE)撮像において，最適な心筋のnull point(TI値)を決定するためのアプリケーション。
- 均一に心筋信号の抑制できるadiabatic inversion recovery法を採用したIRパルスを印加後，マルチフェイズのFGRE-Cine撮像を行うことで，異なるTI値でのデータを同時に取得。最も心筋の信号が落ちた画像のTI値を，LGE撮像における最適なTI値と決定。
- 心アミロイドーシスや，びまん性線維症などの検査にも有効。〈GE〉　　　　　　　D

参照 心筋遅延造影 ➡P.429, null point ➡P.220, Look-Locker ➡P.166

### 図1 CINE-IRの活用例（陳旧性心筋梗塞PCI後3カ月）

a CINE-IR

b LGE画像

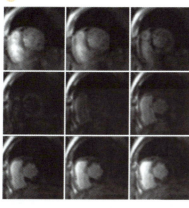
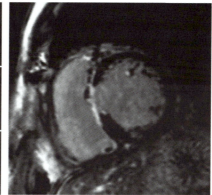

## Cine Plus
和 シネプラス

- retrospectiveシネ撮像法。
- 設定したTRで連続的にデータ収集し，患者の心拍数に基づいてデータ収集後に心時相を均等に分割した画像を得る方法。prospective撮像法と比較し，R-R間のすべての時相のデータを得ることが可能である。〈GE〉

### 図1 Cine Plusで撮像された シネ画像（心臓）

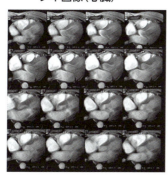

### 図2 Cine Plusで撮像された 頭部2DシネPC法の画像
流速情報が明瞭。

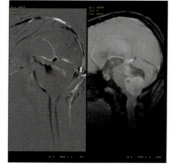

## CISS
キ ス

Full constructive interference in the steady state

- 定常状態グラディエントエコーシーケンスの一種。強いT2強調画像を高分解能で撮像するためのシーケンス。主に内耳などの脳神経領域において3次元撮像用として用いられる。
- シーケンスの構造としては，FISP，PSIF，True FISPやDESSと同様にスピンの定常

状態を利用してT2強調を得ている。体内の局所の磁場不均一による縞状のアーチファクト（banding artifact）を除去するために，励起RFの位相を変えて複数回データ収集して補正している。
- steady stateを利用しているために流れのある組織の信号が欠損しやすいという特性を利用して，脊髄内のAVM描出などにも利用できる[C-3]。〈Siemens〉　F

参照　banding artifact ➡P.19

図1　内耳1mmスライス　　　　　図2　脊髄内AVM

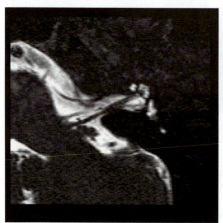
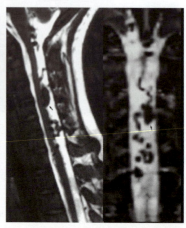

## Classic
和 クラシック

- スピンエコー法において脂肪信号を低減するための技術のうちの1つ。
- 第2エコーのスライス選択勾配をマイナスにかけることで，第2エコー目の脂肪信号を低減する。スピンエコー法において，筋肉と脂肪の信号間に，より大きなコントラストをつけるための技術。〈GE〉　D

図1　通常のspin-echoとClassic spin-echoの比較

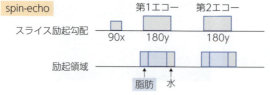

水を中心にみた場合，脂肪は水よりも3.5ppm分ずれた場所が励起される。

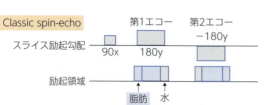

Classcでは，第2エコーの180°パルスをマイナス側にかけるため，脂肪は第1エコー時と反対側にずれることになり，その分，脂肪信号が減る。

## CLEAR（クリア）
### Full constant level appearance

- サーフェスコイルを用いて撮像した際の，感度補正技術の1つである。この方法は，患者にコイルをセッティングした状態でReference scanを行い，コイルの感度マップを取得する。そして，得られた感度マップに基づいて感度補正を行うことにより，画像の信号レベルを均一化する。あらかじめプリセットされた感度補正アルゴリズム（Homogeneity collection）を用いるのではなく，検査ごとにコイルの感度を実測して感度マップを作成し，補正を行うのが特徴である。
- 図1aはサーフェスコイルで撮像した頭部画像である。感度補正技術を使用していないため，感度ムラが生じている。図1bはプリセットされたHomogeneity collectionを用いて画像再構成を行った画像であるが，依然として感度ムラが目立つ。しかしCLEARを用いた場合，図1cに示すように，ほとんど感度ムラが目立たなくなる。〈Philips〉　B

参照　Homogeneity correction ➡P.127，Reference scan ➡P.272，SENSE ➡P.290

**図1　サーフェスコイルを用いた頭部画像における感度補正の違い**

a None　　　b Homogeneity collection　　　c CLEAR

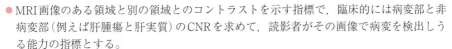

## C/N比
### 英 contrast to noise ratio　略 CNR　和 コントラスト雑音比

- MRI画像のある領域と別の領域とのコントラストを示す指標で，臨床的には病変部と非病変部（例えば肝腫瘍と肝実質）のCNRを求めて，読影者がその画像で病変を検出しうる能力の指標とする。
- CNR = (S1-S2)/N（S1：領域1の信号強度，S2：領域2の信号強度，N：その画像のバックグラウンドノイズ）で表される。　C(O)

参照　S/N比 ➡P.309

## CoilShim
### 和 コイルシム

- 頭頸部の磁場均一度を向上させる機能。
- 受信コイルのなかにシミング用のコイルを組み込むことにより頭頸部を局所シミングで

きるため，磁場の均一度の精度を高めることができる。〈Siemens〉

参照 BioMatrix ➡P.25

## Coil survey scan
和 コイル サーベイスキャン

- 関心領域の信号強度が最も高くなるように，コイルを自動的に選択するSmart Select機能を利用するためのプリスキャンである。約2秒程度でコイルの情報を取得する。〈Philips〉

## Collapsed Image
和 コラップスド イメージ

- MRAの撮像において自動的に再構成される最大輝度投影画像（MIP）のこと。
- 撮像断面と同じスライス方向のMIP像が再構成される。〈GE〉

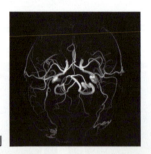

図1　Collapsed imageの一例

## ComforTone
和 コンフォトーン

- 各シーケンスごとに傾斜磁場の印加波形やタイミングを最適化することで，極端な撮像時間の延長や画質の劣化を抑えた静音技術である
- すべてのシーケンスに適応されるため，検査全体を静音でスキャンすることが可能。〈Philips〉

図1　ComforTone

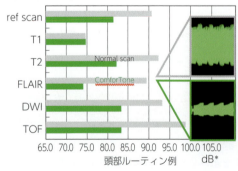

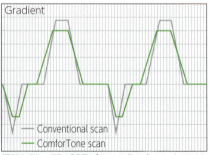

極端なTR・TEの延長がないように各コントラストに応じて傾斜磁場印加をコントロールする。

## Compact flow compensation
和 コンパクト フロー コンペンセーション

- TEにかかわらず，flow compensation（FC）用の傾斜磁場を最短時間で印加する技術。インフロー効果を用いたMRAにおいて短いTEで撮像すると（図1a），FC効果は高いが（図1a：→）脂肪の信号が高くなり，MIPした際の血管描出の妨げになる場合がある。長いTEを用いた際に（図1b）FC傾斜磁場の印加時間も長くすると，FC効果が低下してフローボイドになりやすい（図1b：→）。ここでFC傾斜磁場の印加時間を短くすると（図1c），フローボイドを抑制することができる（図1c：→）。この手法のメリットは，脂肪抑制効果の高いopposed phaseとなるTE（1.5Tでは6.9msec）を用いることができるため，血管の描出能を高めることである。〈Philips〉

参照 FC ➡P.97, out of phase（opposed phase） ➡P.225

### 図1 Compact flow compensationの原理

**a** short TE

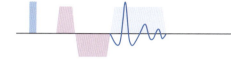
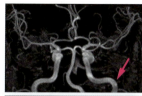

**b** long TE conventional flow compensation

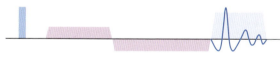
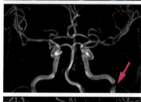

**c** long TE compact flow compensation

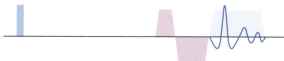
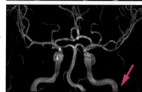

## Complex Difference
和 コンプレックス ディファレンス

- フロー再構成方法の1つ。位相差分を考慮していないため，血流の方向にかかわらず血流は明るく表示される。〈GE〉

## Compressed Sensing
和 圧縮センシング，コンプレストセンシング 略 CS

- サンプリングyとデータxの間にy＝Axという線形的な観測過程が成立する場合に，センシング（観測）を圧縮，つまりyをアンダーサンプリングしてもデータxを復元可能とする技術。ここで，データxはスパース性を有する（データの大部分がゼロである，もしくはゼロで近似可能である）必要があり，yのアンダーサンプリングパターンがインコヒーレントであるほど（ランダム性が高いほど）望ましいとされている。
- アンダーサンプリングされたyからデータxを再構成するには最適化問題を解く必要があり，さまざまな再構成法が提案・実装されている。多くの手法は反復計算を必要としており，MRI画像やCT画像で用いられる際には反復画像再構成法（iterative reconstruction）と総称してよばれることも多い。
- MRI画像は，k空間の収集データをサンプリングy，画像をデータxとみなし，フーリエ変換Aを介すことでy＝Axという線形変換が成立するため，圧縮センシングに適している。
- 位相エンコード方向やスライスエンコード方向のサンプリングを圧縮，つまり間引くことで従来と同じ条件での撮像時間の短縮，もしくは従来と同じ撮像時間での従来以上の大容量の画像取得が可能となるという点では，パラレルイメージングと似ている。ただし，パラレルイメージングでは空間的に均等にサンプリングを間引く必要があった一方で，圧縮センシングでは空間的にランダムにサンプリングを間引く必要がある。
- TOF MRAやMRCPに代表されるような信号値の大部分がゼロに近い画像であるほどスパース性が強く，圧縮センシングを適用しやすい。
- 2D，3Dどちらにも適用可能だが，データの次元数が高いほどサンプリングのスパース性を高めやすく，圧縮センシングが有効となる。CINE MRI（2D＋t）やダイナミックMRI（3D＋t）のような時間方向にも情報が存在する撮像では，時間方向のサンプリングも"圧縮"することで，圧縮センシングを適用可能な次元数をさらに増やすことができる。結果として必要なサンプリング数を減らすことにつながり，時間分解能のさらなる向上が期待できる。〈Siemens〉

参照 GRASP ➡P.121，Iterative Reconstruction ➡P.152

### Compressed Sensing GRASP VIBE
**F**ull **c**ompressed **s**ensing **g**olden-angle **ra**dial **s**parse **p**arallel **v**olume **i**nterpolated **b**reath-hold **e**xamination

- Siemensで製品化されたGRASPの呼称。〈Siemens〉

参照 GRASP ➡P.121，Compressed Sensing ➡P.52

## Concat SAT

**Full concat**enated **sat**uration 和 コンカットサット/コンカチサット

- 分割 presaturation のこと。
- 複数 acquisition において，各スライス領域と一定の間隔を保つように連動する presaturation パルス。〈GE〉

参照 SAT ➡P.286

### 図1 GREおよびSPGRにおけるConcat SATの印加
presaturation パルスが各アクイジションごとに移動する。

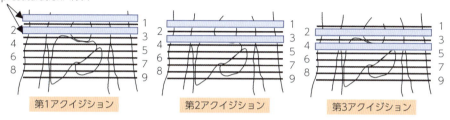

## contrast-enhanced MR angiography

略 CE MRA 和 造影MRアンギオグラフィー，造影MRA

- Gd造影剤のT1短縮効果によるコントラストを利用したMR angiographyで，通常のX線血管造影に類似の画像が得られる。
- time-of-flight法のMR angiographyと違って，そのコントラストがin-flow効果に依存しないためスライス断面を任意に設定でき（通常は冠状断面が選択される），また撮像時間も短いため呼吸停止下に撮像できる。
- 画像再構成法としてはMIP（最大値投影法）が一般的に用いられるが，volume rendering法が用いられることもある。

参照 MR angiography ➡P.191, time-of-flight MRA ➡P.352, MIP ➡P.182, volume rendering ➡P.389

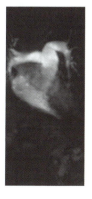 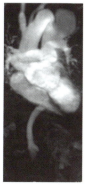 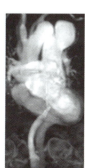 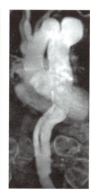

図1 contrast-enhanced MR angiography（MIP像）
大動脈解離の症例。Gd造影剤を急速静注し複数のphaseを撮像することで，血行動態の把握が可能である。

## contrast-to-noise ratio

和 C/N比，コントラスト雑音比　略 CNR

- C/N比 ➡P.49 , S/N比 ➡P.309 を参照。

## coronary MRA, MR coronary angiography

略 MRCA　和 MR冠動脈造影

- 心臓冠動脈の血管内腔をMRのさまざまな技術で撮像する手法。
- 非造影法と造影法とに大別される。非造影法ではグラディエントエコーとsteady-stateシーケンスが用いられ，心電図同期を併用する。
- 冠動脈全体をカバーする方法（whole-heart coronary MRA）と左右冠動脈の選択的撮像とがある。
- **適応疾患**：虚血性心疾患，川崎病，冠動脈先天異常など。

参照 whole heart coronary MRA ➡P.394

### 図1　選択的MR冠動脈造影画像

a 右冠動脈狭窄　　　　b 冠動脈瘤（川崎病）

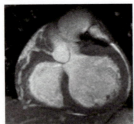 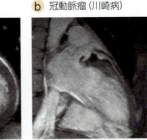

## COS Filter

**Full Cos**ine filter

- eFSBBにおける撮像パラメータの1つ。
- COS Filterのパラメータとして，強調する周波数分布と位相強調の程度および極性を設定できる。
- COS Filterでは位相補正や信号のreal化を行うこともできるため，本来の信号を回復することが可能である。COS Filterを適用しない絶対値画像のみでは血管内部の位相が90°より大きいと血管が負から正に折り返してしまいコントラストが低下するが，COS Filterを適用することで回復させることが可能である。〈キヤノン〉

参照 eFSBB ➡P.83

## 図1 絶対値画像の折り返しによるコントラスト低下とreal化による補正

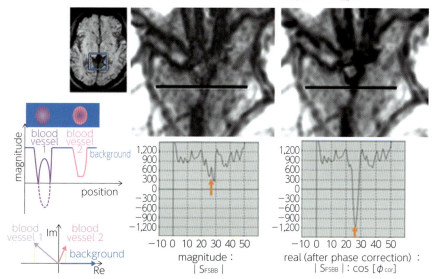

### COSMIC
**F**ull **c**oherent **o**scillatory **s**tate acquisition for the **m**anipulation of **i**maging **c**ontrast

- FIESTA法を応用したVolume撮像シーケンス。定常状態への移行期のデータを利用することにより，T2/T1の小さな組織のコントラストを向上させているため，神経根の描出等に優れている。
- RFパルス強度をスタートアップ/スローダウンセグメントで最適化することで，信号の安定化，縦磁化の効率的な回復が可能である。
- kスペースオーダリングはRadial fan beam centricを用いることによりEddy Currentを抑制，Elliptical centricを用いることでスキャン時間の短縮が可能となっている。〈GE〉

## 図1 RFパルスの最適化

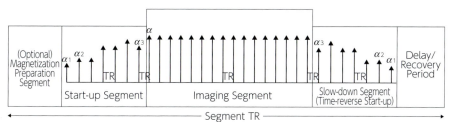

図2　Radial fan beam centric（左），Elliptical centric（右）

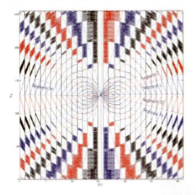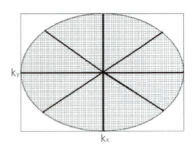

図3　COSMIC撮像例

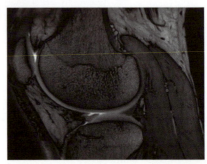

### CPMG sequenc
**Full** Carr-Purcell-Meiboom-Gill（カー パーセル メイブーム ジル）sequence

- 90°RFパルスの後に180°RFパルスをくり返し印加し，スピンエコー信号の列を発生させる方法[C-4]。

参照　RF pulse ➡P.279

### CPR
**Full** curved planar reconstruction または curved planar reformation　和 曲断面再構成画像

- 任意の曲面でMPRと同様の断面像を再構成する手法。
- 主膵管，気管支，血管など平面（直断面）では評価が困難な構造に対して好んで用いられる。

参照　MPR ➡P.190

### crossing fiber
和 クロッシング ファイバー，交差神経線維

- 神経線維と別の神経線維とが交差することをさす。

- crossing fiberの部位では，見かけ上の異方性が低下するため，fiber trackingを行ううえで問題となる。 `C`

参照 fiber tracking ➡P.98，拡散テンソルtractography ➡P.413

## crosstalk 基本

和 クロストーク，混線 別 inter-slice crosstalk

- マルチスライス撮像において，あるスライスのRFパルスによる励起を行う際に，隣りのスライスにもその影響が生じてしまう現象。
- 傾斜磁場を用いて個々のスライスを選択的に励起するが，そのスライスプロファイルが完全な矩形にならずに台形になるため，実際のスライス厚よりも若干広いスライス範囲が励起されてしまうことに起因する[C-5]。
- 隣接スライスでは，クロストークによってスピンが励起されて縦磁化の回復が遅れるため，実効TRが短くなった分T1が強調されて十分なT2強調画像が得られにくくなる。またクロストークの信号が雑音となるためS/N比の低下やコントラストの変化が生じる。
- 一定の形を有するアーチファクトとして出現するのでなく，画質を微妙に変化させるのみであるため，一般にその存在が認識されにくい点，注意を要する。
- **対策**：スライス間ギャップをあける。スライスの励起順序をインターリーブにする。 `C(J)`

参照 グラディエント(傾斜磁場) ➡P.418，スライス波形(slice profile) ➡P.433，磁化(縦磁化) ➡P.425，S/N比 ➡P.309，interleave(インターリーブ) ➡P.143

## cryostat/cryoshield

和 クライオスタット／クライオシールド，熱輻射シールド

- 一般的には"低温容器"の意であるが，MRIの分野では超電導磁石を液体ヘリウム温度である－268.9℃(絶対温度4.2K)に保つために用いられる容器を指す。
- 液体ヘリウムの槽と，液体窒素の槽あるいは冷凍機(refrigerator)，そして熱輻射シールド(cryoshield)を含む多数の真空隔層よりなっている。
- cryoshieldは通常2種類あり，ヘリウム容器に近い20Kシールドと，その外側にある80Kシールドとからなっている[C-6]。 `C(G)`

参照 超電導磁石 ➡P.438，液体ヘリウム ➡P.410，液体窒素 ➡P.409

## C-SENSE NEW

Full Compressed SENSE 和 シーセンス，コンプレッスドセンス

- C-SENSEは，従来のSENSE法とCompressed Sensing(CS)法を融合した新しい高速撮像技術である。
- 等間隔にアンダーサンプリングを行うSENSE法に対し，CS法では，ランダムにアンダーサンプリングを行うことで，画像上の折り返しがノイズとして分散される。これをスパース変換を用いて実信号とノイズを分離し，ノイズを除去(denoising)することによって画像を生成する。この2つの技術が融合されたC-SENSEでは，コイルの正確な感度情報とノイズレベルを把握する技術を生かし，効率的な画像再構成を実現した。

● SENSE法の展開技術とCSのノイズ低減プロセスが相補的に機能することで，画質の劣化を最小限に抑えた，さらなる高速化が可能となった。2Dおよび3Dスキャンに併用でき，全身領域に対応している。〈Philips〉

### 図1　C-SENSEの原理

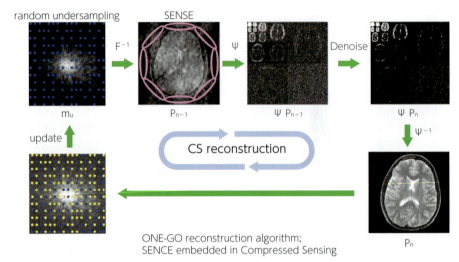

### 図2　C-SENSEの画像

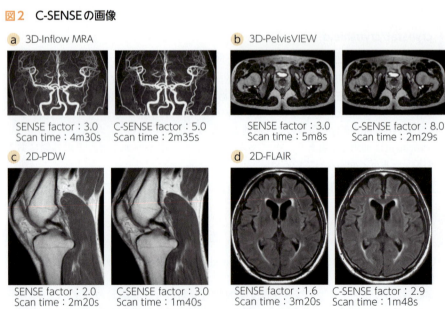

## CSF Dynamics Imaging
和 シーエスエフ ダイナミクス イメージング

- 脳脊髄液の循環動態を非造影MRIで可視化するアプリケーション。従来はPS法を中心に画像化の試みが続けられてきたが，近年Time-SLIP法を応用した新しい手法が登場した。心拍動に依存せず，自然な動態をそのまま高精度に観察できるTime-SLIP法によって，これまで知ることができなかった新しい脳脊髄液循環動態の知見が報告され始めている。〈キヤノン〉

**図1 CSF Dynamics Imaging**
Time-SLIP法とFASE法による水頭症のCSF Dynamics Imaging。術前（左）では第三脳室と側脳室に脳脊髄液の交換はほとんど見られない。シャント術後（右），髄液の活発な交換が見られることが明瞭に観察できる。

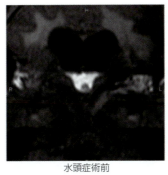
水頭症術前

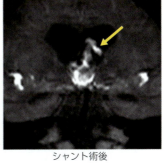
シャント術後

## Cube
和 キューブ

- 3D高速スピンエコー法で高分解能なT2強調画像，T1強調画像，FLAIR画像，STIR画像などのコントラストを得るための撮像シーケンス。
- Cubeでは撮像時間の短縮のために，通常の高速スピンエコー法よりも大きなETL（エコートレイン数）を用いている。ここで通常の高速スピンエコー法と異なり，エコートレインの中でリフォーカスパルスのフリップ角を図1bのように変化させる（Modulated Flip Angle）。その結果，エコートレイン中の信号強度は図中のように比較的一定の強度を保ったまま持続するためBlurringの発生を低減することができる。また，通常の高速スピンエコー法と同様のコントラストが得られるように実効TEが調整されている。Cubeと高速スピンエコー法におけるETLと実効TEの関係を図1cに示す。
- ETLに渡って，通常の高速スピンエコー法に比べフリップ角が低いため，SARを低く抑えることも特長である。よって，特に3T装置との組み合わせによる有用性が高い。〈GE〉

**図1** Cubeで使用しているModulated Flip Angleの詳細

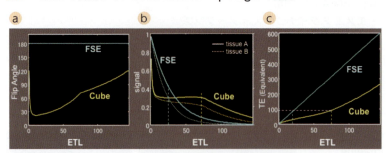

**図2** Cube撮像例
ⓐ 体幹部撮像例　　ⓑ 腕神経叢撮像例

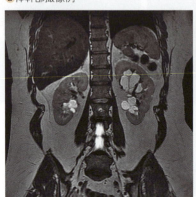

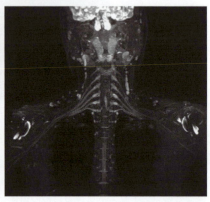

## dB/dt

和 ディービーディーティー，磁場強度変化率，磁場時間変化率

- MRI撮像中には傾斜磁場が変動するが，磁場が変化するとファラデーの法則に従い，電導物質に電流が流れる．これが人体には末梢神経刺激（トゥイッチング）などの影響を与え，また体外の電導物質が人体に接していると火傷の原因にもなるため，安全性の面で規制が必要となる．
- この磁場の変化の度合いを，磁場（B）が単位時間（t）当たりどれだけ変化したか，すなわちdB/dt（磁場強度変化率または磁場時間変化率）と表記し，安全性の指標としている．
- 単位はT/sec（1秒当たり何テスラ変化したか）である．
- 末梢神経刺激（トゥイッチング），筋肉の刺激以外にも，強いdB/dtを加えた場合は網膜の電気刺激によるフラッシュ現象（視覚閃光：magnetophosphene），心臓伝導系への影響，脳脊髄液腔の拡大，痙攣発作の誘発などをきたしうる．
- dB/dtは傾斜磁場の高速反転に依存するため，dB/dtが大きくなる撮像法の代表例としてシングルショットEPI法が挙げられる．

参照 グラディエント（傾斜磁場） ➡P.418，ファラデーの法則 ➡P.443，
peripheral nerve stimulation（末梢神経刺激） ➡P.238，テスラ（T） ➡P.439，
echo planar imaging（EPI） ➡P.81，SAR ➡P.286

## Deep Learning Reconstruction

和 ディープラーニングリコンストラクション

- 人工知能（AI）技術の1つである深層学習（deep learning）を用いた再構成技術．
- 深層学習（deep learning）とは，多層のニューラルネットワークによる機械学習手法で，画像診断においても研究が盛んに行われ，画像再構成にも応用されるようになってきている．
- 再構成技術では，MRIのノイズ成分を学習させたノイズ除去再構成の研究が特に進んでおり，シグナル成分を維持したまま，ノイズ成分を選択的に除去できる技術として期待されている．

## deFINE

和 ディファイン

- 新しい信号補正アルゴリズム．noise reductionとsharpeningによる画像フィルター技術．〈GE〉

参照 Dixon法 ➡P.70

## 図1　deFINEの有無による比較

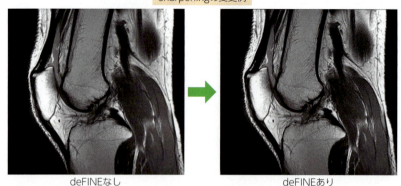

sharpeningの変更例

deFINEなし　　　→　　　deFINEあり

### DE-FSE
**F**ull **d**riven **e**quilibrium **f**ast **s**pin-**e**cho　同.類　FRFSE, DRIVE, T2 Plus, RESTORE

- FSEシーケンスで信号取得後に180°および-90°パルスを付加し，信号取得後残存した横磁化を縦磁化へ回復させるため，T2の長い成分（CSFなど）の信号を強調する撮像法。
- T2強調画像撮像時に，従来のFSEと比較してTRを短縮しても良好なT2Wコントラストが得られるため，撮像時間の短縮が可能。またDEパルスはFIR（fast inversion recovery）に対しても応用可能。〈日立〉　　　　　　　　　　　　　　　　E

参照　FRFSE ➡P.112, DRIVE ➡P.72, T2 Plus ➡P.335, RESTORE ➡P.278

### DelayTracker™（ディレイ トラッカー） NEW

- FBI撮像において，目的血管を描出するための最適なdelay time（収縮期・拡張期）を自動で設定する機能。
- FBI法では，心周期（拡張期と収縮期）に応じたタイミングでの撮像が必要であり，ECG-Prep撮像やFBI Naviを用いてタイミングを設定することで操作の簡便化を図っていた。DelayTracker™を用いることで，ワンクリックで最適なdelay timeを設定することができ，操作時間や検査時間の大幅な短縮と，操作者の経験に左右されず一定で良好な画質が得られる。〈キヤノン〉　

参照　FBI ➡P.95, Flow-Spoiled FBI ➡P.106, ECG-Prep ➡P.81, FBI Navi ➡P.96

## 図1 従来法とDelayTracker™の比較

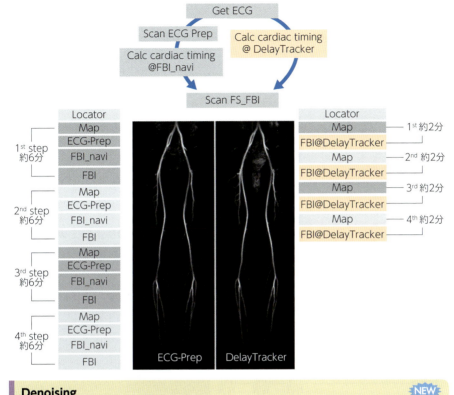

## Denoising
和 デノイジング

- C-SENSEでは，ランダムにアンダーサンプリングを行うことで画像上の折り返しをノイズとして分散し，これをスパース変換を用いて実信号とノイズに分離する。分離したノイズの除去をdenoisingという。
- Denoisingのレベルはweak, medium, strongと3段階から選択可能である。〈Philips〉

### 図1 Denoisingの比較画像

a SENSE   b C-SENSE Denoising：weak   c C-SENSE Denoising：medium   d C-SENSE Denoising：strong

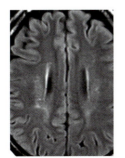
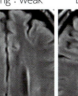
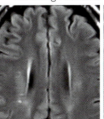
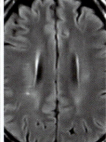

## dephasing, dephase 基本

対 rephasing, rephase

- おのおののスピンの位相が揃った状態から不揃いな状態になること（させること）。
- dephaseすることでMR信号は低下する。 C(N)

参照 スピン ➡P.432 , rephasing, rephase ➡P.275

## DE-Prep ディーイープレップ

Full driven equilibrium preparation 同 DE pulse, driven equilibrium pulse

- 高速グラディエントエコー法で用いられるプリパレーションパルスのこと。
- 90°，180°，90°のプリパレーションパルスを利用して2DFGREシーケンシャルスキャンでT2コントラストを強調する。centric view orderが用いられる。〈GE〉 D

参照 FGRE ➡P.98

図1 DEプリパレーション
撮影に先立って90°，180°，90°のDEパルスが付加される。

図2 T2*強調画像 fast GRE w/DE-Prep

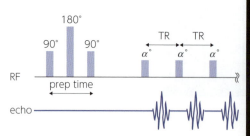
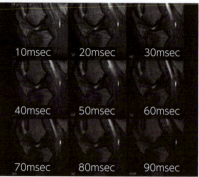

## DESS デス

Full double echo steady state/dual echo steady state

- 定常状態グラディエントエコーシーケンスの一種。主に関節領域において軟骨などの描出に利用される。
- TRのなかでFISP，PSIFそれぞれの信号を収集して画像を再構成し，両者の画像を足し合わせている。FISP信号はS/N比が高いがT2コントラストが弱く，PSIF信号はT2コントラストが強いがS/N比が低いため，足し合わせることで両者の長所を生かすことができる(図1)。
- Water Excitationによる脂肪信号抑制と併用することにより，軟骨のコントラストがより良好になる(図2)。
- dual echo steady stateともいう。〈Siemens〉 F

参照 FISP ➡P.101 , PSIF ➡P.252 , Water Excitation ➡P.392

図1 DESSによる膝sagittal画像  図2 Water Excitationを併用したDESSによる膝sagittal画像

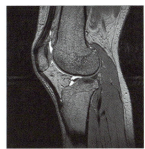
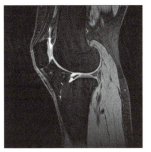

## DIET
### Full dual interval echo train

- T2強調高速スピンエコーシーケンスにおいて顕著に高信号化する脂肪信号を，従来スピンエコー法の画像並みに低下させる手法。短いTE付近の180°リフォーカスパルスを一部カットしてデータ収集することで，いわゆるJ-カップリング効果を復活させ脂肪信号を低下させている。〈キヤノン〉  G

参照 J-coupling ➡P.155

## diffusion anisotropy
### 和 拡散異方性

- anisotropic diffusion ➡P.8 を参照。  C

## Diffusion average high b

- 高いb-factorを用いたデータ収集だけを，繰り返し行うためのパラメータ。高いb-factorを用いるほどS/N比が低下することを考慮した機能。b-factorが0〜499の場合は設定したNSAと同数，500〜999の場合は設定したNSAの2倍，1,000以上の場合は設定したNSAの3倍の繰り返し回数となる（表1）。例えばb-factorを1,000，NSAを1として撮像する場合には，b-factor = 0の撮像を1回，b-factor = 1,000の撮像を3回繰り返すことになる。高S/N比が得られる，低いb-factorを用いたデータ収集の繰り返し回数を最小限に抑え，撮像時間を短縮することができる。現在は，b-factorごとでNSAを任意に設定することも可能となった。〈Philips〉  B

参照 拡散強調画像 ➡P.412，NSA ➡P.219

表1 average high bによる加算回数の違い

| b-factor | NSA（設定値） | NSA（測定値） |
|---|---|---|
| 0〜499 | 1 | 1 |
| 500〜999 | 1 | 2 |
| 1,000〜max | 1 | 3 |

## Diffusion direction

- 拡散強調画像において，拡散傾斜磁場の印加方向を設定するパラメータ。M, P, Sはそれぞれmeasurement（周波数）方向，phase（位相）方向，slice selection（スライス）方向に拡散傾斜磁場を印加することを表す。これらの3方向それぞれに拡散傾斜磁場を印加させたデータを収集することによって（図1a～c），isotropic（等方）画像（図1d）を得ることができる。〈Philips〉　B

参照　Diffusion direction resolution ➡P.66，拡散強調画像 ➡P.412

**図1** Diffusion directionの違いによる画像

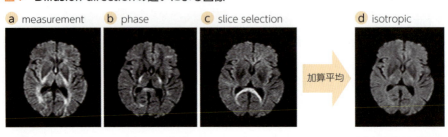

a measurement　b phase　c slice selection　加算平均　d isotropic

## Diffusion direction resolution

- 拡散テンソル撮像において，拡散傾斜磁場の印加する数を決定するパラメータ。Low, Medium, Highの選択が可能であり，Lowに設定した場合は6方向，Mediumの場合は15方向，Highの場合は32方向に印加する。〈Philips〉　B

参照　Diffusion direction ➡P.65，拡散テンソル画像 ➡P.413

## Diffusion gradient overplus

- 拡散強調画像において，拡散傾斜磁場の印加方法を設定するパラメータ。gradient overplusを設定しない場合（図1a）は，1方向のMPGを印加するためにP, M, Sのいずれかのグラディエントを個別に用いる。gradient overplusを設定した場合（図1b）は，P, M, S，すべての傾斜磁場を組み合わせて用いる。これにより，おのおののグラディエントを印加する傾斜磁場強度が小さくなり，傾斜磁場印加時間を短縮させる。つまりTEを短く設定することが可能となり，結果としてS/N比が向上する。〈Philips〉　B

参照　拡散強調画像 ➡P.412

**図1** gradient overplus有無による比較

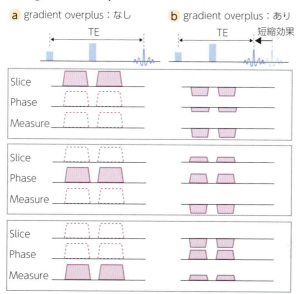

## diffusion-perfusion mismatch
和 拡散-灌流ミスマッチ

- ischemic penumbra ➡P.148, perfusion MRI ➡P.238 を参照。

## Diffusion registration
和 ディフュージョン レジストレイション

- 拡散傾斜磁場を印加した際に生じる歪みを補正する技術。〈Philips〉

**図1** Diffusion registrationの有無

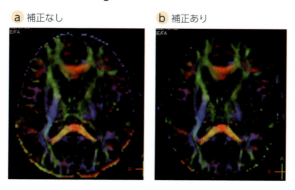

## digital coil
### 和 デジタルコイル

- コイルで受信されたアナログ信号をデジタル変換するには，ADコンバータ（ADC）が必須である．従来のAnalog coilでは，そのADCは機械室やガントリー側に設置されていたため，アナログケーブルの長さに応じて信号の減衰やノイズの混入などにより信号低下が起こっていた．また，コイルのチャンネル数（エレメント数）に応じてケーブルも増えることで，取り回しが煩雑となる．
- digital coilでは，ADCを小型化することでコイルに内蔵，もしくは寝台上に設置することで得られた信号を，ただちにデジタル変換でき，信号低下を最小限に抑えることが可能となった．
- また，コイルチャンネル数が増加した際に，機械室などの受信側のプラットフォームを増設する必要があったが，digital coilでは，コイルで受信された信号がただちにデジタル変換された後，光通信で受信側に伝送されるため，特にハードウェアの増設など必要がなく，拡張性にも優れたコイル機構となっている．〈Philips〉

図1　digital coil

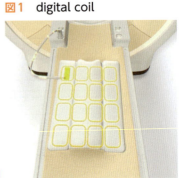

## dimagnetic
### 和 反磁性

- 反磁性 ➡P.18，常磁性 ➡P.429，強磁性 ➡P.416 を参照．

## DIR（ディーアイアール）
### Full double inversion-recovery

- 2つの反転RFパルスを前置パルスとするシーケンス．
- 2つの反転回復時間を調整することにより，異なるT1値をもつ2つの組織信号を無信号化する．
- 頭部MRIにおける白質と脳脊髄液を抑制した，灰白質を描出する応用として知られる．その応用では，ターボスピンエコーシーケンス（例：SPACE）と組み合わされ，T2強調コントラストのうえに，本来無信号であるべき組織のT1値の変化した病変が信号を呈する．〈Siemens〉

参照　高速スピンエコー法（ターボスピンエコー法，TSE法）➡P.423，double-IR法 ➡P.73，SPACE ➡P.310，T2強調画像 ➡P.339，IR法（反転回復法）➡P.147

## DirectRF
**和** ダイレクトアールエフ

- MAGNETOM Skyra, MAGNETOM Aera以降に発表された装置に搭載されている，MRI信号の送信・受信のコンポーネントを，ガントリに内蔵するシステム。
- ガントリと機械室の間のMR信号伝送を光ケーブルにすることで，途中のノイズ混入などを防ぐとともに，高い精度でRFを制御することができ，多チャンネル受信における高いSNRを維持する。〈Siemens〉

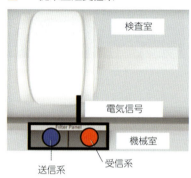

図1　従来型送受信系

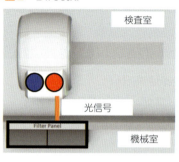

図2　DirectRF

## DISCO
**Full** **d**ifferential **s**ubsampling with **c**artesian **o**rdering

- 2ポイントDixon(LAVA Flex, VIBRANT Flex)法と，View Sharingを応用した高速3Dダイナミックスキャン。
- k-space充填法としてpseudo random cartesian trajectoryを採用。
  Pseudo Random：動きの影響を分散＋さらなる高速化への拡張性。
  cartesian：少ないアーチファクトで高分解能撮像＋高速再構成を実現。〈GE〉

図1　DISCO k-space充填概略図

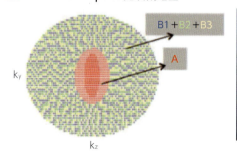
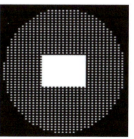

K-space sampling w. different Phases

### 図2 DISCOの活用例（子宮内膜症）
DISCO Flex：1×1×1mm，Total 2分17秒

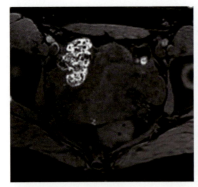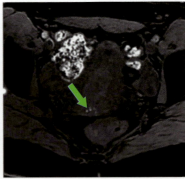

## Distance Factor
🈂ディスタンスファクター

- 2Dマルチスライスの撮像において，スライス間のギャップを表す。
- 例えば，スライス厚が10mm，スライス間ギャップが3mmの場合はDistance Factor＝0.3と表記される。〈Siemens〉

## Dixon法
🈂ディクソン法

- 水プロトンと脂肪プロトンとの位相差を利用した脂肪抑制法の1つ。
- 水プロトンと脂肪プロトンとの共鳴周波数は3.5ppm異なる。この共鳴周波数の違いによる水プロトンと脂肪プロトンとのスピンの回転速度の違いは静磁場強度が強いほど大きくなり，1.5Tでは224Hzの差となる。すなわち1秒間に224回転の差が生じるので，1回転の差が生じるのは1/224秒，つまり4.4msecとなる。この半分の2.2msecごとに水プロトンと脂肪プロトンの磁化ベクトルは同じ方向を向いたり反対方向を向いたりする。
- 水プロトンと脂肪プロトンの磁化ベクトルが同じ方向を向いた画像（1.5TでTE＝4.4msec，8.8msec，…）をin phase画像，反対の方向を向いた画像（1.5TでTE＝2.2msec，6.6msec，…）をout of phase（またはopposed phase）画像という。
- Dixon法ではout of phaseにおける脂肪抑制効果を利用している。Dixonの最初の報告（1984年）では180°RF pulseをずらして印加するスピンエコー法が使用されていたが[D-1]，グラディエントエコー法でTEをずらすことで容易にout of phase画像が得られるため，現在はグラディエントエコー法がもっぱら用いられる。また最近では3-point Dixon法などの改良法により，より正確な水プロトンと脂肪プロトンとの分離が可能となった[D-2]。

参照 in phase/out of phase ➡P.142，水/脂肪信号相殺法 ➡P.446

## DKI
### Full Diffusion Kurtosis Imaging

- DKIはmulti-b factor (b≧3)，15軸以上の計測で得られる拡散画像を解析し，従来にはない新たな指標を得る解析手法である。
- DWI，DTIの解析情報に加え，MK (mean kurtosis) マップにより交差神経の描出，白質病変，神経細胞変性など，微細構造に起因する情報取得が期待される。
- DWI，DTIにおいて，水分子は自由に運動する（正規分布に従う自由拡散）という前提で各種解析を実施しているが，DKIでは体内の水分子がさまざまな要因で動きに制限を受ける（正規分布から逸脱した制限拡散）という前提で解析を実施する。
- DKIには生体組織の微細構造による制限拡散が反映されていると考えられ，微小変化の計測が期待される。
  - ・正規分布からの逸脱度合が「尖度＝kurtosis」
  - ・「尖度」が大きい＝水分子の受ける制限が強い
  - ・制限の強さは水分子周辺の環境に起因→微細構造を反映
- FA (fractional anisotropy) マップは，水分子の動きやすさの方向依存性（異方性）をマッピングしたもので，組織構造が神経線維のように異方的なものが高信号となる。
- MK (mean kurtosis) マップは，水分子の動きの制限度合をマッピングしたものであり，方向は関係なく制限が強い組織構造が高信号となる。〈日立〉

### 図1　DWI，DTI

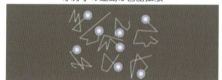

→正規分布

水分子の運動

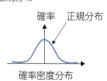

確率密度分布

### 図2　DKI

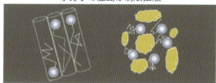

→正規分布から逸脱

壁　水分子の運動

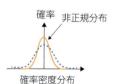

確率密度分布

### 図3 画像例

a FAマップ
b MKマップ

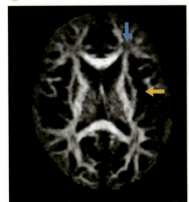
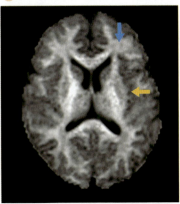

神経線維の分布（⬇）：信号低下する交差神経も明瞭に描出
灰白質（⬇）：異方性が小さい灰白質も高いコントラスト

## Dot engine
**F**ull **d**ay **o**ptimizing **t**hroughput engine 和 ドット

- 頻度の高い検査や煩雑とされる手順を，簡素化・自動化し，ガイダンスにより直感的に操作できるようにしたもの．撮像時間やFOVの自動的な最適化が含まれる．
- 頭部：スライスの自動位置決め
- 心臓：位置決めにおけるガイダンス
- 腹部：息止め時間設定，ダイナミック撮像のタイミング
- 造影MRA：造影剤ボーラス計測と自動スタート
- 膝関節：スライスの自動位置決め 〈Siemens〉

図1 腹部息止め可能時間の設定

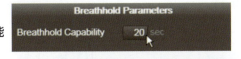

図2 腹部ダイナミック撮影におけるタイミング設定例

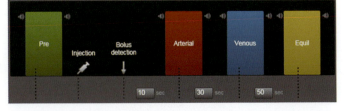

## double-IR法
### 和 ダブルIR法

- black blood法の1つでIRパルスと血液のnull pointを利用する。
- まず撮像範囲全体にIRパルスを非選択的に印加し，その直後に撮像したいスライス面のみに選択的にIRパルスを印加して撮像面のスピンを元の状態に戻しておく（double-IRパルス）。そして最初の非選択的IRパルスによる血液のnull pointで撮像を行う。
- 安定した血管内腔信号抑制効果（black blood効果）が得られ，vessel wall imagingなどで好んで用いられる。

参照 black blood法 ➡P.26，DIR ➡P.68，inversion pulse（IR pulse）➡P.145，null point ➡P.220，vessel wall imaging ➡P.382

## DRIVE ドライブ
### Full driven equilibrium 同,類 FRFSE，RESTORE，T2 Plus

- 短いTRでT2強調画像を得る技術。エコートレインの最後に－90°RFパルスを印加し，組織の縦磁化を強制的に回復することが目的。
- 図2aでは長いTRでのT2強調画像に対し，図2bではTRを短縮したことにより，脳脊髄液の信号が低下している。しかし，図2cではDRIVEを付加することで，短いTRを短縮しても脳脊髄液が高信号で描出されている。〈Philips〉

参照 FRFSE ➡P.112，RESTORE ➡P.278，T2 Plus ➡P.335

### 図1 DRIVEの原理

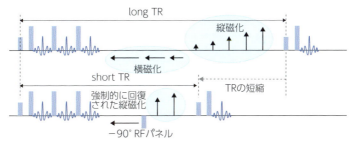

### 図2 TRとDRIVEの違いによる画像比較

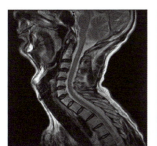
a TR 2500msec 4:20min

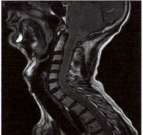
b TR 700msec 2:15min

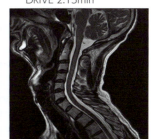
b TR 700msec＋DRIVE 2:15min

## DRKS
ディーアールケーエス

**F**ull **d**ifferent **r**ate **k**-space **s**ampling 同.類 TRICKS, EC-TRICKS

- 3D造影MRAなどにおいて，k-spaceの埋め方（サンプリング）の順番を工夫することによって実効的な時間分解能を向上させる手法。
- SPEEDER（パラレルイメージング）と組み合わせることで3Dのデータ収集にて1秒前後の時間分解能を実現することも可能になる。〈キヤノン〉　G

### 図1　DRKSによる超高速ダイナミックMRA
時間分解能1.9秒の3D-造影MRA。血流循環動態の把握に有用。

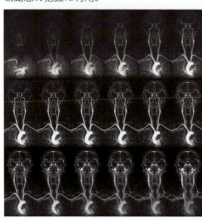

### 図2　DRKSの概念
画像コントラストを決定するゼロエンコード付近のデータ列に着目して収集と再構成を最適化する。

**a** k-space上でのデータ分割方法

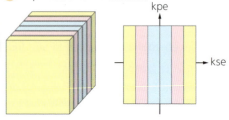

**b** 収集の順序と再構成の手順

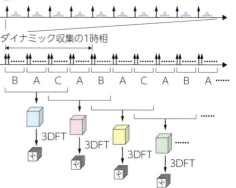

## DSI
ディーエスアイ

英 **d**iffusion **s**pectrum **i**maging　NEW

- 拡散による水分子の移動を評価する手法の1つ。
- 拡散テンソルのような非制限拡散を前提とした楕円体モデルは使用せず，高い角度分解能をもつq-spaceサンプリングを行うことにより，ボクセル内の水分子の移動分布を直接に表現するprobability density function（PDF）を取得する。
- 撮像はDTIと同様であるが，MPGの強度と方向を非常に多くの組み合わせで取得する。1つの例として，3次元q-spaceを格子状にサンプリングするようなMPG設定で撮像する。q-spaceに対する3次元フーリエ変換をすることで各ボクセルのPDFが得られる。
- PDFを放射状の各方向に積分したものがorientation density function（ODF）。
- ボクセル内に2方向以上の脳白質線維が含まれるような場合の解析に有用。〈Siemens〉　F

参照 拡散テンソル画像 →P.413, 拡散テンソルtractography →P.413, MPG →P.190, フーリエ変換 →P.443

### 図1　color FA画像（左）とODF（右）
DSI studio（http://dsi-studio.labsolver.org）を使用。

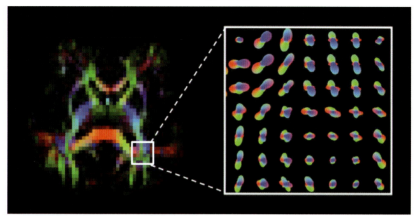

## dS-SENSE
和 ディーエスセンス

- dS-SENSEは，digital coilやSmartSelectの搭載により，従来のSENSE法よりも高倍速・高画質を可能とした技術である。
- SENSE法における高倍速パラレルイメージングの利用に伴うg factorの増加を，新しいMAF（minimal artifact factor）というアルゴリズムにより抑制することで展開精度が向上，ABR（anatomy based regularization）により，被写体に応じたコイル感度技術を搭載することで，折り返しアーチファクトを最小限に抑制することが可能となった。〈Philips〉

### 図1　dS-SENSEで皮下脂肪信号の展開エラーが改善している

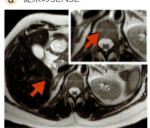
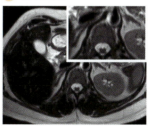

## dStream
和 ディーストリーム

- ADコンバータをコイルに内蔵したdigital coilに対応した光通信などの，デジタル機構のプラットフォームを搭載した装置の総称。〈Philips〉

## dSync technology
### 和 ディーシンクテクノロジー

- Digital coilに対応したdStreamに加え，傾斜磁場や送信RFパルスをより精密にデジタル制御することで，理想的な波形の生成・印加を可能とした。
- 送信から受信までのすべてのコアハードウェアを，超高速デジタル通信で接続した次世代型のプラットフォームの総称。〈Philips〉　　　　　　　　　　　　　　　　B

## dS-ZOOM
### 和 ディーエスズーム

- 通常の撮像では，被写体を位相エンコード方向にすべて含めないと，折り返しアーチファクトが発生する。dS-SENSEに搭載された新しいアルゴリズムであるMAFやABRにより，折り返し抑制技術を使用しなくても，アーチファクトのない画像を取得できる技術がdS-ZOOMである。
- 撮像時間の短縮や被写体に応じて，折り返しアーチファクトを気にせず撮像することが可能である。〈Philips〉　　　　　　　　　　　　　　　　　　　　　　　　　B

**図1　dS-ZOOMの原理**

a　プラン画像　　　　　　　　　b　従来法　　　　　　c　dS-ZOOM

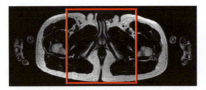
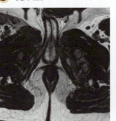
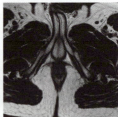

従来では腕の折り返しアーチファクトが発生しているが，dS-ZOOMではアーチファクトがみられない。

## dTV
### ディーティーブイ
### Full diffusion TENSOR Visualizer

- 広島市立大学情報科学部医用画像工学研究室 増谷佳孝先生が東京大学放射線医学教室に勤務した時期に開発した，拡散テンソル画像の解析，表示のためのソフトウェア。
- dTVで画像および拡散テンソルの解析を行い，その結果を汎用の3次元画像表示ソフトウェアであるVolume-Oneに転送して表示するVolume-Oneの機能拡張プログラム（プラグイン）ソフトウェアである。
- MRI装置で撮像された拡散テンソル画像のDICOMデータを用い，市販のWindows PCでdTVの処理が可能である。
- フリーウェアであり下記のURLにてダウンロードが可能（非商用の研究を目的とした場合に限り使用が可能で，dTVで処理した画像の公開には東京大学開発のソフトウェアであることを明示する必要あり）。

　http://www.medimg.info.hiroshima-cu.ac.jp
- **適応疾患**：種々の中枢神経疾患における神経線維路の状況の把握。　　　　　C（M）

参照　拡散テンソル画像 ➡P.413，Volume-One ➡P.389

### 図1 dTVによるtractography画像

健常ボランティア例。脳梁（オレンジ）および両側錐体路（青）の神経線維路の走行が描出されている（東京大学医学部 放射線医学教室 増谷佳孝先生らが開発したdTVを使用）。

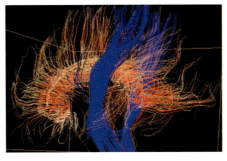

## Dual coil
和 デュアル コイル

- 2つの異なるSENSE coil（Synergy coil）を用いて，同時にデータ収集を行うことでSNRを向上する技術。〈Philips〉　　B

参照 Synergy coil ➡P.329

## dual contrast法（MRCP）
和 デュアルコントラスト法

- MRCPにおいて，2つの異なるTEで撮影し，短いTEでは十二指腸内腔を陽性に描出し，長いTEでは陰性に描出することにより，①Vater乳頭部分の描出，②消化管信号の抑制という二律背反する問題を解決する方法。
- フェリセルツ2包を微温湯200mLに溶解（3倍濃度）し投与後に撮影。TE100msec以下の通常のT2強調画像では陽性造影剤（高信号）として，TE300msec以上のlong TE MRCPにおいては，陰性造影剤（低信号）として描出される。なお最近では，前者の役割はblurringの少ないcoherent型GRE法に置き換わっている。同法においては，3倍濃度フェリセルツは高信号溶液として描出される。　　K

## Dual gated sweep MRA
和 デュアル ゲーティッド スウィープMRA

- 心電ゲートMRAの1つであり，ゲートをR-R間の異なる2つのタイミングで設定してデータ収集を行う技術。同一撮像時間内において，収縮期のデータと拡張期のデータの両方を得ることが可能（図1）。例えば腎動脈を描出する際に，収縮期では大動脈優位（図2a）の信号が得られるが，拡張期では腎動脈優位（図2b）の信号が得られる。〈Philips〉　B

参照 Gated sweep MRA ➡P.117

### 図1　Dual gated sweep MRAの原理

### 図2　gateの違いによる画像比較

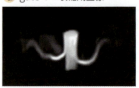

a　gate 1：収縮期画像

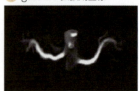

b　gate 2：拡張期画像

## Dual gradient mode
【和】デュアル グラディエント モード

- 傾斜磁場強度を2倍まで高めるシステム。Nova Dual gradientシステムは，最大傾斜磁場強度が33mT/mで最大スリューレートが160mT/m/msecであるが，Gradient modeにおいてEnhanced gradientを選択することで，最大傾斜磁場強度が2倍の66mT/mとなる（最大スリューレートは半分の80mT/m/msecとなる）。拡散強調画像において一定のb-factorで短いTEが設定可能。このため，T2減衰の影響が弱くなるためにS/N比が向上する。またMicroscopy coilを用いた極小FOVでの傾斜磁場強度のパフォーマンスが要求されるスキャンにおいても有用である。〈Philips〉　B

【参照】Microscopy coil ➡P.181

## Dual IR
【和】デュアルIR

- T1値の異なる2種類の組織信号を抑制する技術。2つの反転パルスと，それぞれの組織のT1値に応じたTI delayを用いる（図1）。この技術を用いることにより，灰白質と脳脊髄液を抑制して白質のみを描出（図2）したり，白質と脳脊髄液を抑制して灰白質のみを描出することができる。〈Philips〉　B

【参照】BB pulse ➡P.20，BB STIR ➡P.20

### 図1　Dual IRの原理（白質のみ描出）

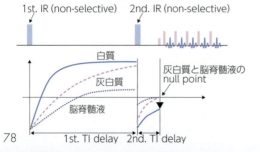

### 図2　白質画像

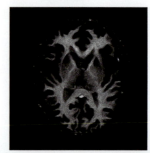

### duty cycle
和 デューティー サイクル

- パルス動作している装置（傾斜磁場電源や高周波アンプなど）の稼働率を表わし，パルス幅と単位時間当たりのパルス数の積で表わされる。〈キヤノン〉 G

### DWIBS
ドゥイッブス

Full diffusion weighted whole body imaging with background body signal suppression 和 全身（もしくは広範囲）拡散背景信号抑制法

- **定義**：躯幹部拡散強調画像において，高加算により高いS/N比を得て，高いb値（すなわち効果的な背景信号抑制）および広範囲・高分解能（薄く多数のスライス）の撮影を可能とする方法。呼吸停止・同期が不可であるという固定観念を捨てることにより可能になった。3次元的な拡散強調画像の利用（MIP，VR，任意方向Fusion）が可能，また低磁場装置でも施行可能であるという特長がある。最近ではEORTC（欧州がん治療・研究機構）により，骨転移の治療効果判定において1st choiceとなった（骨シンチは2nd choice）。また，定量化・カラーマップ化が可能となった。
- **推奨事項**
  - STIRの使用：安定した脂肪抑制（特に頸部・胸部や，反復検査のため）。脂肪抑制効果が問題ない場合にはS/N比に優れたCHESS法で可（STIRは必須ではない）。副次的に大腸内容物信号抑制効果。
  - 白黒反転画像の使用：FDG-PETと同じような視覚効果を得て，病変の3次元分布を把握（あるいは比較）しやすくするため。
- **白黒反転画像を用いて読影する場合の記述方法**※
  - 「拡散強調画像（白黒反転）で［強い，弱い（淡い）］高信号を呈する」
  - 「拡散強調画像で［強い，弱い（淡い）］異常信号を呈する」
- **描出される正常構造物**：泌尿生殖器（前立腺，精巣，子宮内膜，卵巣），リンパ節関連臓器（脾臓，扁桃，リンパ節），末梢神経，脳，脊髄。
- **描出される病変**：腫瘍（特に骨転移），炎症（特に膿瘍），血腫など。 K

参照 S/N比 ➡P.309，STIR法 ➡P.323

### 図1　DWIBS法による多発骨転移経過観察

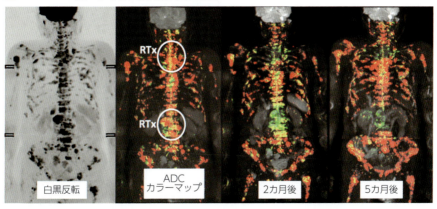

白黒反転 ／ ADCカラーマップ ／ 2カ月後 ／ 5カ月後

## Dyn. stabilization
和 ダイナスタビライゼーション

- 3.0Tにおいてf-MRIなどのダイナミック撮像における信号強度の変動を補正する技術。〈Philips〉 B

## DynaVIBE
和 ダイナバイブ

- 肝臓の造影ダイナミック撮像において，各時相ごとの位置ずれを補正してサブトラクション画像の精度を上げるためのレジストレーション機能。〈Siemens〉 F

図1　レジストレーションなしのサブトラクション

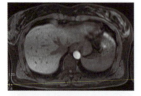 − 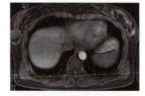 =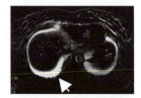

図2　レジストレーションありのサブトラクション

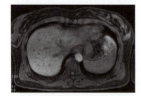 − 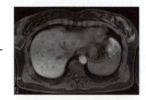 =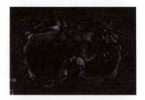

## dysprosium
和 ジスプロシウム

- ジスプロシウム（Dy）は原子番号66のランタン系列に属する遷移金属元素であると同時に希土類元素でもある。
- DyはMRI造影剤（Dy-DTPA-BMA）として，dynamic susceptibility contrast MRI（組織のT2*の短縮の程度により血流動態を評価する方法）で過去に盛んに研究されてきた。しかし，安全性の問題により臨床利用はされていない。 L

参照　遷移金属元素 →P.435

## ECC
略 full eddy current control 和 イーシーシー

- ECCはデジタル制御によるグラジエント波形のコントロール技術である。
- MRIの傾斜磁場強度を強化することで問題となってくるのが，傾斜磁場コイルに発生する渦電流（eddy current）である。この渦電流が流れることで，傾斜磁場の立ち上がりを妨げる方向に磁場が発生し，レスポンスが低下する。
- これに対してECCを使うと，渦電流の発生を事前に予測し，それを補うように電流を制御し，傾斜磁場の立ち上がりを理想的に近づけることができる。
- この渦電流の影響は傾斜磁場の反転が激しいEPI，DWI，BASG系のシーケンスで顕著に現れる。ECCはこれらシーケンスにおける画質の向上に大きく寄与する。〈日立〉

参照 BASG ➡P.19

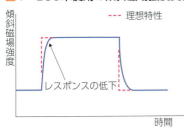

図1 ECC未使用の傾斜磁場強度変化

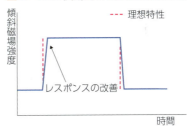

図2 ECC使用時の傾斜磁場強度変化

## ECG-Prep
和 ECGプレップ

- Flow-Spoiled FBIなどのように動静脈分離をするFBI撮像の際，拡張期と収縮期の信号強度の差が最も大きくなる（つまり動静脈分離しやすい）delay timeを，直接可視化することで確実に設定できる機能。〈キヤノン〉

参照 Flow-Spoiled FBI ➡P.106

## echo planar imaging
略 EPI 和 エコープラナー法

- 励起パルスの後，1つの$T2^*$が減衰する間に傾斜磁場の高速反転を繰り返して多数のグラディエントエコー信号を得るecho train imagingの一種。
- 現在，臨床レベルで一般的に実用化している高速撮像法のなかでは最速の撮像法である。
- 1回の励起パルスで画像のすべてのエコー信号を得る方法をシングルショットEPIとよぶのに対して，読み出し（リードアウト）を複数のショットに分割したのがマルチショットEPIで，位相誤差の蓄積が少ないため反磁性アーチファクトが減少し，画像の歪みが少ない利点があるが，一方で撮像時間は延長する。
- N/2 artifact（エヌハーフアーチファクト）など特有のアーチファクトがあり，脂肪と水の共鳴周波数のずれに対処するため，撮像にあたり脂肪抑制や水選択励起を併用するなどの配慮が必要である。

- 傾斜磁場の高速反転を繰り返すため，傾斜磁場関連に高性能なハードウェアが要求される。また，傾斜磁場の高速反転による末梢神経刺激を防ぐためdB/dtの制限がある。
- EPIモジュール前のRFパルスの印加方法の違いにより，SE-EPI（90°パルス-180°パルス-EPI），GRE-EPI（αパルス-EPI），IR-EPI（180°-90°-180°-EPI）などに分類される。
- 実際の臨床では拡散強調画像，灌流画像，BOLD法を用いたfunctional MRIなどに使用されている。

C(P)

参照 T2* ➡P.340, グラディエント（傾斜磁場） ➡P.418, single-shot/multi-shot ➡P.297, N/2 artifact ➡P.214, 脂肪抑制法 ➡P.427, peripheral nerve stimulation（末梢神経刺激） ➡P.238, dB/dt ➡P.61, 拡散強調画像 ➡P.412, perfusion MRI（灌流画像） ➡P.238, BOLD法 ➡P.31, functional MRI ➡P.114

## echo spacing
基本 NEW
和 エコー間隔

- 高速スピンエコー法の際に，隣のエコーとエコーとの間の時間のこと。エコー間隔が短い場合は，シーケンスのタイミングが緻密になり，画像に生じるアーチファクトが少なくなる。

T

## echo train length
基本
略 ETL 和 エコートレイン数
別 倍速係数，TSE factor，ターボファクター，turbo factor

- 高速スピンエコー法において1回のTRの間に得られるエコーの数をETLとよび，1回のTRにおける180° RFパルスの数に相当する。
- 高速スピンエコー法においてETL＝Nの場合，スピンエコー法に比べて撮像時間は1/Nに短縮される。

C

参照 高速スピンエコー法 ➡P.423, TSE factor ➡P.370

## Eco-Power
NEW
和 エコパワー

- ゼロヘリウムボイルオフの超電導マグネットにおいて，電力消費を低減させる機能。
- 蒸発したヘリウムの循環・冷却・液化の状況をモニタリングし，コールドヘッドの動作が不要なときには動作を停止する。〈Siemens〉

F

## ECVO
イーシーブイオー
Full elliptic centric view ordering 同類 CENTRA, Swirl, PEAKS

- 3Dシーケンスのslice encodeとphase encodeにおいて，k-spaceの低周波領域から放射状にデータを収集していく方法。
- 画像のコントラストを決定する部分が最初にスキャンされる。コントラストに寄与する時間は通常のcentricよりも短いため，造影剤を併用した頸部MRAなど，静脈の信号が重なりやすい部位でも動脈のみを選択的に描出することが可能。〈GE〉

D

参照 CCVO ➡P.41

### eddy current 基本 NEW
和 渦電流

- 渦電流 ➡P.414 を参照。　T

### eddy current correction
和 渦電流歪み補正

- MR装置は，位置情報や信号収集のために用いられる傾斜磁場のスイッチング時に，傾斜磁場コイルの外側に位置する主磁石などの金属部分のいたるところに複雑な**誘起電流**を生じる。これらの電流はそれぞれ独自の磁場を形成し，異なる速度で消失していく。
- 渦電流が形成するこれらの磁場の影響で，傾斜磁場パルスは立ち上がり・立ち下がり部分でタイムラグを生じ，設計通りの傾斜磁場が印加されないことになり，画像の歪みなどの悪影響をもたらす。
- ハードウェアの発達により，画像の歪みは削減されたが，**EPI**を用いた画像，特に拡散テンソル画像では正確な解析の支障となる場合があり，**幾何学的な歪み補正**を前処理として行うことが多い。　M

参照 渦電流 (eddy current) ➡P.414，拡散テンソル画像 ➡P.413

### effective TE 基本
和 実効TE 略 TEeff

- 高速スピンエコーなどのエコー時間の違う複数データで画像を作成する場合，k-spaceの中心部分(低周波)に格納されるデータのTEのこと。〈GE〉　D

### efgre3d
Full enhanced fast gradient echo 3d 別 3D TOF SPGR 類 VIBE，Quick 3Ds，T1 TFE3D

- 非常に短いTR, TEを用いた3D SPGRの撮像で，通常Spec IRによる脂肪抑制を併用する。
- 主に造影MRアンギオグラフィー，ダイナミックMRI，造影MRウログラフィーなどに用いられる。〈GE〉　D

参照 SPGR ➡P.313，Spec IR ➡P.312，脂肪抑制法 ➡P.427，contrast-enhanced MR angiography ➡P.53，ダイナミックスタディ ➡P.437，造影MRウログラフィー ➡P.436

### eFSBB （イーエフエスビービー） NEW
Full enhanced flow sensitive black blood

- FSBBで得られる絶対値画像に位相情報を組み合わせることで，血管や微小出血などのコントラストを強調させた画像が得られる。
- 信号強度と位相情報を組み合わせて画像コントラストを強調させたCOS Filter処理画像や位相画像を得る。〈キヤノン〉　A

参照 FSBB ➡P.113，COS Filter ➡P.54

## eigenvalue
**和** 固有値，ベクトル固有値

- 水分子の拡散は，本来3次元的な拡がりをもつものであり，正確な評価にはテンソル（tensor）の概念を導入する必要がある。
- これを，固有座標系上の楕円球体で表現するには，少なくとも9軸のmotion probing gradient（MPG）を印加する必要があるが，空間的対称性により6軸印加で可能である。
- 楕円球体の偏りが拡散の方向性，すなわち異方性を示すことになる。
- 拡散テンソルの固有座標系の成分値は「固有値」とよばれ，これを大きい順に$\lambda_1$, $\lambda_2$, $\lambda_3$とする。これらの平均は，拡散係数（ADC）に等価である。またこうした値はテンソルにおけるスカラー値であり，病変の定量的評価が可能となる。
- この異方性を表す指標の1つが，FA（fractional anisotropy）値であり，0〜1の値を取り，0に近づくほど異方性が低いことになる。

参照 拡散テンソル画像 →P.413，FA →P.90

**図1　拡散テンソルの楕円球体モデル**

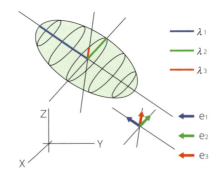

## Elastography
**和** エラストグラフィー

- 臓器の硬さを計測する手法。
- 加振器（ドライバ）を用いて特定の周波数の振動を体外から被検者の肝臓（例）へ与える。
- アクティブドライバで発生させた振動がチューブを通してパッシブドライバに伝わり，パッシブドライバから被検者の身体に振動が加わる。
- 振動が伝わった肝臓（例）にせんだん波が発生するが，硬さによってせんだん波の伝わる速度が異なることを利用して，各部分の硬さを算出する。
- 撮像シーケンスはグラジエントエコー法に，せんだん波による信号変化を読み取るためのmotion encoding gradientを印加したもので，ドライバからの加振に同期して撮像を行う。
- MR elastographyによる定量化は，QIBAにおけるテーマの1つとなっている。
〈Siemens〉

参照 QIBA →P.259，MR elastography →P.197

## 図1 Elastography

a ドライバの設定図

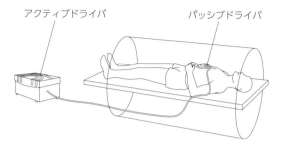

アクティブドライバ　パッシブドライバ

b 硬さマップ例

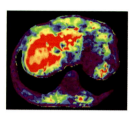

### EMP（イーエムピー）

Full electric magnetic property 同.類 EPT（electromagnetic property tomography）

 NEW

- MR撮像から電磁気学的物理量を画像化する方法。
- MREPT（MR electromagnetic property tomography）ともよばれる。導電率（conductivity），誘電率（permittivity），インピーダンス（impedance），磁気感受率（susceptibility）などが対象となる。特に磁気感受率を画像化するものをQSM（quantitative susceptibility mapping）とよぶ。〈Siemens〉　F

参照 QSM ➡P.259

### ENCASE（エンケース）

Full ENhanced Coronal Acquisition with Sagittal Excitation

 NEW

- 3Dグラディエントエコー系の冠状断撮像において，折り返しアーチファクトやバンディングアーチファクトが発生する場合がある。これを最小限に抑えることを目的とした撮像技術が，ENCASEである。通常の冠状断撮像では，送信励起パルスはスライス幅の範囲がボリューム励起されるが，ENCASEでは位相エンコード方向のFOV範囲がボリューム励起される。そのため，位相エンコード方向のFOV外は励起されず，折り返しアーチファクトやバンディングアーチファクトを抑制することができる。〈Philips〉　B

### 図1 ENCASEの原理

a 通常の冠状段撮像

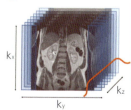 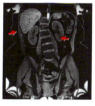

b ENCASE撮像

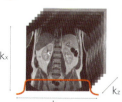 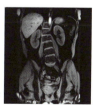

## Enhanced Fat Free
和 エンハンスト ファット フリー

- 複数の脂肪抑制パルスを組み合わせた脂肪抑制法。複数のパルスを組み合わせることで，より広範囲の領域にわたって良好な脂肪抑制効果を得ることができる。〈キヤノン〉 G

## EPISTAR
Full echo-planar MR imaging and signal targeting with alternating radio frequency

- arterial spin labeling ➡P.12 を参照。 C(M)

## Ernst角
和 エルンスト角 英 Ernst angle

- 信号強度が最も高くなるフリップ角（フリップアングル）をErnst角という。
- Ernst角（$\alpha$）とTR，T1の間には以下の関係が成り立つ[E-1]。
    $\cos\alpha = \exp(-TR/T1)$  C

参照 フリップ角 ➡P.443, TR ➡P.360, T1 ➡P.331

## état criblé
和 エタ クリブレ

- 拡大した血管周囲腔（Virchow-Robin腔）のこと。
- T2強調画像で高信号，T1強調画像やFLAIR画像にて著明な低信号-無信号（髄液と同じ信号）の点状ないし線状構造として認められる。小さなラクナ梗塞や脳虚血性変化と誤認しないよう注意する必要がある。
- 動脈の血管周囲腔と静脈の血管周囲腔では認められる部位が異なる（詳細は血管周囲腔の項を参照）。 C(M)

参照 血管周囲腔 ➡P.421

図1 etat crible
T2強調画像 a にて両側基底核部に拡大した血管周囲腔（etat crible）が線状の高信号域として認められる（○印）。脳虚血性変化と異なりFLAIR b では高信号を呈していない。

a T2強調画像　　b FLAIR画像

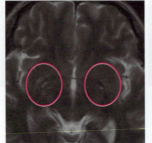
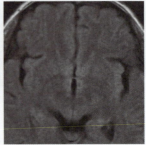

## eTHRIVE
### Full enhanced THRIVE

- eTHRIVEは，SPAIRとLinear profile order（inner loop）の組み合わせを用いた撮像方法。従来のTHRIVEでは，Profile order（inner loop）がLow-highしか選択できなかったが，eTHRIVEではLinearでk-spaceを充填することで，定常状態初期の不安定な信号をk-space中心に充填しないため，再構成時のブラーリングアーチファクトを軽減することが可能。図1は3Dのk-spaceをky-kzで示しており，Half scanをY方向に設定した際のTHRIVEとeTHRIVEの違いである。またSPAIR使用時のIR-delayによるDead timeがないために効率よくデータを収集することができる（図2）。〈Philips〉　B

参照　THRIVE ➡P.348, TFE profile order ➡P.345, TFE turbo direction ➡P.347, k-space ➡P.157, SPAIR ➡P.311

### 図1　THRIVEとeTHRIVEの比較

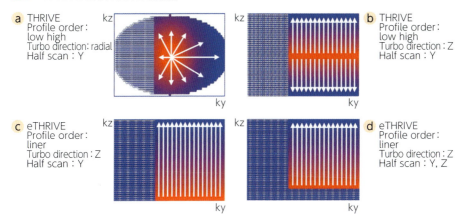

a　THRIVE　Profile order: low high　Turbo direction: radial　Half scan: Y

b　THRIVE　Profile order: low high　Turbo direction: Z　Half scan: Y

c　eTHRIVE　Profile order: liner　Turbo direction: Z　Half scan: Y

d　eTHRIVE　Profile order: liner　Turbo direction: Z　Half scan: Y, Z

### 図2　eTHRIVEの原理

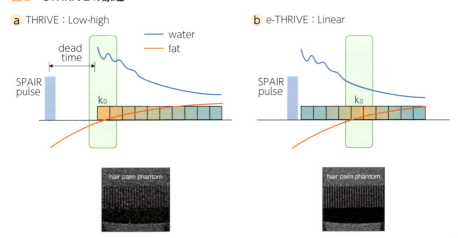

a　THRIVE：Low-high

b　e-THRIVE：Linear

**図3** eTHRIVE画像

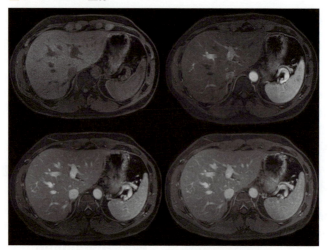

## ETS
**F**ull **e**cho **t**rain **s**pacing

- EPIやFSE，FASEのシーケンスで得られるエコートレインの時間間隔のこと。
- ETSが短いほどsusceptibilityやモーションに由来するアーチファクト，あるいはT2減衰に由来するblurring（ボケ）が減るため画質が向上する。ただしその場合は短時間に多くのリフォーカスgradientあるいはリフォーカスRFパルスが印加されるため，dB/dtやSARなどの安全性を考慮しなければならない場合がある。〈キヤノン〉 Ｇ

参照 dB/dt ➡P.61 ，SAR ➡P.286

## even echo rephasing, odd echo dephasing

- マルチエコー法での偶数番目のエコー（even echo）でスピンの位相が揃うことをeven echo rephasing，奇数番目のエコーでスピンの位相が不揃いになることをodd echo dephasingという。 Ｃ

参照 スピン ➡P.432

## ExamCard
和 イグザムカード

- 一連の検査プロトコルを1つのルーチンプロトコルとして登録したものである。ExamCardをドラッグアンドドロップするだけで，容易にルーチンプロトコルを設定できる。検査に適したFOVやスライス位置などが同一断面で連動して追従させることができ，またマルチスタックにおいては，スタックごとで撮像条件を変更し，スキャンする設定も可能となる。〈Philips〉 Ｂ

参照 MobiFlex ➡P.183

図1 頭部ルーチン検査における ExamCard

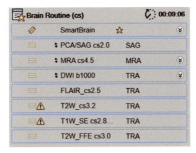

## EXPAND
エクスパンド

**F**ull **ex**tended **p**arallel imaging **a**lgorithm for u**n**fol**d**ing

● パラレルイメージングの実用化に伴う位置決め設定の猥雑さを改善する撮像操作機能。
● パラレルイメージングではFOVと被験者の位置のミスマッチにより修復不可能な偽像（フォールドオーバーエイリアジングアーチファクト）を生む。被験者とコイルの位置関係，FOVのサイズなどに特に注意を払う必要があったが，EXPANDは位置決めプランされたFOVよりも大きいFOVにて展開処理を行い所望のFOVを切り出すことで，フォールドオーバーエイリアジングアーチファクトを未然に防ぐ撮像機能である。〈キヤノン〉

G

参照 ▶ palallel imaging ➡P.231, aliasing ➡P.6

図1 SPEEDER cine画像

EXPANDなしの場合，FOV外からの信号が折り返してくるため修復不可能なフォールドオーバーエイリアジングアーチファクト（FAA）が生じる。コイルと被験者，設定FOVとの間にいつも気を配らなければならない。EXPANDはその煩わしさを解消する撮像操作機能。

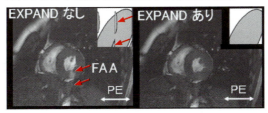

## F0 monitoring
和 エフゼロ モニタリング

- 脂肪抑制を撮像する際に，事前に中心周波数が合っているか確認・調整できる技術。〈Philips〉 B

## FA 基本
Full fractional anisotropy

- 拡散テンソルの異方性を示す重要なパラメータの1つ。
- FAの分布を示したのがFA mapで，異方性が弱い(FAが小さい)部位が低信号に黒く，異方性が強い(FAが大きい)部位が高信号に白く描出される。中枢神経系では白質の神経線維路が高信号に描出される。 C

参照 拡散テンソル画像 ➡P.413

## FAIR
Full flow sensitivity alternating inversion recovery

- **arterial spin labeling(ASL)法**の1つで，造影剤を使用せずに，灌流画像を得ることができる。流入血流にRFを照射して標識をつける方法である。
- RF波による標識には，連続波，パルス波のいずれかを使用し，それぞれ「Continuous ASL(CASL)法」，「Pulsed ASL(PASL)法」とよばれる。
- FAIRはPASL法に含まれ，撮像面を含む広い範囲を**非選択的反転パルス**で標識した後で計測部位を選択的に励起し，差分をとることで灌流の情報が得られる。
- **適応疾患**：脳血管障害が対象であるが，撮像に時間がかかることにより，急性期での適応は限られる。 M

参照 arterial spin labeling ➡P.12

図1 a 脳血流SPECT と b FAIR
a では，右中大脳動脈の灌流域の血流が低下している。
b でも同様に低下が示される。

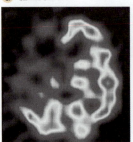 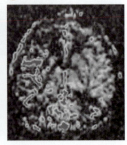

a 脳血流SPECT　　b FAIR

## FA map 基本

Full fractional anisotropy map 和 FAマップ

- FA ➡P.90 を参照。　C

## FASE
フェース

Full fast advanced spin-echo 同.類 SSFSE, HASTE, one-shot TSE

- スピンエコー系シーケンスを高速化したもの。1回のスピンの励起の間に短い時間間隔（エコー間隔）で信号収束用RFパルスを連続的に加え，多くの画像信号を得る。結果的にT2値の長い水成分や血液成分の信号をより強調しやすい。
- 撮像パラメータを水成分を強調する設定にすればMRCPやMR myelography, MR cisternographyなどのMR hydrography画像となり，血流信号を捕らえるパラメータに設定すれば非造影MRA（FBI）が得られる。〈キヤノン〉　G

参照 MR hydrography ➡P.199, FBI ➡P.95, SSFSE ➡P.319, HASTE ➡P.124

### 図1　FASEを使った臨床画像の一例
FASE法は，部位や目的に応じて撮像シーケンスを最適化することによって臨床上有用なさまざまなコントラストが得られるという柔軟性が特長。
（共愛会戸畑共立病院 提供）

a　MR cisternography（脳底部の神経を描出）　　b　MRCP-Portography（門脈を加えたMRCP）

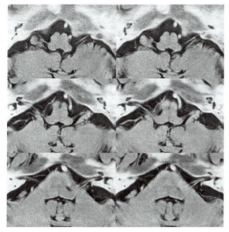
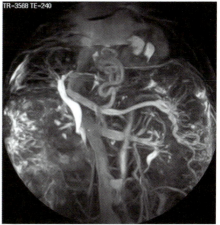

## FASE BB
フェースビービー

Full fast advanced spin-echo black-blood

- 血流アーチファクトを抑制するblack-bloodパルスをFASEシーケンスに加えることで，鮮明な心・大血管画像を得る手法。心臓の壁，弁，血管壁の観察などに有用。〈キヤノン〉　G

## FASE Diffusion
**Full** **f**ast **a**dvanced **s**pin-**e**cho diffusion

- スピンエコー系のFASEシーケンスにMPGを加えることでdiffusionコントラストを付加したもの。
- 従来のEPIを使ったシーケンスに比べて，susceptibilityによる画像の歪みやアーチファクトが少ないというメリットが期待できる。〈キヤノン〉　Ｇ

参照　拡散強調画像 ➡P.412, susceptibility artifact ➡P.326

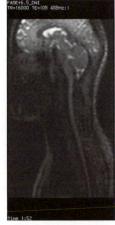

図1　正常頭頸部のFASE Diffusion
脊髄のdiffusion画像でも歪みが少ない（SPEEDER NVアタッチメント使用）。

## FastFE
**Full** **f**ast **f**ield **e**cho

- FE法においてTRとTEを短くして撮像時間を短縮したもの。TR短縮によるT1コントラストの低下をプリパレーションパルスを付加することで回復させている。〈キヤノン〉　Ｇ

## FastIR
**Full** **f**ast **i**nversion **r**ecovery

- FastSEシーケンスにT1強調や脂肪抑制のためのインバージョンパルス（180°反転パルス）を印加したもの。通常のIR法より短時間で同様のコントラストの画像を収集できる。〈キヤノン〉　Ｇ

## FastVasc TOF-SPGR
**Full** FastVascular TOF-SPGR, FastVascular time-of-flight-spoiled GRASS

- 撮影時間を短縮するために非常に短いTE・TRを設定できる3Dシーケンス。
- FluoroTrigger/SmartPrepなどのテクニックを併用して造影MRAの撮影などに使用される。〈GE〉　Ｄ

参照　Fluoro Trigger ➡P.107, SmartPrep ➡P.305

## FatSAT
**Full** **f**at **sat**uration

- 脂肪の磁化ベクトルを選択的に直接たたく（飽和させる）RFパルスを印加することで，脂肪抑制画像を得る方法。〈キヤノン〉　Ｇ

# FatSep
## Full Fat water Separation 同,類 DIXON

- 水と脂肪の位相ずれを利用し，マルチエコーデータ(in phase, out of phase)から計算により脂肪抑制画像を作成する手法。
- TEが制限されるが，水画像だけでなく，脂肪画像も算出可能である。
- 水と脂肪がin phaseとout of phaseとなる2点，あるいは3点のTEで撮像を行い，位相演算で脂肪を除去する。
- 広い撮像範囲ではCHESS法が困難な低磁場MRI装置において，特に有用な脂肪抑制手法。
- STIR法の欠点である造影撮像での利用も可能(STIRは脂肪の抑制ではく，null pointにTIを設定したIR撮像なので，同じT1値の組織はすべて信号抑制される)。
- FatSepが利用できるシーケンスにはSE，FSE，GRE，RSSG(RF-Spoiled Steady state Gradient echo)がある。〈日立〉

参照 CHESS法 ➡P.45, STIR法 ➡P.323

### 図1 FatSep 解説図

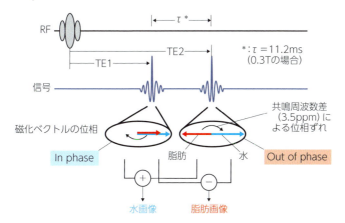

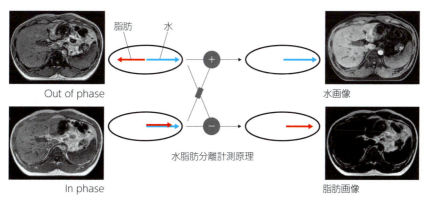

## Fat shift direction

- 水に対する脂肪のシフトする方向を選択するパラメータ。拡散強調画像などの磁化率アーチファクトやケミカルシフトアーチファクトの影響を受ける際，Fat shift direction を変更することにより歪みを制御することが可能。〈Philips〉　B

参照 拡散強調画像 ➡P.412，WFS（water fat shift）➡P.393，susceptibility artifact（磁化率アーチファクト）➡P.326，chemical shift artifact ➡P.44

### 図1　Fat shift directionの違いによる比較

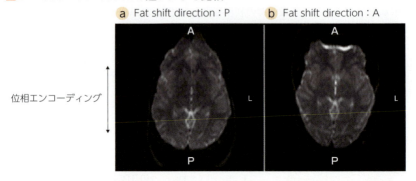

a　Fat shift direction：P　　b　Fat shift direction：A

## Fat/Water Separation

同,類 water/fat cancellation，水／脂肪信号相殺法

- 水と脂肪の間に3.5ppmの位相ずれがあることを利用し，水画像と脂肪画像を得る手法。
- 「ワンポイントDixon法」ともよばれる。〈GE〉　D

参照 水／脂肪信号相殺法 ➡P.446

### 図1　GRE法とSE法でのFat/Water Separation
位相が0の場合に水信号を収集し，位相が90°の場合に脂肪信号を収集する。

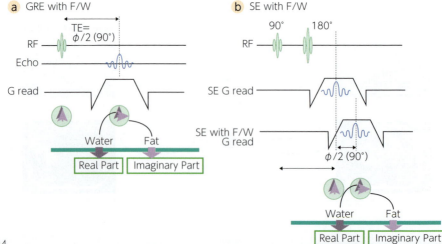

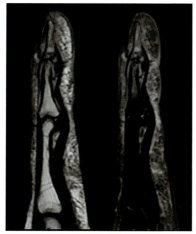
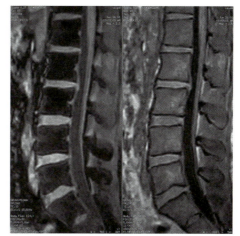

In phase   Water Image    GRE Water Image    conventional GRE

## FBI
**Full fresh blood imaging**

- 造影剤が入っていない状態の新鮮血を画像化するということを意味した用語。主としてエコー間隔の短い高速スピンエコー系のT2強調シーケンスを用い，非造影で血液を直接画像化する。
- 心周期（拡張期と収縮期）に応じて動脈血と静脈血の流速差がMRの信号値に反映されるという現象を用い，サブトラクション処理を使って動静脈を分離描出できることが特長。原画像はT2強調スピンエコー像であるため，その情報量が豊富であることも特長。
〈キヤノン〉

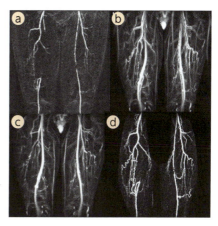

**図1 閉塞性動脈硬化症（同一症例）**
a 造影MRA　b FBIによる動静脈画像
c 同静脈画像　d 同動脈画像
FBI撮像で得られた動静脈画像と静脈画像をサブトラクションすることで動脈だけの画像を得る。
（共愛会戸畑共立病院提供）

### FBI Navi
エフビーアイ ナビ

- FBI撮像に伴う従来の煩わしさを改善するインテリジェントな撮像操作機能。ECG-prepまたはPPG-prepで収集された複数の画像から，信号変化の大きい画素を自動抽出することで，Flow-Spoiled FBIの撮像に適したディレー時間（収縮期・拡張期）を簡便に求めることができる。〈キヤノン〉　G

**図1　FBI Navi**
描出したい血管の拡張期と収縮期の時相を確実にとらえて撮像タイミングを視認できるFBI Naviによって，誰にでも簡単に非造影MRA（FBI）が得られる。

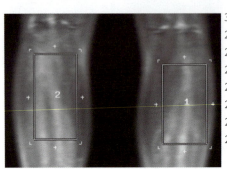
描出したい血管をROIで囲む

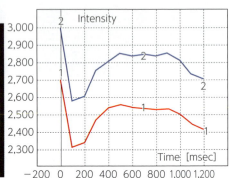
動脈信号の変化を自動プロット。
極小値を与える時相を収縮期，プラトーな高信号の時相を拡張期として明瞭に視認できる。

### FC〈GE〉
**F**ull **f**low **c**ompensation　和　フロー コンペンセーション

- （血液，脳脊髄液など）スピンが磁場中を移動することにより位相ズレを起こすが，この位相のズレを揃った状態にするために，適切な傾斜磁場パルスを印加することにより，フロー・アーチファクトを制御する。〈GE〉　D

**図1　flow compensationの原理**

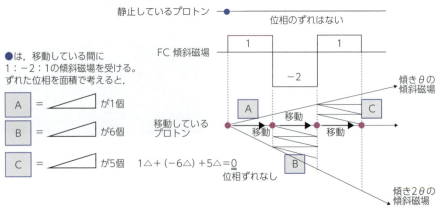

## FC〈キヤノン〉
**F**ull **f**low **c**ompensation

- CSFや呼吸動のアーチファクトを低減するため，動きによって生じる位相ずれをキャンセルする傾斜磁場（バイポーラグラディエント）を組み合わせる方法。〈キヤノン〉　G

## FE法　基本
**F**ull **f**ield **e**cho法　和 フィールドエコー法

- 反転傾斜磁場を加加することによって，ばらけた信号を集めるシーケンス。別名グラディエントエコー法。〈キヤノン〉　G

## FFE　基本
**F**ull **f**ast **fi**eld **e**cho

- グラディエントエコー法に属するシーケンスの総称である。連続する複数のRFパルスを照射すると，FID，スピンエコー，stimulated-echo成分を含んだエコーが生成される。FFEでは目的とするコントラストに応じた，適切なスポイリングやリフォーカシングを行い，T1強調，T2強調，T2*強調，T2/T1強調画像を取得する。それら手法別のシーケンス名は，FFE, T1FFE, T2FFE, balanced FFEとなる（表1）。例えばFFEはgradient spoilingを用いた撮像シーケンスである（図1）。〈Philips〉　B

参照　balanced FFE ➡P.17，T1FFE ➡P.331，T2FFE ➡P.334，TFE ➡P.343

### 表1　FFEシーケンス分類

| シーケンス名 | 主に設定するTR | 収集する信号成分 | 強調されるコントラスト | スポイリングの種類 |
|---|---|---|---|---|
| FFE | Long TR | FID | T1強調, T2*強調 | Gradient spoiling<br>*Long TRではSE成分は消失する |
| T1FFE | Short TR | FID | T1強調 | Gradient spoiling, RF spoiling |
| T2FFE | Short TR | SE | T2強調 | Gradient spoiling |
| balanced FFE | Short TR | FID+SE+STE | T2/T1強調 | No spoiling |

### 図1　FFEシーケンスチャート

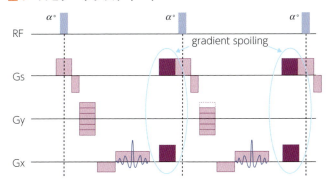

## FGRE
**Full** **f**ast **g**radient-**e**cho

- グラディエントエコーのTR/TEをより短縮した方法。
- 10msec以下のTRも用いられるが，この場合，静止組織のコントラストがつきにくい。そこで良好なコントラストを得るために「プリパレーションパルス」とよばれるRFパルスを撮影の最初に付加している。プリパレーションパルスには2種類あり，T1コントラストを得るためのIR（inversion recovery）プリパレーション，T2コントラストを得るためのDE（driven equilibrium）プリパレーションがある。
- また，TRを長く取ってマルチプラナー（インターリーブ）撮影を行うこともできる。この場合は「FMPGR（fast multi-planer GRASS）」とよばれている。〈GE〉　D

参照　IR-Prep ➡P.146，DE-Prep ➡P.64，interleave ➡P.143

## FGRE-ET
**Full** **f**ast **g**radient-**e**cho-**e**cho **t**rain

- EPIエコートレインを使用し，TRごとに複数のフェーズステップを収集するシーケンス。
- 心筋のperfusion撮像に使用される。IR-preparedパルスを使用して心筋信号を抑制しながら1～4RR間隔に複数ロケーションのスライスを収集する。〈GE〉　D

参照　echo planar imaging（EPI）➡P.81

### 図1　FGRE-ETを使用した心筋perfusion

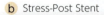

a　Stress-Pre Stent　　　　b　Stress-Post Stent

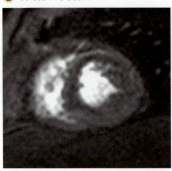 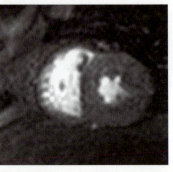

## fiber tracking
和 ファイバートラッキング

- 拡散テンソルtractographyの手法を用いて神経線維路の追跡を行うことを指す。詳細は拡散テンソルtractography ➡P.413 を参照。　C

## FiberTrak
和 ファイバートラック

- MRオペレータコンソールやEWSに搭載されており，fiber trackingの描出・解析を可能としたアプリケーション。3D画像やf-MRIとの画像をフュージョンして表示することも可能。〈Philips〉　B

参照 fiber tracking ➡P.98

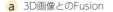
a　3D画像とのFusion

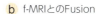
b　f-MRIとのFusion

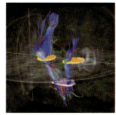
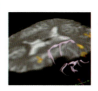

図1　fiber trakingの画像

## FID
Full free induction decay　和 自由誘導減衰　基本

- RF励起パルスを印加して横磁化が発生すると，横磁化は自由歳差運動をしながら減衰していくが，静磁場の不均一性の影響を受けながら本来のT2緩和よりも速く減衰していく。この減衰をFIDとよぶ[F-1]。
- そのFIDによる横磁化の減衰に伴い，ファラデーの電磁誘導の法則に従ってRFコイルには誘導起電力（NMR信号）が観測されるが，これをFID信号とよぶ。　C

参照 磁化 ➡P.425，緩和 ➡P.415，ファラデーの法則 ➡P.443，コイル ➡P.422，RFコイル ➡P.280

## FID reduction
和 エフアイディーリダクション　NEW

- リードアウト傾斜磁場の前後にクラッシャーグラディエントを印加することで，RFパルス印加直後に発生するFID信号を抑制する技術。〈Philips〉　B

図1　FID reductionの画像

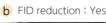
a　FID reduction : No　　b　FID reduction : Yes

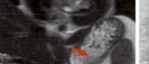
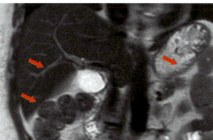

## FIESTA (フィエスタ)

**F**ull **f**ast **i**maging **e**mploying **st**eady-state **a**cquisition 同.類 steady state coherent GRE法，steady state GRE法，coherent型GRE法，TrueFISP，TrueSSFP，balanced FFE，balanced TFE，BASG

- TRが組織のT2より十分に短い場合に定常状態になる。その定常状態を利用したシーケンス。
- FIESTAの信号強度はT2/T1に比例する。磁化率の影響を受けやすいシーケンスで，これによるアーチファクトを軽減するには短いTRを設定する必要がある。SSFPとの違いは，SSFPではスピンエコーとstimulated-echoのみを使用するのに対して，FIESTAはFID信号とスピンエコーおよびstimulated-echoを結合させて撮像することである。
- 臨床での実用において，まず，心臓のシネ撮像での有用性は非常に高く，そのほか，内耳領域での高分解能撮像，脂肪抑制下にて非造影の血管イメージング，MRCPなどに応用されている（図3）。TRが短く，フリップ角が深いほどS/Nも画質もよくなるがSARの制限に引っ掛かりやすい撮像法の1つでもある。〈GE〉　D

参照　steady state coherent GRE法　➡P.322，TrueFISP　➡P.365，TrueSSFP　➡P.366，balanced FFE/balanced TFE　➡P.17，BASG(balanced SARGE)　➡P.19

### 図1　グラディエントエコーの分類
GRASS法とSPGR法はFIDのみを，SSFP法ではspin-echo + stimulated-echoのみを画像化している。FIESTAはこれらすべての信号を利用して画像化している。

### 図2　FIESTAのパルスシーケンス
1 TR，すなわちRFパルス間での各軸の傾斜磁場の面積が±ゼロなのがわかる。スライス選択軸 (G slice) とリードアウト軸 (G freq) の傾斜磁場パルスはフロー補正 (1-2-1パルス) としても働いている。

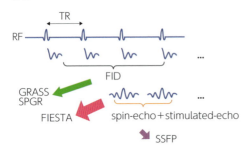

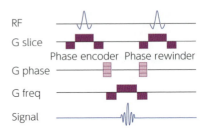

### 図3　臨床での実用画像（d 北里大学より画像提供）

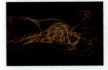

a 内耳領域の元画像から作成したVR画像

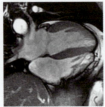

b 心臓シネ撮影

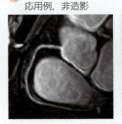

c コロナリーMRAへの応用例，非造影

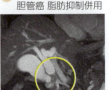

d MRCPとしての利用総胆管癌 脂肪抑制併用

## FIESTA-C
**Full** **f**ast **i**maging **e**mploying **st**eady-state **a**cquisition-**c**ycled phases

- FIESTAシーケンスの一種。
- FIESTAシーケンスにおいて，異なるRFフェーズサイクリングで2回の撮像を行い，それらの画像からMIP画像を作成する。banding artifact軽減に有効なシーケンス。〈GE〉　D

参照　FIESTA ➡P.100，MIP ➡P.182，banding artifac ➡P.19

**図1　FIESTA-C撮像によるデータ**

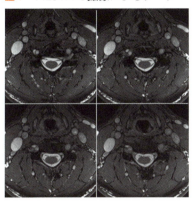

## Fine Recon
**Full** **f**ine **recon**struction

- raw dataにいわゆるゼロづめ（zero-filling）することで見かけの面内分解能を高める手法。〈キヤノン〉　G

## FISP
**Full** **f**ast **i**maging with **s**teady-state **p**recession　同，類 GRASS　基本

- 定常状態グラディエントエコーシーケンスの一種。エコー信号収集後に残存する横磁化成分をリワインダーグラディエントを用いて収束させることで，縦磁化，横磁化ともに定常状態に保つ。
- T1，T2両方の影響を受けた，いわゆる定常状態シーケンスのコントラストとなる。定常状態が完全ではないこと，presaturationなどと併用されることがあることから，定常状態独特のコントラストを生かすためにFISPシーケンスを使用することは近年少なくなった。〈Siemens〉　F

## FITT
**Full** **f**ine **t**une **t**echnology

- 日立におけるMRA描出能向上技術で，末梢血流の描出能を落とすことなく撮像することが可能。

- 描出能向上のための技術であるSSPや，MTCパルス，そしてマルチスラブでの3D撮像時にスラブ間の信号強度補正などを含めた技術の総称。〈日立〉

E

参照 SSP ➡P.319

図1　FITTによる高精細頭部MRA a / 頭頸部MRA b

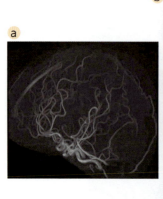
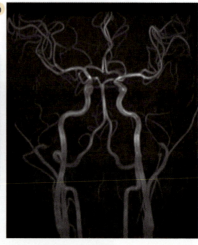

## FLAIR
### Full fluid-attenuated inversion recovery

基本　専門医

- 水（脳脊髄液などの自由水）の信号をゼロにしたIR（inversion recovery）法。
- 反転パルスを印加後，水のnull pointにTI（inversion time）を設定して信号を収集する。
- 基本的にはT2強調画像と同様にT2値の長い病変を高信号に描出するが，液化した病変は脳脊髄液と同様に著明な低信号〜無信号となる。またIR法を用いているためT2強調のみならずT1強調の要素も入った画像となる。
- T1強調の要素も入っているため，Gd造影剤による造影効果が認められる。
- 脳室周囲や脳表など脳脊髄液に接した病変の検出においてT2強調画像よりも明らかに優れており，頭部MRIにおいては多くの施設でルーチンになっている撮像法である。

C(S)

参照 IR法 ➡P.147，
inversion pulse（反転パルス）➡P.145，
null point ➡P.220，T1 ➡P.331，Gd造影剤 ➡P.118，
T2 FLAIR ➡P.334

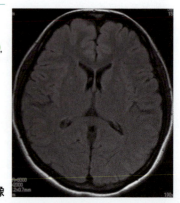

図1　脳のFLAIR画像

## FLASH (フラッシュ) 基本
**F**ull **f**ast **l**ow **a**ngle **sh**ot 同,類 spoiled GRASS (SPGR)

- グラディエントエコーシーケンスの一種。エコー信号収集後に残存する横磁化成分をスポイラーを用いて除去することで，縦磁化のみが定常状態になっている。
- **TR，TE，フリップ角の組み合わせによって，T1強調，T2*強調の両方の画像を得ることができる。**シーケンスの設定により2次元・3次元のどちらの撮像も可能。
- FLASHを元にして開発されたシーケンスおよびアプリケーションとして，造影剤使用3次元MR Angiography，VIBE（T1強調），MEDIC（T2*強調），SINOPがある。
- T1強調は主に腹部息止め撮像に用いられる。T2*強調は主に関節領域，脊髄領域に用いられる。
- T2*強調画像は局所の磁化率変化に影響を受けやすいことを利用して，脳内の微小出血の描出に用いられることもある（SWI：susceptibility-weighted imaging）。〈Siemens〉 F

参照 T2*強調画像 ➡P.340, contrast-enhanced MR angiography ➡P.53, VIBE ➡P.383, MEDIC ➡P.179, SINOP ➡P.298, SWI ➡P.327

図1 T1強調画像　　図2 T2*強調画像

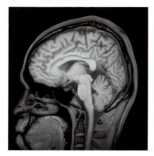
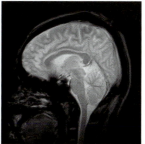

## Flex NEW
和 フレックス 同,類 IDEAL

- 2ポイントDixon法を用いた，磁場均一性の厳しい広範囲FOVや，オフセンター撮像に有効な脂肪分離技術。
- region growingによる高精度な水脂肪分離を採用。
- パラレルイメージングとの併用，高速トリプルエコー選択を使用することで大幅な時間短縮が可能。
- すべての部位の2D/3D撮像において，水画像，脂肪画像，in-phase画像，out-of-phase画像を再構成。〈GE〉 D

参照 Dixon法 ➡P.70

### 図1　Flexの活用例

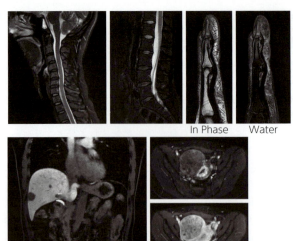

### 図2　Flexのパルスシーケンス概略図

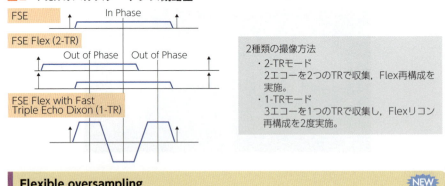

2種類の撮像方法
- 2-TRモード
  2エコーを2つのTRで収集，Flex再構成を実施。
- 1-TRモード
  3エコーを1つのTRで収集し，Flexリコン再構成を2度実施。

## Flexible oversampling
【和】フレキシブル オーバーサンプリング

- 従来までの折り返しアーチファクト抑制技術では，FOVの位相方向に対して，2倍，3倍と同値しか設定できなかったが，flexible oversamplingでは各方向に対して任意に設定することが可能で，最適な撮像範囲を設定することができる。〈Philips〉

### 図1　Flexible oversamplingを用いたプランニング

a　従来法

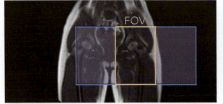

FOV：150mm
Oversampling：150mm＋150mm

b　Flexible oversampling

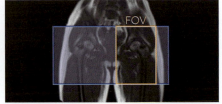

FOV：150mm
Oversampling：220mm＋30mm

## Flexible matrix scan
和 フレキシブル マトリックス スキャン

- Scan percentage 100%以上のパラメータ設定のことである。例えば周波数エンコーディング方向のマトリックスを8, Scan percentageを50%にした場合のマトリックス(8×4)と(図1a), 周波数エンコーディング方向のマトリックス4, Scan percentageを200%にした場合のマトリックス(4×8)(図1b)の空間分解能は同じである。ただしScan percentage 200%のほうが, 周波数エンコーディング方向のマトリックスが低い分だけ, TRとTEを短く設定することが可能となる。TRの延長がアーチファクトの原因となるbalancedシーケンスに用いられる。〈Philips〉

参照 balanced FFE →P.17, Scan matrix →P.287, Scan percentage →P.288

図1 Flexible matrix scanの使用方法

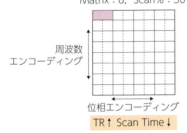
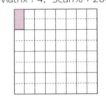

a Scan percentage 50% (8×4) Matrix: 8, Scan%: 50
b Scan percentage 200% (4×8) Matrix: 4, Scan%: 200

TR↑ Scan Time↓     TR↓ Scan Time↑

## flip angle
和 フリップアングル, フリップ角 略 FA

- フリップ角 →P.443, Ernst角(エルンスト角) →P.86 を参照。

## flow compensation
和 流速補正法 略 FC

- 流速補正法のこと。流れによる位相分散によって発生した信号低下を補正する技術。主に造影後のシーケンスなどに使用され, アーチファクト抑制効果がある。

## flow-related enhancement

- 血液により信号強度が相対的に上昇する現象のこと。静止組織部のスライス面内はRFパルスにより何度も印可されることで信号が低下する。このスライス面内に, RFパルスの影響を受けていない新鮮な血液が流入することで, 信号強度は周辺組織と比べ上昇する。

## Flow-prep
和 フロープレップ

- Flow-Spoiled FBIにおいて末梢血管の描出向上に使われる最適dephasingパルス強度を設定する撮像機能。心周期の一定の時相（R波からのディレイ時間）において，dephasingパルスの強度を変えながら撮像・表示することで，dephaseパルス強度の最適な値を容易かつ確実に決定することができる。〈キヤノン〉　G

## Flow-Spoiled FBI
Full flow-spoiled fresh blood imaging

- 従来のFBI法を改良して，四肢末梢血管や側副血行路など，よりslow flowの血管の動静脈分離能力を向上させた手法。
- 従来のFBI法では，四肢末梢血管など拡張期と収縮期における動脈と静脈の血流速の差が小さくなる部位において動静脈の分離能力が低下する。そこで，血流速の速い動脈信号をspoilするflow-dephasing gradient pulseを印加して，動脈と静脈の信号差を強調することで動静脈の分離能力を高めるのがこの手法。〈キヤノン〉　G

## flow void
和 フローボイド 同，類 high velocity signal loss　基本

- RFパルスで励起されたスピンが流れのため信号収集時には移動してしまい，無信号（signal void）となる現象をいう。
- 速い流れのためスピンがスライス面内から消失するhigh velocity signal lossが代表例だが，スライス面内を移動するスピンが乱流やodd echo dephasingで信号低下をきたすことも，広義にはflow voidに含まれる。
- 基本的には血流がこの現象を呈するが，血流以外でもスピンが急速に移動する場合はflow voidを呈しうる（図1）。　C

参照 signal void ➡P.296

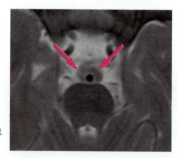

**図1　脳脊髄液のflow void**
脳底動脈周囲の脳脊髄液が，速い流れのためflow voidを呈している（→）。

## Fluoro Trigger

和 フルオロ トリガー 同.類 BolusTrak，CARE Bolus法，Visual Prep

- 造影剤を併用した3D MRAにおいてリアルタイムに造影剤の到達するタイミングをモニタして，手動でスキャンを開始する機能。〈GE〉

D

参照 MR fluoroscopy ➡P.199，BolusTrak ➡P.31，CARE Bolus法 ➡P.37，Visual Prep. ➡P.388

### 図1　Fuluoro Triggerを使用して至適タイミングを確認する

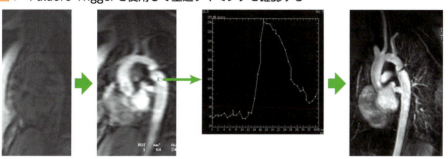

造影剤の到達をリアルタイムに表示　　最適なタイミングでスキャンを開始する

## FLUTE
フルート

Full fluoro triggered CE-MRA examination

- 造影検査において造影剤の到達タイミングを計る機能。
- これまでの造影MRIでは，少量の造影剤を注入して撮像するテストインジェクションを行うことで，造影剤注入から本計測開始までの到達時間を観察していた。
- FLUTEは，2Dの高速スキャン技術で，目的部位を短時間で逐次撮像することで，造影剤の到達を画像上で視覚的に確認。造影剤の到達後，ボタン1つでそのまま本計測を開始できるため，タイミングミスによる再撮像のリスクを低減できる。FLUTEで撮像した画像は逐次差分して表示できるため，造影剤が到達したことを容易に判断できる。
- FLUTE後の本撮像ではTPEAKSによる撮像を行う。〈日立〉

E

参照 SSP ➡P.319，TPEAKS ➡P.359

### 図1　造影検査におけるFLUTEの使用方法

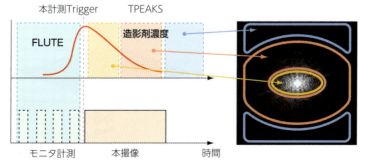

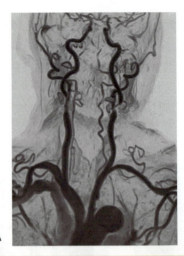

**図2** FLUTEを用いて撮像した造影MRA

## Flyback
[和] フライバック

- mFFEにおいて各エコー収集時のWater fat shift（ケミカルシフト）の方向を設定するパラメータ。
- Flybackを使用することで，各エコーの画像において，同一方向に脂肪がシフトするように設定することが可能となる。またFlybackを使用しないことでEcho spacingを短くすることが可能となる。〈Philips〉 B

参照 mFFE ➡P.181, WFS (water fat shift) ➡P.393

## FOCUS
[和] フォーカス

- 局所選択励起法を用いた，高分解能DWI/DTI撮像法。
- 2D RF excitation pulseを応用して，位相方向にFOVを絞って短冊状に励起。
- 小さなFOVでも折り返しアーチファクトがなく，高分解能で歪みの少ない撮像が可能。〈GE〉 D

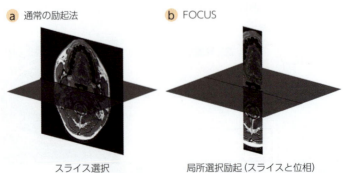

**図1** 励起方法の比較

a 通常の励起法　　b FOCUS

スライス選択　　　局所選択励起（スライスと位相）

**図2** FOCUSのシーケンスチャートと局所選択励起の概念図

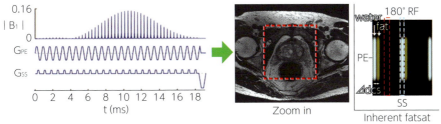

Zoom in  Inherent fatsat

**図3** FOCUSの活用例

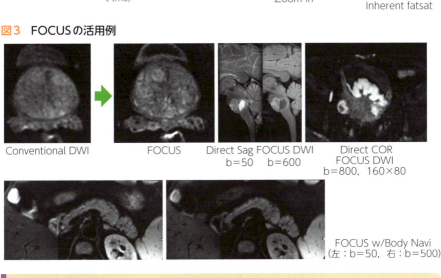

Conventional DWI　FOCUS　Direct Sag FOCUS DWI b=50　b=600　Direct COR FOCUS DWI b=800, 160×80

FOCUS w/Body Navi (左：b=50，右：b=500)

## Foldover direction

● 位相エンコーディング方向のこと。〈Philips〉　　　　　　　　　　　　　　B

参照 位相エンコード方向 →P.408

## Foldover suppression

和 折返し抑制法　同.類 NPW (no phase wrap)，Double Matrix

● 折り返しアーチファクトを抑制する技術。設定された加算回数（NSA）によって，下記2つの方法のどちらかが適用される。
● REST slab法はNSA＝1の場合に適用される。位相エンコーディング方向のFOV外にREST slabが挿入され，slab内からの信号を抑制させる（図1a）。
● over sampling法はNSA＝2以上で適用される。NSA＝2, 4, 8, 10…では，設定したFOVの2倍のオーバーサンプリングを位相エンコーディング方向に対して行う（図1a）。NSA＝3, 6では，設定したFOVの3倍のオーバーサンプリングを行う（図1c）。すべてのデータ収集量は変化しないため，撮像時間，空間分解能，S/N比は変化しない。〈Philips〉　B

参照 NSA →P.219，NPW →P.219，REST →P.277

## 図1　NSAの違いによるFoldover suppression

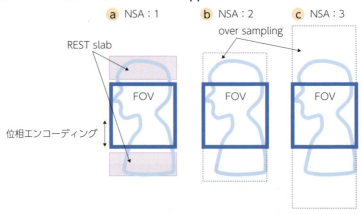

### Follow Up Mono　NEW
別　和　英　同, 類　商品名　略　別 longitudinal 解析

- 撮像日の異なる同一患者データの比較読影支援アプリケーション。別検査データの自動位置合わせ，リスライス，信号強度の正規化などを行うことが可能である。
- 別検査データのサブトラクション画像や，信号変動率マップを作成可能で，病変の経時的信号変化を視覚化でき，読影時の負担軽減が期待される。〈キヤノン〉　

### ForeSee View（フォーシービュー）　NEW

- スライス位置決め時にプラン操作に合わせてリアルタイムに撮像断面を表示する機能。撮像前に撮像される予定の断面像を確認することで，スライス位置決め時のミスによる再撮像を回避し，検査効率の改善を図ることが期待される。
- 腱の走行に合わせた断面設定や，先天性疾患などの断面設定が比較的困難な場面において，確実な断面設定をアシスト可能である。〈キヤノン〉　

### 図1　ForeSee View

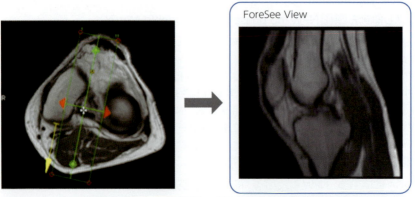

スライス位置決め（緑色部分）に連動し，リアルタイムに撮像予定断面を表示

## FOV
エフオーブイ

[Full] field of view [和] 撮像視野, 撮像範囲

- MRIやCTなどの撮像において, 画像化するためにデータを収集する範囲をFOVと呼称する。
- MRIにおいては, FOVを小さくする(絞る)と空間分解能は向上するがS/N比が低下し, FOVを大きくする(広げる)と空間分解能は低下するがS/N比が向上する。

参照 S/N比 ➡P.309

## fractional NEX
フラクショナル ネックス

[Full] fractional number of excitation [和] 部分NEX

- イメージングで収集される位相エンコードの約半分または3/4だけを使用してスキャンする方法。
- 収集されない部分は計算にて充填される。
 時間短縮が可能となるが, S/N比は低下する。〈GE〉

### 図1 full NEXとfractional NEXの比較

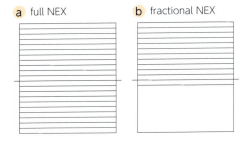

a full NEX   b fractional NEX

## fractional RF
フラクショナル アールエフ

[Full] fractional radio frequency

- FSPGR ➡P.114 〈GE〉

## frame rate

[和] フレームレート

- シネ画像において, 単位時間当たりどれだけのコマ数(画像)を表示できるかという指標。
- 通常 frame/sec (f/sec) で表す。
- 時間分解能の高い撮像をするほどフレームレートは向上する。

参照 シネMRI ➡P.427, MR fluoroscopy ➡P.199

## FreeWave
[和] フリー ウェイブ

- Intera AchievaシリーズΚり搭載されたRFシステムの総称。
- ダイレクトデジタルサンプリングによりデータ収集を行うことで，従来のアナログ処理による信号劣化を防ぐ。また各チャンネル最大3MHzの受信バンド幅（従来比3倍）により，1msecの壁をこえたSub-msec TRを実現。同じグラディエント性能であっても，FreeWaveを搭載することにより，高速，高S/N比化が可能。
- RFレシーバープラットホームは最大32チャンネルまでの拡張性がある。〈Philips〉 B

## FREEZEit
[和] フリーズイット NEW

- 上腹部用の撮像シーケンスであるStarVIBE，TWIST-VIBEをパッケージした名称。〈Siemens〉 F

参照 StarVIBE ➡P.321 ，TWIST-VIBE ➡P.374

## FRFSE
エフアール エフエスイー 基本
Full fast recovery fast spin-echo 同.類 DRIVE, T2 Plus, RESTORE

- 高速スピンエコーデータ収集の最後に−90°を印加することにより，T2緩和の長い組織の横磁化を強制的に縦磁化に戻す。これにより，短いTRで明瞭なT2強調画像が得られる。
- 適応疾患：脊髄や脳槽など〈GE〉 D

参照 DRIVE ➡P.72 ，T2 Plus ➡P.335 ，RESTORE ➡P.278

図1 fast recovery fast spin-echoのパルスシーケンス

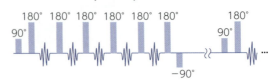

図2 FRFSEで撮像した頸椎FRFSEとFSEの比較

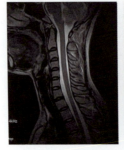
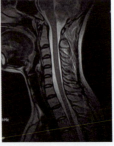

## FSBB
エフエスビービー

**F**ull **f**low **s**ensitive **b**lack **b**lood

- T2*強調コントラストの3DFEシーケンスに，弱いMPG（motion probing gradient）を加えるシーケンス。これによってFEのT2*強調コントラストに加えて，動静脈ともに血流信号をディフェーズさせblack bloodとして描出することができる。臨床応用として，大脳基底核などの細部血管描出や血管閉塞性疾患の治療評価などに有効とされている。〈キヤノン〉

G

### 図1 FSBB
末梢血流を積極的にdephaseさせるMPGを印加，微細な血管をblack bloodで高精細に描出できる新しい非造影MRAの手法。

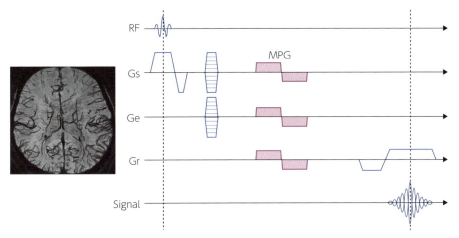

## FSE-IR

**F**ull **f**ast **s**pin-**e**cho **i**nversion **r**ecovery

- 高速スピンエコー法にinversion pulseを印加したもの。
- T1コントラストを強調することや脂肪を抑制するために短いTIを設定するSTIR法になどに用いられている。
- T2 FLAIR法は，TRを長くする必要があり撮像時間が長くなるため，通常のIR法では用いられなかったが，FSEを用いることにより実用的な時間で水を抑制した画像を得られるようになった。〈GE〉

D

参照 inversion pulse ➡P.145, STIR法 ➡P.323, T2 FLAIR ➡P.334

**図1　FSE-IR撮像例（Invert）**

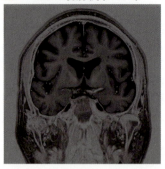

### FSE-XL
エフエスイーエックスエル／エフエスイーエクセル
**Full** **f**ast **s**pin **e**cho-xl

- FSEは高速撮像法の1つで，1回の90°パルス（励起用）の後に複数の180°パルスをかけることにより，1TR内で複数のエコーを収集する方法。
- FSE-XLは，RFを最適化することにより，echo spaceが短縮されたFSEシーケンスのこと。〈GE〉　Ⓓ

**図1　fast spin-echoのパルスシーケンス**

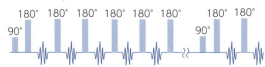

### FSPGR
**Full** **f**ast **SPGR**，**f**ast **s**poiled **GR**ASS　同.類　Turbo FLASH，FastFE，TFE

- グラディエントエコー法の一種でfractional RF（高速にechoを収集できるように設計されたRF）を用いたSPGRシーケンスのこと。
- TRの短縮化が図られている。〈GE〉　Ⓓ

参照　SPGR　➡P.313

### full NEX
フル　ネックス
**Full** **f**ull **n**umber of **ex**citation　和　フルNEX

- fractional NEX　➡P.111　を参照。　Ⓓ

### functional MRI
基本
略 fMRI　和 ファンクショナルMRI，機能MRI

- 脳が活動（賦活化）したときに生じる血流変化の現象を利用して，脳の活動部位をMRIで表現する手法。
- blood oxygenation level dependent（BOLD）法，arterial spin labeling（ASL）を用いる方

法，造影剤を用いて局所脳血流量（rCBF）の変化を測定する方法等があるが，現在は
BOLD法が主流である。
- **適応疾患**：脳の手術前の機能マッピング，優位半球の同定，てんかん症例での焦点の検出などである。　　　　　　　　　　　　　　　　　　　　　　　　　　　　C(M)

**参照** BOLD法 ➡P.115，arterial spin labeling ➡P.12，CBF (rCBF) ➡P.41

## Functool

和 ファンクツール

- 画像解析ソフト。
- perfusion, ADC, functional MRI, tensor などの画像解析を，本体もしくはAW（ワークステーション）にて行うことが可能。

### perfusion

- **ネガティブエンハンスメント**

  頭部において造影剤を急速静注すると，収集するデータセットはT2*の短縮によって信号強度が低下する。またフレッシュな血液の流入により信号が回復する。造影剤によりネガティブエンハンスされた面積の大きさおよび面積の重心が，造影剤の量および到達時間と相関があることから，rCBV, MTE, rCBF などを求めることが可能。

- **ポジティブエンハンスメント**

  頭部以外の部位において，造影剤を急速静注すると，収集するデータセットはT1値の短縮によって信号強度が上昇する。造影剤によりポジティブエンハンスされた面積の大きさおよび面積の重心が，造影剤の量および到達時間と相関があることから，rCBV などを求めることが可能。

### diffusion tensor

異方性を画像化する処理方法。任意に走行する神経線維の拡散を測定する。FA, ADC などを求めることが可能。

### functional MRI

血液中のヘモグロビンの酸化／還元現象がsusceptibility contrast として，MRの信号強度に影響を与えることを利用（BOLD効果）し，クロスコリレーション法を用いて，脳機能を解析する手法。〈GE〉　　　　　　　　　　　　　　　　　　　　　　　　D

**参照** perfusion MRI ➡P.238，拡散強調画像（ADC）➡P.412，functional MRI ➡P.114，拡散テンソル画像 ➡P.413

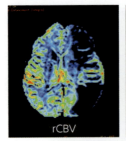
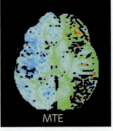
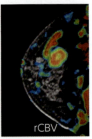
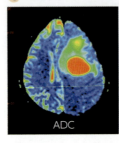
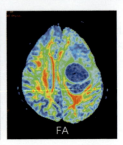

図1 Functoolで処理されたデータ
（浜松医科大学附属病院，慶應義塾大学病院より画像提供）

## FUS, MR guided FUS

**Full** MR guided focused ultrasound surgery **和** MRガイド下集束超音波療法

- 集束超音波療法（FUS）は，100 W/cm² をこえる強さの高密度超音波を微小な焦点域に集めて得られる振動エネルギーが，組織の吸収係数に応じて熱に変換される原理を応用し，短時間のうちに局所温度を 60 ～ 100℃ まで上昇させ，焦点域内の組織のみを熱凝固により壊死させる局所治療法である．
- MRガイド下に行う理由は，MRI により治療部位を**3次元的に高精度に特定できる**うえに，MRI の共鳴周波数は温度によってわずかながら変化するため，その位相のずれから**温度計測が可能となり**（位相差分法），治療部の温度モニタができるためである．
- **適応疾患**：現在，治療が報告されている臓器，病変は前立腺（癌，肥大症），乳房（乳癌，乳腺腫），子宮筋腫，肝腫瘍，頭部（てんかん）などである．

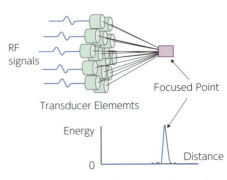

図1 集束超音波療法（FUS）の原理
複数の element からなる凹面 transducer からの超音波を一点に集束させることによって，集束点にのみエネルギーが集中し，温度が上昇する．

## gadolinium ion

略 $Gd^{3+}$ 和 ガドリニウムイオン

- ガドリニウム（Gd）は原子番号64のランタン系列に属する遷移金属元素であると同時に希土類元素でもある。その3価の陽イオンである $Gd^{3+}$ は，4f殻には7個の不対電子を有するため，強い磁気モーメント，すなわち常磁性を示す。
- 一般に不対電子が多いと磁気モーメントが大きく常磁性も強いため，$Gd^{3+}$ は陽性のコントラスト増強をもたらす常磁性のMRI造影剤として優れた物質である。　L

参照 遷移金属元素 ➡P.435，Gd造影剤 ➡P.118

## Gated 2D TOF
ゲイティッド ツーディー ティーオーエフ

Full gated 2D time-of-flight

- 2D fast TOF MRAにおいてゲーティングを使用したシーケンス。
- 心電図もしくは脈波センサーを使用する。拍動によるアーチファクトを軽減することができる。
- 特に下肢血管の描出に使用される。〈GE〉　D

参照 time-of-flight効果 ➡P.353

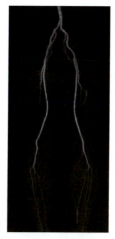

**図1** Gated 2D TOF撮像例

## Gated sweep MRA

和 ゲーティッド スウィープMRA

- ECG（心電同期）やPPU（脈波同期）を用いてR波に同期させるMRA撮像法（図1）。R波からのデータ開始時間（Gate delay）と，1心拍でのデータ収集時間（Gate width）を設定する。常に同一時相でデータ収集するため，拍動流によるアーチファクトを軽減できる。また動脈を描出する場合には，収縮期にゲートを設定することでインフロー効果を最大限に利用する（図2）。〈Philips〉　B

参照 Dual gated sweep MRA ➡P.77

### 図1 Gated sweep MRAの原理

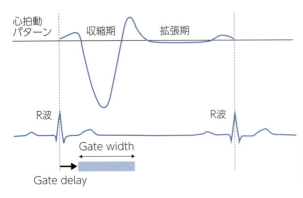

### 図2 下肢Gated sweep MRA

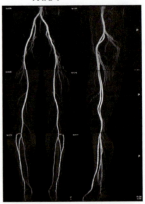

## Gd造影剤　基本

**英** gadolinium-based contrast agent　**和** ガドリニウム造影剤

- 7個の不対電子をもつ遷移金属イオンであるGd$^{3+}$は，プロトンの数百倍の磁気モーメントをもつ不対電子とプロトンの磁気双極子相互作用により，高い常磁性を発揮する。
- Gd$^{3+}$は生体毒性が強いため，錯体によるキレート化が必須である。
- Gd-DTPA，Gd-DOTA，Gd-HP-DO3A，Gd-DTPA-BMAなどはヨード造影剤同様に非特異的な分布をするが，脂溶基を付加したGd-EOB-DTPAやGd-BOPTAは肝細胞に取り込まれて胆道系に排泄され，肝胆道分布相では特異的に肝臓の信号強度を増強するので，肝特異性造影剤として肝腫瘍の診断に使用される。
- 適応疾患：全身。肝特異性造影剤は肝腫瘍。

**参照** 不対電子 →P.443，遷移金属元素 →P.435，gadolinium ion →P.117，磁気モーメント →P.426，キレート →P.417

### 図1 Gd-EOB-DTPA造影

73歳，男性。肝細胞癌。Gd-EOB-DTPA急速静注後，S7に早期に造影される腫瘍を認める（b：→）。肝胆道分布相では，外側区域に新たな肝細胞癌結節が摘出されている（c：○印）。

a 急速静注前

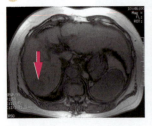

b 急速静注後（早期相）

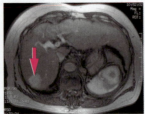

b 急速静注後（肝胆道分布相）

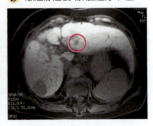

## GEM flex コイル

**Full** **g**eometry **e**mbracing **m**ethod flex coil　**和** ジェム フレックス コイル

- 16チャンネルphased array coilの名称。
- 軽量と折り曲げ可能なコイル設計から，関節領域の撮像で特に有効。〈GE〉

図1　GEM Flexコイル

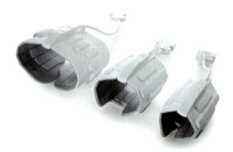

図2　肩部撮像時のポジショニング例

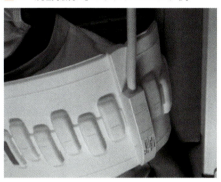

## geometry factor

**和** ジオメトリ ファクター　**略** g factor

- パラレルイメージングにおいて，コイルの設置条件（ポジショニング）とパラレルイメージング計算ソフト（アルゴリズム）の精度に伴うfactor。
- geometry factorが高いとパラレルイメージングにおけるS/N比が低下する。

**参照** parallel imaging →P.231, S/N比 →P.309

## GMR

**Full** **g**radient **m**otion **r**ephasing

- フローアーチファクトを補正するための一連のグラディエント。
- エコー信号を収集する直前に，流れによる位相エラーを補正するために反転グラディエントが印加される。
- Flow Compensationと同義。〈Siemens〉

## g-factor

**和** ジー・ファクター

- MRIの信号強度は空間分解能やバンド幅などの撮影条件からある程度推定することが可能である。
- パラレルイメージングも同様にreduction factorに応じて信号強度が低下するが，実際に測定した場合，コイル間の感度の独立性などに応じて理論値よりも信号が低下する場合がある。
- g-factorとは理論的に得られた信号値とさまざまな要因によって理論値よりも低下した実際の信号値の割合を1つの定数として定義している。

- 一般にg-factorは1以上の値を取り，1に近いほど理論的な信号値に近づき，大きくなるほど信号強度が低下していることを示す．〈Siemens〉  F

参照 parallel imaging（パラレルイメージング）➡P.231，SENSE reduction factor ➡P.291，geometry factor ➡P.119

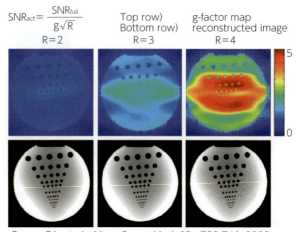

図1 g-factorとパラレルファクターの関係

Breuer FA, et al：Magn Reson Med, 62：739-746, 2009.

## golden angle  NEW
和 黄金角，ゴールデンアングル

- 数学的には、黄金比とよばれる$1：(1+\sqrt{5})/2 ≒ 1：1.618$の割合で円周360°を二分した際の狭い方の角度，約137.51°を示す．ここで$(1+\sqrt{5})/2 ≒ 1.618$は黄金数とよばれている．
- MRIでは，ラジアルスキャンにおいてスポーク同士の間隔を約111.25°に設定して撮像する場合に，この角度をgolden angle（黄金角）とよび，円周360°に黄金数1.618の逆数0.618を掛け合わせて$360°×0.618 ≒ 111.25°$と算出される．
- スポーク同士の間隔をgolden angleに設定した場合，スポークの本数に依存することなくk空間内で均一なデータ収集が可能となる．スポークの本数がフィボナッチ数に従う場合は，最近傍スポーク間の角度は2種類しか存在せず，スポーク数がフィボナッチ数に従わない場合でも，最近傍スポーク間の角度は3種類しか存在しないことが知られている．
- golden angleを活用した代表的な撮像法としてGRASPが挙げられる．〈Siemens〉 F

参照 GRASP ➡P.121

## GRAPPA（グラッパ）
**Full** **g**ene**r**alized **a**utocalibrating **p**artially **p**arallel **a**cquisition

- パラレルイメージングの手法の1つであるSMASH法を発展させた技法。
- SMASH法において補正用スキャンと本スキャンを同時に自動にしたものがAuto-SMASH，さらにk-space中心付近のデータを密に収集したものがVariable-Density-Auto-SMASH。GRAPPAでは，k-space上でアレイコイルのエレメントごとに折り返しのない画像データを作成してから，アレイコイルとしてのコンビネーションを行う。つまり，パラレルイメージングとしての画像再構成とアレイコイルとしての画像合成を独立して行う。これにより，S/N比の高い画像が得られる。
- **従来のSENSE法と比較した場合，位相エンコード方向のFOVにおける画像の折り返しアーチファクトが軽減される。** このため，スライスがダブルオブリークとなって折り返しアーチファクトの発生しやすい心臓，スパインアレイコイルによる脊髄領域におけるアプリケーションで有利となる[G-2〜4]。〈Siemens〉　　　F

参照 SMASH ➡P.307，aliasing（折り返しアーチファクト）➡P.6

## GRASE法（グレース）
**Full** **gr**adient- **a**nd **s**pin-**e**cho　同.類 TGSE　　基本

- スピンエコー系のT2強調高速画像法。
- 名前に「gradient-echo」という言葉は入っているが，実際にはFSEとEPIの組み合わせと考えたほうがわかりやすい。FSEと同様にCPMGエコー列をつくり，それぞれのエコーについてEPIでデータ収集を行う。
- 特徴としては，FSEより高速，FSEよりエコー間隔が長いためSARが小さく，脂肪信号が明るくならない，など。　　　N

参照 CPMG sequence ➡P.56，SAR ➡P.286

### 図1　GRASEのパルスシーケンス

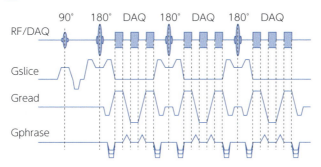

## GRASP
グラスプ

**Full** **g**olden-angle **r**adial **s**parse **p**arallel

- Star VIBEにgolden angleとcompressed sensingを組み合わせることで，体動に強く，時間分解能が非常に高いダイナミックMRIを実現した撮像法。
- 時間分解能を高くするために，一時相分のスポーク数を大幅に少なくしてアンダーサンプリングを行う必要がある。極端なアンダーサンプリングにより再構成画像にはラジアルスキャン特有のストリークアーチファクトが発生するが，スポーク収集の間隔にgolden angle（約111.25°）を採用しているため，アーチファクトは空間的に均一に（インコヒーレントに）生じる。さらに，時相ごとにスポークパターンが異なるため，アーチファクトのインコヒーレンスは時間方向でも高く保たれている。そのため，3D＋tの4Dにおける圧縮センシングの再構成技術を適用することで，プロトコルによっては従来と同じ空間分解能であっても10〜20倍の時間分解能で撮像することができる。
- 収集された全スポークから任意の数のスポークを使用した画像再構成も可能である。例えば，動脈相だけ時間分解能を高く設定して再構成することで，造影剤の濃染による高速な濃度変化を捉えることができる。
- 息止め撮像はもちろん，安静呼吸下での撮像も可能である。さらに，後処理で収集データの1D FFTから呼吸信号を抽出し，呼気に相当するスポークだけを選択して再構成を行うことで，安静呼吸下であっても体動の影響を除いた画像を生成することができる。〈Siemens〉

F

参照 Compressed Sensing ➡P.52, Star VIBE ➡P.321,
Compressed Sensing GRASP VIBE ➡P.52, Golden angle ➡P.120

## GRASS
グラス

**Full** **g**radient **r**ecalled **a**cquisition in the **s**teady **s**tate 同.類 FISP

- グラディエントエコー法の一種。
- α°のフリップ角を用いて短いTRで高速撮像が可能で，リフォーカス用のRFパルスを用いない。残留横磁化成分の影響でT2*画像となる。〈GE〉

D

参照 フリップ角(flip angle) ➡P.443, T2*強調画像 ➡P.340

## g-ratio
和 ジーレイシオ

- 髄鞘の外径（R）に対する内径（r）の比（r/R）。Stikovらは，MR画像から得られる情報である，MVF(myelin volume fraction)，AVF(axon volume fraction)，FVF(fiber volume fraction)からg-ratioを計算できるとしている[g-5]。

- MVFはボクセル体積内に占める髄鞘内の水の割合であり，qMT（quantitative magnetization transfer）や，T2 multi compartment analysisから得られる。AVFは軸索内の水の割合で，MVFとNODDIで得られるviso, vicより得られる（AVF =（1-MVF）＊（1-viso）＊vic）。FVFは体積内の髄鞘，軸索を含めた神経線維の割合でFVF = MVF + AVFの関係があるため，ここから，神経線維が円柱であることを仮定しg-ratio = $\sqrt{1-\text{MVF}/\text{FVF}}$ が得られるとしている。
〈Siemens〉

参照 MTC ➡P.207, NODDI ➡P.218

図1 g-ratioの定義

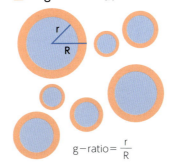

$$g-ratio = \frac{r}{R}$$

## Group scan
和 グループスキャン

- 複数のスキャンを，一度のスタートボタンで実行可能にする機能。〈日立〉

## GRx
ジーアールエックス

Full GraphicRx 和 グラフィック アールエックス

- 位置決め画像を用いてスライス計画を作成する機能，あるいはその画面。
- 3断面の位置決め画像を使用すれば，「3 plane GRx」とよぶ。Rxは，処方を意味する略語。〈GE〉

図1 GRx画面例

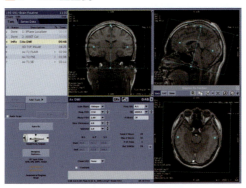

## half echo, fractional echo

**和** ハーフエコー，フラクショナルエコー

- 周波数エンコード方向のデータ収集を少なくし，残りの部分は計算で求めて充填する方法。
- 周波数エンコード方向のデータをすべて収集するfull echoの場合に比べて，TEを短くできるメリットがある反面，S/N比は低くなる。〈GE〉　　D

**参照** 周波数エンコード方向 ➡P.428，TE ➡P.343，S/N比 ➡P.309

**図1　full echoとhalf echoの比較**
full echoはエコーすべてを収集するのに対し，half echoはデータ収集を少なくしている。

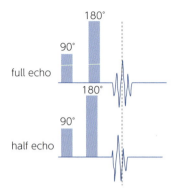

## HASTE （ヘイスト）

**Full** **h**alf-Fourier **a**cquisition **s**ingle-shot **t**urbo spin-**e**cho **同．類** SSFSE，FASE，single-shot TSE，one-shot TSE　　基本

- 高速スピンエコー法シーケンスをシングルショット化したシーケンス。k-spaceの充填はハーフフーリエ法による。
- シングルショットであるために動きによるアーチファクトに強く，腹部領域での高速T2強調シーケンスとして使用される。
- 画像コントラストとしては強いT2強調が得られるためMRCP撮像用として用いられることが多い。また，3次元撮像にしてミエログラフィー撮像用として用いることも可能。拡散強調用のグラディエントを組み合わせて，diffusion撮像に用いるシーケンスもある H-1,2)。〈Siemens〉　　F

**参照** ハーフフーリエ法 ➡P.441，MRCP ➡P.193，MR myelography ➡P.202，拡散強調画像 ➡P.412

図1 腹部横断像
　　（2D HASTE）
図2 MRミエログラフィ
　　（3D HASTE）

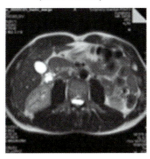
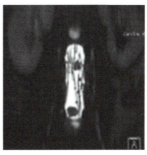

## #HB prep
**Full** number of HB preparation　和 HBプレップ数

- ダミーRFパルス印加のためのパラメータ。心電同期計測の際、HBプレップ数に設定した心拍回数分、ダミーのRFパルスを印加する。〈日立〉　E

## high b-value, high b-value DWI　基本
**Full** high b-value diffusion-weighted imaging

- 拡散強調の傾斜磁場の強さの指標として、b-value（b値）（単位はsec/mm²）が用いられる。
- 通常は、b＝1,000 sec/mm²程度が用いられるが、これを超える場合は「high b-value」とよばれ、3,000〜10,000 sec/mm²程度の値を指すことが多い。
- high b-valueを用いると、**T2の値や微小灌流の影響が抑制**され、より純粋な拡散の情報が得られるが、ノイズが増大し画質は低下する。
- **適応疾患**：中枢神経系の疾患全般が対象となる。b＝3,000 sec/mm²程度の拡散強調画像では**灰白質と白質との差が強調**され、微細な見かけの拡散係数の変化が検出できる。ただし、**白質の異方性も強調**され、病変と紛らわしいことがある。　M

参照　拡散強調画像 ➡P.412, anisotropic diffusion（異方性拡散）➡P.8

### 図1 拡散強調画像
**b** にて、錐体路や視放線、脳梁膨大部などの異方性が強調されている。

a　b＝1,000sec/mm²　　b　b＝3,000sec/mm²

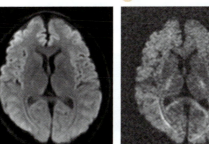

### high order shim
**和** ハイオーダーシム，高次シム

- シミングとは例えばグラディエントコイルや特別なコイルなどを用いてMR装置の主マグネットにより発生する静磁場の空間的な不均一を補正し，補正したい空間の均一度を向上させるための調整のことであるが，高次シムとはこれらの補正のうちXYZ各軸に沿った1次関数的補正以外についても補正を行うシムのことをさす。
- 高次シムは特に脂肪抑制，スペクトロスコピー，機能イメージングなどのアプリケーション時に有効。〈GE〉　　　　　　　　　　　　　　　　　　　　　　　　　　Ｄ

**参照** 脂肪抑制法 ➡P.427, MR spectroscopy ➡P.205, functional MRI ➡P.114

### high resolution MR mammography
**和** 高分解能MRマンモグラフィー　**略** HR-MRM

- MR microscopyの技術を用いて行う高分解能のMR mammographyのこと。　Ｃ

**参照** MR microscopy ➡P.201, Microscopy coil ➡P.181, MR mammography ➡P.201

### HiMAR
ハイマー

**Full** **H**igh quality **M**etal **A**rtifact **R**eduction

- HiMARは，金属周辺に発生するメタルアーチファクトを低減する撮像技術である。
- 3Dの高速スピンエコー法をベースに，照射および受信周波数をシフトした画像（スペクトルビン画像）を複数取得し，合成した画像を出力することで，スライス面内の信号欠損を回避する。
- 通常の高速スピンエコー法では，周波数シフトにより信号欠損の生じている人工骨頭ファントム画像の例においても，形状が判別できる程度に補正されている。〈日立〉　Ｅ

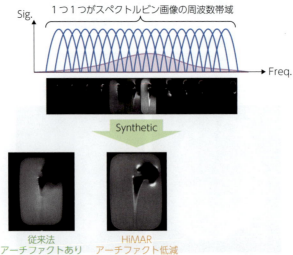

図1　HiMAR　解説図

## HISTO
**F**ull **h**igh-**s**peed **T**2-corrected multiech**o**

- 1回の息止め撮像でシングルボクセルスペクトロスコピーのデータを取得し，肝臓の脂肪含有率の定量評価や鉄濃度の推定を行う手法[H-3]。
- シングルボクセルのため撮像範囲が肝臓の一部に限られてしまうが，取得した複数の信号を用いて水（W）信号と脂肪（F）信号のTE＝0msの信号値を算出し，T2 decay（T2減衰）を補正することにより，より正確な定量結果を取得することが可能である。〈Siemens〉

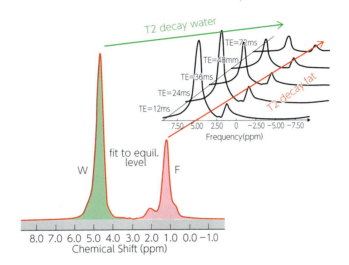

図1 HISTOによるT2減衰値の補正
T2減衰（T2 decay）値補正を行うことで，正確な脂肪含有率を求めることができる。

## Homogeneity correction
類 SCIC

- サーフェスコイルで撮像した際に生じる感度ムラ（図1a）を補正する画像処理技術。補正レベルによりWeak, Strongの設定が可能。
- Weak：FOVの約1/2にわたる長い距離の信号強度変化を部分的に補正する（図1b）。
- Strong：FOVの約1/5にわたる短い距離の信号強度変化を部分的に補正する（図1c）。
〈Philips〉

参照 CLEAR ➡P.49, Reference scan ➡P.272, SCIC ➡P.289

### 図1 腰椎画像におけるHomogeneity correctionの比較

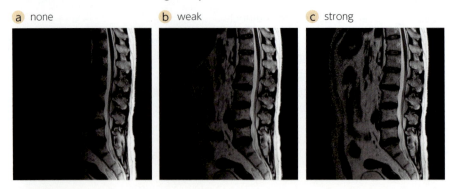

a none　　b weak　　c strong

#### HOP-MRA
**Full** **h**ybrid of **op**posite-contrast MRA

- dual Echoで3D-MRAを収集することで，低流速から高流速を反映した血管信号を1回の撮像時間内で収集する手法。1エコー目はin-flow効果を用いるTOF法を用い，2エコー目には弱いmotion probing gradient（MPG）を加えたFSBB法で収集する。それぞれの画像を合成することにより高流速から低流速の血管を各々単独で撮像する場合と同程度の撮像時間で描出できる。〈キヤノン〉

### 図1　HOP-MRA
TOFコントラストとFSBBコントラストをdual Echoで収集しサブトラクション処理することで，撮像時間の延長なしに末梢血流を強調できる非造影MRAシーケンス。

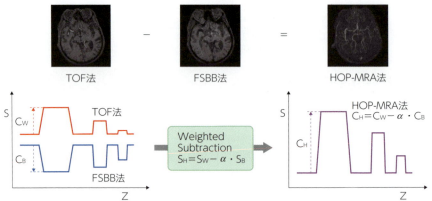

TOF法　　FSBB法　　HOP-MRA法

Weighted Subtraction $S_H = S_W - \alpha \cdot S_B$

HOP-MRA法 $C_H = C_W - \alpha \cdot C_B$

#### HOSS
**Full** **h**igh **o**rder **s**him **s**ystem

- MRI装置における重要なファクターに静磁場均一度がある。重要なのは生体が入った状態での静磁場均一度を高めることであり，高次シミング技術のHOSSはこの複雑な静磁場の乱れを補正することが可能である。

- 高い静磁場均一度による効果は，BASGやEPIなどの静磁場均一度の影響を受けやすいシーケンスの画質向上，H-sinc等による広範囲FOVの脂肪抑制効果の向上と均一化，MRSなどの高機能アプリケーションへの応用がある。〈日立〉　E

参照　BASG ➡P.19，H-sinc ➡P.129

### 図1　生体による静磁場の乱れとHOSSの効果
生体がガントリに入ることで，均一に保たれていた静磁場が乱れる。
HOSSの高次シムにより，その乱れた静磁場を均一に保つことができる。

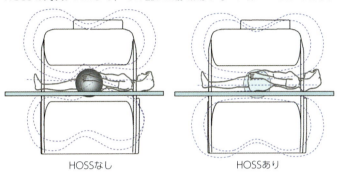

HOSSなし　　　　　　HOSSあり

## H-sinc
和 エイチ ジンク

- H-sincは日立独自の広範囲脂肪抑制手法である。RF照射不均一の影響が少ないという特長があり，体幹部など広い領域で安定した脂肪抑制効果を得ることができる。この手法は図に示すように，H-sincパルスを複数回照射し，さらに照射時のタイミングおよび強度を調整した最適化パルスを使用することで，安定した脂肪抑制を得るものである。ほかの脂肪抑制手法のSTIRと比較して，STIRのTI（約150ms）より短い時間でH-sincパルスを印加することができる[H-4]。〈日立〉　E

### 図1　H-sincの原理および効果

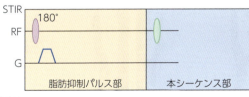
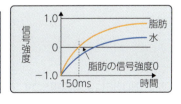
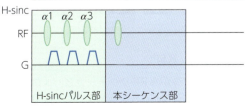

図2 T2WI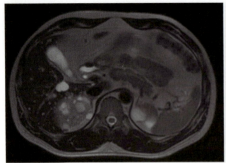

図3 H-sinc T2WI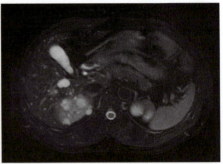

## HUGE
**F**ull **h**omogenization **u**sing **g**radient **e**nhancement

- MR-PET装置において，FOVの端における画像の歪みを補正してXY方向のFOVを60cmまで拡張してPET吸収補正マップを再構成する機能[H-5]。
- MRIの最大FOVの50cmを超える範囲では，被検者の体格によっては両腕の形態が歪み，PETの吸収補正マップが不正確になる。印加する傾斜磁場を調整して右腕を含む右半分，左腕を含む左半分を別個に撮像することで，腕まで歪まない両半身の画像を作成して融合する。
- HUGEによって，MR-PET装置のガントリ内径60cm 全体にわたって，歪みのない吸収補正マップを得ることができる。〈Siemens〉　F

参照 MR-PET ➡P.203

a normal DIXON VIBE 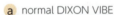 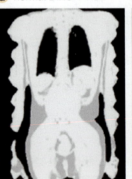　　b HUGE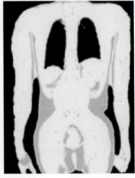

図1 HUGEによる拡張FOV再構成の効果

## Hybrid EPI
**F**ull **h**ybrid **e**cho **p**lanar **i**maging 和 ハイブリッドEPI

- EPIシーケンスでのリフォーカスgradientのいくつかをRFリフォーカスパルスに代替したもの。主としてEPIの弱点であるsusceptibility artifactを低減することを目的としてデザインされたシーケンス。FSEとEPIの特徴をあわせもつ。〈キヤノン〉　G

### HYDROPS ハイドロップス/ヒドロップス

**Full** hy**brid** of reversed image **o**f **p**ositive endolymph **s**ignal and native image of positive perilymph signal

- 内耳前庭の内リンパ水腫はメニエール病についての有用なマーカーと考えられる[H-7]。内リンパ水腫画像を得る方法としてHYDROPS（hybrid of reversed image of positive endolymph signal and native image of positive perilymph signal）が作成され報告されている。シーケンスは3D-SPACEをベースとした高分解能3D-FLAIRである。2,000 ms以上の2種類の異なった値のTIを設定し撮像を行い，サブトラクションを行うことにより内耳前庭の構造の描出を行っている。〈Siemens〉　　F

参照 SPACE（sampling perfection with application-optimized contrasts using different flip angle evolutions）→P.310

### HyperARC ハイパーアーク

**Full** **h**yper **a**uto calibrating **r**econstruction for **C**artesian imaging 同，類 ARC（auto calibrating reconstruction for Cartesian imaging），deFINE

- Self-calibration型のパラレルイメージング法ARCと，ノイズ低減技術（deFINE）を組み合わせた2D/3D高速撮像技術。
- Self-calibrationにより，動きによる位置ずれを低減。
- ノイズの低減レベルの調整が可能で，small FOVや高分解能撮像において特に有効。
- 動き補正技術や圧縮センシング，局所撮像法との併用が可能。〈GE〉　　D

**図1　アンダーサンプリング技術**
＊画像は参考データです。

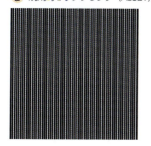
a　規則的なサンプリング（ASSET）

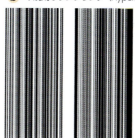
b　不規則なサンプリング（HyperARC，圧縮センシング等）

**図2　HyperARCによる高速化と画質向上**

高速化と動きの抑制
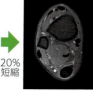
従来の高速スピンエコー法　PDWI，3分12秒　→　20％短縮　HyperARC＋動き補正　PDWI，2分33秒

ノイズ低減技術（deFINE）
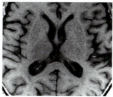
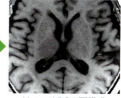
通常の再構成　　　HyperARCの再構成

## HyperBand
**和** ハイパーバンド

- マルチバンドRF技術を用いて，複数断面を同時に励起，画像収集を行う，高速撮像技術。
- Blipped CAIPIによる精度の高い展開アルゴリズムを採用。
- DWIやDTI, fMRIなど，特にSARの制限が少ないEPI法との組み合わせで臨床活用が進んでいる。〈GE〉

図1 HyperBandを用いた拡散トラクトグラフィ（256軸）

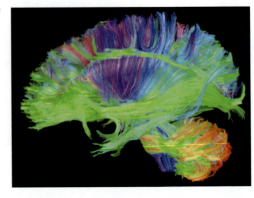

図2 HyperBandによる高速化の概念図

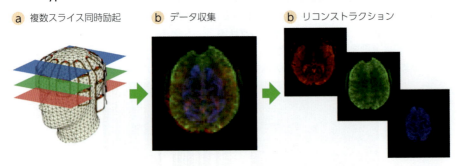

a 複数スライス同時励起　　b データ収集　　b リコンストラクション

## HyperCube
**和** ハイパーキューブ

- 高速3DFSE法において，撮像範囲を絞ってもFOV外からのアーチファクトを抑制する，局所選択撮像技術。
- 2ポイント Dixon法による脂肪抑制が併用可能。
- 圧縮センシングやパラレルイメージング法との併用で，さらなる高速化が可能。〈GE〉

**図1 局所選択撮像による長方形FOVイメージング**

a 従来法　　b 局所選択撮像

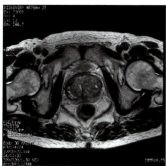
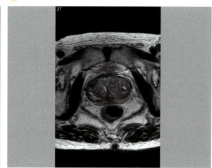

**図2 全身領域でのHyperCubeの活用例**

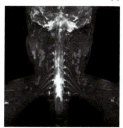
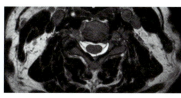
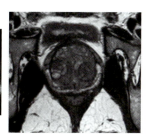

## hyperecho
和 ハイパーエコー

- スピンエコー形成の一形態。
- 完全な180°パルスをはさんで，RFパルスをある対称性をもって並べると，全体として180°パルスと等価になるという理論，あるいはそれによって形成されるエコーを指す。
- 主としてFSEのSARを低減させる目的で応用される。全体として小さなフリップ角を用い，k-spaceの中心にhyperechoがくるようにパルスを配置する。　　Ｎ

参照　SAR →P.286，フリップ角 →P.443，k-space →P.157

**図1 hyperecho**　　**図2 hyperechoを用いたFSE**

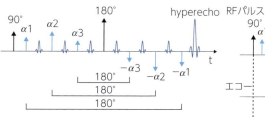
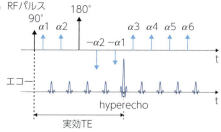

## Hyperpolarization

和 超偏極

基本

- 静磁場中での熱平衡磁化はボルツマン分布に従って決まるが，スピン配向の分布を大きく偏らせて磁化を増大させること[H-6]。
- スピン量子数1/2の核を有する常圧の希ガス（$^3$He，$^{129}$Xe）は超偏極することで強いMR信号が得られるようになり，hyperpolarized noble gasによるpulmonary ventilation MRIが可能となる。
- 超偏極するには高額な専用の励起装置が必要である。

C(O)

参照 熱平衡 ➡P.440，ボルツマン分布 ➡P.444，スピン ➡P.432，hyperpolarized noble gas MRI ➡P.134，pulmonary ventilation MRI ➡P.257

## hyperpolarized noble gas MRI

Full hyperpolarized noble gas MR imaging 和 超偏極希ガスMR画像法

- 日常臨床に用いられているMRI装置では水素の原子核の核磁気共鳴現象を利用してMR画像を得ているが，hyperpolarized noble gas MRIにて用いられるHe，Xeはともに通常の生体内の条件では磁気共鳴を起こすスピンがきわめて少なく信号を得ることができないため，hyperpolarization（超偏極）することで，これらの核種より信号を得ることが可能となる。
- hyperpolarized noble gas MR imagingにおいては，末梢肺における肺胞のサイズ，気道内の気流評価による気管支狭窄などの評価や肺局所の$PaO_2$を推定することも可能である。
- hyperpolarizationを起こす励起装置などに対する設備投資や専用のコイルなどの開発が必要であり，また1回当たりの検査費用が通常の核医学検査と比べてはるかに高額であることから，現時点では臨床応用は欧米の限られた施設で臨床研究が進められているのみで，わが国においては一部の施設で動物実験レベルの研究が行われているにすぎない。
- **適応疾患**：肺血栓塞栓症，肺分画症，肺動静脈瘻，肺高血圧症などの肺血管性疾患，気管支喘息や肺気腫などの慢性閉塞性肺疾患など。

O

参照 hyperpolarization ➡P.134

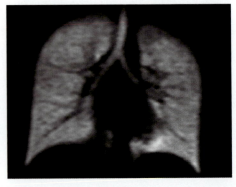

図1 Hyperpolarized He-3 spin density image
正常被検者においては両側肺が均一に造影されている。本法では気道・気腔のみ造影される。(Schefield大学 Jim Wild先生の御厚意による)

## HyperSense

**和** ハイパーセンス

- 圧縮センシング技術を応用して，少ないデータサンプリングから高分解能画像の再構成を可能にする高速撮像技術。
- パラレルイメージングによる高速化に比べ，アーチファクト，SNR低下などの画質劣化の影響を受けずに高速化が可能。
- TOF MRAや3D FSE，3D MRCPなど，全身領域にてパラレルイメージングや局所撮像技術との併用が可能。〈GE〉　　D

### 図1　同率倍速の画質比較（4倍速）

a　パラレルイメージングのみ　　　b　HyperSenseとの組み合わせ

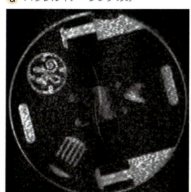
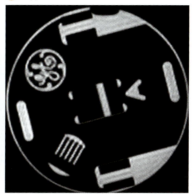

### 図2　全身領域でのHyperSenseの活用例

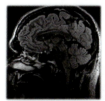
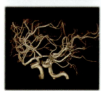
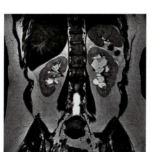
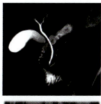
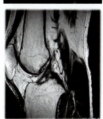
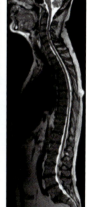

## IB shimming

**NEW**

Full **i**mage **b**ased shimming 和アイビーシミング

- 乳房の形状に合わせた範囲を正確にシミングすることで，脂肪抑制効果を最大限に高める機能である。乳房撮像のアプリケーションであるSmartBreastに組み込まれている。
- 最初にSmartSurveyという3Dの位置決め撮像において，乳房の形状，肺野，心臓および腕を自動のセグメンテーションで分離し，乳房のみを正確に認識することができる。〈Philips〉

B

### 図1 IB-shimmingの原理

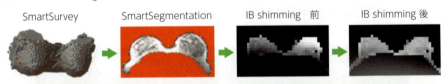

SmartSurvey　　SmartSegmentation　　IB shimming 前　　IB shimming 後

## IDC
アイディーシー

Full **i**ntelligent **d**istortion **c**orrection

- 傾斜磁場の空間的な精度（リニアリティ）の限界に起因する歪みを画像処理によって補正する機能。IDCによって，FOV50cm近辺の大きなFOV撮像においても歪みの少ない高精度な画像が得られる。〈キヤノン〉

G

## IDEAL
アイディアル

Full **i**terative **d**ecomposition of water/fat using **e**cho **a**symmetry and **l**east-squares estimation

- 対称な配列をとる3 point Dixon法であり，3つの異なるTEを用いて撮像（図1）。
- フィールドマップ（局所的な磁場の不均一をピクセルごとに計算したもの）を利用。
- フィールドマップを基に位相補正を行い，水と脂肪を分離・画像化する。一度の撮像で4種類の画像（Water, Fat, In Phase, Out of Phase）を出力することができる。
- Fast SE法，3Dグラディエントエコー法との組み合わせで使用可能であり，T1強調画像，T2強調画像，プロトン密度強調画像の各コントラストにおいて，安定した脂肪抑制が可能。〈GE〉

D

### 図1 IDEALの模式図
スキャン，リコンストラクション，得られる画像（アウトプット）のそれぞれに特徴を有している。

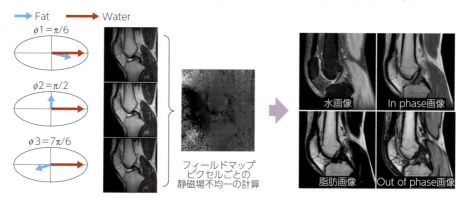

### 図2 IDEALの効果

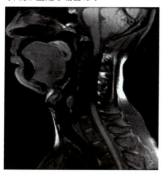

従来の脂肪抑制（CHESS）
局所磁場不均一の影響で均一な脂肪抑制が困難な場合あり

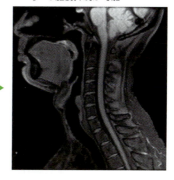

IDEAL
局所磁場不均一の影響を軽減。均一な脂肪抑制が可能

#### アイデアル・アイキュー
**IDEAL-IQ**　NEW

**Full** iterative **d**ecomposition of water and fat with **e**cho **a**symmetry and **l**east-squares estimation-IQ 同，類 IDEAL

- 肝生検などにより測定されていた脂肪含有率を，非侵襲的にマッピングする技術。
- 肝臓の鉄沈着などの影響を除去するために，6つのエコーから$R2^*$マップおよびフィールドマップを作成し，ピクセルごとの局所磁場不均一を計算し，再構成する。
- 一度の撮像で水強調画像，脂肪強調画像，脂肪含有率，$R2^*$マップを出力することも可能。
〈GE〉

図1　IDEAL-IQの各画像が得られる過程

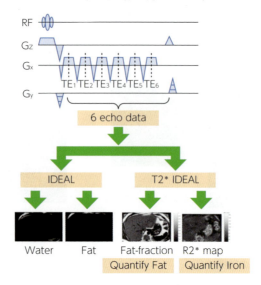

図2　IDEAL-IQの活用例（脂肪含有率マップ）

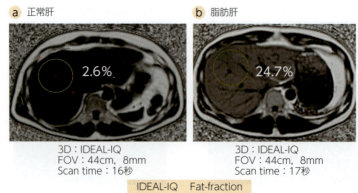

**IGC**　アイジーシー　　　　　　　　　　　　　　　　　　　　　NEW
**F**ull **i**ntelligent **g**radient **c**ontrol 同.類 GSC (gradient spec control)

- 発生した熱を下げる技術と，そもそもの発熱を抑える技術を融合したハイブリット型の最新グラジエントシステム。
- 高い冷却効率と発熱の抑制により，最短TR，TEの短縮と渦電流を最小化する。
- 設定した撮像条件（TR/TE/スライス枚数）から，最適な傾斜磁場の印加時間を計算し，それに必要な電力の最適化を行う。これにより電力使用を抑制。〈GE〉

**図1　傾斜磁場コイル**

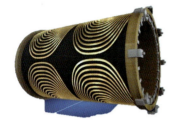

**図2　IGC技術と従来技術の比較**

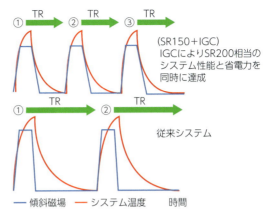

## Image algebra
**和** イメージ アルジェブラ

- MRオペレータコンソールに搭載されているサブトラクションや累積加算などを行うアプリケーション。〈Philips〉　　B

## Image centering
**和** イメージ センタリング

- スキャン計画において目的位置をできるだけ磁場中心で計測できるようにコンソールから寝台の位置を変更し，移動させる機能。〈日立〉　　E

## ImageStitching
**和** イメージステッチング

- 1回の検査では限られた領域（FOV）が撮像範囲となるが，画像結合により範囲の制限を越えた検査を実現する。
  - 動画の合成技術「オプティカルフロー」をMR画像に応用し，2画像の輝度や位置ずれを3次元的に補正する。
- マルチステーション撮像などの3画像を合成する場合，MR画像は周辺部分で輝度の低下や歪みが問題となる。画像合成技術であるオプティカルフローは，デジタル画像のなかで画像情報の動きをベクトルで表したものであり，パターン認識することで画像の輝度差や歪みを補正し，なめらかな結合を実現する。〈日立〉　　E

### 図1 ImageStitching 画像例

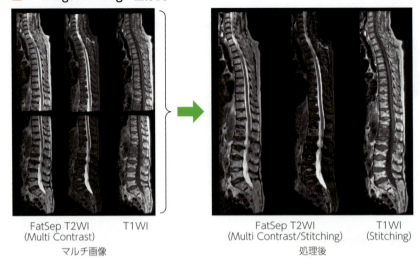

FatSep T2WI　　　　　T1WI
(Multi Contrast)
マルチ画像

FatSep T2WI　　　　　T1WI
(Multi Contrast/Stitching)　(Stitching)
処理後

## iMSDE
アイエムエスディーイー
**F**ull **i**mproved **m**otion-**s**ensitized **d**riven-**e**quilibrium 〈NEW〉

- 拡散強調画像で用いられるMPGパルスを改良したmotion sensitized gradientを使用することで，血流信号を抑制することが可能である。
- iMSDEでは，さらに渦電流と局所磁場の影響を最小限に抑えることで，信号ムラやアーチファクトの少ない画像を取得することができる。
- 従来法では，血液の低速や渦流が発生する血管分岐部や，造影剤の高信号による血液信号の抑制不良がみられたが，iMSDEを用いることで，正確な血管壁の評価が可能となる。
〈Philips〉　　　　　　　　　　　　　　　　　　　　　　　　　　　　　B

### 図1 iMSDEの画像

a 従来法

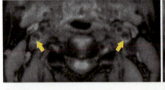 

b iMSDE

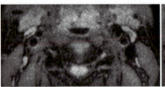

## In-bore solution 〈NEW〉
和 インボアソリューション

- 映像と音楽を組み合わせることで，快適な検査空間を提供，オートボイス機能による検査時間などのガイダンス，さらに静音化技術のComforToneを用いることで，MRIの検査環境を大幅に改善したシステムの総称である。
〈Philips〉

#### 図1　In-bore solution
a 検査空間がコンテンツ映像と連動
b 専用ミラーを介してボア外のモニターを見ることができる
c 検査の進行状況を確認できる
d 息止めの指示と長さが表示される

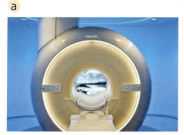
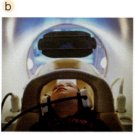
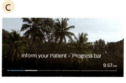
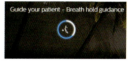

## In FOV SAT
**和** イン エフオーブイ サット，面内サット

- 面内（FOV内）にpresaturationパルス（＝SAT）を付加すること。〈GE〉　　D

参照　SAT〈GE〉　➡P.286

## Inhance

- 非造影MR Angiographyアプリケーションの総称。頭頸部，腎動脈，下肢において非造影MRAの描出能が向上する。
- Inhance Inflow IRはFIESTAをベースとした撮像法で，選択的なIRパルスを用いることによって目的とする血管のみを描出することができるアプリケーション。撮像範囲を決定するだけで，自動で最適化されたIRパルスが印加されるため，簡便な撮像が可能である。〈GE〉　　D

図1　Inhance Velocity撮像例

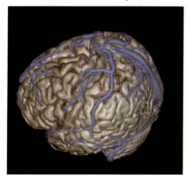

図2　Inhance Inflow Inversion Recovery撮像例

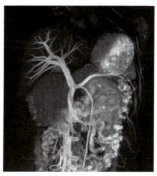

図3 Inhance 3D Delta Flow撮像例

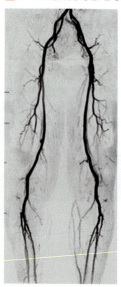

### in phase/out of phase　基本

- 脂肪内のプロトンの共鳴周波数は，水のプロトンのそれに比べて3.5ppm低い。つまり1.5Tでは224Hz（64,000Hz×0.0035 = 224）低く，そのため脂肪プロトンと水プロトンのベクトルは2.2msec（1,000msec/224/2）ごとに同位相（in phase）と逆位相（out of phase）になる。
- つまりグラディエントエコー法では，信号取得までの時間（TE）が2.2msecの奇数倍のout of phaseでは脂肪と水のベクトルの差の絶対値が信号となり，偶数倍のin phaseでは脂肪と水の和が信号となる。すなわち，同一ボクセルに水と脂肪が混在する部分はout of phase像で信号が低下する。
- **適応疾患**：in phase像とout of phase像を比較することにより，脂肪を含む組織を定性，定量的に同定できる（高分化型肝細胞癌，脂肪肝，副腎腺腫など）。

図1
in phaseでは脂肪（青→）と水（赤→）のベクトルの和が信号となるが，out of phase像では両者の差の絶対値が信号になる。

In phase

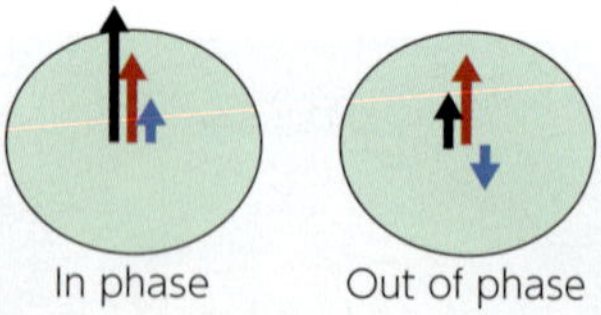

Out of phase

### interactive MRI　基本
和　インタラクティブMRI

- MR透視を用いてリアルタイム表示しながら撮像断面を決定していく手法の総称。

参照　MR fluoroscopy　→P.199

## Interactive scan
**和** インタラクティブ スキャン

- ダイナミック撮像中にパラメータや撮像断面を変更し，その変更を即座に反映させながらダイナミック撮像を進める技術。主に高速撮像シーケンスを併用し，解剖が複雑で動きの速い心臓のプランニングに用いる。Interactive scanで決定した位置情報を保存し，その後の本撮像に反映させることができる。関節の機能撮像やインターベンションにおける穿刺針を追従する目的にも用いられる（下の説明参照）。〈Philips〉
- 変更可能なパラメータ
  - FOV，スライス厚，オフセンター，角度，スライスオリエンテーション
  - フリップ角（FFE法の場合のみ），TFE pre pulseのon/offおよびTFE pre pulse delay time
  - 画像のwindow調整，回転，反転，鏡像。〈Philips〉   B

参照 Use geometry ➡P.376

図1　Interactiv scan画面

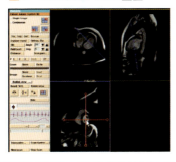

## Interleave
**和** インターリーブ　**対** sequential

- 最初のデータ収集（1 acquisition目）で1スライスおきのデータを収集し，次のデータ収集（2 acquisition目）で残りの枚数分のデータ収集を行うスキャン方式。〈GE〉   D

参照 sequential ➡P.293

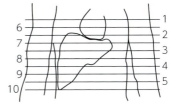

図1　5スライス/acqで10スライス設定した場合の，interleaveのスライス励起順

## interventional MRI
**和** インターベンショナルMRI

- MRIを画像診断装置としての利用だけでなく，治療に直接結びつける応用が，interven-

tional MRIである．この手法が可能になったのは，オープンMRIの登場に加え，インルームモニタ，ほぼリアルタイムに観察できるMRフルオロスコピー計測機能，オープン受信コイルなどが開発されたことによる．
- interventional MRIの応用は，ガントリー内被検者の病変部に対し，医師が穿刺針をMRフルオロスコピー画像をガイドとして患部まで進める手技である．針がターゲットに到達した状態で，レーザー照射，薬剤注入，高周波照射，凍結治療などの手技を行う．〈日立〉　　　　　　　　　　　　　　　　　　　　　　　　　　　　　　E

参照 open MRI ➡ P.224

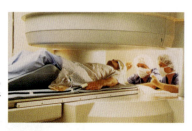

**図1　interventional MRIの様子**
頭部穿刺をオープンMRI内で行っている．高速な連続撮像下にてMRI画像で穿刺針の状態をモニタリングする．

## intraluminal bleeding sign

- 絞扼性イレウスにおいて，腸管内容物が血性となった場合，T2強調画像で信号強度が低下する現象．脂肪抑制T1強調画像においては高信号を示さないことが多いので，残渣サインと区別される．きわめて重篤な絞扼を示す所見．　　　　　　　　　　　K

## intraoperative MRI
和 イントラオペラティブMRI，術中MRI

- intraoperative MRIは，脳神経外科の分野で先行しており，手術室の中にオープンMRIを配置し，開頭手術において，脳腫瘍などの確実な摘出状況をMRI画像でチェックするものである．
- MRI画像は手術ナビゲーションの3Dデータに用いられ，最新の画像を用いることで，ブレインシフト（脳の移動）に対応した正確なナビゲーションが実現される．
- 人工呼吸器，被検者監視モニタ，手術用顕微鏡など周辺機器のMRI対応（磁気対応）が必要であり，また，これら周辺機器のノイズ対策も必須である．このため漏洩磁場が小さいことが望ましい．
- 近年では頭部だけではなく，腹部など他部位の手術でもintraoperative MRIの適用が試みられ，成果を挙げている．〈日立〉　　　　　　　　　　　　　　　　　　　E

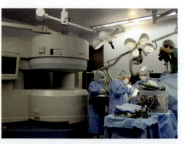

**図1　intraoperative MRIの施行例**
漏洩磁場の少ない永久磁石によるオープンMRIの近傍で通常の開頭手術を行っている．（東京女子医科大学提供）

## inversion pulse 基本

和 反転パルス 同,類 IR(inversion recovery)pulse，180°パルス

- 縦磁化を反対方向に倒すRFパルスのこと。通常は正反対方向に倒す180°パルスが使用される。
- IR(inversion recovery)法のpreparation pulseとして用いられる。また180°パルスはスピンエコー法やSTIR法などに広く使用されている。　C

参照 磁化 ➡P.425，RF pulse ➡P.279，IR法 ➡P.147，preparation pulse ➡P.247，STIR ➡P.319

## inversion time 基本 NEW

和 反転時間 略 TI

- IR法において反転パルスを印加後，信号を収集するための90° RFパルスを印加するまでの時間。反転時間を変化させることで，STIRやFLAIRなど異なるコントラストが得られる。STIRでは脂肪のnull pointに，FLAIRでは水のnull pointに，心筋遅延造影では心筋のnull pointに，それぞれ設定される。　T

## IPA
アイピーエー

**I**ntegrated **p**anoramic **a**rray

- シーメンス社製MRI装置独自のコイルシステムの名称。MAGNETOM Symphony，MAGNETOM Harmonyで採用。その後改良されてTimとしてMAGNETOM Avantoに搭載された。被検者に複数のアレイコイルを同時に装着しておき，撮像時に操作コンソールから各コイルエレメントの信号受信on/offを切り替えることができる。
- 広い範囲を高感度で撮像できるアレイコイルを複数接続することで，撮像可能範囲がより広くなる。〈Siemens〉　F

参照 Tim ➡P.350

図1 頭部～胸椎(Head Array + Neck Array + Spine Array)

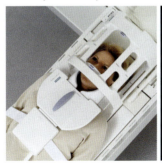
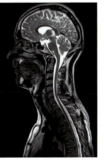

図2 下肢MRA（Body Array x2 + Peripheral Angio + Spine Array）

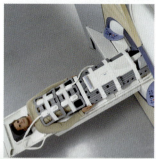
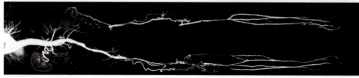

#### アイパット
**iPAT**

Full integrated parallel acquisition technique 同,類 parallel imaging, SENSE, SPEEDER, ASSET

- parallel acquisitionの，シーメンス社製MRI装置での名称。
- mSENSEとGRAPPAの総称として用いられる。〈Siemens〉　　　F

参照 parallel imaging ➡P.231, SENSE ➡P.290, SPEEDER ➡P.313, ASSET ➡P.12, mSENSE ➡P.207, GRAPPA ➡P.120

#### アイパット スクエアー
**iPAT²**

Full integrated parallel acquisition technique square 同,類 2D SENSE

- iPATが2次元平面内におけるparallel acquisitionであるのに対して，3次元撮像において2方向にiPATを適用する技法。
- iPATに比較してよりPAT factorを高くすることができる。〈Siemens〉　　F

参照 iPAT ➡P.146, PAT factor ➡P.234

#### アイアール プレップ
**IR-Prep**

Full inversion recovery-preparation pulse

- 高速グラディエントエコー法で用いられるプリパレーションパルスのこと。
- 180°のプリパレーションパルスを使用して2DFGREシーケンシャルスキャンで適切なコントラストを得る。〈GE〉　　D

参照 FGRE ➡P.98, preparation pulse ➡P.247

### 図1 IRプリパレーション
撮影に先立って180°のIRパルスが付加される。

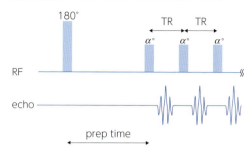

### 図2 fast GRE撮影例
IRプリパレーションのprep time (TI) を変化させて撮影。左上より 300, 500, 700, 1,000 msec。

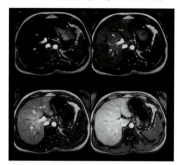

## IR法（アイアール）
**Full** inversion recovery法 **和** 反転回復法

基本 専門医

- preparation pulseとして縦磁化を反対方向に倒す180° RFパルス (inversion pulse) を印加し、TIの時間の後に励起パルスを印加して信号を収集する方法。
- 古典的にはT1強調画像として用いられたが、最近は主にSTIRやFLAIRとして用いられる。

C

**参照** preparation pulse ➡P.247, inversion pulse ➡P.145, T1 ➡P.331, STIR法 ➡P.323, FLAIR ➡P.102

## ISC
**Full** interactive scan control **和** アイエスシー

- フルオロスコピーやダイナミック撮像などで撮像条件をインタラクティブに変更しながら連続撮像する手法。
- 主にスライス位置の決定を支援するアプリケーション。撮像する断面やパラメータなどを随時変更し、ほぼリアルタイムに設定を更新することができる。
- 心臓や関節などの撮像断面の位置設定が困難な部位にも応用可能。〈日立〉

E

**図1** 心臓でISCを行った一例

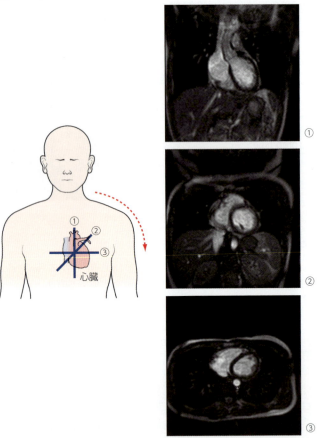

### ISCE
**F**ull **i**nclined **s**lab for **c**ontrast **e**nhancement ≒TONE

- 3D-TOFのMRAにて末梢側の血管描出能を向上させる撮像手法。RFパワーの印加をコントロールして（撮像スラブ内でフリップ角を変えて）撮像領域の流出側の信号強度を高めている。〈キヤノン〉　G

参照 TONE〈Philips〉 ➡P.358, TONE〈Siemens〉 ➡P.358

### ischemic penumbra/diffusion-perfusion mismatch/ischemic core

- 急性期の虚血領域のなかで，**再灌流により回復可能**すなわち**可逆的な領域**のことを「ischemic penumbra」という。それに対して側副灌流による代償がなく，脳血流が著明に低下して壊死に陥る部分は「ischemic core」という。ischemic penumbraは，coreの周囲に広がる。

- **ischemic core**は，拡散強調画像にて拡散が著明に低下した部位に一致することが多い。
- 灌流画像で，血流低下があるにもかかわらず，拡散の低下が少ない部分（**diffusion-perfusion mismatch**）が可逆性変化である領域に一致するとされている。　M

参照　拡散強調画像 ➡P.412, MTT ➡P.208

### 図1

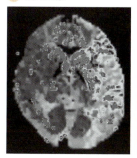

a　MTT画像

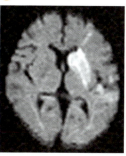

b　拡散強調画像

a では，左中大脳動脈の灌流域全体の平均通過時間（MTT）が延長しているが，b にて梗塞に陥っているのは線条体のみで，それ以外は ischemic penumbra と考えられる。

## iShim（アイシム）
**Full** sequence integrated **shim**ming　NEW

- iShimは，シミングをスライスごとに行う方法であり，Slice Adjustともよばれている方法である。
- 通常はvolume shimによって領域すべてのシミングを行う。その場合，磁場中心から離れた領域ではシミングがわずかにずれてしまい，画像に影響を与えてしまう。特にEPIでは画像の歪みとして，左図の矢印部分のようになり，画像のつなぎ目でずれとなる。iShimでは撮像前にすべてのスライスごとのシミングを行い，その情報を保存しておく。実際のスキャンのときに，該当の撮像スライスのシム値を呼び出し，スキャンを行う。右図のように画像のつなぎ目でも画像のずれのない結果を得ることができる。
〈Siemens〉　F

### 図1　従来のshimとiShimでのdiffusion画像の比較

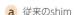

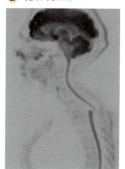

a　従来のshim

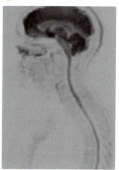

b　iShim

### IsoCenter Matrix
和 アイソセンター マトリクス

- MAGNETOM ESSENZAに搭載されている, 脊椎用フェイズドアレイコイル。ほかのTim搭載装置においては, 脊椎用フェイズドアレイコイル（スパイン マトリクスコイル）が患者テーブルの上に埋め込まれているが, IsoCenter Matrixは, ガントリに内蔵されている。
- これにより, MAGNETOM ESSENZAは, 送受信ボディコイルと受信スパインコイルの2つが内蔵されることになる。〈Siemens〉　F

参照 Tim ➡P.350

図1　IsoCenter Matrixコイル

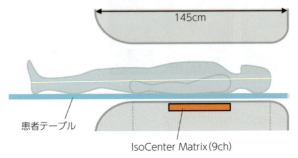

### isoFSE
アイソ・エフエスイー
**F**ull **I**sotropic and **S**ignal-**O**ptimized **F**ast **S**pin **E**cho　NEW

- isoFSEは, リフォーカスRFパルスのフリップ角を変化させて印加する3D FSEであり, 3次元的に等方な空間分解能のボリュームデータを取得することができる。
- isoFSEでは信号強度がエコートレイン内で緩やかに変化するようにフリップ角が設定されるため, リフォーカスRFパルスの数を増やして撮像時間を短縮することができる。
- エコートレイン内の信号強度変化は, フリップ角だけでなく組織にも依存するため, 撮像対象としている組織に適したRFカーブにする必要がある。
- isoFSEの特長
    - ・3D撮像による高空間分解能データが得られる。
    - ・MPR（multi-planar reconstruction）処理にて, 任意断面の作成が可能。
    - ・リフォーカスRFパルスのフリップ角を最適化し, T1, T2, FLAIRなど多彩なコントラストを実現できる。
    - ・可変RFパルスの採用により信号の取得効率を向上。
    - ・対象組織（脳実質, CSFなど）により, 最適なRF印加パターンを選択できる。
    - ・発熱原因となるSAR（specific absorption rate）低減にも, 高い効果がある。

〈日立〉　E

### 図1　isoFSE　解説図

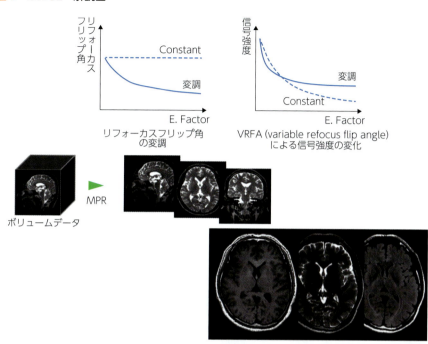

---

**isotropic** 　　　　　　　　　　　　　　　　　　　　　　基本

和 アイソトロピック，等方性　対 anisotropic，異方性

- isotropicとは，どの方向にも等しいことをさす。
- isotropic diffusionでは拡散による空間的な広がりは一定時間後に球形になるが，anisotropic diffusionでは楕円形になる(拡散楕円)。　　C

参照 anisotropic diffusion →P.8

---

**isotropic diffusion** 　　　　　　　　　　　　　　　　　基本

和 等方性拡散

- anisotropic diffusion ( →P.8 ) を参照。　　C

## isotropic DWI
**F**ull **i**sotropic **d**iffusion-**w**eighted **i**maging 和 等方性拡散強調画像  基本

- 拡散強調画像では，傾斜磁場を強力に印加（motion probing gradient＝MPG）することによって，拡散に伴う位相の乱れによる信号低下を強調する。
- 正常の状態でも拡散には偏りがあり，「異方性」という。例えば，脳の白質の拡散が，神経線維の走行によって制限を受けるため，MPGをこの走行方向に垂直な方向に印加した場合には，拡散が遅くて信号が高くなる。この弊害を避けるためには，少なくとも互いに垂直な **3方向以上のMPGを印加し合成**する必要がある。こうして得られた拡散強調画像を「**等方性拡散強調画像**」という。
- **適応疾患**：中枢神経系の疾患全般が対象となり，拡散の高低を議論するには，等方性拡散強調画像を参照することが必須である。　M

参照　拡散強調画像　→P.412

### 図1　拡散強調画像
a にて，左内包後脚の急性梗塞巣のほかに，右内包後脚や脳梁膨大部が異方性により高信号を示し紛らわしいが，isotropicである b では梗塞巣のみ高信号を示す。

a　前後方向MPG印加

b　3方向合成

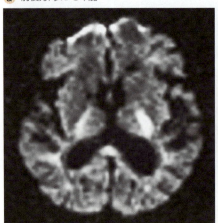
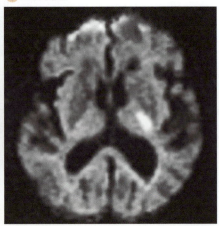

## Iterative Reconstruction   NEW
和 反復再構成

- MRI画像に対するCompressed Sensingの再構成アルゴリズムに組み込まれている反復計算の呼称。代表的な再構成アルゴリズムとして，勾配法，ISTA，FISTAなどが挙げられる。
〈Siemens〉　F

参照　Compressed Sensing　→P.52

## IVI
**F**ull **i**nteractive **v**ascular **i**maging

- MIP処理のソフトウェアの名称。
- リアルタイムに任意の曲線でカットを行ったり，任意のFOVを設定しMIP処理およびreformat処理を行う機能。〈GE〉

参照 MIP ➡P.182

## IView Bold
和 アイビュー ボールド

- functional MRI（BOLDイメージング）スキャンを行いながら同時にその解析をリアルタイムで行う撮像方法。検査状況をリアルタイムに確認することができ，後処理においても高分解能画像と賦活された領域をfusionさせることが可能である。〈Philips〉

参照 functional MRI ➡P.114

### 図1　I View Bold画面

a　リアルタイム解析

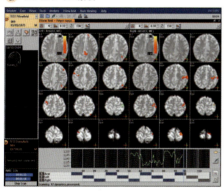

b　高分解能T1W IR画像とのfusion

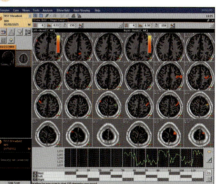

## IVIM
**F**ull **i**ntra**v**oxel **i**ncoherent **m**otion

- 拡散強調画像のADC解析手法の一種であり，IVIM法では，単一ボクセル内に毛細血管内の流れ（灌流）とそれ以外の水分子の拡散が含まれていると考える。
- 一般に組織の真の拡散係数，灌流を拡散とみなした拡散係数，全体を占める灌流の割合を未知数としたマルチコンパートメントモデルを作成し，実測により求めた信号値から各々の値を計算する。
- 設定するb値は，灌流による拡散係数が非常に大きいことから，灌流の影響が存在する非常に小さいb値を1つ以上含む，最低3つ以上のb値を選択することが必要である。〈Siemens〉

参照 拡散強調画像 ➡P.412，ADC ➡P.4，b-factor（b値）➡P.25

### 図1 IVIM効果による信号変化

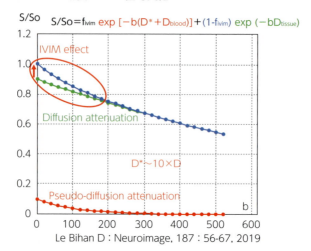

Le Bihan D：Neuroimage, 187：56-67, 2019

## J-coupling

**和** J-カップリング，J-結合　**同** spin-spin coupling，スピン-スピン結合

- J-couplingとはスピン同士の相互作用のことを指し，これによりMRスペクトロスコピーにおけるNMRスペクトルは，複数の微細構造に分裂する。
- J-couplingにおけるスピン同士の相互作用は結合電子を介した間接的な相互作用であり，NMRスペクトルの分裂の大きさは，結合している核間に存在する電子密度に依存する[J-1]。
- 一般にイメージング（MRI）にてJ-couplingを表現するのは困難であるが，高速スピンエコー法のT2強調画像において脂肪が高信号になるのはJ-couplingが起因している。　C

**参照** スピン ➡P.432，MR spectroscopy ➡P.205，高速スピンエコー法 ➡P.423

## JET

**和** ジェット

- k-spaceにおけるデータ点を非直交（Non Cartesian）状に収集し充填する方法。k-spaceの中心付近のデータが繰り返し収集されることで，動きによるアーチファクトに強いという特徴がある。さらに，後処理で動きを補正することで検査中に不随意な運動をした場合でも，画像の劣化を最低限に抑えることができる。〈キヤノン〉　G

### 図1　JET

動きに強いNon-cartesianデータ収集によって，不随意運動する患者への対応や同期撮像では体動の影響を除去できない部位や臓器の高分解能撮像が得られる。

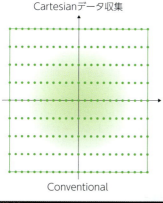

Cartesianデータ収集

Conventional

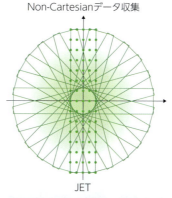

Non-Cartesianデータ収集

JET

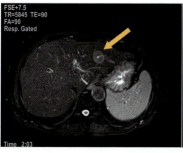

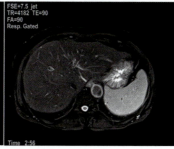

### keyhole imaging

- ダイナミックMRIの高速化手法の1つ。
- k-spaceの内，中心部分のみを高速で更新して，見かけ上の時間分解能を向上させる。
- k-spaceの周辺部はほかのフレームと共用されるため，高周波成分にアーチファクトを生じることがある。　Ｎ

参照　ダイナミックスタディ ➡P.437，k-space ➡P.157

### kinematic study
和 動態観察　　基本

- 関節など，運動器の可動部に生じる病変はその位置や力学的負荷の有無によって画像に現れる所見が変化する。その所見を見逃さないようにするために，あるいは静止情報に付加的情報を与えるために可動域のさまざまなポイントでの撮影を行い（負荷前後で撮像する場合もある），それをcine-loopで観察する手法をいう。
- 運動器での使用が一般的であるが，呼吸運動や子宮筋の収縮，消化管の蠕動運動などを利用したり，嚥下運動を観察したりと，他部位への応用もみられる。
- 通常，可動域の各ポイントで静止した状態での撮影を何ポイントか繰り返して撮影するのが一般的であるが，シングルショット高速スピンエコー法やTrueFISP法のような高速撮像法を利用することにより，動いたまま撮影することも可能である。　Ｐ

参照　シングルショット高速スピンエコー法 ➡P.431，TrueSSFP ➡P.366

#### 図1　上腹部矢状断像

a 最大呼気時　　b 最大吸気時

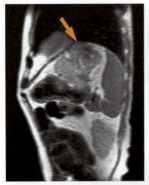
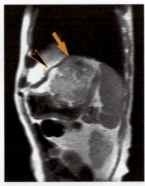

胃の悪性腫瘍の横隔膜浸潤をkinematic studyにより証明できた症例。これらの画像は深呼吸時，シングルショット高速スピンエコー法を繰り返して撮影された上腹部の矢状断像である。➡が横隔膜に腫瘍が固着した部分であり，深吸気時，▶の部分で横隔膜に不自然なたわみが生じている。

### KneeLine+
ニー ライン プラス　NEW

- 膝関節撮像時に正中矢状断，冠状断，軸状断を自動で検出し，スライス位置決めをアシストする機能。
- 人体の特徴点を装置が抽出し，断面プリセットを基に，施設ごとに適した基準断面での位置決めをアシスト可能である。〈キヤノン〉　Ａ

## k-RAPID
ケー・ラピッド

**F**ull **k**-space **R**apid **A**cquisition through a **P**arallel **I**maging **D**esign

- k-RAPIDは,設定したRAPIDファクター(パラレルイメージング倍速数)に応じて位相エンコード方向やスライス方向エンコードのk空間データを間引いて計測し,高速撮像する機能である。
- 間引いたk空間データ位置には,近接する計測データの補間処理により推定したデータが充填される。
- このとき,各受信コイルエレメントからの情報を用いて,補間信号を調整する。
- 画像の空間分解能を保持したまま,スキャン時間を短縮することができる。
- 画像のS/N比はRAPIDファクターの増加に伴って低下する。〈日立〉

参照 RAPID ➡P.267

### 図1 k-RAPID 解説図

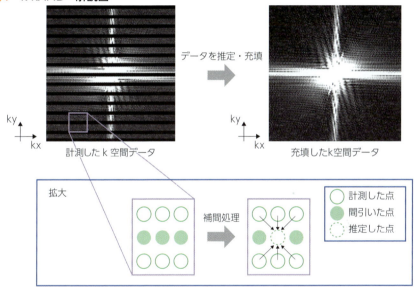

## k-space
和 k空間 別 フーリエ空間

- 傾斜磁場パルスを用いて位相エンコードと周波数エンコードによって収集されたMR信号を配列する空間。
- kの語源はKayser〔波数(cycle/cm)〕の頭文字に由来する。
- MRI画像1枚ごとに1つのk-spaceの平面が存在する(2D法の場合)。3D法では位相エンコード方向が2方向存在するため,k-spaceは3次元的に展開する。
- k-spaceの中心部は周波数ゼロの成分からなっている。k-spaceの中央部分を低周波成分,周辺部分を高周波成分とよぶ。
- 低周波成分は画像のコントラストを決定し,高周波成分は画像の鮮明度を決定する。

## k-space shutter
**和** k スペース シャッター

- 3D撮像の3D k-spaceにおいて楕円形のシャッターを設定して，シャッター内の領域を充填する方法。スキップされるデータはk-spaceの四隅のS/N比の低い領域となるため，収集データ量を20％減らす場合に，楕円状に充填したほうが（図1a），四角状に充填するよりも（図1b）S/N比を高く保つことができる。また楕円状ではky, kzそれぞれの先端（図1a：➡）までデータを充填することから，Actual scan percentageが100％となり，空間分解能を低下させずに撮像時間の短縮を図ることが可能となる。〈Philips〉　B

参照　Actual scan percentage ➡P.2，TFE turbo direction ➡P.347，THRIVE ➡P.348

### 図1　k-space shutterの原理

a　3D TFE Radial direction
設定scan％：80　　Actual scan％：100

b　3D TFE Z direction
設定scan％：80　　Actual scan％：80

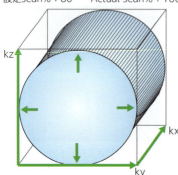
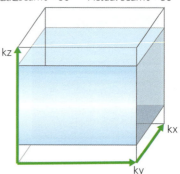

## k-space trajectory
**和** k空間軌跡　　　　　　　　　　　　　　　　　　　　　　　　　　　　基本

- MR信号は，傾斜磁場を用いて位相エンコードおよび周波数エンコードによってk-spaceに配列されるが，k-spaceをどのように埋めていくかをk-space trajectoryという。
- 代表的なk-space trajectoryとして，sequential（linear），centric，spiral，radial，PROPELLERなどがあり，また，k-spaceのすべてのデータを収集しない（部分的にのみ収集する）方法として，half-Fourierやkeyhole imagingなどがある。　C(O)

参照　k-space ➡P.157，sequential（linear）order ➡P.293，centric order ➡P.43，Spiral（spiral scan）➡P.316，radial scan ➡P.266，PROPELLER ➡P.250，ハーフフーリエ法 ➡P.441，keyhole imaging ➡P.156

## k-t BLAST
ケーティーブラスト
Full **k**-t space **b**road-use **l**inear **a**cquisition **s**peed-up **t**echnique

- k-t BLASTは，時系列情報をもつダイナミック撮像やシネ撮像を対象とした高速撮像技術。連続撮像によって得られる被写体の時間的，空間的な相関関係を用いて，撮像時間を短縮させる。

- 心臓のシネ画像を用いて説明する。通常われわれが観測しているのは，時間経過に伴う信号変化を表した x-t space（図1a）である。ここで x-t space を時間軸 t に沿ってフーリエ変換すると，x-f space（図1b）が得られる。x-f space は x-t space で観測される動きの情報を，フーリエ変換によって周波数として表現しただけであり，2つの空間が所有している情報はまったく同じである。x-f space を導入する理由は，x-t space と比較して情報がコンパクトに収まるからである。図1a と図1b を比較すると明らかなように，x-f space のほうが x-t space に比べて"空"の領域が多く存在している。"空"の領域が多いということは，データを間引いた（アンダーサンプリングした）ときに生じる折り返しが軽減するので，結果として撮像時間を短縮することができる。
- k-t BLAST の特徴は，5倍速，8倍速などの高い k-t factor を用いても，画質の劣化が少ないことである。図2 は8倍速の k-t SENSE を用いた心臓のシネ画像である。息止め時間15秒内に128 phases を収集している。高時間分解能，多時相などが求められるアプリケーションへの有用性が高い。〈Philips〉 　B

参照 k-t SENSE ➡P.160 , SENSE ➡P.290

### 図1　x-t space と x-f space の考え方

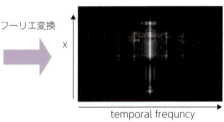

a　x-t space 　　　　b　x-f space

### 図2　k-t SENSE を用いた心臓シネ画像

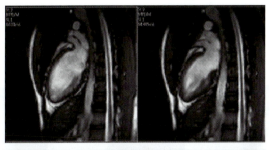

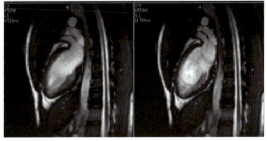

ケーティーセンス
## *k*-t SENSE

Full *k*-t space sensitivity encoding

- Synergy Coil使用時に適用される*k*-t BLAST再構成アルゴリズム。従来の*k*-t BLAST再構成アルゴリズムにSynergy Coilの感度情報を加え，さらに再構成精度を高めている。〈Philips〉 B

参照 Synergy Coil ➡P.329，*k*-t BLAST ➡P.158，SENSE ➡P.290

ケーティー スピーダー
## k-t SPEEDER

NEW

- 時間方向と位相エンコード方向の両方のデータを間引いて収集することで，心臓シネ撮像やperfusion撮像の高速化を実現する機能。
- k-t SPEEDERは実収集データから展開処理を行うことができるため，トレーニングスキャンが不要となり，実収集時間の短縮と合わせて真の高速化を実現することが可能である。
- k空間と時間の両方にフーリエ変換を適用した空間を画像空間方向y，時間スペクトル方向fを組み合わせてy-f空間とよぶ。このy-f空間に対するコイル感度が既知であれば，y-f空間での折り返し前データを復元できる。得られた復元データに対し，時間方向のフーリエ逆変換を適用すれば，時系列の復元画像を得ることが可能。このようにk空間と時間(t)の両方の情報を用いて高速化を実現する手法である。〈キヤノン〉 A

**図1 k-t SPEEDERの原理**

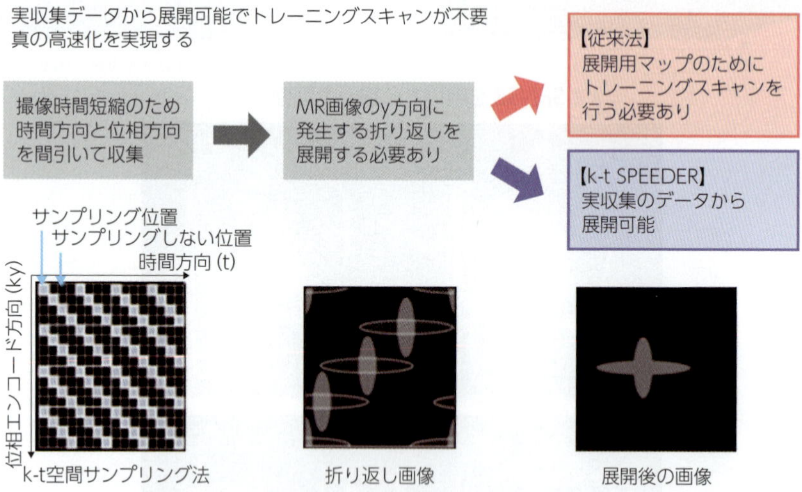

実収集データから展開可能でトレーニングスキャンが不要
真の高速化を実現する
撮像時間短縮のため
時間方向と位相方向
を間引いて収集
MR画像のy方向に
発生する折り返しを
展開する必要あり
【従来法】
展開用マップのために
トレーニングスキャンを
行う必要あり
【k-t SPEEDER】
実収集のデータから
展開可能
サンプリング位置
サンプリングしない位置
時間方向 (t)
位相エンコード方向 (ky)
k-t空間サンプリング法
折り返し画像
展開後の画像

# KWIC
**Full** **k**-space **w**eighted **i**mage **c**ontrast

● 放射状のデータ収集法(radial sampling, stack of stars)をVIBEなどの3D-gradient echo法へ応用することによって,動きに強い特性をもつシーケンスが近年作成されている。この撮像法に組み合わされるKWIC(k-space weighted image contrast)は,経時的に比較的変化が少ない高周波領域については一定時間データを共有(sharing)し,コントラストに影響する高周波領域については高速でデータを収集する,いわゆるtime-resolved imagingの1つである(**図1**)。full frame imageから数分割したsub frame imageを作ることができる。これにより,3秒程度の時間分解能を持った肝臓の造影ダイナミックスキャンを行うことができる。〈Siemens〉

### 図1 KWICのデータ充填法
Full frame imageから時間分解能の高いSub frame imageを作成することができる。

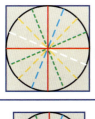
Full frame image

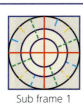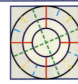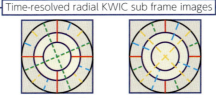
Time-resolved radial KWIC sub frame images
Sub frame 1　Sub frame 2　Sub frame 3　Sub frame 4

## λ1, λ2, λ3
（ラムダ1, λ2, λ3）

- eigenvalue（→P.84）を参照。 M

## LAVA
（ラバ）

**F**ull **l**iver **a**cquisition with **v**olume **a**cceleration

- 3D撮影にて高分解能に脂肪抑制T1強調画像を撮像するシーケンス。
- 主に腹部の息止めdynamic撮像に使用される。脂肪抑制にはSPECIALパルスを使用しているため，撮像時間が短縮できる。
- 短時間撮像が可能なため，3Dにおいても動脈相・門脈相・平衡相の撮像が可能である。
- Flex（2-point Dixon）との併用も可能である。
- Navigatorとの併用により自由呼吸下での撮像が可能になる。〈GE〉 D

参照 脂肪抑制法 →P.427，ダイナミックスタディ →P.437，Spec IR（SPECIAL）→P.312，ASSET →P.12

図1 LAVA Flex with Navigator撮像例

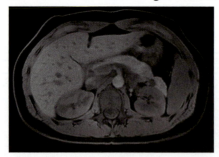

図2 LAVA Flex Coronal 撮像例

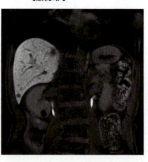

## LCModel  NEW
和 エルシーモデル

- LCModelはMRI装置の$^1$H MRS（PressまたはSteam）から代謝産物の定量解析を行うソフトウェア。
- 代表的なMRメーカーのrawデータの読み込みに対応しており，MRスペクトルを自動処理（FT，位相補正など）し，カーブフィットした後に，MR装置，TEごとのBasis-setデータと比較する。代謝物ごとのピーク分離で計算されるピークエリアから各代謝産物の定量〈水分を基準としたmM（mmol/L）濃度，または 対Creatine比〉を自動的に行う。 U

### 表1　LCModelの脳解析の主な代謝物

| 代謝物名 | 英名 | 略称 | メインピークのケミカルシフト |
|---|---|---|---|
| 乳酸 | Lactate | Lac | 1.33ppm |
| N-アセチルアスパラギン酸 | N-acetylaspartate | NAA | 2.01ppm |
| グルタミン | Glutamine | Gln | 2.1ppm |
| グルタミン酸 | Glutamate | Glu | 2.1ppm |
| γ-アミノ酪酸 | gamma-aminobutylic acid | GABA | 3.01ppm |
| クレアチン | Creatine | Cr | 3.03ppm |
| ホスホコリン（コリン） | Phosphocholine | PCh | 3.22ppm |
| グルコース | Glucose | Glc | 3.43ppm |

## Leakage correction

- DSC perfusion解析において，造影剤の漏出に伴うrCBVの補正を行う機能。
- DSC perfusionでは，造影剤の漏出がないことを仮定して解析している。しかし，血液脳関門の破綻がある腫瘍病変などでは，血管から組織へ造影剤の漏出があるため，時間信号曲線がベースラインに戻らず，CBV算出精度に影響を及ぼす。より正確なrCBVを算出するためには，造影剤漏出に伴う信号変動の補正（漏出補正）が必要である。〈キヤノン〉　A

参照　Perfusion ➡P.237，CBV ➡P.41

## leukoaraiosis

- 脳の"白質（leuko）"が"粗になる（araiosis）"の意。
- 高齢者や高血圧症患者などにおいて，T2強調画像やFLAIR画像で側脳室周囲白質や皮質下白質に認められる無症候性の高信号域の総称。
- unidentified bright object（UBO），periventricular hyperintensity（PVH），periventricular cap，periventricular rimなどがこれに含まれる[L-1]。　C(M)

参照　UBO ➡P.375，PVH ➡P.258，periventricular cap ➡P.239，periventricular rim ➡P.240

## linear-centric order, linear-linear order

- sequential order ➡P.293 を参照。　C(K)

## Line Scan Diffusion

- 90°パルスと180°パルスを交差させて線励起で収集を行い，スライス面を作成する方法。
- 磁化率の変化（Susceptibility）の影響を受けないため，ゆがみがほとんどなく，脳幹部領域などEPIでは歪みの強い部分に関しても，良好な拡散強調画像が撮影可能である。Diffusionパルス（MPGパルス）も，3軸に関して可能。〈GE〉　D

**図1** Line Scan Diffusionパルスシーケンス

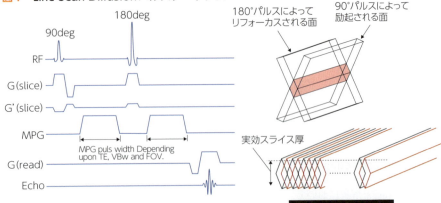

**図2** 拡散強調画像
信号収集をラインで行うため，患者の動きによるアーチファクトを最小限に抑えることができる。

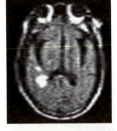

## line scan, line scan DWI
### Full line scan diffusion-weighted imaging

- line scan は，スピンエコー法の90°励起時と180°反転時のスライス面を傾斜させて励起するものである。
- この**交差した部分が線状に励起**され，この領域から出るエコーを線の方向に周波数エンコーディングし，1次元のフーリエ変換を行い，データを収集する。
- 1回のTRごとに1ライン上のデータが収集されるため，体動は，データ収集を行っているライン上の画素には影響するが，画像全体には及ばないという特徴がある。また，**磁化率アーチファクトには強い**。
- これらの特徴から拡散強調傾斜磁場を加えた line scan diffusion-weighted imaging として臨床応用が進んでおり，小児の脳や後頭蓋，脊髄での有用性が報告されている。
- 問題点は，組織からの信号が1つの線状の部位のみからなので，S/N 比の低下を招いてしまうことと，**撮像時間が長くなること**である。
- **適応疾患**：中枢神経系，特に，小児の脳や後頭蓋，脊髄への応用が期待される。

**図1** lined scan DWI (b = 900 sec/mm²) による ADC 画像
歪みのほとんどない画像が得られる。

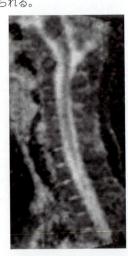

参照 susceptibility artifact（磁化率アーチファクト）→P.326，S/N比 →P.309

## LIPO
和 ライポ

- 水と脂肪の共鳴周波数の差が大きい3T装置における新しい脂肪抑制技術。
- 180°パルス時に印加されるスライス選択傾斜磁場の極性を，90°パルスに対して反転させることで，脂肪と水のケミカルシフトを利用し，励起される脂肪の信号を低下させる技術。gradient reversal fat suppressionともよばれる。〈Philips〉　B

### 図1　LIPOの原理

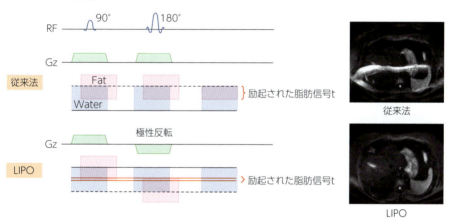

## LiverLab
Full リバーラボ

- 複数の撮像技術を組み合わせることで，肝臓の脂肪含有量の測定，鉄沈着の推定を行う機能。

**First Look DIXON**：2-point DIXON法により得られた画像から，肝臓領域を自動的に抽出する。選択された肝臓領域内のボクセルごとに，水／脂肪比率，in-phase／opposed-phase（out of phase）の比率を求めて肝臓の状態を5つに分類する（正常，脂肪沈着，鉄沈着，脂肪と鉄両方を含む，不明）。この結果から，次の定量化のステップに進めるかどうか判断できる。

**q-DIXON**：6-point DIXON法により得られた画像から，脂肪含有率，鉄沈着を反映する$R2^*$が得られる。1回の息止めスキャンで肝臓全体のデータが得られる。

**HISTO**：HISTOの項を参照。〈Siemens〉　

参照 Dixon法 →P.70，in-phase →P.142，out of phase →P.225，HISTO →P.127

図1 HISTOにより求められた脂肪含有利率 a と鉄沈着 b

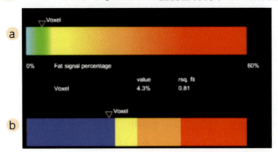

## localizer
和 ロカライザー

- 位置決め画像(撮像するスライスを設定するための画像)。〈GE〉　D

## Look-Locker
和 ルック ロッカー

- 心筋のnull pointを検索する撮像法。R波を感知した際に180°反転パルスを印加するシネ撮像である。TFEPIシーケンスを用いており，TIが変化した画像を1回の息止め撮像で得られるため，最適TI値を簡便に検索できる。心筋のviability評価を行うdelayed imagingに用いるTIの決定に有用である。〈Philips〉　B

参照 null point ➡P.220, TFE ➡P.343, 心筋遅延造影 ➡P.429

図1 Look-Lockerの原理

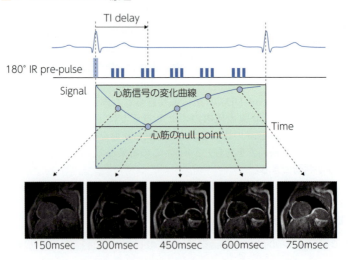

# LOTA
**Full long term averaging**

- データ積算方法の一種。積算回数を2回以上にした際，従来の方法に比べてモーションアーチファクトを抑制する効果が高い。
- 従来法では同じ位相エンコードラインを続けて複数回収集し，位相エンコードステップを進める（図1）。LOTA法では各位相エンコードラインを1回ずつ収集し，設定された積算回数分くり返す（図2）。〈Siemens〉

図1　従来法 積算2回の例　　図2　LOTA法 積算2回の例

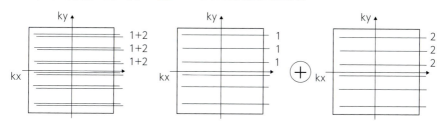

## μTE
**和** マイクロティーイー

- μTEはT2値の非常に短い（1ms以下）組織（腱や軟骨等）を撮像するための手法．
- シーケンスは2D GE法をベースとしており，短いTEにて撮像するためにハーフエコー（AMI 100%）での計測を行っている．なお，収集したデータは常にk-space中心部からの充填となるため，RADARのようなラジアルスキャンにてデータを格納する．
- μTEでは，超短TE（第1エコー）で計測した画像と，短TE（第2エコー）で計測した画像の差分を取ることで，長いT2成分を除去した，短T2の画像を取得することができる．
〈日立〉

E

参照 RADAR ➡P.263，AMI ➡P.8

図1　ラジアルスキャンによるμTEのデータ収集

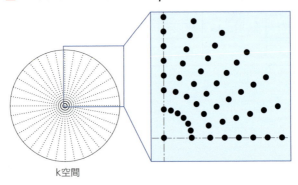

k空間

## M2D
**Full** multi 2D

- シングルスライス収集を連続して行う撮像方法．1TRにおいて複数スライスを励起するMS（マルチスライス）（図1a）とは異なり，1TRで1スライスごとの励起（図1b）となる．主に2DインフローMRAや動きの影響を抑えるsingle-shot撮像時に有用である．
〈Philips〉

B

図1　MSとM2Dの違い

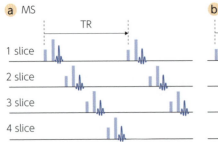
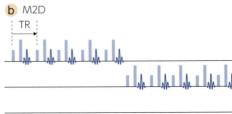

## macromolecular hydration effect
### 和 高分子水和効果

- 高分子の存在により水分子の動きが制限され，T1，T2緩和時間が短縮することを指す。
- 高濃度の蛋白質がT1強調画像で高信号を呈するのは，このmacromolecular hydration effectによる。　C

## MAGiC（マジック）　NEW
### Full magnetic resonance image compilation 同. 類 Synthetic MRI

- Synthetic MRIのGE MRにおける名称。
- データ収集にMDME（multi-delay multi-echo）シーケンスを採用し，4つのTIと2つのエコーから，実／虚数の16種類のデータを収集し，T1値，T2値，PD値を算出。
- 各マッピングデータを基に，ユーザーが設定したTR，TE，TIに応じた画像を自動作成。
- 1回の撮像データから，複数コントラストを作成するため，コントラスト間の位置ずれが解消。〈GE〉　D

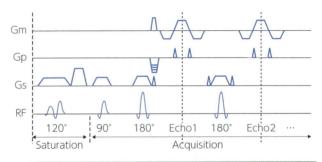

図1　MAGiCパルスシーケンス

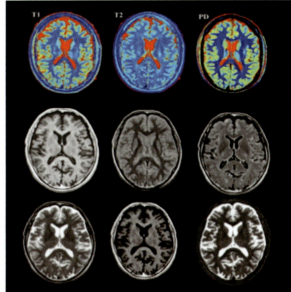

図2　MAGiCの活用例

## magic angle effect, magic angle artifact　基本
**和** マジックアングル効果，魔法角効果，魔法角アーチファクト

- 静磁場方向（z軸）に対して54°の角度にある腱や靱帯が，TEの短い撮像（T1強調画像，プロトン密度強調画像，T2*強調画像）にて信号上昇を示すことを magic angle effect（あるいは magic angle artifact）という．
- 肩関節の棘上筋腱や膝の前十字靱帯でこのアーチファクトが起こりやすく，半月板でもときに認められることがある．信号上昇を腱や靱帯の炎症や断裂所見と誤認されやすいので注意を要する．
- 双極ハミルトニアン（dipolar Hamiltonian）理論に従い，z軸に対して $\cos\alpha = 1/\sqrt{3}$ となるような角度，すなわち54°（これを magic angle という）にあるプロトン同士はお互いに局所磁場による影響を免れるため，T2緩和が長くなって信号の上昇をきたす．T2強調SE画像ではTEが長いため信号がすでに減衰しており magic angle effect は有意の信号差としては現れず，TEの短い撮像においてのみ有意の信号差として認識される．
- 関節液や脳脊髄液といった液体ではプロトン同士の位置関係が恒常的ではないため magic angle effect は現れず，一定の走行をとる腱，靱帯や筋肉に多数のプロトンがトラップされているような場合に magic angle effect が現れる．
- **対策**：TEの長い撮像（T2強調画像）で所見がないことを参考にする．その腱や靱帯がz軸に対して別の角度で走行している画像を参考にする． C(J)

**参照** T1強調画像 ➡P.333，プロトン密度強調画像 ➡P.443，T2*強調画像 ➡P.340，proton（プロトン）➡P.251，横緩和（T2緩和）➡P.447

## MAGiC Diffusion　NEW
**和** マジック ディフュージョン　**同.類** computed DWI, Synthetic DWI

- Synthetic DWIのGE MRにおける名称．
- 1回のDWI撮像で得られた，任意の複数のb値画像を基に，新たな別のb値画像を合成する機能．
- シンプルADCモデルを採用し，ボクセルごとのADC値から算出した指数関数曲線上に，任意のb値における信号値を外挿および内挿することで，各画像ボクセルの期待信号値を推定．〈GE〉 D

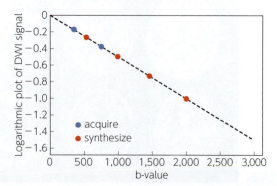

**図1　シンプルADCモデル**

### 図2 b値＝0，1,000から作成した計算画像（b値＝1,500および2,000sec/mm²）

a 撮像したDWI (b=0, 1,000)

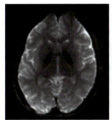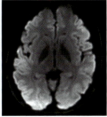

b MAGiC DWI

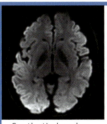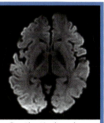

Synthetic b-value 1,500sec/mm²　　Synthetic b-value 2,000sec/mm²

## magnitude image
和 マグニチュードイメージ 対 phase image

- 位相情報をもたない絶対値画像のこと。MRIの信号は実数部と虚数部があるが，マグニチュード画像は$\sqrt{(実数部^2+虚数部^2)}$で計算される。通常の画像はすべてこのマグニチュード画像に相当する。相反する単語に位相画像(phase image)がある。〈GE〉 D

## MammoTrak
和 マンモトラック

- 乳房検査のワークフローを簡便にさせるツール。前室にて，患者のポジショニングを行い，そのままMRI装置にドッキングさせて検査を実施することが可能。〈Philips〉 B

### 図1 MammoTrak外観

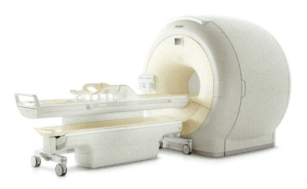

## MAP（マップ）
和 感度マップ用プリスキャン

- 輝度補正処理やパラレルイメージング(SPEEDER)撮像の際に，RFコイルの感度分布を求めるために行う準備撮像のこと。〈キヤノン〉 G

## MapIt
### 和 マップイット

- 主に関節軟骨のT1，T2，T2*定量値マップを作成するための機能。カラーマップは撮像後自動的に作成される。
- **T1マップ**：3D VIBEシーケンスによって撮像。対象組織において想定されるエルンスト角よりも大きなフリップ角と小さなフリップ角の2つの信号を収集し，それらの信号からT1値を求める。
- **T2マップ**：マルチTEスピンエコーシーケンスによって撮像。最大で32エコーまで設定できるが，設定する最長TEが想定される組織のT2値よりも短くなるようにする。
- **T2*マップ**：3DマルチTEグラジエントエコーシーケンスで撮像。最大で12エコーまで設定できるが，設定する最長TEが想定される組織のT2*値よりも短くなるようにする。〈Siemens〉　F

参照 Ernst角(エルンスト角) ➡P.86，フリップ角 ➡P.443

a T2 マップ　　b T1マップ

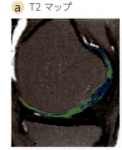 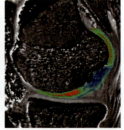

**図1** 定量値マップを元画像に重ね合わせた例

## MAP shim
### <ruby>Full<rt>マップ</rt></ruby> multi angle projection <ruby>shim<rt>シム</rt></ruby>

- シミング方法の一種。
- いくつかの方向に傾斜磁場をかけてグラディエントエコーを取得し，エコーの発生するタイミングのずれから磁場の不均一を予測して補正する方法。〈Siemens〉　F

参照 active shim(シミング) ➡P.2

## marching metal artifact, metal artifact, metallic artifact
### 和 金属アーチファクト
基本

- 金属は通常，強磁性体であることが多く，強い磁化率アーチファクトを生じる(metal or metallic artifact)。
- metal artifactは連続する複数のスライスにわたって認められことも多く(例えば頭部MRIにおいて歯科治療によるアーチファクトが脳実質にも及ぶなど)，これをmarching metal artifactとよぶ。　C

参照 強磁性 ➡P.416，磁化率アーチファクト ➡P.425

## MARS
**Full** metal artifact reduction sequence

- 高い傾斜磁場強度を使用し，受信バンド幅を高く設定することで，金属アーチファクトを低減する技術。〈Philips〉　B

### 図1　MARSの画像

a 従来法 (PDW)　　b MARS (PDW)　　c 従来法 (STIR)　　d MARS (STIR)

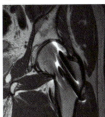
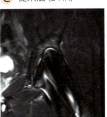
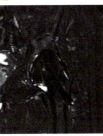

## mASTAR
**Full** multiple TI MRA with ASTAR

- ASL法を利用した多時相非造影3D MRA技術。1回のスキャンで形態情報および動態情報（複数時相画像）が得られる。
- 従来のASTAR法では，tagパルスに対して単一のTI時間後にデータを収集し，非造影MRA画像を取得する。これに対しmASTARは，単一のtagパルス印加後にTI時間を変化させながら，異なる複数のタイミングでデータの収集を行う。これにより短い撮像時間で血液の動態観察を行うことができる。
- 時相数，各時相の時間間隔であるTIステップを設定することで，目的血管に適した条件で血行動態観察を行うことが可能である。〈キヤノン〉　A

**参照** ASTAR ➡P.13

### 図1　従来のASTAR法とmASTARの違い

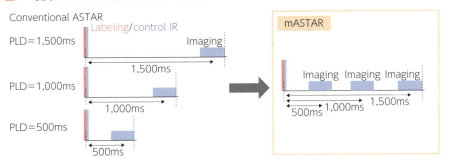

## Matrix Coil
和 マトリックス コイル

- Timシステムで用いられるサーフェスコイルの総称。
- 頭部用Head Matrix Coil（図1），頸部用Neck Matrix Coil（図2），脊髄用Spine Matrix Coil，体幹部用Body Matrix Coil（図3），下肢用Peripheral Angio Matrix Coil（図3）がある。頭部用と頸部用が一体となったHead/Neck Coilもある。
- HeadおよびNeck Matrix Coilの下側，Spine Matrix Coilは被検者テーブルの上に常に置いておくことができる。検査の際には，必要な部位に対応するコイルを被検者の上から設定する。Body Matrix Coil（重量950g）以外のコイルはすべて被検者テーブルに接しているため，コイル荷重が被検者に直接かかることはない。〈Siemens〉　F

参照 Tim ➡P.350

図1　Head Matrix Coil　　図2　Neck Matrix Coil

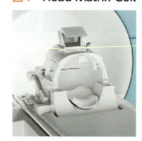
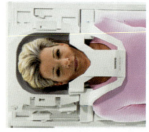

図3　Body Matrix CoilとPeripheral Angio Matrix Coil

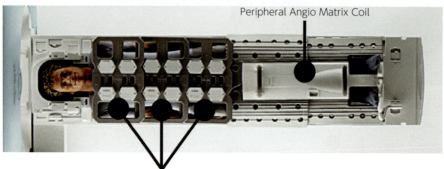

Peripheral Angio Matrix Coil

Body Matrix Coil（3個設定した例）

## Matrix mode
和 マトリックス モード

- Timシステムにおいて，Matrix Coilエレメントの接続方法を自由に変更する機能。
- 例えば，物理的には3つのエレメントで構成されるものを，1つ（CP Mode），2つ（Dual Mode），3つ（Triple Mode）として動作させることができる。iPATを使用する際にはコイルエレメントが多数必要になるが，多過ぎるとスキャン後の画像再構成時間が延長す

る。S/N比，PAT factor，画像再構成時間など必要な条件に応じて，1つのコイルを3通りに使い分けることができる。
- 装置によっては，自動的に最適な構成を選択するものである。〈Siemens〉  F

参照 Tim ➡P.350，Matrix Coil ➡P.174，iPAT ➡P.146，PAT factor ➡P.234

## MAVRIC SL
マブリック エスエル

**F**ull **m**ulti-**a**cquisition with **v**ariable **r**esonance **i**mage **c**ombination **se**lective

- 整形領域に条件付きMRI対応デバイスを有する被験者のMRI検査において，金属に起因する磁化率アーチファクトを低減し，デバイス周辺の軟骨組織および骨の情報を得るための技術。
- 人工関節置換術後，デバイス周辺の軟部組織および骨などの情報確認に有効。
- 3D VAT（view angle tilting）法による，正確なスラブ選択と歪み補正。
- 3D FSEをベースとしたマルチスペクトラルRF法（複数の周波数をオフセットした励起パルス）を使用。
- ブラーリング抑制アルゴリズムを使用。〈GE〉  D

### 図1　MAVRIC SLの活用例（人工股関節置換術後）

a　従来法（2D FSE）

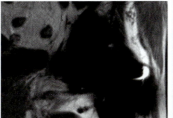

b　MAVRIC SL（3D-T1w）

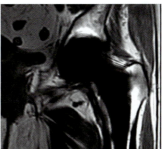

## MB-EPI
エムビーイーピーアイ

**F**ull **M**ulti-**B**and **E**cho **P**lanner **I**maging 同.類 SMS（Simultaneous Multi-Slice）

- 多断面同時励起撮像法をエコープラナーイメージング（EPI）に適用したもの。
- TR内に励起されるスライス数が増加するため，同一スライス数であればTRの短縮につながり，同一TRであればスライス数を増加させることが可能となる。fMRIにおいては前者にて時間分解能の向上，および統計パワーの増加が期待され，拡散強調画像においては薄層スライスによる全脳カバーなどの応用方法がある。
- 技術的詳細はSMS（Simultaneous Multi-Slice）の項参照のこと。〈Siemens〉  F

参照 SMS（simultaneous multi-slice）➡P.307

## MB-SENSE

Full **M**ulti**B**and SENSE 和 エムビーセンス　NEW

- 複数スライスを同時に励起する高速撮像シーケンスである。一般的には同時にスライス励起を行うと，2つのスライスが混在した画像が取得されるが，スライス傾斜磁場にblip gradientを用いることで，phase shiftを用いて2つの異なるスライスの画像を展開することが可能となる。また展開精度を高めるために$B_0$マップを取得し補正を行っている。
- EPIシーケンスでのみ適応されているが，SENSEと併用することも可能であり，撮像枚数の多い拡散テンソル画像やfunctional MRIに有用である。〈Philips〉　B

**図1　MB-SENSEの原理**
a Multi-Band Excitation
b Blip gradientを用いることで，スライスごとに分離することが簡便となる

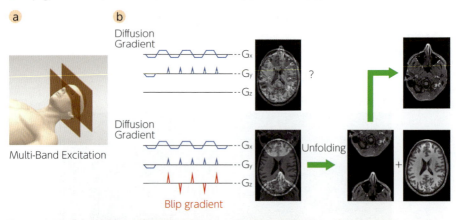

## mDIXON

Full **m**odified DIXON 和 エムディクソン　NEW

- mDIXONは1TR内で2エコーの信号収集を行い，フィールドマップからピクセルごとに位相補正を行うことで，水画像，脂肪画像，in phase画像，out of phase画像を計算によって画像化することが可能。3D-T1-FFEシーケンスとTSEシーケンスに採用されている。
- 従来のDIXON法では，対称的なin phase画像とout of phase画像から加減算することで水画像と脂肪画像を作成していたが，mDIXON法では非対称的な任意の2つのTEから計算できる。磁化率の影響を受けやすい領域に関しても高い脂肪抑制効果を得られる。〈Philips〉　B

**図1　mDIXONの画像**
a 水画像　b 脂肪画像　d in phase画像　c out of phase画像

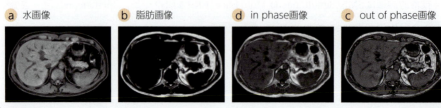

## mDIXON-Quant

Full modified DIXON-Quant 和 エムディクソンクウォント

- mDIXON-Quantは，1TR内で6エコーを収集し，7 peak fat modeling を採用することで精度の高いfat fraction mapを1回の息止め撮像で肝臓全体のデータを取得することが可能である。また同時にT2*map，R2*mapも取得できる。〈Philips〉　B

### 図1　mDIXON Quantの画像

a　Fat Fraction map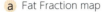

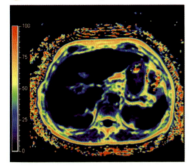

b　T2* map

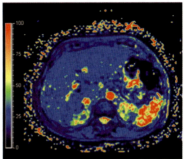

## mDIXON XD FFE

Full modified DIXON XD fast field echo 和 エムディクソンエックスディーエフエフイー

- 従来法のmDIXONでは3D-T1-FFEシーケンスにのみ適用され，水脂肪分離の計算にはsingle fat peak modelingが採用されていたが，mDIXON XD FFEでは，水脂肪分離の精度を向上させるために7 peak fat modelingを採用し，磁場の不均一による計算エラーを低減するために装置固有の$B_0$マップを採用することで，さらなる画質改善を図った。
- またk-space segment型のTFEシーケンスにも適用できるようになり，同期撮像も可能となった。〈Philips〉　B

### 図1　7 peak fat modeling

a

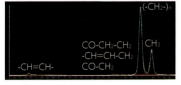

b　mDIXON画像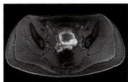

1 peak fat modeling

c　mDIXON XD FFE画像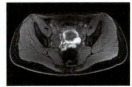

7 peak fat modeling

### 図2 mDIXON XD FFEの画像

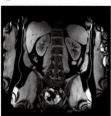
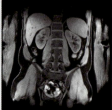

a mDIXON画像 / mDIXON XD FFE画像 B₀ correction

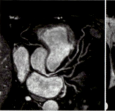
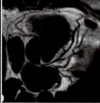

b mDIXON XD TFE with VCG & Navigator echo

Water image / Fat image

## mDIXON XD TSE

**Full** **m**odified DIXON XD **t**urbo **s**pin **e**cho 和 エムディクソンエックスディーティーエスイー

- 従来法のmDIXONから，7 peak fat modelingと装置固有のB₀ correctionが新たに採用され，水脂肪分離の向上，磁場の不均一による計算エラーを低減している。さらに体動補正用のMultiVaneにも適用できる。〈Philips〉　B

### 図1 mDIXON XD TSEの画像

a T2W-TSE-SPAIR画像　b T2W-mDIXON XD TSE画像　c T2W-TSE-SPAIR画像　d T2W-mDIXON XD MultiVane画像

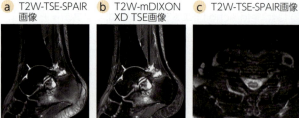

## MDE 基本

**Full** **m**yocardial **d**elayed **e**nhancement

- 心筋の遅延造影検査に用いるシーケンス。
- Segmented k-space法で心筋の信号がnull pointになるようにIR-プリパレーションを印加している。〈GE〉　D

参照 心筋遅延造影 ➡P.429，null point ➡P.220，inversion pulse（IR pulse）➡P.145，preparation pulse ➡P.247

図1　心筋遅延造影像

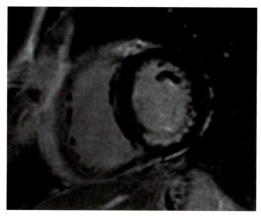

## M-Echo

- 異なるTE値の画像を一度に撮像するシーケンス。
- ワークステーションやコンソール上で解析を行い，T2マップ（SE，FSE法），T2*マップ（FE，FFE法）を作成可能。〈キヤノン〉

## MEDIC
### Full multi-echo data image combination

- グラディエントエコーシーケンスの一種。FLASHシーケンスを基にして，特に関節領域，脊髄領域におけるT2*強調画像用として用いられる。
- 通常のグラディエントエコーシーケンスにおいてS/N比の高いT2*強調を得るには受信バンド幅を狭くする必要があるが，トレードオフとして，磁化率アーチファクト，ケミカルシフトアーチファクト，フローアーチファクトが出現しやすいという欠点がある。
- これらの欠点を補うために，受信バンド幅を広くすることで磁化率などの影響によるアーチファクトを抑制する。S/N比を高く保つために，TR中で複数のグラディエントエコーを収集し，これらを加算する。〈Siemens〉

参照 T2*強調画像 ➡P.340，band width（バンド幅）➡P.19，susceptibility artifact（磁化率アーチファクト）➡P.326，chemical shift artifact ➡P.44

図1　頸椎transverse像

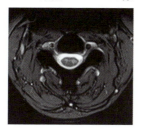

図2　肩関節coronal像

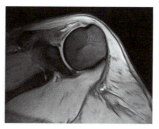

## MEGA
**メガ**
Full **me**scher-**ga**rwood　NEW

- 元々は，高分解能NMRの水溶媒消去法として発表された[M-1]。スピンエコーシーケンスの再収束パルスの前後に，一対の水信号選択180°パルスと各軸の傾斜磁場パルス（MEGAパルス）を照射し，水信号をdephaseして消去させる。
- PRESSシーケンスとともに用いるMEGA-PRESSは，J-difference editingスペクトロスコピーシーケンスとして，J-結合スピンピークの選択的な検出に応用されている。γ-アミノ酪酸（GABA）検出の応用では，TEを68ms（対象とするピークのJ結合定数の2倍の逆数〈1/2J〉）に設定し，MEGAパルスを1.9ppmに照射してGABA-H3ピークを消去させたスペクトルと，MEGAパルスをGABAピークのない位置に照射したスペクトルを取得する。その差スペクトルでは，MEGAパルスに影響しない3.0ppmのcreatineメチルピークが消去され，同じ化学シフトのGABA-H4 J-結合スピンピークが検出される。〈Siemens〉　F

参照　J-coupling（J-結合）➡P.155，PRESS法 ➡P.247

## MEMP
**メンプ**
Full **m**ulti-**e**cho **m**ulti-**p**lanar

- スピンエコーの一種。複数回の180°パルスにより，コントラストの異なる複数の画像を得るmulti-echoと，設定したTR内で複数スライスのデータを得るmulti-planarを併用した手法。〈GE〉　D

参照　variable echo ➡P.378

### 図1　2エコー（デュアル・エコー）3スライスの場合

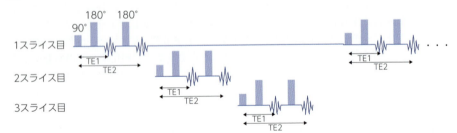

## MERGE
**マージ**
Full **m**ultiple-**e**cho **r**ecalled **g**radient **e**cho　基本

- マルチエコータイプのグラジエントエコーシーケンス。異なる複数のTEを同時に収集し，T2*強調画像において高いSNRと軟部組織の高コントラストを実現している。
- 主に頸部におけるアキシャル撮像での白質/灰白質コントラストの描出，膝や肩関節における高コントラスト撮像に使用されている。〈GE〉　D

**図1** 異なるTEのデータを一度の撮像で収集

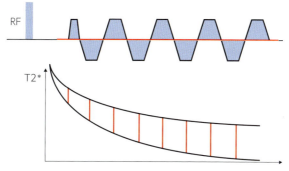

**図2** 頸部アキシャル撮像　　**図3** 半月板断裂（縦横）
（大阪警察病院提供）

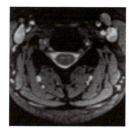 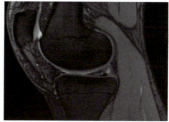

## mFFE　エムエフエフイー　基本
**F**ull **m**ultiple **f**ast **f**ield **e**cho　和 マルチプル ファーストフィールドエコー

● FFEシーケンスにおいてTEが異なる複数エコー（2エコー以上）を同時にデータ収集する技術。TEの異なる画像もそれぞれ観察することが可能。後処理にて累積加算することで高SNRの画像を取得することができる。〈Philips〉　B

参照 FFE ➡P.97，Flyback ➡P.108

**図1** mFFE画像

a エコーの異なる画像　　　　　　　　　　　　　　　　　　　b 累積加算画像

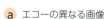

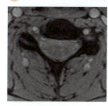 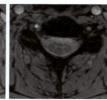 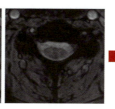 

## Microscopy coil
和 マイクロスコピー コイル，高分解能特殊コイル

● 高分解能画素サイズ（50〜200μm）の画像診断を実現させたコイル。撮像対象により23mm径（図1a），47mm径（図1b）のコイルがある。FOV50mm以下でも高分解

能，高いS/N比を保つことが可能である。図2は23mm径コイルを用いて撮像したFOV25mm，ピクセルサイズが50μmの指紋画像であり，図3は47mm径コイルを用いて撮像したFOV50mm，ピクセルサイズが100μmのTFCC画像である。〈Philips〉 B

a 23mm径
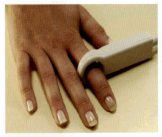

b 47mm径
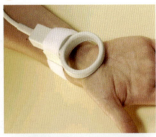

図1 Microscopy coil

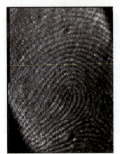

図2 指紋画像

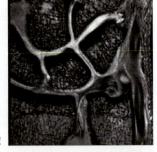

図3 TFCC画像

## Mid-Slice Recon
Full mid-slice reconstruction

- 3D収集されたraw dataのスライス方向に対し，いわゆるゼロづめ（zero-filling）することで再構成スライスを増やし，見かけのスライス分解能を高める手法。〈キヤノン〉 G

## MIP
基本
Full maximum intensity projection 和 最大値投影法

- その投影方向の最大の信号値を選択して表示する3次元画像処理法の1つ。MR angiography（MRA）などの後処理で一般的に用いられる。 C(S)

参照 MR angiography ➡P.191

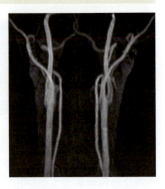

図1 頸部time-of-flight MRAのMIP像

## Mixed sequence

- Multi echo SEシーケンスとMulti echo IRシーケンスを交互に行う撮像シーケンスである。臨床応用としては，組織判別用にT1, T2値，プロトン密度を求めることが可能である。〈Philips〉　B

## MobiFlex
和 モビフレックス

- MobiTrak技術において，各Stackごとで撮像条件を変更することを可能とした技術。
- 例えば下肢造影MRA撮像において，骨盤領域は，息止めを目的として短時間で撮像を行う。下腿領域は末梢血管描出を向上させる高分解能を目的として撮像を行う（図1）。〈Philips〉　B

参照 ExamCard ➡P.88 ， MobiTrak ➡P.184 ， MobiView ➡P.185 ， Stack ➡P.320 ，Stack Alignment ➡P.320 ， Yo-Yo stack order ➡P.398

### 図1　MobiFrexを用いた下肢造影MRA

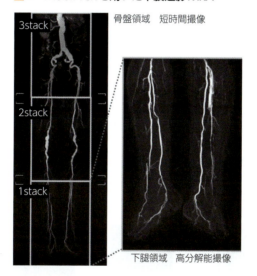

骨盤領域　短時間撮像

下腿領域　高分解能撮像

## Mobile Table
和 脱着式テーブル

- ガントリ本体から脱着可能な患者撮影用テーブル（GE独自）。
- 患者の円滑なセッティングや高いスループットが可能になると同時に，万が一の緊急時にも迅速にMR撮影室から退室できるので，磁場の影響のないMR室外で安全に処置などが可能。〈GE〉　D

**図1　ガントリ本体から着脱可能な患者撮像用テーブル**

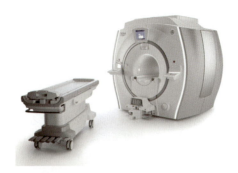

## MobiTrak

和 モビトラック　同,類 multi-station MRA, SmartStep, Moving Bed MRA, Panoramic Table MRA, stepping-table MRA

● テーブルをStackごとに移動させながら広範囲を一度に撮像する技術。広範囲の下肢MRA撮像や全脊椎撮像に有用。1Stackの撮像後，画像再構成と並行して次の撮像位置までテーブル移動を行う。例えば下肢造影MRAでは，StackをFH方向に並べるように設定し，mask像を撮像する（図1a）。そして造影剤インジェクション後に，動脈相を撮像し（図1b），テーブル移動を行いながら順次サブトラクションを行い，MIP像を作成する（図1c）。〈Philips〉

参照 MobiFlex ➡P.183, MobiView ➡P.185, Stack ➡P.320, Stack Alignment ➡P.320, Yo-Yo stack order ➡P.398

**図1　MobiTrakの原理（Yo-Yo stack orderによるテーブル移動）**

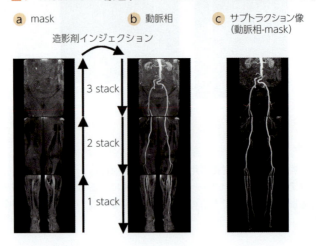

a　mask　　b　動脈相　　c　サブトラクション像（動脈相-mask）

## MobiView
**和** モビビュー **類** スティッチング，MR Pasting

- Advanced Viewing 機能の1つであり，MobiTrak を用いた造影 MRA や whole body imaging など複数のスタックで一度にスキャンした画像を，ワンクリックで補正し繋ぎ合わせることが可能。また，複数スタックを再構成した画像を1つのイメージとして扱うことが可能。〈Philips〉　B

**参照** Advanced Viewing ➡P.4，MobiFlex ➡P.183，MobiTrak ➡P.184，Stack ➡P.320，MR Pasting ➡P.203

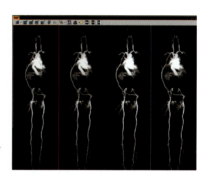

**図1** Multi stack Whole body MRA画像

## Modulus image

- Real image ➡P.270 を参照。〈Philips〉　B

## molecular imaging
**和** モレキュラーイメージング，分子イメージング

- 直訳すると"molecule"すなわち「分子（原子の集合体で化学物質の最小粒子）を画像化する技術や方法」であるが，実際には「生体内で起こるミクロレベルでの生理・生化学的変化を動態または機能解析画像として捉える技術や方法」と解釈される。
- まだ新しい概念であるためその解釈は研究者によっても多少異なるが，具体的には遺伝子または遺伝子に誘導された分子組織発現やそれらの挙動など，本来視覚的に捉えることができない現象をイメージングしたり，顕微鏡下で分子の挙動を直接見る方法論などを含めて広く molecular imaging と呼称する。
- molecular imaging は in vitro（主として顕微鏡下）と in vivo とに大別されるが，in vivo において遺伝子発現や分子の挙動を画像化する手法の1つとして MRI が用いられる[M-2]。

C(Q)

## MOLLI
モ リ
**Full** **mo**dified **l**ook **l**ocker with **i**nversion recovery  NEW

- MOLLI法は，心筋のT1マッピング画像を得るための撮像手法の1つ。
- ECG同期を併用した息止め撮像において，IR preparation pulse と single shot balanced SSFP readout による，同一心位相（拡張末期など）の異なるTI値の画像を複数枚取得し，

各ピクセルの縦緩和による信号回復の変化に対し，理論的な縦緩和回復曲線をカーブフィッティングすることによりT1値を算出する。
- MOLLI法では目的に応じさまざまな撮像タイプが使用される。5（3）3タイプの場合（図1），1つ目のIR pulseの後に5心拍でTIの異なる5枚の画像を取得する。次に十分な縦緩和を得るために3心拍の待ち時間をおき，2つ目のIR pulseの後に3心拍でTIの異なる3枚の画像を取得する。これらのTIの異なる計8枚の画像からT1値を求める。
- 非造影の心筋T1マッピング画像のことを，native T1マッピング画像とよぶ。〈Siemens〉　F

参照 IR preparation pulse →P.146, balanced SSFP →P.17

### 図1　MOLLI法の原理　5（3）3タイプの例

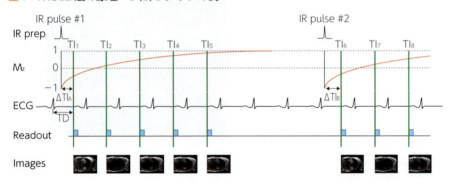

## Mosaic
和 モザイク

- ファンクショナルイメージングにおいて，1回の収集で得られる複数断面を1枚の画像にまとめることで膨大になる画像データを扱いやすくするフォーマット（図1）。
- 本体内のfMRI処理機能ではこのフォーマットのまま処理できるが，外部ワークステーションなどで使用するためには通常のフォーマットに分割する必要がある。〈Siemens〉　F

参照 functional MRI →P.114

### 図1　Mosaic画像フォーマット

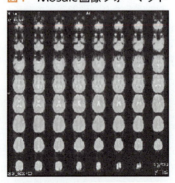

## motion artifact

**和** 体動アーチファクト **同,類** ghosting artifact, phase encoding ghosting, phase shift artifact

- 体動アーチファクトの原因は，蠕動，嚥下，体の位置を動かすといった不規則な動き（random motion）と，血管，心臓，髄液の拍動や呼吸といった周期的な動き（periodic motion）とに大別される。
- 不規則な動きでは画像のボケ（blur）となり，周期的な動きでは位相エンコード方向に一定の間隔で生じるゴースト（ghost：実像と同じ形態が別の位置にうっすらと映る状態）となる。これを ghosting artifact あるいは phase encoding ghosting ともよぶ。
- 周波数エンコード方向のデータ収集は体動が問題にならないくらい短時間で終了するのに対し，位相エンコード方向では TR ごとにデータ収集を繰り返すため体動の影響を大きく受ける。よって体動アーチファクトは一般に位相エンコード方向のみに出現する。
- **対策**：高速撮像を行う。心電図同期，呼吸同期や PACE などの motion correction を併用する。saturation pulse を併用する。撮像パラメータ（積算回数，TR など）を工夫する。被検者の動きの軽減を試みる（圧迫固定や十分な口頭での説明など）。病変がゴーストと重なっている場合は位相エンコード方向を変更する。 C(J)

**参照** blur ➡P.29, 周波数エンコード方向 ➡P.428, 位相エンコード方向 ➡P.408, TR ➡P.360, PACE ➡P.229, SAT（saturation pulse）➡P.287, NEX（積算回数）➡P.218

### 図1 ghosting artifact
位相エンコード方向に出現した大動脈の ghosting artifact（➡）。

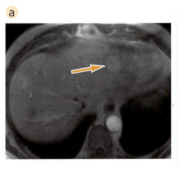
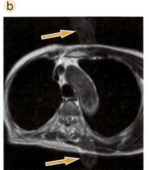

## motion correction

**和** 体動補正

- PACE ➡P.229, navigator echo ➡P.215, RMC ➡P.281 を参照。 C

## Motion smoothing

**和** モーションスムージング

- TSE シーケンスにおいてモーションアーチファクトを低減する k-space 充填方法。k-space において同一エコー内の充填をランダムにすることで低減している。〈Philips〉 B

## MotionTrak

和 モーショントラック

● 呼吸センサーを用いずにNavigator echoを使用し横隔膜同期にて撮像する技術。腹部撮像や心臓撮像時に用いる。〈Philips〉　**B**

参照 Navigator gating window ➡**P.216**, Navigator real time slice tracking ➡**P.216**, Navigator respiratory compensation ➡**P.216**

## MOTSA

Full multiple overlapping thin-slab acquisition 同.類 3D MultiSlab, Multi-chunk 3D inflow MRA

● 広範囲の3D-TOF MRAを撮像する場合，その広い範囲の領域を1つの厚いスラブとして一度に撮像するのではなく，progressive saturationによる血流信号の低下が起きないよう複数の薄いスラブに分割して撮像し，撮像後にそれらのスラブをつなぎ合わせる方法[M-3]。　**C**

参照 time-of-flight MRA ➡**P.352**, slab ➡**P.299**, progressive saturation ➡**P.249**

## Moving Bed MRA

同.類 multi-station MRA, MobiTrak, SmartStep, Panoramic Table MRA, stepping-table MRA

● 長尺のMRA撮像などで使われている寝台移動撮像のこと。

● 現状技術では連続した寝台移動で撮像すると画像コントラストが従来と異なってしまうため，断続的な移動で通常の撮像を数回行い，得られた画像を後処理によって1つにつなぎ合わせて長尺の画像を得ている。〈キヤノン〉　**G**

## Moving SAT
ムービング サット

Full moving saturation

● 2D-TOF法MRAにおける動静脈分離に使われる技術。

● 撮像される各スライスの上または下にSATをかけることで，撮像スライスに流入する血流の方向性から動静脈を分離する手法。〈キヤノン〉　**G**

参照 SAT ➡**P.286**

## moving table imaging
基本

別continuous moving table imaging,
FASTA(frequency-adapted sliding table acquisition)

● Stepping法とは異なり，撮像時にテーブルを**連続移動**することによりz軸方向に大きなFOVを得ることができる撮像法である。患者の頭からつま先までの断面を1スライスでカバーすることができる。

● 周波数エンコードをz軸方向に設定し，テーブルスピードに合わせて周波数エンコードをオフセットして，z軸方向でのデータの整合性を整える。

● 複数枚のsub imageを合成して1枚のfull FOV imageを作製する。

- 近年PETとCTのhybrid装置が発表されて脚光を浴びているが，moving table imaging法は全身臓器への転移検索，熱源検索といった，全身スクリーニングへの応用を念頭に置いて開発された撮像法である。〈GE〉　D

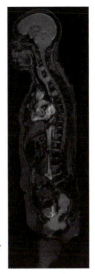

**図1**
悪性腫瘍患者で脊椎への多発性骨転移が一望できる。

## MP2RAGE〈Siemens〉　NEW
和 エムピーツーレージ

- MP2RAGE法は，MPRAGE法の発展版の1つで，感度補正されたT1強調画像およびT1 Mapを取得することが可能となる。
- 反転パルスを印加後に2つの反転時間でエコーを収集し，再構成された各々の画像を組み合わせることによって，従来法に比べ，RFの送受信や静磁場の不均一によって発生する信号変化を自動的に補正することが可能となる。2つの画像を組み合わせてできたT1強調画像のことをUniformed Imageとよぶ。
- 信号取得中の信号の挙動をBloch方程式で仮定することにより，同一ピクセル内のT1値を推定し，T1マップを取得することが可能となる。〈Siemens〉　F

参照 MPRAGE ➡P.190，IR preparation pulse ➡P.146，T1マップ ➡P.334

a Uniformed Image　b T1マップ

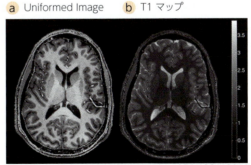

**図1　MP2RAGEによって得られる画像**

Marques JP, et al : Neuroimage 49 : 1271-1281, 2010.

### MP2RAGE〈キヤノン〉

- 2つの異なるTI値とFA値のセットで収集し，T1強調画像を得るシーケンス。B1不均一やコイル感度の影響を受けにくいという特徴がある。
- ワークステーションやコンソール上で解析を行い，T1マップを作成可能。〈キヤノン〉

A

### MPG　基本
Full **m**otion **p**robing **g**radient 和 拡散検出傾斜磁場

- 拡散強調画像 ➡P.412 を参照。

C

### MPR　基本
Full **m**ulti**p**lanar **r**econstruction または **m**ulti**p**lanar **r**eformation 和 多断面再構成画像

- 3Dデータあるいは連続する多数の薄い2Dのスライスデータから任意の断面を再構成する手法。

C

### MPRAGE
Full **m**agnetization **p**repared **ra**pid **g**radient **e**cho

- グラディエントエコーシーケンスの一種。Turbo FLASHシーケンスで3Dの設定にしたもの。
- 頭部などで強いT1コントラストの3D画像を収集するために使用される。
- 適当なTIの設定と脂肪抑制との併用により血流と血栓とのコントラストをつけ，血栓を描出するという応用もされている。
- VSRADで解析するためのデータ収集に用いられる。〈Siemens〉

F

参照 VSRAD ➡P.391

### MPV
Full **m**ulti **p**lanar **v**oxel

- Refocusパルスのフリップ角をエコーごとに変化させて収集する3D高速スピンエコー法（FASE3D）。
- 通常，高速スピンエコー法ではエコートレインが多い場合，組織のT2緩和による信号減衰が起きるためブラーが発生し，さらに，エコーごとに一定のフリップ角を使っているため，SAR制限にかかる場合がある。MPVではRefocusパルスのフリップ角をエコーごとに変化させることで，ターゲットとなる組織のT2緩和による信号減衰を抑制し，ブラーの少ないシャープな画像を得られるうえ，SARも緩和可能である。
- さまざまなコントラストに応じたMPV type（Refocusパルスのスイープパターン）を設定することが可能である。〈キヤノン〉

A

## MR amniofetography

和 MR羊水胎児造影，MR胎児造影　同 MR fetography　略 MRAF

- MR hydrographyの1つで，胎児や羊膜腔をターゲットとして厚いスライス厚（一般に30～100mmくらい）の2Dシングルスライス法にて非常に強くT2を強調した撮像を行う手法。胎児や母体の脂肪信号を排除するために，一般には脂肪抑制法も併用する。
- 胎児の体表面（surface anatomy）や液体で満たされた胎児臓器（肺，上部消化管，尿路系など），あるいは羊膜腔，臍帯，胎盤などの評価を行う。

参照　MR hydrography ➡P.199，脂肪抑制法 ➡P.427

**図1　四肢短縮症**
胎児の四肢と幹部とのバランスがMRAFの冠状断 a および矢状断 b にて良好に描出されている。

**図2　十二指腸閉鎖症**
液体を含んだ状態で著明に拡張した胃の全体像が明瞭である。

**図3　頸部臍帯巻絡**
臍帯が胎児の頸部に巻きついているようすが明瞭に把握しうる。

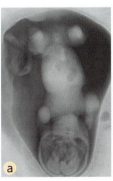
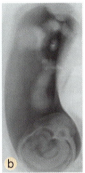
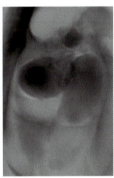
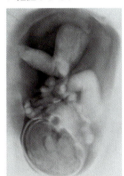

## MR angiography

和 MRアンギオグラフィー，MR血管造影　略 MRA

- MRのさまざまな技術で，血管内腔を描出する手法の総称。
- 非造影MRAと造影MRAとに大別される。非造影MRAにTOF，PC，FBI，steady stateなどの方法がある。造影MRAはX線DSAやCTAと同様にGd造影剤のT1コントラストを利用する。
- 撮像部位によって，最適撮像法が異なる。
- **適応疾患**：頭部から下腿まで全身のあらゆる血管の血管病変が対象。

参照　time-of-flight MRA (TOF MRA) ➡P.352，phase-contrast MRA (PC MRA) ➡P.241，
FBI ➡P.95，steady state coherent GRE法 ➡P.322，
contrast enhanced MR angiography (造影MRアンギオグラフィー) ➡P.53

**図1　脳血管TOF MRA**
右内頸動脈閉塞。

**図2　MRDSA画像**
左腸骨動脈閉塞。

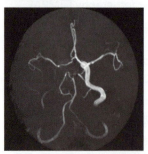
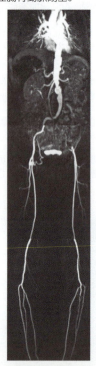

## MR arthrography
**和** MR関節造影　　　　　　　　　　　　　　　　　　　　　基本

- 一般的には生理的食塩水で100〜300倍程度に希釈したGd造影剤を10〜20mL程度関節腔内に注入して，T1強調画像にて撮像する。Gd造影剤の代わりに生理的食塩水を注入してT2強調画像にて撮像する手法もある[M-5]。
- **適応疾患**：関節唇の断裂，腱板や靱帯の不全断裂，関節内遊離体の診断など通常のMRI撮像で描出困難な場合に適応となる。　　　　　　　　　　　　　　

**参照** Gd造影剤 ➡P.118，T1強調画像 ➡P.333，T2強調画像 ➡P.339

## MR cisternography
**和** MR脳槽造影　**略** MRC　　　　　　　　　　　　　　　　基本

- MR hydrographyの1つで，非常に強いT2強調画像（heavily T2-weighted image）を用いて脳脊髄液の信号を強調し，脳脊髄液に接する構造，すなわち髄液腔内の脳神経，血管，病変（腫瘍など）を描出する手法。X線cisternography（脳槽造影）やCT cisternographyと異なり造影剤を使用せずに非侵襲的に撮像できる点が特徴。
- 撮像シーケンスとしてはfast recoveryを併用したシングルショットの3D fast spin-echo法が主流で，3D CISS法や3D TrueFISP法が用いられることもある。

- **適応疾患**：脳神経由来の腫瘍，神経血管圧迫（neurovascular compression），迷路病変（奇形，腫瘍，炎症など），人工内耳の適応決定など。 C(S)

参照 MR hydrography ➡P.199，シングルショット高速スピンエコー法 ➡P.431，FRFSE (fast recovery fast spin-echo) ➡P.112，CISS ➡P.47，TrueFISP ➡P.365

図1　MR cisternography
聴神経鞘腫（➡）の例。

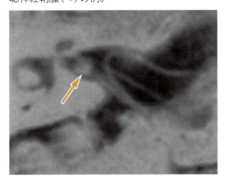

## MR colonography
和 MRコロノグラフィー

- 薄いsliceのMRIにより，大腸の内腔をvirtual endoscopyとして描出する方法[M-6]。
- CT colonographyに比較した利点は放射線被曝を伴わないこと。欠点は空間分解能が劣ること。
- **Bright lumen法**：逆行性に注水し，TrueFISPなどで内腔を高信号に，腸管壁と病変を低信号に描出する。
- **Dark lumen法**：バリウムを用いた食事で大便を低信号化（fecal tagging）し，Gd造影剤投与後にVIBEなどで撮影して内腔を低信号に，腸管壁と病変を高信号に描出する。 K

参照 仮想内視鏡（virtual endoscopy）➡P.414，TrueFISP ➡P.365，VIBE ➡P.383

## MRCP
基本 専門医

Full magnetic resonance cholangiopancreatography
和 MR胆道膵管撮影（画像，造影）

- 強いT2強調画像により自由水の信号のみを収集し，画像化する胆道膵管系のいわゆる水強調画像（MR hydrography）の1つである。
- 胆汁や膵液が信号源となるので造影剤は必要としない。
- 3次元再構成したり，2次元の厚いスライスを撮像して投影画像として観察することも可能。
- ERCPをはじめとする直接造影法に類似の画像であるが，まったく非侵襲的であるのみならず，直接造影法が行えない，あるいは描出不良となるさまざまな病態においても撮像可能という利点がある。
- 強いT2強調画像を必要とするため，シングルショット高速スピンエコー法やTrueFISP

法による撮影が一般的である．息止め撮像をしたり，呼吸同期撮像をしたりする．3DFTでの撮影は呼吸同期撮像となることが多いが，近年compressed sensingやGRASEを用いた息止めMRCPが開発されている[M-7]．　P

参照 MR hydrography ➡P.199， compressed sensing ➡P.52， GRASE法 ➡P.121

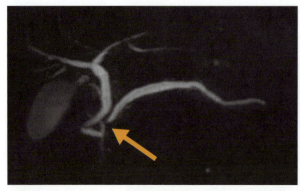

図1　MRCP
60歳，男性．主膵管狭窄（➡）を認めつつも，膵腫瘍が発見できず，本人の希望でMRCPにて3年間フォローアップされている．膵管狭窄のフォローアップにもERCPのような直接造影法を望まない患者が増加している．

## MRCPA
Full MR cholangiopancreatoangiography

- steady state gradient-echo法を用いた画像（各社によりbalanced TFE，TrueFISP，FIESTA，TrueSSFPなどとよばれる）は，SSFSE法と同様，水強調画像（MR hydrography）としての性格を有し，MRCPに応用可能と考えられる．
- balanced TFE法はSSFSE法と比較し，S/N比が高い，画像のぼけ（blurring）が少ないといったパルス系列特性に加え，①T2強調画像に類似の画像コントラストを示し，水以外の軟部組織も評価可能，②すべての血管が膵胆管と同様に高信号となるため，MR angiographyとしても利用可能である，といったSSFSE法によるMRCPに要求される画像コントラストを付加できる．
- 腹部で使用する場合，脂肪抑制の併用が血管構造の把握に有用である．
- 撮像方法は3D法と2D法があり，3D法は画質が良好であるが，現段階では呼吸同期を使用し，数分での撮像が一般的である．2D法は短時間（1回呼吸停止下）で撮像が可能というメリットがある．
- 造影剤（ガドリニウム造影剤）により造影効果を有するという報告があるが一般的ではなく，造影剤の使用は血管構造の描出を優先する症例など，症例を選んで使用したほうがよい．
- **適応疾患**：ほとんどすべての胆道膵疾患　　Q, R

参照 steady state coherent GRE法 ➡P.322， MR hydrography ➡P.199，MR angiography ➡P.191， SSFSE ➡P.319， 脂肪抑制法 ➡P.427， Gd造影剤 ➡P.118

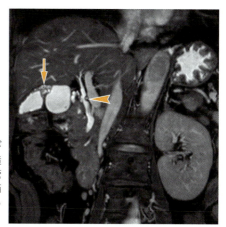

**図1　MRCPA画像（3D法：MPR像）**
MRCP同様の胆嚢，総胆管以外に，血管構造が高信号として描出されている。胆嚢にRAS構造（➡）を認め，胆嚢腺筋症の所見である。総胆管に狭窄部があるが，MRCPAでは血管構造も描出され，総胆管の狭窄が固有肝動脈（▶）による圧排であることが明瞭に理解できる。

## MR cryosurgery, MR cryotherapy
### 和 MR凍結治療

- オープンMRIのガイド下に，経皮的に病変（主に悪性腫瘍）を凍結させる治療法。
- 悪性腫瘍を死滅させる機序としては，細胞内外での氷結晶形成，微小血管内での血栓形成などが挙げられる。
- ラジオ波やマイクロ波による焼灼治療と比較し以下の利点がある。
  ①凍結による麻酔効果のため治療中の痛みがない。
  ②MRIにより治療された範囲の正確なモニタリングが可能。
  ③凍結による細胞自体の機械的な破壊のため変性蛋白が生成されない[M-8]。
- **適応疾患**：主に悪性腫瘍

参照 open MRI ➡P.224

## MRDSA
**Full** **m**agnetic **r**esonance **d**igital **s**ubtraction **a**ngiography
同,類 time-resolved contrast-enhanced MR angiography

- 高速グラディエントエコー法やパラレルイメージングなどの高速撮像法を利用して，ガドリニウムキレート造影剤投与前後で撮像対象のT1強調画像を繰り返し，造影前のマスク画像を造影後の画像から差分することにより，X線DSAに類似のMR血管画像を得る手法。
- 形態学的な評価を3次元画像から得ることができるだけでなく，血行動態の評価も可能である。
- 撮像にあたっては造影剤のbolus注入が必要である。
- 3DFT fast spoiled GRASS法を繰り返すのが基本であるが，2DFTを利用して同様の撮影を比較的厚いスライスで繰り返せば（3次元情報は犠牲になるが），さらに時間分解能を向上させることができる。
- key hole imagingやcompressed sensingなど，近年の高速化技術の併用で，さらなる時間分解能向上が得られている。

参照 MR angiography ➡P.191, 高速グラディエントエコー法 ➡P.422, parallel imaging ➡P.231, Gd造影剤 ➡P.118, FSPGR(fast spoiled GRASS) ➡P.114, key hole imaging ➡P.194, compressed sensing ➡P.52

### 図1 胸部のMRDSA

ⓐは3DFSPGRによる胸腹部のMRDSAである。時相ごとに造影剤の血行動態がわかるが，これをさらに高速化してゆくとⓑ (3D ECTRICSを用いた) のように，さらに時相分割が可能であり，血行動態の情報が増える。このように，造影MRAの高速化によってDSAに近い画像を得る方法がMRDSAである。なお，これらの画像のように，造影前を造影後から差分して背景信号を抑制することが多いのは，digital subtractionたる所以である。

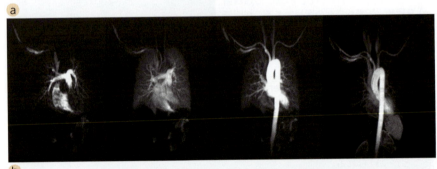

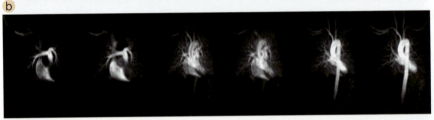

## MRE  NEW

Full MR elastography 和エムアールイー

- 肝臓の線維化などの診断をパッシブドライブとよばれる外部刺激装置を腹部に固定し，振動を与えることで伝搬速度から肝臓の硬さを定量化する技術である。
- 1回の息止めで撮像することが可能。波の伝搬の正確性を確かめるwave image，硬さの程度を反映したstiffness imageを取得することができる。〈Philips〉  B

### 図1 外部刺激装置

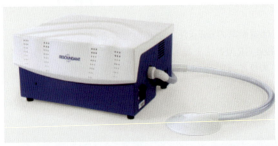

### 図2　MREの画像

a wave image　　　b stiffness image

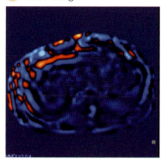
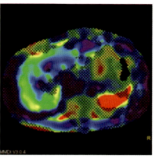

## MR elastography

**略** MRE　**和** MRエラストグラフィー　　　　　　　　　　　　　　　　基本

- MRIを用いて生体組織の弾性を評価する方法。1995年にMayo ClinicのMuthupillaiらにより最初に発表された。
- 異常をきたした生体組織は，形態だけでなく"硬さ"という物理的性状も変化し，従来は触診によって定性的に診断されてきたが，本法で組織の弾性率（elasticity）として定量的に評価できる。
- 体外より振幅が十数μmの機械的振動を与えて，生体組織内を伝搬する弾性波をMRIにて可視化する。
- phase shift（phase contrast）法とtime-of-flight法とがあるが，遅い速度の動きも捉えられるphase shift法がもっぱら用いられる。
- 実際のパルスシーケンスはグラディエントエコー法（GRE）またはエコープラナー法（EPI）を用い，信号収集の前にリードアウト方向に外部振動に近い周波数の振動増感傾斜磁場（MSG：motion sensitizing gradient）を印加する。
- 筋肉などの整形外科領域以外に，最近では乳腺，前立腺，肝臓，膵臓，腎臓，脳，血管などへの臨床応用も始まっている。　　　　　　　　　　　　　　　　　　C(P)

**参照** phase-contrast MRA →P.241，time-of-flight MRA →P.352，周波数エンコード方向［リード（アウト）方向］ →P.428

## MR endoscopy

**和** MR内視鏡　**略** MRE

- 体腔内コイル（intracorporeal coil）の1つで，通常の内視鏡（ファイバースコープ）と同様の構造の先端に受信コイルを埋め込んだ特殊な表面コイルを消化管に留置して，MRIの撮像を行う。
- 目的とする局所から強い信号を得ることで撮像範囲を絞り，空間分解能の高い撮像を行う[M-9]。
- **適応疾患**：超音波内視鏡と類似の適応で，消化管の疾患および消化管に隣接した臓器（胆嚢や膵臓など）の評価を行う。　　　　　　　　　　　　　　　　　　　　C

**参照** 表面コイル →P.442

## MR enterocolonography

和 MRエンテロコロノグラフィー 略 MREC

- 大腸と小腸を評価するために前処置として液体の腸管造影剤を経口投与してから行う撮像法。
- MREC検査は，検査1時間前よりポリエチレングリコールを1,000〜1,500mL内服し（例），腸管拡張後，仰臥位で撮像する。シーケンスはT2強調画像，脂肪抑制T2強調画像，拡散強調画像，造影前後での脂肪抑制T1強調画像で，MR cineを鎮静剤使用前に撮像する。MRIではT2WIで壁肥厚，T2WIで高信号（浮腫），DWIにおける壁高信号（炎症），造影による壁信号増強の上昇率の所見で評価する[M-10]。
- **適応疾患**：主にクローン病疾患の疾患活動性のモニタリングに用いられている。被曝がない非侵襲的な検査であるため，若年発症の傾向があり，定期的な検査が必要なクローン病疾患の患者にはメリットが大きい。

## MRF
エムアールエフ

Full magnetic resonance fingerprinting 和 MRフィンガープリンティング

- 指紋認証技術にヒントを得た，さまざまな定量値マップを1回のスキャンで計測するための撮像フレームワーク。
- ある固有の組織からは一種類の固有のMR信号しか計測されないという特性を利用し，組織におけるさまざまな定量値の推定を行う。画像再構成のプロセスが従来のMRI撮像とは大きく異なっており，次の3つのプロセスから成り立っている。

### 1）data acquisition
　MRF用に最適化したシーケンスを用いることで，各ピクセルごとにMR信号を計測する。このMR信号はsignal evolutionとよばれるが，固有の組織で一意に定まる信号変化を形成するため，人間の指紋に例えて"fingerprint"ともよばれる。

### 2）dictionary design
　MRFの再構成に用いるfingerprintのデータベース（dictionaryとよばれる）を事前に作成する。MRF用のシーケンスチャートを基に，各種定量値の組み合わせからBloch方程式を解いてシミュレートしたfingerprintがdictionaryに登録されている。MRFでは，Bloch方程式に組み込んだ定量値のみ推定可能となる。なお，Bloch方程式を解く代わりにEPG（extended phase graph）という手法が用いられることも多い。

### 3）pattern recognition algorithm
　計測したfingerprintとdictionary内のfingerprintのマッチングをとり，最も類似したfingerprintをシミュレートするために用いた各種定量値の組み合わせが抽出される。このマッチングを画像の全ピクセルで行うことで，各種定量値マップを一度に作成することができる。〈Siemens〉

## MR fluoroscopy
和 MRフルオロスコピー，MR透視（法）

- 高速撮像を用いてMRIの画像を連続的にほぼリアルタイム表示し，動態を観察する手法をさす．X線の透視（fluoroscopy）に似ていることからMR fluoroscopyと呼称される．
- interventional MRIや造影MRAの撮像開始のモニター，interactive MRI，あるいは睡眠時無呼吸症候群など動態が問題となる病態の評価に用いられる． C

参照 interventional MRI ➡P.143, interactive MRI ➡P.142

**図1** MR fluoroscopyによる造影MRA撮像開始のモニタースキャン

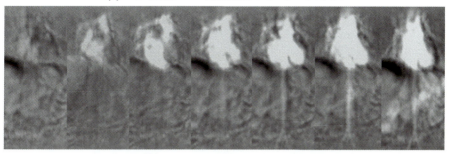

## MR hydrography, hydrography 基本 専門医
和 水画像，水強調画像 略 MRH

- シングルショット高速スピンエコー法やTrueFISP法などを用いて非常に強いT2強調画像（heavily T2-weighted image）を撮像し，体内の特定の液体成分（すなわち"水"）を強調した画像．
- 代表例として胆道・膵管系に応用したMRCP，尿路系に応用したMR urography，脊椎管に応用したMR myelography，脳神経周囲の髄液腔に応用したMR cisternography，内耳に応用したMR labyrinthography，胎児や羊膜腔に応用したMR amniofetography，唾液腺に応用したMR sialography，腹腔に応用したMR peritoneographyなどがある（図1～4）．
- 胆汁，膵液，尿，脳脊髄液，リンパ液，羊水，唾液腺分泌液など体内の液体成分を天然の造影剤として使用するため，外からの造影剤投与を必要とせずに画像化できる（ただしMR peritoneographyではリザーバーより生理的食塩水を注入する）．
- **適応疾患**：個々のMR hydrographyの用語解説を参照． C

参照 シングルショット高速スピンエコー法 ➡P.431, TrueFISP ➡P.365, MRCP ➡P.193, MR urography ➡P.206, MR myelography ➡P.202, MR cisternography ➡P.192, MR labyrinthography ➡P.200, MR amniofetography ➡P.191, MR sialography ➡P.205, MR peritoneography ➡P.203

図1　MRCP

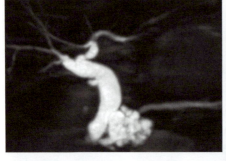

図2　MR urography

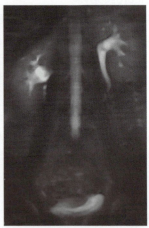

図3　MR cisternography

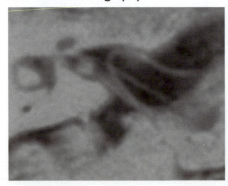

図4　MR amniofetography

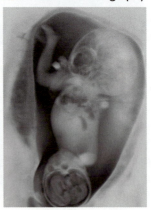

## MR labyrinthography
和 MR内耳造影

- 内耳のリンパ液にMR hydrographyの手法を応用することで内耳構造を描出する撮像法。通常はMIP処理を行うことで内耳の全体像を表現する。
- 内耳道レベルでMR cisternographyを撮像したときにMR labyrinthographyのデータも同時に得ることができる。
- **適応疾患**：内耳奇形の評価や人工内耳適応の決定に重要な蝸牛リンパ液腔の評価など。

参照　MR hydrography ➡P.199, MIP ➡P.182, MR cisternography ➡P.192

## MR lymphography
和 MRリンパ管造影

- USPIO（ultrasmall superparamagnetic iron oxide）や Gadomer-17，Gadofluorin-M といった組織特異性造影剤を一般的には皮下注し，リンパ節やリンパ管を描出する撮像法。
- 炎症性の腫大リンパ節は USPIO を取り込むが，転移などの腫瘍性腫大リンパ節は USPIO を取り込まないことから，腫大リンパ節の性状評価における有用性が期待されている[M-11]。
- 最近ではセンチネルリンパ節同定における有用性も注目を浴びつつある。
- **適応疾患**：腫大リンパ節の性状評価。　　　　　　　　　　　　　　　　　　C

参照 USPIO ➡P.376

## MR-mammary ductography, MR ductography
和 MR乳管造影　略 MR-MDG

- 異常乳頭分泌を主訴とする患者に対し，乳管内に直接造影剤を注入して X 線マンモグラフィを撮影する X 線乳管造影が行われているが，これと類似の画像を乳管内への造影剤注入を行わずに MRI にて得る撮像法。
- **適応疾患**：異常乳頭分泌を主訴とする症例における腫瘍性病変の有無の評価。　C

参照 MR mammography ➡P.201

## MR mammography
基本

和 MRマンモグラフィー，MR乳腺撮影，MR乳房撮影　略 MRM

- 乳房専用コイルを用いて高画質の乳腺 MRI を撮像し，Gd 造影剤を用いてダイナミックスタディを行う手法を一般に MR mammography と呼称する。通常は腹臥位で撮像する。
- **適応疾患**：乳腺腫瘤の良悪性の鑑別，乳癌の進展範囲の評価など。　　　　　　C

参照 Gd造影剤 ➡P.118，ダイナミックスタディ ➡P.437，
high resolution MR mammography ➡P.126

## MR microscopy, microscopy
和 MRマイクロスコピー

- 特殊な RF コイル（Microscopy coil）を用いて高分解能画素サイズ（一般には $50 \sim 200 \mu m$ ないしそれ以下）の MRI 画像を撮像することをさす。
- 従来は高価な専用 MRI 装置を用いて研究レベルでのみ撮像が行われていたが，最近は一般商用機での撮像が可能になり，乳腺や皮膚などを中心に臨床応用が行われている。　C

参照 Microscopy coil ➡P.181，high resolution MR mammography ➡P.126

## MR myelography

和 MRミエログラフィー，MR脊髄造影　　　　　　　　　　　　　基本

- MR hydrographyの手法を用いて，脳脊髄液を天然の造影剤として使用し，脊髄腔を画像化する撮像法。
- 脊髄，神経根，馬尾，脊髄腔の評価に用いる。
- **適応疾患**：あらゆる脊髄，脊髄腔の疾患が適応となる。脊椎，椎間板疾患などの硬膜外病変もよい適応。

参照 MR hydrography ➡P.199

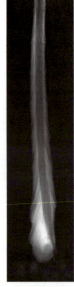

**図1　MRミエログラフィー画像**
係留脊髄の症例。脊髄が仙椎レベルまで下降している。

## MR neurography

和 MRニューログラフィー　　　　　　　　　　　　　　　　　　基本

- **DWIを用いた方法**：主に1軸（AP方向）のMPGを用いて撮影する（uni-directional method）。
- **Diffusion pre-pulseを用いた方法**：IMSDEのようなpre-pulseと，T2強調の3D GRE法を組み合わせて撮影する（SHINKEI）。

図1　iMSDE法による腕神経叢　　図2　右C6発生神経鞘腫

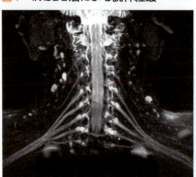 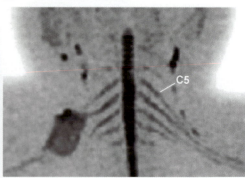

## MR Pasting
和 ペースティング 同,類 Stitching, MobiView

- マルチステーションで撮像された各々の画像を，自動的につなぎ目が目立たないようにつなぎ合わせるアプリケーションソフトウェア。〈GE〉

参照 multi-station ➡P.211

### 図1　ペースティング画像

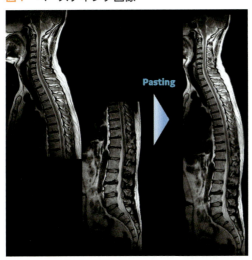

## MR peritoneography
和 MR腹腔造影

- MR peritoneographyは癌の腹膜播種性転移に対し，腹腔内にリザーバーが留置されている症例に対して行う。通常リザーバーは手術時に挿入され，カテーテルの先端をDouglas窩に留置してリザーバー経由で腹腔内に抗癌剤を注入して腫瘍の縮小を計っている。
- MR peritoneographyではリザーバーより生理的食塩水を注入し，冠状断にてMR hydrographyの撮像を行う。
- **適応疾患**：腹腔内リザーバーからの薬剤分布の評価，リザーバー留置による合併症（腹膜の癒着，リザーバーカテーテルの位置異常やカテーテルによる消化管の穿通など）のチェック。

参照 MR hydrography ➡P.199

## MR-PET
和 エムアールペット

- 3T MRIとPETを同時に収集することができるハイブリッド装置。
- MRIのマグネットのアイソセンターに，PETの検出器をリング状に配置しているため，

対象臓器を同時に収集することができる。
- PET/CTと比較してMRIは軟部組織のコントラストに優れるためPETの重ね合わせ画像のバリエーションが豊富であり，定量可能なパラメータが多く研究論文も多く出されている。
- またCTによる被ばくがないこともメリットとなる。
- 同時収集に必要な技術として，磁場中でも動作するPET半導体検出器，ガンマ線の吸収を考慮した受信コイル，MRIによる吸収補正および体動補正がある。
- 一体型のMR-PET装置は日本国内に11台（2018年11月現在）が稼働している。〈Siemens〉

参照 APD ➡P.9，BodyCOMPASS ➡P.30，BrainCOMPASS ➡P.33，HUGE ➡P.130

図1 PET検出器の配置位置

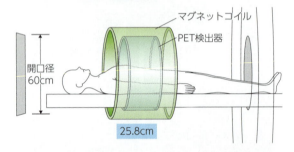

## MR Safe／MR Conditional／MR Unsafe
和 MRセーフ／MRコンディショナル／MRアンセーフ

- 植え込み型医療機器のMR適合性における，ASTM（American Society for Testing and Materials）の評価基準。

表 ASTMの評価基準

| | |
|---|---|
|  | MR Safe（MRI安全）<br>MRI環境においていつでも条件を伴わず，安全に検査を受けることができる |
|  | MR Conditional（条件付きでMRI可能）<br>特定の条件下において，MRI検査を受けることができる |
|  | MR Unsafe（MRI危険）<br>すべてのMRI環境において危険を伴うもの |

## MR sialography
**和** MR唾液腺造影

- MR hydrographyの手法を唾液腺に応用し，造影剤を用いずにX線唾液腺造影と類似の画像を得る撮像法。
- 唾液腺を侵す自己免疫疾患やそのほかの炎症性疾患，腫瘍性疾患における唾液腺管の狭窄や拡張，あるいはガマ腫などの囊胞性腫瘤が明瞭に描出される。
- **適応疾患**：適応はX線唾液腺造影と同様で，なんらかの唾液腺疾患を疑った場合は基本的に適応となりうる。　　　　　　　　　　　　　　　　　　　　　　　　　　Ｃ

**参照** MR hydrography ➡P.199

## MR spectroscopy
**和** MRスペクトロスコピー（または単にスペクトロスコピー）　**略** MRS　**別** NMR spectroscopy

- 非侵襲的な計測法であるMR spectroscopyでは，人体の標的部位からMRスペクトルを得て生化学的な情報を引き出すことができる。
- その測定法はイメージング法であるMRIと同様，傾斜磁場や周波数選択RFパルスを駆使してMRスペクトルという情報を得る。
- 体動がある部位は適さず中枢神経領域が主な適応となるが，最近では前立腺など体動の影響を受けにくい躯幹部でも臨床応用が行われている。
- 臨床MR spectroscopyの核種としては，生体内に豊富に存在するという観点からMRI同様，プロトンが好んで用いられる（proton MR spectroscopy）。
- 静磁場強度は1.5T以上あることが望ましく，高磁場ほどその有用性が増す。
- 領域選択の方法としてシングルボクセル（SVS）法とマルチボクセル法に大別される。シングルボクセル法にはSTEAM（stimulated echo acquisition mode）法とPRESS（point resolved spectroscopy sequence）法の2法があり，マルチボクセル法としてはCSI（chemical shift imaging）法があるが，CSIも基本的にはSTEAMやPRESSに組み合わせて用いる。
- 臨床応用の一例を挙げれば，脳虚血やミトコンドリア異常で乳酸，脳腫瘍でCho，アルツハイマー病や肝性脳症でmyoInositol（mI）の異常をきたすなど，MRIの信号強度とは別の観点から病変の性状診断を行う[M-12]。　　　　　　　　　　　　　　　　　Ｃ

**参照** chemical shift imaging ➡P.45

## MR Touch
**和** エムアール タッチ

- MRエラストグラフィ技術により，肝臓の硬さ*をマッピングするアプリケーション。
- 外部振動子デバイスを用いて，肝臓に振動を与えながら撮像することで，伝播する波を位相差としてとらえ（wave image），弾性率（硬さ*）マッピング（elastogram）に変換する。
- EPI法による複数スライス収集，もしくはGRE法によるデータ収集を行い，精度の高いMMDI（multimodel direct inversion）法により，弾性率の計算を行っている。〈GE〉　Ｄ

＊：相対的硬さ

**図1　外部振動子を用いたMR Touch検査と出力画像**

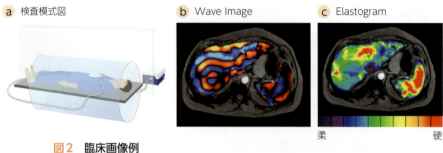

ⓐ 検査模式図　　ⓑ Wave Image　　ⓒ Elastogram

柔　　　　硬

**図2　臨床画像例**

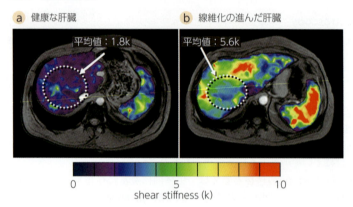

ⓐ 健康な肝臓　　ⓑ 線維化の進んだ肝臓

平均値：1.8k　　平均値：5.6k

shear stiffness (k)

## MR urography

基本　専門医

和 MRウログラフィー，MR尿路造影　略 MRU

- MR hydrographyの一手法で，非常に強いT2強調画像（heavily T2-weighted image）を撮像することで尿を天然の造影剤として使用し尿路系を描出する方法。
- X線写真の経静脈性尿路造影（intravenous urography：IVU）と比較し，ヨード性造影剤を使用しないため造影剤アレルギーや腎機能障害の患者でも施行可能，造影剤が排泄されないような高度水腎症例でも拡張尿路の描出が可能などの利点を有する。
- 本法の変法としてGd造影剤を用いてT1強調画像で撮像する造影MR urographyという方法もある。
- **適応疾患**：ほとんどすべての尿路系疾患。特に閉塞性尿路疾患や尿路奇形，腎囊胞性病変（multicystic dysplastic kidneyなど）に有用。 C

参照 MR hydrography ➡P.199，Gd造影剤 ➡P.118，造影MRウログラフィー ➡P.436

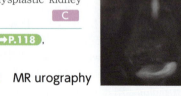

図1　MR urography

## MR venography
**和** MR静脈造影 **略** MRV

- MR angiographyの手法を用いて静脈系を選択的に描出する撮像法の総称。広義にはMR angiographyに属する。　C

**参照** MR angiography ➡P.191

## mSENSE (エムセンス)
**Full** modified sensitivity encoding

- パラレルイメージングの手法の1つであるSENSE法を発展させた技法。
- SENSE法では実画像データ収集の前に，独立した補正用データ収集が必要となる。被検者の呼吸や動きなどによって，補正データと実画像データとにずれが生じた場合，画像展開時のエラーによるアーチファクトが発生してしまう。mSENSE法では，補正用データと実画像データの収集を同時に行うことで，両者間のデータのずれが生じないようにしている。〈Siemens〉　F

**参照** SENSE ➡P.290

## MSG
**Full** motion sensitizing gradient **和** 振動増感傾斜磁場

- MR elastography ➡P.197 を参照。　C(P)

## MSOFT (エムソフト)
**Full** multi-slice off-resonance fat-suppression techinique

- 人体の広範囲な撮像を行う場合（例えば躯幹部のマルチスライス撮像などの場合），磁場不均一性によって脂肪抑制パルスの中心周波数が場所に応じてずれて脂肪が十分抑制されなくなるケースがある。MSOFTとは脂肪抑制パルスの中心周波数をマルチスライスの励起周波数に合わせて最適化することで，広範囲に各スライスにおける脂肪抑制効果を確保する技術のこと。〈キヤノン〉　G

## MTC
**Full** magnetization transfer contrast **和** 磁化移動コントラスト
**同.類** MTC効果，MT，STC

- 2つ以上のスピン系の磁化移動を利用して，画像コントラストをつける方法。
- off-resonance MTCのMRAへの適用では，生体内の生体高分子などの水素原子核を，水の共鳴周波数からずれた高周波で励起し，それにゆるく結合した水分子へ移動する磁化によって水分子からのMR信号を抑制し，断層面に流れ込む血流との画像コントラストをつける方法である。
- on-resonance MTCでは，共鳴周波数に一致したbinominal pulseを使って励起を行い，緩和時間が短いスピン系が励起の間に緩和によって磁化が減少する効果を利用して，画像コントラストをつける方法である。〈キヤノン〉　G

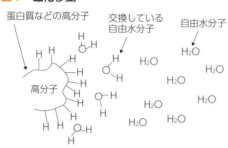

図1 磁化移動

図2 off-resonance MTC

## MTT

**Full** mean transit time **和** 平均通過時間

- MTTは灌流画像（perfusion MRI）におけるtime-intensity curveより算出される。
- MTT，rCBV（局所脳血液量），rCBF（局所脳血流量）の間には下記の式が成り立つ[M-13]。
  MTT = rCBV/rCBF

参照 perfusion MRI（灌流画像） ➡P.238

## Multi acquisition

**和** マルチ アクイジション

- スキャン計画において，計測を複数回に分割し，分割された複数の計測を1回の計測開始操作で連続して撮像する機能。設定したTR内で所望のスライス枚数が撮像できない場合に使用する。〈日立〉

## MultiBand SPEEDER

- 複数断面を同時励起・収集し，コイル感度マップを利用することで分離・再構成を行う手法。複数断面を同時に撮像するため，撮像時間の大幅な短縮が可能である。
- 複数スライスを同時励起するためには周波数変調されたRFパルスを使用するが，収集されたデータは複数のスライスが重畳された状態である。コイルの感度マップを利用することで分離処理（展開処理）を行い，同時に励起されたそれぞれのスライスを出力可能である。〈キヤノン〉

図1 MultiBand SPEEDERの原理

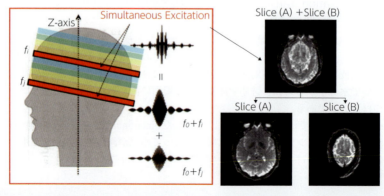

## Multi Chunk
和 マルチ チャンク

- Chunk ➡P.46 を参照。〈Philips〉  B

## Multi Drive  NEW
和 マルチ ドライブ

- 4ポイント，2アンプ方式により均一なRF送信を実現するための，RF送信技術。
- RF波の位相と振幅を調整し，撮像部位および体内組成に合わせた理想的なRFを照射する。
- 特に，体幹部領域においても，RFを均一に浸透させることで，ムラのない画像の取得が可能。〈GE〉  D

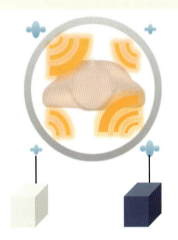

図1　4ポイント2アンプ送信の概念図

## mUTE （ミュート）  NEW
Full **m**inimized acoustic noise **ut**ilizing UT**E**

- 高速な傾斜磁場の切り替えを低減することで静音化を実現し，UTE同様100$\mu$s以下の非常に短いTEで撮像が可能なシーケンス。位相分散や磁化率変化にも強く，反転パルスを付加することでMRA画像やT1強調画像が得られる。
- 読み取り傾斜磁場がRF励起時にはすでに印加されているため，k空間中心は直交型，その周囲は放射状にデータ充填される。〈キヤノン〉  A

参照 UTE ➡P.377

## mUTE 4D-MRA （ミュート フォーディーエムアールエー）  NEW
Full **m**inimized acoustic noise **ut**ilizing UT**E** 4D-MRA

- mUTEとmASTARを組み合わせることで，1回のスキャンで形態情報および動態情報（複数時相画像）が得られ，かつ静音撮像が可能である。
- 非常に短いTEにてデータ収集を行うことができるため，乱流などによる位相分散や磁化率の影響を受けにくいというメリットがある。TOF法では信号欠損となり描出が難しかったコイルやクリップ近傍，ステント内部やその近傍の血流評価，コイル塞栓後の動脈瘤内の血行動態の把握が期待される。〈キヤノン〉  A

参照 mUTE ➡P.209，mASTAR ➡P.173

## multi-phase
和 マルチフェーズ

- 同一スライスにおいて異なる時相を撮像するためのmode。
- DynaPlanを使用することで，各時相ごとのインターバルや撮像タイミングを事前に設定することが可能。〈GE〉

図1 DynaPlanによるmulti-phase dynamic撮像の設定

## Multi-phase ASL
Full multi-phase arterial spin labeling 和 マルチフェイズエーエスエル

- ASLの手法の1つで，頭蓋内に流入する血液をLook-Lockerシーケンスを用いて1回の反転パルスから複数の異なる時相（label delay）の灌流画像を取得することが可能な技術。
- 血流到達時間の左右差や，閉塞性疾患の側副血行路による血流遅延などを観察することができる。〈Philips〉

図1 Multi-phase ASLの画像

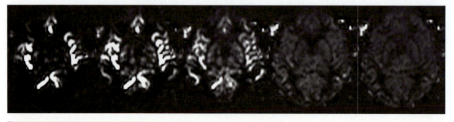

## Multi plane scan
和 マルチプレーン スキャン

- 複数断面（2断面または3断面）の計測を，1回のスタートボタン押下で自動的に連続して行う機能。〈日立〉

## multi-shot
和 マルチショット

- single-shot/multi-shot →P.297 を参照。

## multi-slab/single-slab

[和] マルチスラブ，シングルスラブ

- 3D画像法で，複数の領域を励起して撮像することを「multi-slab」，1つの領域のみを励起して撮像する場合を「single-slab」という。
- multi-slabは2Dの場合のmulti-sliceと同様であるが，励起領域を3Dエンコードのsliceと区別する意味で「slab」とよぶ。
- それぞれのスラブを順に撮像していくシーケンシャルと，一度のスキャンですべてのスラブを撮像するインターリーブがある。シーケンシャルは主として3D TOF MRAなどで使われ，インターリーブは3D FSEなどで使われる。

[参照] slab ➡P.299

## multi-station

[和] マルチステーション

- テーブルを移動して，頭尾方向を広範囲にスキャンする機能。〈GE〉

[参照] SmartStep ➡P.307

## multi-station MRA

[和] マルチステーションMRA [同,類] Panoramic Table MRA, MobiTrak, Moving Bed MRA

- Panoramic Table MRA ➡P.229，MobiTrak ➡P.184，Moving Bed MRA ➡P.188 を参照。

## MultiTransmit

[和] マルチトランスミット

- 2009年に販売されたAchieva 3.0T TXに搭載された新RF送信システムの総称。パラレルRF送信を可能とし，患者ごとにプリスキャンを行うことでRF分布を認識し，RFパルスを最適化することで，3.0T装置においてさらなるSARの低減・撮像時間の短縮・コントラスト改善・感度ムラの低減を実現。〈Philips〉

## MultiTransmit 4D

[和] マルチトランスミットフォーディー

- MultiTransmit技術に心電同期を併用することで，心臓の画質を向上させることが可能となった。プリスキャンの$B_1$ calibrationに心電同期を併用し，心臓の拍動におけるモーションアーチファクトを抑えることで，正確な$B_1$マップを取得できる。それを基に計算される本スキャンでのRFパルスの振幅と位相を最適化することで，本スキャンの画質を改善することが可能となった。〈Philips〉

図1　MultiTransmit 4Dの画像

a 従来法

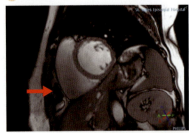

b MultiTransmit 4D

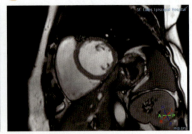

## MultiVane
和 マルチベイン

- TSEシーケンスにおける体動補正を目的とした撮像技術。Bladeとよばれるエコーの集合体を，k-spaceの中心を軸に回転して充填する。このBladeごとで動き補正を行い画像化するため，動きの影響を抑えた画像を取得することが可能。TSEシーケンスであれば，T2強調画像，T1強調画像，FLAIR画像，プロトン画像，STIR画像などさまざまなコントラストを得ることができる。撮像断面に関しても任意方向での設定が可能。〈Philips〉

類似　PROPELLER（プロペラ）→P.250，BLADE →P.27

図1　MultiVaneの原理

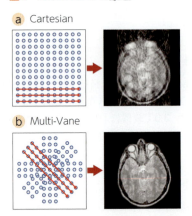

a Cartesian

b Multi-Vane

## MultiVane XD　NEW
和 マルチベインエックスディー

- 従来法のMultiVaneから再構成アルゴリズムが改善され，体動補正の精度が向上。またSENSEを併用することが可能となり高速化が実現。FFE系シーケンスにも適用できるようになり，出血の有無を診断できるT2*W-FFEにも有用である。
- さらにはmDIXON-TSEと併用することで，均一な脂肪抑制と体動が抑制された画像の取得が可能である。〈Philips〉

### 図1 MultiVane-XDの画像

a T2*W-MV-XD    b mDIXON-TSE    c mDIXON-MV-XD

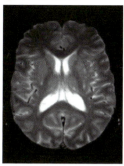
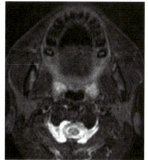
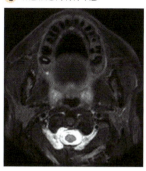

## MyoMaps
和 マイオマップス

- 心筋のT1, T2, T2*マッピング画像を撮像するためのソフトウェアの名称。
- 心筋の各ピクセルのT1値, T2値, T2*値をカラーマップ画像として表示でき, 心筋性状を定量的に評価することが可能。
- T1マッピング画像は, MOLLI法を用いて, 複数の異なるTIの画像からT1値を計測する。
- T2マッピング画像は, T2 prep pulseを用いて, 複数の異なるT2 prep TEの画像からT2値を計測する。
- T2*マッピング画像は, multi echoのFLASHシーケンスを用いて, 複数の異なるTEの画像からT2*値を計測する。
 〈Siemens〉

参照 MOLLI ➡P.185, T2 prep pulse ➡P.336, FLASH ➡P.103

### 図1 MyoMapsによる心筋T1, T2, T2*マッピング画像

a T1マッピング画像    b T2マッピング画像    c T2*マッピング画像

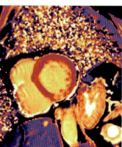
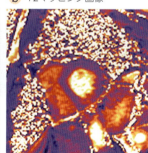
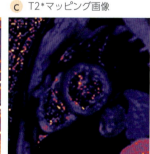

## N/2 artifact
和 エヌハーフアーチファクト

- echo planar imaging特有のアーチファクトで，位相エンコード方向にゴーストアーチファクトがFOVの半分だけずれて出現する。
- 位相エンコードの奇数番目と偶数番目の行のデータ誤認が原因とされている[N-1]。　C(J)

参照 echo planar imaging ➡P.81，位相エンコード方向 ➡P.408，motion artifact ➡P.187，FOV ➡P.111

## NAQ
Full number of acquisition
同 NEX，アベレージング（averaging），データ収集回数，積算回数

- データ収集回数（アベレージングと同義語）。〈キヤノン〉　G

## NATIVE
Full non-contrast angiography of the arteries and veins

- 主に下肢血管に適用するNATIVE-SPACEと，体幹部血管に適用するNATIVE-TrueFISPがある。
- NATIVE-SPACE：心電図同期を併用したSPACEシーケンスにより拡張期と収縮期を撮影し，自動処理によるサブトラクションで動脈の信号を描出する。このとき，動脈の信号がフローボイドになる収縮期の画像は静脈の画像として利用できる。
- NATIVE-TrueFISP：バックグラウンド信号を抑制するためのIRパルスを印加した後に待ち時間をおき，この間に流入した血液信号を3D TrueFISPによって撮像する。〈Siemens〉　F

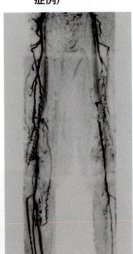

図1 NATIVE-SPACEによる下肢血管（ASO症例）

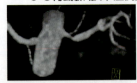

図2 NATIVE-TrueFISPによる腎動脈（狭窄症例）

## NATURAL
Full natural uniformity realization algorithm

- 受信コイルの感度分布による画像の感度ムラを補正する技術。
- 受信コイルの小口径化，マルチチャンネル化により受信コイル感度は上がるが，それに伴い受信コイル感度不均一が画像上で目立つようになる。
- そこで各チャンネルのコイルエレメントの感度分布をあらかじめ計測しておき，実際の

撮像後のデータを補正することで，感度ムラの少ない画像を得ることができる。
〈日立〉

### 図1 NATURALによる感度補正

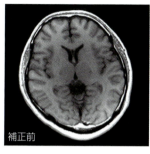
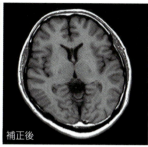

補正前　　　補正後

## Navigator
和 ナビゲーター

- 腹部にベローズを巻いて腹壁の動きを利用する呼吸同期法とは異なり，あらかじめ横隔膜を含むように設定しておいたナビゲーターパルスで横隔膜の動きを直接モニターすることにより，呼吸の補正を行う同期法。
- 図2のようなナビゲーターウィンドウで横隔膜の動きをリアルタイムに観察することが可能であるため，データとして採用する許容範囲から横隔膜の動きが逸脱した場合には波形を見ながら修正することができ，効率的なデータ収集が可能。
- 自動でトラッカーを設定し撮像することも可能。〈GE〉

### 図1 ナビゲーターパルスの設定

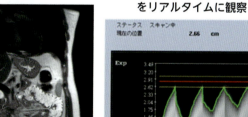

### 図2 ナビゲーターウィンドウ横隔膜の動きをリアルタイムに観察

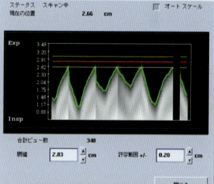

### navigator echo
和 ナビゲーターエコー　　　　　　　　　　　　　　　　　　　基本

- 腹部にエアバックやトランスデューサーなどを取り付けて，腹壁の動きから横隔膜の動きを近似するような従来の呼吸同期法とは異なり，動きのある対象臓器から直接MR信号を得ることにより動きの補正を行う同期法をnavigator echo法と呼称する。
- 基本的には同期対象臓器に励起スライスまたは励起スラブを設定し，位相エンコードを行わずに信号収集し，動きをリアルタイムにモニターする。
- 同期対象臓器からMR信号を得るのにスピンエコーを用いる方法とグラディエントエコーを用いる方法の2種類が存在する。
- 詳細は各メーカーでご執筆の下記参照用語をご参考いただきたい。　C

参照 Navigator respiratory compensation ➡P.216，Navigator gating window ➡P.216，
Navigator real time slice tracking ➡P.216，PACE ➡P.229，
RMC (real-time motion correction) ➡P.281，Tracker ➡P.360

### Navigator gating window
和 ナビゲーター ゲーティング ウィンドウ

- Navigator respiratory compensationの呼吸モニタリングを用いて，呼吸同期撮像を行う際のgating window。例えば，gating windowを5mmに設定した場合（図1），呼気における横隔膜の位置が，設定した5mmのwindow内に入っているときに収集されたデータのみを用いて画像再構成を行う。gating windowが狭いほどモーションアーチファクトを抑制することができるが，データ除去される割合が高いため，撮像時間は延長する。〈Philips〉　B

図1　gating window

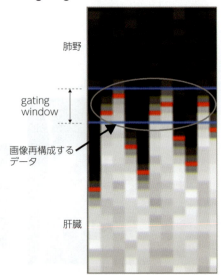

肺野
gating window
画像再構成するデータ
肝臓

参照 Navigator real time slice tracking ➡P.216，Navigator respiratory compensation ➡P.216

### Navigator real time slice tracking
和 ナビゲーター リアルタイム スライストラッキング

- Navigator respiratory compensationを用いて臓器の変動距離を計算し，その変動距離に合わせて撮像励起断面の位置を移動する技術。〈Philips〉　B

参照 Navigator gating window ➡P.216，Navigator respiratory compensation ➡P.216

## Navigator respiratory compensation
和 ナビゲーター レスピレイトリー コンペンセーション

- 2D-selective RFパルスという，局所を選択的に励起する技術を用いて，呼吸に伴う臓器の動きをリアルタイムにモニタリングする方法。この2D-selective RFパルスによって励起される領域が細い円柱状となることから，このパルスのことをペンシルビームとよぶ。通常ペンシルビームは，肝臓の中心付近を頭尾方向に貫通するように照射する。励起された領域から横隔膜を含む領域を選択して(図1a)，リアルタイムに画像化する。この際，肝臓の高信号と肺野の低信号によるコントラストの時間変化から，呼吸による変動をモニタリングする(図1b)。このモニタリングをデータ収集前に行うことによって，呼吸同期やSlice Trackingを併用したスキャンが可能となる。〈Philips〉 B

参照 Navigator gating window ➡P.216, Navigator real time slice tracking ➡P.216

### 図1　Navigator respiratory compensationの原理

a ペンシルビームのポジショニング

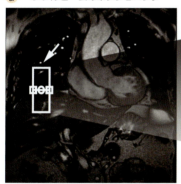

b ペンシルビームのリアルタイム画像

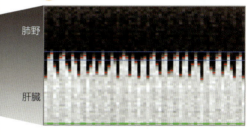

## NetForum
和 ネットフォーラム

- インターネットを介して最新の撮像プロトコルおよびExamCardをダウンロードしてスキャンすることができる。NetForumを利用してExamCardを施設間においても交換することが可能である。〈Philips〉 B

参照 ExamCard ➡P.88,
Remote Assistance ➡P.275

### 図1　NetForum画面

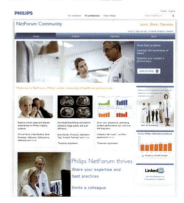

## NeuroLine+ （ニューロライン プラス）

- 頭部撮像時に傾きがついたセッティングを行った場合でも，人体の特徴点を装置が抽出し，正中矢状断，冠状断，軸状断を自動で検出し，スライス位置決めをアシストする機能。
- 軸状断ではOMライン，AC-PCラインの自動検出が可能で，回転量／移動量を記憶することで，施設ごとに適したスライス位置決めができる。〈キヤノン〉　A

## NEX （ネックス） 基本

Full number of excitation　和 積算回数，加算回数，アベレージング
同 NSA, NAQ, averaging

- 積算回数，平均データ収集回数。
- S/N比はNEXの変化率の平方根で増加する。【例】NEXを2から4に増加させると，S/N比はルート2倍＝約1.4倍増加し，撮像時間は2倍となる。〈GE〉　D

参照 NSA ➡P.219，NAQ ➡P.214

## No Wrap

和 ノーラップ　同, 類 NPW, Foldover suppression, Double Matrix

- 周波数あるいは位相エンコード方向のサンプリングポイントを増やすことで折り返しアーチファクトを防ぐ手法。〈キヤノン〉　G

## NODDI （ノッディ）

Full neurite orientation dispersion and density imaging

- NODDI法はdiffusionの信号から白質の状態を推定する解析モデルの1つである。
- NODDI法では，白質領域の信号を細胞内空間(制限拡散)，細胞外空間(抑制された拡散)，脳脊髄液(自由拡散)からなるものと仮定する。
- 複数のb値および拡散方向を撮影することによって得られた信号から，Watsonモデルとよばれる数理モデルを用いることによって，細胞内外空間の拡散分布を推定する。
- 解析を行うことにより，各空間の容積比(Vic：細胞内容積比，Viso：脳脊髄の容積比)およびOD (orientation dispersion) とよばれる神経突起の拡散度合いを得ることが可能となる。〈Siemens〉　F

参照 拡散強調画像 ➡P.412，b-factor (b-値) ➡P.25

**図1　従来法とNODDI法によって得られる画像**

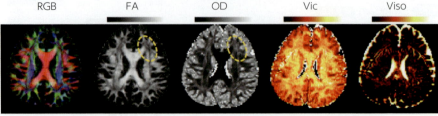

Zhang H, et al：Neuroimage, 61：1000-1016, 2012.

## NPW 基本

Full **n**o **p**hase **w**rap 和 ノーフェイズラップ
同,類 Double Matrix, No Wrap, Foldover suppression

- 折り返しアーチファクトを防止するための手法。
- フェーズエンコーディング方向にFOVを超えてデータ取得を行う割合を設定し、領域全体をカバーする。表示される画像の大きさは指定したFOVであり、FOVの外部から収集されたデータは破棄される。〈GE〉

参照 No Wrap ➡P.218,
Foldover suppression ➡P.109

図1　Flexible NPW設定例

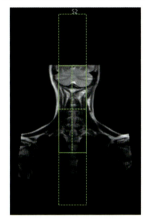

## NSA 基本

Full **n**umber of **s**ignals **a**veraged 和 加算回数, 積算回数, アベレージング
同,類 NEX, NAQ, averaging

- 加算回数のことを意味する。NSAはS/N比に大きく影響を及ぼす。NSAを1から2に変更するとS/N比は$\sqrt{2}$倍（1.4倍）向上する。しかし位相エンコーディングを行う回数が2倍になるため撮像時間は2倍となる。〈Philips〉

## NSF 基本

Full **n**ephrogenic **s**ystemic **f**ibrosis 和 腎性全身性線維症

- 1997年に提唱された疾患概念である。以前は原因不明の疾患とされていたが、Gd造影剤が原因の1つであることが2006年頃から報告されるようになった。
- NSFは過剰な線維化による皮膚の肥厚として発症し、やがて全身の関節の拘縮が起こり、進行すると多臓器の線維化へと及んで死に到る可能性がある全身性疾患である。
- Gdは本来それ単体では毒性が強いという性質を有するが、DTPAなどのキレートと化合物になることで毒性のない状態に保たれている。そのGdがキレート化合物からはずれて単体になると線維芽細胞を増殖させるような方向へと働き、全身の線維化をきたすNSFを発症する。
- Gd造影剤を使用してNSFを発症するのは、基本的に腎機能障害の被検者のみである。しかも多めの量のGd造影剤を使用すると発症しやすい。腎機能障害の目安としてはeGFR = 30（mL/min/1.73m$^2$）以下が危ないとされている。NSFの発症が報告されているケースの大半は透析患者である。また多めのGd造影剤量を使用している欧米での発症が主体であり、日本国内での発症は限られている。
- NSF発症のリスクはGd造影剤の種類によっても異なり、分子が電荷を持たず過剰なキ

レート剤で直線構造に配置しているタイプでは，体内にGd3＋を放出しやすく発症のリスクが相対的に高い。一方で直線構造ではなく環状構造に配置しているタイプでは最もGd3＋を体内に放出しにくくNSFを発症しにくい。さらに上記2群の中間グループとして分子が電荷を持つが，直線構造をしているタイプのGd造影剤も存在する。腎機能障害のない被検者ではどのGd造影剤を使用しても基本的には問題ないが，eGFRが低値の被検者でどうしてもGd造影剤を使用する必要性が生じた場合には，造影剤の種類にも配慮が必要である。 C

参照 Gd造影剤 ➡P.118 , gadolinium ion ➡P.117

## null point 基本
和 ヌルポイントまたはナルポイント

● IR法において，最初に180° RFパルスを印加してすべての組織の縦磁化をマイナス方向へと反転すると，時間とともにそれぞれの組織はマイナス方向からプラス方向へ向かって縦磁化の回復が始まる。その回復過程においてある特定の組織がゼロ（null）を通過する，すなわち縦磁化がゼロとなる時間をnull pointとよぶ。

● IR法において，最初に180° RFパルスを印加した後，信号収集のための90° RFパルスを印加するまでの時間をTIとよぶが，そのTIをnull pointに設定することでその組織の信号を抑制した画像が得られる。

● TIをnull pointに設定したIR法として，null pointを脂肪（1.5 Tで約140 msec）に設定したSTIR，null pointを脳脊髄液（1.5 Tで約2,200 msec）に設定したFLAIRが代表例である。また心筋遅延造影ではTIを心筋のnull pointに設定して撮像している。

● null pointは，静磁場強度のみならず種々の撮像パラメータが関係しており，厳密には各施設ごと，使用装置ごとに正確なnull pointを決めておくほうが望ましい[N-3]。 C

参照 IR法 ➡P.147 , 磁化 ➡P.425 , TI ➡P.349 , STIR法 ➡P.323 , FLAIR ➡P.102 , 心筋遅延造影 ➡P.429

## Off Center FOV
和 オフセンター エフオーブイ

- 磁場中心からずれた位置をFOVの中心として撮像すること。
- 肩関節などの磁場中心から離れた部位の撮像などをさす。〈GE〉

## off-resonance MTC
Full off-resonance magnetization transfer contrast

- MTC ➡P.207 を参照。

## OGSE
オージーエスイー

Full oscillating gradient spin echo 同,類 PGSE (pulsed gradient spin echo)

- 拡散強調画像シーケンスにおいてMPG (motion probing gradient) を振動させるシーケンス (図1) [O-1,2]。これに対して従来の拡散強調画像シーケンスをPGSE (pulsed gradient spin echo) とよぶ (図2)。PGSEにおける実効拡散時間 ($\Delta_{eff}$) は, $\Delta - \delta/3$ で与えられるが, OGSEにおいてはMPGの振動周波数をfとおくと, $1/4f$ 程度となる。実効拡散時間 $\Delta_{eff}$ が短くなると, 水分子が微小構造に衝突する確率が小さくなり, 微小構造の影響が少なくなるため, 制限拡散がある組織の場合は, 見かけの拡散係数 (ADC) が, PGSEで得られるものより大きくなる。この傾向を応用して組織の微小構造の観察が試みられている。〈Siemens〉

参照 拡散強調画像 ➡P.412, ADC ➡P.4

図1 OGSE

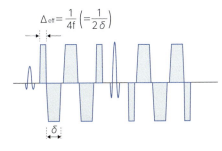

図2 PGSE

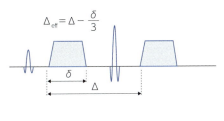

## Olea Nova™+
オレアノバ プラス

- 一般的にはSynthetic MRIとよばれる技術で, 計算により任意のコントラスト強調画像を作成するアプリケーション。
- MP2RAGEとマルチエコーのデータセットから, 撮像後にTR, TE, TI, DIR, PSIRなどのパラメータを任意に変更し, さまざまなコントラスト合成画像およびT1マップ, T2マップを作成可能である。〈キヤノン〉

## O-MAR（オーマー）
**F**ull **o**rthopedic **m**etal **a**rtifact **r**eduction

- 従来の金属アーチファクト技術であるMARSに加え，VAT（view angle tilting）という読み取り傾斜磁場を印加すると同時に，スライス傾斜磁場も同時に印加することで，斜め方向にエンコーディングが行われる。そのためpile upアーチファクトのような強い信号がスライス面内のケミカルシフトによってオーバーラップすることを，最小限に抑えることが可能となる。〈Philips〉

### 図1　O-MARの画像

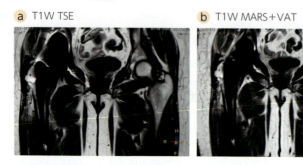

a　T1W TSE　　　b　T1W MARS+VAT

### 図2　VATのシーケンスチャート

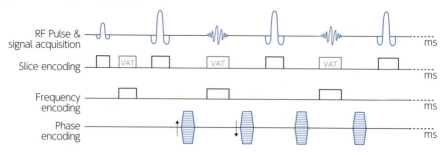

### 図3　VATの原理
a　水（W）と脂肪（F）のケミカルシフトによって無信号領域が発生するが，磁化率によって歪みが生じた場合（2F）は水の信号と重なり，高信号（pile up）となる。
b　VATによりある角度をもった状態でエンコーディングされることで，ケミカルシフトや重なり合う高信号領域が改善される。

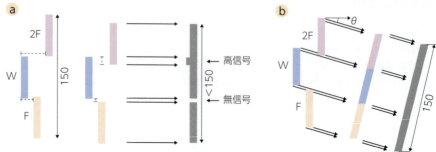

# O-MAR XD
オーマエックスディー
**F**ull **o**rthopedic **m**etal **a**rtifact **r**eduction XD

- O-MARに加え，SEMAC（slice encoding for metal artifact reduction）というスライス方向に対して，目的とする中心周波数から数Hzずつずれた周波数を用いてスライスエンコーディングを複数回行い，最終的に得られた画像を重ね合わせることで，スライス方向に発生した金属アーチファクトを低減することが可能となる。
- VATと併用して，周波数とスライス方向の両方を抑制することができる。〈Philips〉

### 図1　O-MAR XDの画像

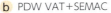
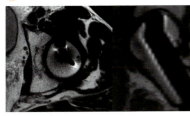
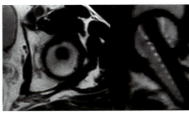

a　PDW TSE　　　b　PDW VAT+SEMAC

### 図2　SEMACのシーケンスチャート

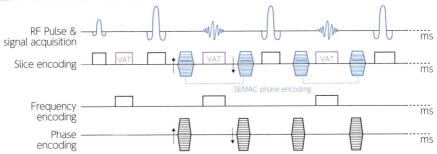

### 図3　SEMACの原理

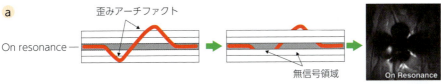

スライス励起された領域が磁化率の影響で歪みが生じ，無信号領域が多く発生する。

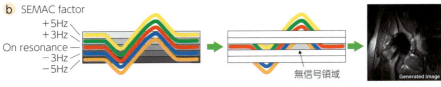

SEMACでは，複数のスライス位置が異なる周波数で励起され，その得られた各信号を重ね合わせることで無信号領域を低減。

## One Chunk
和 ワン チャンク

- Chunk ➡P.46 を参照。〈Philips〉　B

## on-resonance MTC
Full on-resonance magnetization transfer contrast

- MTC ➡P.207 を参照。　C

## open MRI
和 オープン MRI　基本

- 永久磁石などを上下に配置し，横方向を開放した磁石デザインの装置が開発された。このタイプの装置を「オープンMRI」とよぶ。
- オープンMRIは上下の磁石を支える支柱の数，またその配置によりさまざまなデザインのシステムが実現されている。主なデザイン形状は次のような形式がある。
- 支柱4本タイプ：正方形型，長方形型
- 支柱2本タイプ：対称配置型，非対称配置型
- 支柱1本タイプ
- 後面支柱タイプ
ほかにテーブルの挿入方向もデザイン上のポイントとなる。
- オープンMRIは被検者の検査環境改善だけでなく，操作者の使いやすさも向上し，検査時間の短縮に貢献する。さらに，被検者の監視性が高いため，安全性も高いといえる。近年ではMRIを診断から治療分野，さらにはAi（死亡時画像検査）に用いる試みも行われ，オープンMRIの適用範囲は広がりつつある。〈日立〉　E

**図1　トンネル型MRIとオープンMRI**
超電導磁石を用いたトンネル型（左）と永久磁石を用いたオープン型（右）の構造を示す。

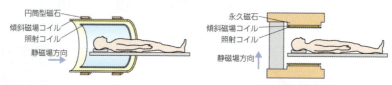

## OS
Full overcontiguous slice 和 オーバーコンティギュアス スライス

- 3Dデータ収集にて，スライスエンコードをゼロで補間し，k-spaceの半分のみを計測する技術。設定したスライス厚の2倍で測定するため，S/N比が2倍に向上し，撮像時間も1/2に短縮されるが，スライスエンコード方向の空間分解能は1/2に低下する。スライスオーバーラップにより再構成しているためスライス間の連続性は高い。〈Philips〉　B

### 図1 Overcontiguous sliceの原理

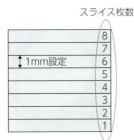
a 設定スライス厚

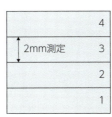
b 測定スライス厚（OS:あり）

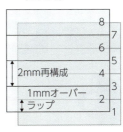
c 再構成スライス厚（OS:あり）

## OSE
**Full** **o**ptimized **s**econd **e**cho

- dual echo撮像時において，第1エコーと第2エコーのバンド幅を変化させる技術。第2エコーの周波数バンド幅を下げることで，S/N比の向上を図る。〈Philips〉

## out of phase
**同** opposed phase

- in phase/out of phase ➡P.142 を参照。

## OVAL Drive GC
オーバルドライブ・ジーシー
**Full** **OVAL** Drive **G**radient **C**oil  NEW

- 日立は楕円形状のガントリーボアを実現するために，独自の解析・最適化技術により，検査空間を横方向に拡張した楕円形状の傾斜磁場コイルパターンを開発した。
- 超電導オープンMRIの開発で用いたフラットな傾斜磁場コイルを設計するシミュレーション技術は，核融合装置のプラズマを制御する高精度コイルを設計するために開発された，解析シミュレーションプログラムである。
- 従来のようにコイルパターンを入力して発生する磁場分布を計算するのではなく，発生させたい磁場分布とコイルの形状を入力して，逆問題を解いて最適なコイルパターンを算出できるプログラムである。
- この技術により，これまで困難であった楕円形状の傾斜磁場コイルを実現した。〈日立〉

参照 OVAL Patient Bore ➡P.227

**図1** OVAL Drive GC　解説図

核融合炉

プラズマ制御コイル

磁場解析

渦電流解析

核融合装置の開発に用いた日立のシミュレーション技術

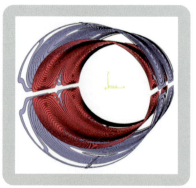
Oval Drive GC　コイルパターン

### オーバルドライブ・アールエフ
### OVAL Drive RF
**Full** OVAL Drive Radio Frequency　　　NEW

- OVAL Drive RFは，4ch-4portシステムを採用している。これは上位のマルチチャネル照射技術であり，4点にて独立に最適なRF照射パワーを調整することで，照射分布の不均一をより低減することができる。
- 3T MRIではRFの高周波化に伴い，人体における$B_1$の不均一が顕著になる。
  ・生体内でのRF信号の減衰が大きくなる。
  ・部分的な信号の位相変化が大きくなる。
- 特に腹部においてこの影響が顕著であり，輝度ムラの大きな画像になる場合がある。
- シミュレーションによりファントム内部のRF強度分布を計算した例を図1に示す。3TではRF波の波長が人体の内部で体幹部のサイズに近くなるため影響が大きく生じ，照射強度ムラが発生している様子がわかる。
- 一般的にMRIのRF照射は効率を向上する目的から，QD（直交）照射が行われている。これは90°の位相差をもつRF信号を，1つの照射コイルの直交したport（接続点）に印加するものである。ところが，3T装置ではこの方法では照射強度に不均一が生じる。そこで，チャネル数を増やして照射の自由度を増加する技術が使われている。
- QD方式では，RFパワーアンプは1系統ですむが，これでは位相差や印加強度を任意に変更することができない。そこで，2チャネルの独立した送信系を用意して2台のパワーアンプで送信する方式が用いられ，3T MRI装置では必須の技術となる。
- 3T MRI装置での実際の照射では被検体の配置や形状によって，各接続点において最適な照射パワーの強度や位相が異なり，これに対応するためには4portのRF信号を独立して自由に調整する必要がある。〈日立〉

E

参照 ▶ OVAL Patient Bore ➡ P.227

## 図1　OVAL Drive RF　解説図

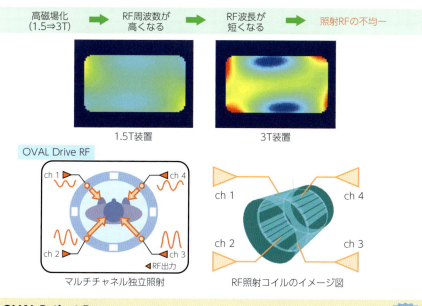

## OVAL Patient Bore
**和** オーバルペイシェントボア

- OVAL Patient Boreは，楕円形状の傾斜磁場コイルを開発することで実現されたワイドボアシステムである。
- 寝台に横になった人の形と同じ楕円形のフォルムとワイド天板により，肩などのオフセンター部位を磁場中心で撮像が可能。
- 被検者がリラックスして検査を受けられ，協力を得られやすいことで良好な撮像が可能となる。〈日立〉

参照　OVAL Drive GC　➡P.225

### 図1　OVAL Patient Bore　解説図

a 従来型Bore　60cm　　　b OVAL Patient Bore　74cm×65cm

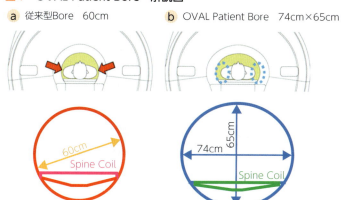

## overlap
和 オーバーラップ

- 3D multi-slabにおいて，隣り合うスラブが重なり合う領域。
- 作成される画像をスムーズにする。〈GE〉

参照 multi-slab ➡P.211, slab ➡P.299

## over sampling法
和 オーバー サンプリング法

- Foldover suppression ➡P.109 を参照。〈Philips〉

## oxygen-enhanced MRI
Full oxygen-enhanced MR imaging 和 酸素造影MR画像法

- oxygen-enhanced MR imagingは分子状の酸素のT1短縮効果を利用して肺の画像を得る。
- 100％酸素の吸入により信号強度は最大で50％程度上昇し，吸入をやめることにより信号強度は前値に速やかに復する。
- 高濃度酸素は検査室の酸素の配管を利用することにより得ることができるため，設備投資は不要で，安価でかつ安全に繰り返し検査を行えるのが最大の利点であるが，信号強度変化が微弱で画像化が困難である。したがって，画像化には専用の画像解析ソフトを使用せざるをえないものの，相対的信号強度変化率をピクセルごとに計算することによりoxygen-enhanced MR imageを得ることができる。
- 換気シンチや呼吸機能検査との対比により，酸素による造影効果が酸素の局所換気量に相関するのみならず，信号強度変化の原理から1秒率や拡散能との良好な相関関係を有していることが知られている。
- 適応疾患：肺血栓塞栓症，肺分画症，肺動静脈瘻，肺高血圧症などの肺血管性疾患，肺気腫などの慢性閉塞性肺疾患，肺癌などによる気管支狭窄など。

図1　正常被検者におけるoxygen-enhanced MRI (改訂版MRI応用自在. p285より引用転載)
差分画像において主要な肺血管以外の肺野が均一に造影されている。

a 酸素投与前　　b 酸素投与後　　c 酸素投与前後での差分画像

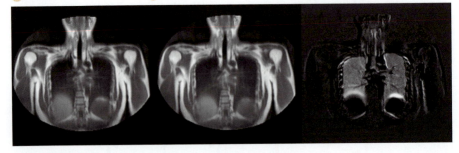

## PACE　ペース　基本

**F**ull **p**rospective **a**cquisition **c**orrection　類 navigator echo, Navigator respiratory compensation, RMC (real-time motion correction), motion correction

- リアルタイムでの動き補正法。被検者の体動・臓器の動きを読み取るナビゲータの方法により，1D PACE，2D PACE，3D PACEの種類がある。
- **1D PACEは主に心臓用のアプリケーションで利用される。**横隔膜の上下動を，ナビゲータ取得に用いられる2本の励起領域が交叉している棒状の領域の信号の上下動としてとらえ，特定の呼吸位相でのデータ収集トリガーとする(図1)。
- **2D PACEは主に腹部用のアプリケーションで利用される。**ナビゲータは横隔膜付近に設定する平面状の領域から取得する。横隔膜の上下・左右・斜め方向の動きをとらえ，ナビゲータにおける横隔膜の輪郭を合わせるように，画像データを再構成する。ナビゲータ取得のために用いられる励起パルスのフリップ角は非常に小さいため，画像上の信号欠損となることはない(図2)。
- **3D PACEは脳機能イメージング(fMRI)で利用される。**ナビゲータ領域は設定せず，体動による脳全体の動きを把握する。脳の前後・左右・上下の平行移動に加え，各軸の回転による位置ずれも補正することにより，fMRIにおける解析の精度を高める。〈Siemens〉　**F**

参照　navigator echo ➡P.215，Navigator respiratory compensation ➡P.216，RMC (real-time motion correction) ➡P.281，functional MRI ➡P.114

図1　1D PACEでのナビゲータ設定

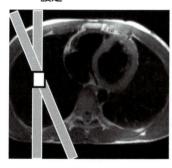

図2　2D PACEでのナビゲータ設定

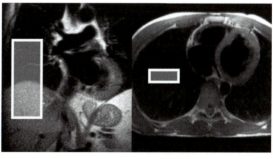

### Panoramic Table MRA

和 パノラミックテーブルMRA　同.類 multi-station MRA, MobiTrak, Moving Bed MRA, SmartStep, stepping-table MRA

- 主に造影剤を使用したMRA撮像において，広い領域を一度の造影剤注入でカバーするために，被検者テーブルの移動と撮像とを連動させる手法。
- Test Bolus法もしくはCARE Bolus法によって，注入された造影剤の到達タイミングを体幹部の最初の撮像領域でモニタして，一連の撮像タイミングと造影剤到達とを合わせる。〈Siemens〉　**F**

参照 MobiTrak ➡P.184, Moving Bed MRA ➡P.188, SmartStep ➡P.307, Test Bolus法 ➡P.343, CARE Bolus法 ➡P.37

**図1** テーブル移動と連動したMRA撮像

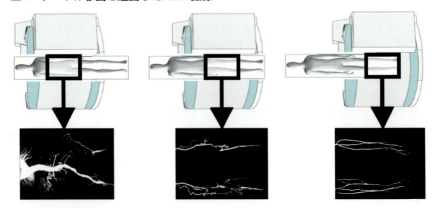

## PAPE
ペイプ

Full partial phase encoding 同,類 THRIVE, VIBE, Quick 3Ds

- ダイナミック撮像やフルオロスコピーにおいて，データ収集時にk-spaceを自動的に分割し，部分的にデータを収集し画像再構成（画像更新）を行うことで空間分解能の低下なしに時間分解能を向上させる撮像法。
- 画像のコントラストに大きな影響を与えるk-spaceの低周波部分（中心部分）は毎回データ収集を行い，そのほかの複数に分割された高周波部分はサイクリックにデータ収集を行う。データ収集しない高周波部分は直前の画像再構成で使用したデータを再度利用する。〈日立〉　　　　E

参照 THRIVE ➡P.348, VIBE ➡P.383, Quick 3Ds ➡P.261

## paradoxical suppression　　　　基本

- out of phase (opposed phase) のTEでGd造影MRIを撮像すると，多血性病変でGd造影剤が流入しているにもかかわらず，Gd造影像における信号が逆に低下する現象を指す。多血性病変を乏血性病変と誤認する可能性があり，out of phaseのGd造影像を読影する際は注意を要する。
- 比較的豊富な脂肪を含む多血性病変（血管筋脂肪腫，脂肪変性をきたした肝細胞癌，椎体の血管腫など）において生じる。
- out of phaseではGd造影により増大した水プロトンの信号が，病変に存在する脂肪プロトンの信号を打ち消す（相殺する）ように作用することに起因する。
- 対策：paradoxical suppressionをきたさないような対策としては，in phaseのTEで撮像する，あるいはout of phaseで撮像する場合は周波数選択の脂肪抑制法を併用するなど。　　　C

参照 in phase/out of phase ➡P.142, 水/脂肪信号相殺法 ➡P.446, Dixon法 ➡P.70, 脂肪抑制法 ➡P.427

## paramagnetic
和 常磁性

- 物質は，外部から加えられた磁場に対してどのように反応するかによって，常磁性，反磁性，強磁性に分類される。常磁性は原子内に不対電子をもつことによって，磁場と同じ方向に磁化される物質のことである。常磁性体はMRI用造影剤として，広く利用されている。 T

参照 反磁性 →P.442，強磁性 →P.416

## parallel imaging
和 パラレルイメージング 略 PI

- メーカーによりSENSE(Philips)，ASSET(GE)，SPEEDER(キヤノン)，iPAT，mSENSE，GRAPPA(以上Siemens)などと呼称される。詳細は各メーカーの記載を参照。
- パラレルイメージングはSENSE系とSMASH系とに大別される。複数のコイルから得られたデータを，SENSEは画像データ上で合成し，折り返しを展開するが，SMASHではk-space上でデータの合成を行う。 C

参照 SENSE →P.290，ASSET →P.12，SPEEDER →P.313，iPAT →P.146，mSENSE →P.207，GRAPPA →P.120，SMASH →P.307

## Partial echo
和 パーシャル エコー

- 1つのエコー信号に対し，前半の信号読み取りを省略し，後半の信号のみを読み取るデータサンプリング方法。前半を省略することにより，設定可能な最短実効TEを短くすることができる(図1)。また，読み取り中の位相ずれが生じにくいため，磁化率アーチファクトやフローアーチファクトを軽減することができる。k-spaceの共役対称性を利用して，実際に収集した信号を基に収集していない前半の信号を算出する。そのため，実際には半分よりやや多く信号を収集する必要がある。〈Philips〉 B

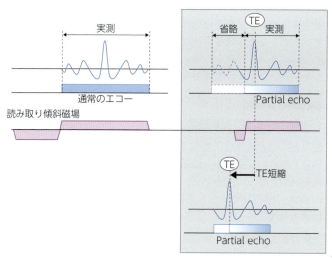

図1 Partial echoの原理

## Partial NSA
パーシャルエヌエスエー
**Full** **p**artial **n**umber of **s**ignals **a**veraged

- 従来までは整数倍でしか加算回数を設定できなかったが，Partial NSAではk-spaceの充填配分を改良することで整数倍以外の設定を可能とした。〈Philips〉　B

**図1** Partial NSAの原理

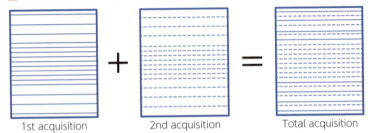

1st acquisition　　　2nd acquisition　　　Total acquisition

**図2** Partial NSAの比較

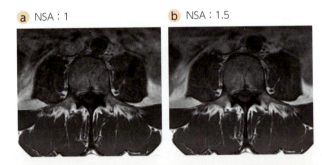

a　NSA：1　　　　b　NSA：1.5

## PAS
パス
**Full** **p**rogrammable **a**natomical **s**can

- 撮像条件および検査手順を部位別にフォルダ化および事前登録することによって，オートマチックな撮像環境を提供するための機能。
- オートマチックのみならず，施設ごとあるいは検査オーダーごとのカスタマイズ編集などフレキシブルな装置運用をも可能にする撮像機能である。〈キヤノン〉　G

## passive shield
基本
**和** 受動シールド，受動磁気遮蔽

- 鉄などの強磁性体は，空気よりも磁力線を集中させる性質がある。この効果を利用し，磁石を納めた部屋あるいは磁石自体を強磁性体（通常は鉄板を使用）で囲むことで漏洩磁場を減少させる方法をいう。
- passive（受動の）という言葉は，ここでは"それ自身は電力や動力を必要とせずに所定の機能を発揮する"という意味合いで用いられる[P-1]。〈キヤノン〉　C(G)

参照　強磁性　→P.416，active shield　→P.2

232

## passive shim, passive shimming 基本

和 受動シム，受動シミング

- 鉄片などの強磁性体は，空気よりも磁力線を集中させる性質がある。この効果を利用し，鉄片などを磁石内に張り付けて磁束密度やその方向を変更し，磁場の均一性を高める方式を passive shim，それを実際に行うことを passive shimming という。
- passive shimming は通常，MRI 装置の据え付け時や保守時に行われる。
- passive（受動の）という言葉は，ここでは"それ自身は電力や動力を必要とせずに所定の機能を発揮する"という意味合いで用いられる[P-2]。〈キヤノン〉　C(G)

参照 強磁性 ➡P.416， active shim ➡P.2

## PASTA

Full polarity altered spectral and spatial selective acquisition

- スピンエコー系列シーケンスにおける脂肪抑制法の一種。180°パルス印加時に読み取り傾斜磁場（リードグラディエント）の極性を 90°パルスの極性と逆転させることで，対象スライス面外に脂肪信号を飛ばしてしまう方法で脂肪を抑制する。スピンエコー法を使っているので，磁場の不均一性に強いのが特長。〈キヤノン〉　G

参照 脂肪抑制法 ➡P.427

### 図1　手掌のPASTA画像
PASTA法にて良好な脂肪抑制画像が得られる。

a　T1強調スピンエコー画像　　b　T1強調PASTA

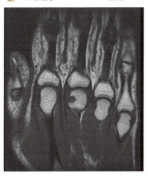
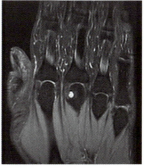

## PASTA Si NEW

- シリコン分離シーケンス。
- 乳房のインプラント関連各組織のケミカルシフト量の差異に応じて，選択的な画像化が可能である。インプラントがシリコンか生理食塩水かの識別，シリコン漏れの有無の確認に有用である。PASTA Si では装置が自動で中心周波数設定を行い，手動での再設定が不要なため，精度よくシリコンを描出することができる。〈キヤノン〉　A

## PAT
**Full** **p**arallel **a**cquisition **t**echnique

- iPAT ➡P.146 を参照。〈Siemens〉　　F

## PAT factor
**Full** **p**arallel **a**cquisition **t**echnique factor 同.類 SENSE reduction factor, SENSE factor, reduction factor, R factor, SPEEDER factor

- iPAT法において，撮像時間の短縮度合いを示す値。PAT factor＝2は，パラレルイメージング法を用いずに撮像した場合に比べて約1/2の時間で撮像できることを表す。〈Siemens〉　　F

参照　iPAT ➡P.146, SENSE reduction factor ➡P.291

## PBSG
**Full** **P**hase **B**alanced **S**teady-state acquisition with rewinded **G**radient echo

- バランス型シーケンスBASG（balanced SARGE）は，性質として静磁場不均一に非常に敏感であり，これによってバンドアーチファクトが発生することがある。
- PBSGはこのアーチファクトを抑制する計測方法である。
- PBSGでは前半と後半でRF位相角を変更したBASG計測を，それぞれ加算の回数行う。
- RF位相角によってアーチファクトの現われ方が変化するため，異なるアーチファクトの画像をMIP（maximum intensity projection）することによって，アーチファクトを抑制できる。〈日立〉　　E

参照　BASG ➡P.19

図1　PBSG　解説図

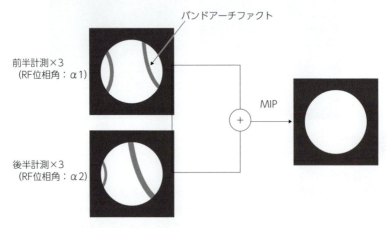

## pCASL
ピーキャッスル
Full **p**seudo **c**ontinuous **a**rterial **s**pin **l**abeling

- ASLの手法の1つであるCASLでは，持続的にRFパルスを印加してスピンのラベリングを連続して行うことで高い信号強度を得ることが可能となるが，SARの問題で現実的には困難であった．
- このpCASLではRFパルスを細かく分割して印加することで，CASLのような持続的なラベリングを可能とし，SARの問題を解決した．また，高いラベリング効率により信号強度の高い良好な灌流画像を取得することができる．〈Philips〉　B

### 図1　STAR法とpCASLの比較

a　STAR法

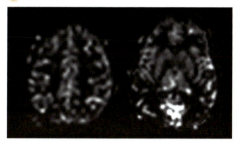

b　pCASL法

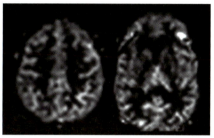

## PC flow direction
Full **p**hase **c**ontrast flow directon

- PC法で血流速度を設定する際に，3方向すべてにおいて自動的に流速を一定にする技術．複数の目的とする血管がすべて一定の流速の場合に用いる．逆に3方向に対してそれぞれ流速の異なる血管を描出する際は，別々に流速を設定する．〈Philips〉　B

参照　PC velocity ➡P.235，PC uniform velocity ➡P.235

## PC uniform velocity
Full **p**hase **c**ontrast uniform velocity

- PC法で血流速度を設定する際に，3方向すべてにおいて自動的に流速を一定にする技術．複数の目的とする血管がすべて一定の流速の場合に用いる．逆に3方向に対してそれぞれ流速の異なる血管を描出する際は，別々に流速を設定する．〈Philips〉　B

参照　PC flow direction ➡P.235，PC velocity ➡P.235

## PC velocity
Full **p**hase **c**ontrast velocity 同VENC

- PC-MRA法において，信号強度が最大となる流速を設定するパラメータ．VENCともよばれる．目的とする血管の流速を設定する．〈Philips〉　B

参照　PC flow direction ➡P.235，PC uniform velocity ➡P.235

## PEAKS
Full **pe**ak **a**rtery enhancing **k**-space filling **s**equence

- 造影MRAにおいて，血管描出の改善と動静脈分離を向上するためのデータ収集法。
- 図1はPEAKSの概要を示す模式図である。図の上側は横軸を時間，縦軸を信号強度としデータ収集のタイミングと動脈静脈それぞれの信号強度（赤：動脈，青：静脈）を示すものであり，図の下側は横軸をky，縦軸をkzとしてk-spaceを示したものである。造影MRAデータ収集の際に，自動的にk-spaceを分割し，動脈の信号強度が高く，かつ静脈の信号強度が低いタイミングの信号を，画像コントラストに大きな影響を与えるk-spaceの中心に積極的に配置することで，動静脈分離の向上を図る。〈日立〉　E

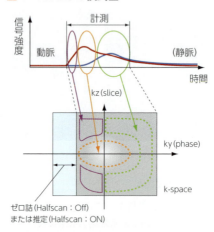

**図1　PEAKSの模式図**

## PEAR
Full **p**hase **e**ncoded **a**rtifact **r**eduction

- 呼吸によるモーションアーチファクトを軽減させる技術の1つ。呼吸による動きの影響を最小限に抑えるために，呼気相で収集したデータをk-spaceの低周波領域へ，吸気相で収集したデータを高周波領域へ充填する。装着した呼吸センサーによって呼吸による動きを感知し，リアルタイムに最適な位相エンコードグラディエントを計算する（図1）。この手法では，呼吸サイクル中すべてのタイミングにおいてデータを収集し，これらのデータを捨てることなく活用するため，撮像時間は延長しない。3Dや2DのSEやIR，FFEで使用することが可能。〈Philips〉　B

参照　Respiratory triggering ➡P.276，SMART ➡P.301

### 図1　PEARの原理

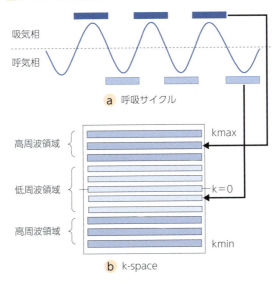

### 図2　腹部SE画像におけるPEARの有無

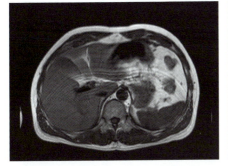
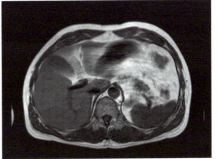

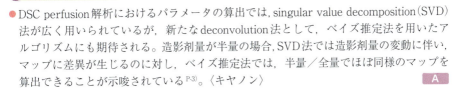

## perfusion
### 和 灌流画像

- DSC perfusion解析におけるパラメータの算出では，singular value decomposition（SVD）法が広く用いられているが，新たなdeconvolution法として，ベイズ推定法を用いたアルゴリズムにも期待される。造影剤量が半量の場合，SVD法では造影剤量の変動に伴い，マップに差異が生じるのに対し，ベイズ推定法では，半量／全量でほぼ同様のマップを算出できることが示唆されている[P3)]。〈キヤノン〉

## perfusion MRI
和 灌流画像　　　　　　　　　　　　　　　　　　　基本 専門医

- 灌流画像（perfusion-weighted imaging：PWともよばれる）は，**造影剤の投与による磁化率効果**（dynamic susceptibility contrast）を利用する方法と，流入血流にパルスを照射して標識をつける方法とに大別されるが，通常は灌流画像というと前者を指す。
- 造影剤を急速静注下に，T2*強調画像を連続撮影し，time-intensity curveを解析することによって，CBV（平均脳血液容積），MTT（平均脳血液通過時間），CBF（平均脳血流量）を求める方法である。
- **適応疾患**：主に急性期脳梗塞の評価に使用されている。灌流画像で，血流低下があるにもかかわらず，拡散の低下が少ない部分（**diffusion-perfusion mismatch**）が可逆性変化である領域に一致するとされているが，例外も多い。　　M

参照 T2*強調画像 ➡P.340，CBV ➡P.41，MTT ➡P.208

**図1**
a では，左中大脳動脈の灌流域全体の平均通過時間が延長している。
b にて血流量の低下が示される。

a MTT画像　　　　　　　　　　b CBV画像

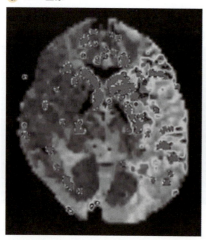 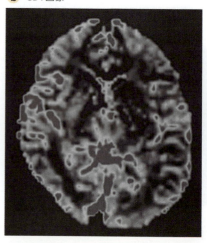

## peripheral nerve stimulation
和 末梢神経刺激　略 PNS　別 トウィッチング（twitching）　　基本

- MRI撮像中には傾斜磁場が変動するが，磁場が変化するとファラデーの法則に従い，電導物質に電流が流れる。このことがMRI撮像中の末梢神経への電気的な刺激となり，刺激された部位のピリピリした感じとして現れる。これをトウィッチング（twitching）という。
- 磁場中心から離れた部位ほど傾斜磁場の変動が大きくなるため，トウィッチングも顕著に現れる。例えば腹部のMRI撮像の場合は，磁場中心である腹部から離れた足先やこめかみにピリピリした感じを生じやすい。

- 傾斜磁場の変動による電気的な刺激は，末梢神経以外にも強いdB/dtを加えた場合は網膜の電気刺激によるフラッシュ現象（視覚閃光：magnetophosphene），心臓伝導系への影響，脳脊髄液腔の拡大，痙攣発作の誘発などをきたしうる。
- peripheral nerve stimulation（トゥイッチング）は傾斜磁場の高速反転（スイッチング）に依存するため，peripheral nerve stimulationが大きくなる撮像法の代表例としてシングルショットEPI法が挙げられる。　C

参照 グラディエント（傾斜磁場） ➡P.418 ，ファラデーの法則 ➡P.443 ，dB/dt ➡P.61 ，echo planar imaging（EPI） ➡P.81

## peristalsis gap sign

- 周囲の腸管には蠕動（peristalsis）が認められるのに，ある領域の腸管には蠕動が認められない様子。両者の間に蠕動の違いがあるため，このようによばれる。
- 絞扼性小腸時に陽性となる（closed loopなどの絞扼した腸管に蠕動がない）。CTと比較したときの利点として，①closed loopが長くても診断が容易なこと，②初心者でも比較的容易に指摘しうること，③動画で示すことにより外科医の納得を得やすいこと，が挙げられる。
- 推奨される撮影法は，脂肪抑制のbTFE法など。これがない場合はMRCPと同じシングルショット高速SE法heavily T2強調画像。前者では，10枚程度の1cm厚スライスによるマルチフェーズ（5フェーズ）撮影が1回の息止めで可能である。病変部位がわかった場合には，シングルスライスでのマルチフェーズ（20フェーズ）撮影（時間分解能1秒以下）でより明瞭に描出しうる。後者では3秒ごとのシングルスライス撮影（非呼吸停止）もしくは6秒ごとのシングルスライス撮影（間歇的呼吸停止）を繰り返して撮影する。　K

参照 balanced TFE（bTFE） ➡P.17

## periventricular cap　基本

- 高齢者や高血圧症患者などにおいて，T2強調画像やFLAIR画像にて側脳室の前角・後角周囲（狭義には前角周囲のみとする文献もある）に認められる白質の無症候性の高信号域を指す。
- 同様の高信号域で側脳室体部周囲に認められるものをperiventricular rimと呼称する[P.4)]。
- 一般にperiventricular capとperiventricular rimを総称してperiventricular hyperintensity（PVH）と呼称する。　C(M)

図1　periventricular cap（➡）

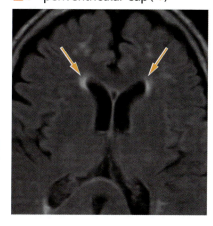

参照 periventricular rim ➡P.240 ，PVH ➡P.258

## periventricular rim 基本

- 高齢者や高血圧症患者などにおいて，T2強調画像やFLAIR画像にて側脳室体部の周囲に認められる白質の無症候性の高信号域を指す。
- 同様の高信号域で側脳室前角・後角周囲に認められるものをperiventricular capと呼称する[P-5]。
- 一般にperiventricular rimとperiventricular capを総称してperiventricular hyperintensity (PVH)と呼称する。　C(M)

参照 periventricular cap ➡P.239, PVH ➡P.258

図1　periventricular rim(➡)

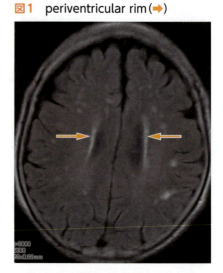

## permeability　NEW

- 血管透過性を定量評価するものであり，造影剤の急速静注下に，T1強調画像を連続撮像したDCE-MRIを用いてtime-intensity curveを解析，Ktrans, Kep, Vp, Veが得られる。
- 造影剤がextracellular extravascular space (EES)に漏出する移行速度定数(Ktrans)，血漿に戻る移行速度定数(Kep)，血管内の血漿ボリューム(Vp)，EESボリューム(Ve)を画像化する。腫瘍の悪性度評価や，鑑別等への応用が期待される。〈キヤノン〉　A

## PERRM
**Full** phase encode reordering for reducing motion affects 和 パーム

- 呼吸動によって生じる位相エンコード方向のアーチファクトを効果的に低減する計測法。
- 本撮像前に被検者の腹壁運動を撮像し，腹壁の位置と位相エンコードの位置をマッピングする。
- 本撮像では呼吸同期なしに，腹壁運動とは無関係にRF励起パルスの印加が行われる。信号計測中は常に腹壁位置をモニタし，上記マップを用いて各RFパルス印加時の腹壁位置に応じた位相エンコードをかけることで腹壁の呼吸動によるアーチファクトを低減した画像を得ることができる。〈日立〉　E

## PETRA (ペトラ)　NEW
**Full** pointwise encoding time reduction with radial acquisition

- echo time (TE)を数十マイクロ秒まで短縮することによって，T2*減衰が速く通常のTEでは信号を得ることのできない組織の画像化が可能になるシーケンス[P-6]。
- TEが非常に短いために金属などによる磁化率アーチファクトの影響を受けにくい。

- k-space 中心部分を Cartesian，周辺部分を radial に分離して収集することによって，画像化に重要な k-space 中心部のデータをしっかりと得ることができる。
- 印加されるグラジエントの切り替えが小さなステップごと，あるいは一定のため，撮像中の騒音がほとんど発生せず，静音撮像としても用いられる。
- preparation パルスとして inversion recovery を印加すると T1 強調，プリサチュレーションパルスを印加すると MRA の画像が得られる。〈Siemens〉

参照 TE ➡P.343，k-space ➡P.157，UTE ➡P.377，susceptibility artifact（磁化率アーチファクト）➡P.326，Quite Suite ➡P.262

図1 PETRA のタイミングチャートと k-space トラジェクトリ

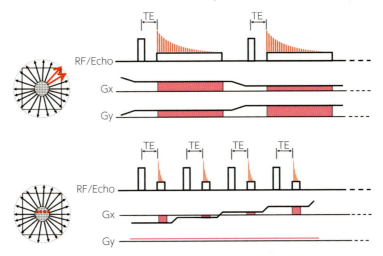

## PGSE

Full **p**ulsed **g**radient **s**pin **e**cho

- Pulsed gradient spin echo。OGSE の項参照のこと。〈Siemens〉

参照 OGSE（oscillating gradient spin echo）➡P.221

## phase-contrast MRA

Full **phase-contrast** MR **a**ngiography  同.類 phase shift MRA（PS MRA） 略 PC MRA

- MR angiography の撮像法の1つで，スピンの位相情報から血流を画像化する。
- 傾斜磁場を bipolar gradient として印加した場合，静止しているスピンは傾斜磁場を印加する前と後とでスピンの位相は変化しないが，動いているスピン（血流）では傾斜磁場の印加前後でスピンの位相にずれを生じる。このことを利用し，動いているスピンのみを選択的に画像化したものが phase contrast MRA である。
- 傾斜磁場印加後に生じるスピンの位相のずれは，印加した傾斜磁場の強さと印加時間，およびスピンの速度に依存する。すなわちスピンの位相は傾斜磁場と速度の関数になる

ため，スピンの位相情報から血流速度（VENC）や血流方向を算出することができる。
- 印加する傾斜磁場を強くすることで，速度の遅いスピンも検出可能，すなわち静脈など遅い血流も描出可能であり，このことがtime-of-flight MRAと比較したphase contrast MRAの利点となる。
- また印加する傾斜磁場を任意の強さに変えることで，特定の血流速度の血管を選択的に強調して画像化することが可能となる[P-7]。　C

参照　スピン ➡P.432，MR angiography ➡P.191，グラディエント（傾斜磁場）➡P.418，VENC ➡P.382，time-of-flight MRA ➡P.352

## phase-contrast MRI　基本
略 PC MRI

- 位相差情報を利用して心臓や血管内の血流速度や血流量を，超音波ビームの届かない部位を含めてMRIにて非侵襲的に計測する手法をphase contrast MRIとよぶ。
- 位相差画像における信号の極性は流れの方向を，信号の絶対値は血流速度を表す。　C

参照　phase-contrast MRA ➡P.241

## phased array coil　基本
和 フェーズド アレイ コイル

- 広い撮像領域を高いS/N比で撮像するために，小型の複数のコイルを配置して，おのおのの出力を受信系で増幅した後，互いの位相を補正して加え合わせる高周波コイルのこと。
- 部位に応じたコイル形状となっており，パラレルイメージングにも使われる。〈キヤノン〉

　G

## Phase Difference
和 フェーズ ディファレンス

- フロー再構成方法の1つ。
- 血流方向の情報が得られ，血流の経時的な情報（方向や流速）を得る場合に選択する。血流方向により，信号強度が明るくまたは暗く表示される。〈GE〉　D

## phase encoding　基本　NEW
和 位相エンコード

- 傾斜磁場をある一定時間印加して，空間位置により磁化ベクトルの位相を変化させ位置情報を付加することをいう。これは，1回の位相エンコードだけでは画像を作り出すことはできないので，k空間すべての行を埋める必要があるためで，撮像時間にも影響してくる。RFパルスとスライス選択エンコードの傾斜磁場を同時に印加すると，撮像目的スライス面のみが励起される。ここである1つの方向に傾斜磁場を印加すると，共鳴周波数は変調する。傾斜磁場の印加中にそれぞれの位相が少しずつずれ，傾斜磁場に与えるRFパルスの照射時点ですべてのスピンは，また同じ周波数で回転を始めるが，位相方向に位相がずれた状態が信号検出時までは保たれ，このスピンのずれにより，位相方向の情報を得ることができる。　T

## phase image 基本

和 位相画像，フェーズイメージ 対 magnitude image

- magnitude image ➡P.171 を参照。〈GE〉 D

## Phase Swap

和 フェーズスワップ 同 Encode Change

- 周波数エンコード方向と位相エンコード方向を入れ替えて撮像すること。
- 動きやケミカルシフトによるアーチファクトの出方を変えることで診断の精度や確実性を確保する手段。〈キヤノン〉 G

## PhaseTrak

和 フェーズトラック

- マルチショットディフュージョンにおいて，各ショット間で生じる信号の位相ずれを補正する技術。図1に示すように第1リフォーカスパルスと拡散傾斜磁場の後にナビゲーターエコーを収集する。再度リフォーカスパルスを印加することによってエコーを収集し，ナビゲータエコーの情報をもとに位相を補正してk-spaceへ充填する。〈Philips〉 B

参照 拡散強調画像 ➡P.412，MotionTrak ➡P.188

### 図1 PhaseTrakのシーケンス

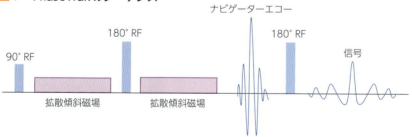

## Phoenix

和 フェニックス

- 画像ファイルから撮像プロトコルを抽出する機能。
- シーメンス社製MRI装置のsyngoユーザーインターフェースにおいて，画像アイコンを撮像プロトコル編集ウィンドウへドラッグ＆ドロップすることによってその画像を撮像した全パラメータが再現される（図1）。
- すでに実施された検査の内容とまったく同じパラメータを再現する，画質のよかったパラメータをほかの被検者にも適用することが可能であるため，フォローアップ検査や撮像プロトコルの管理に有用。
- 同じプラットフォームで稼動している装置間であれば同様のことができるため，施設間での撮像プロトコル情報の交換が容易となる。〈Siemens〉 F

参照 syngo ➡P.329

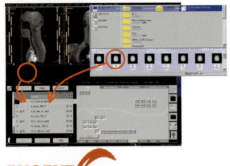

図1 Phoenix機能による撮像プロトコルの再現

## Physiology display
和 フィジオロジー ディスプレイ

- MRガントリー上に設置されているLCDモニタであり，生態波形を表示する。
- ECG, VCG, 呼吸，脈波センサーを患者に装着した際，その波形を検査室にいながら確認することが可能。これにより，検査効率を向上させる。VCGや呼吸センサーといった2つの波形を同時に表示することもできる。〈Philips〉

B

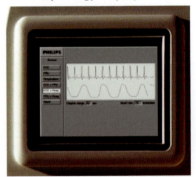

図1 Physiology display

## Pianissimo機構
和 ピアニシモ機構

- MRI装置の架台内に組込んだ特別なハードウェアによって撮像騒音を抑制する仕組み。
- 騒音の源になる傾斜磁場コイルの振動エネルギーを直接的に抑制する機構や騒音の伝わりを真空で遮音する機構などからなる。
- 傾斜磁場の働きを最適化して（ソフトウェアで）騒音を抑える方法がある（キヤノン名 Quiet Scan）。しかしソフトウェアだけで最先端シーケンスの大きな騒音を抑えるのは非常に困難であり，Pianissimo機構のようなハードウェアによる抜本的な静音化は必須といえる。〈キヤノン〉

G

参照 Quiet Scan ➡P.262

244

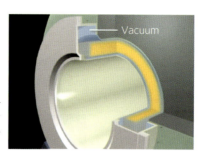

### 図1 Pianissimo機構の内部構造（一部）

傾斜磁場コイルに生じた振動エネルギーが空気中を伝わり騒音となる。コイルを真空層に封入して空気の伝播を遮断することで騒音を抑制する。

## Picture Plus
和 ピクチャープラス

- Philipsオリジナルのアルゴリズムを使用した画像フィルタリングの名称。
- 見かけのノイズおよびアーチファクトを低下させ，画像が鮮明となる。〈Philips〉 B

## Pixel
和 ピクセル  基本

- 2次元の平面において，画像を構成する画素をpixel（ピクセル）とよぶ。
- FOV（撮像範囲）をマトリックス数で割ったものがpixelのサイズになる。 C

参照 FOV ➡P.111

## PlanAlign
和 プランアライン

- 心臓や肩関節の位置決め時にダブルオブリークなどでオリエンテーションが複雑な場合に面内回転や折り返しアーチファクトを防ぐ機能。撮像断面角度を変更しても画像が面内で傾斜しないよう自動的にシステムが計算を行う（図1，2）。〈Philips〉 B

### 図1 PlanAlignの原理

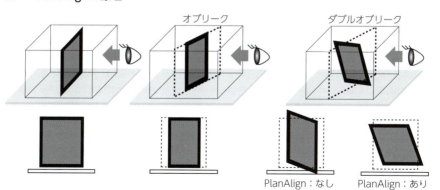

### 図2 PlanAlignの有無による比較

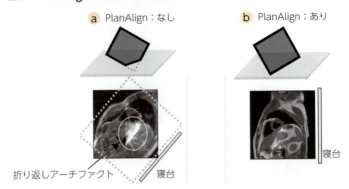

a PlanAlign：なし　　b PlanAlign：あり

折り返しアーチファクト　寝台　　寝台

## PMC
### Full prospective motion correction 和 プロスペクティブモーションコレクション

- f-MRIやPerfusion MRIなどのダイナミックスキャンにおいて，1ダイナミック目の画像情報を元に動きの影響を感知し，リアルタイムに補正し，次のダイナミックスキャンに反映させることが可能な技術。〈Philips〉　B

### 図1　3 Dyn. はPMC補正後

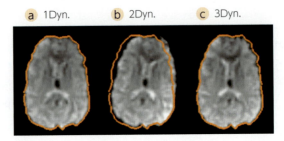

a 1Dyn.　b 2Dyn.　c 3Dyn.

## Preparation phase
### 和 プレパレーション フェイズ

- 撮像前に行うプレパレーションの設定パラメータ。パラメータには「Auto」「Full」「Prep-only」がある。「Auto」では，以前行ったプレパレーションのなかにこれから行うプレパレーションと同一のものがある場合，以前の情報をコピーして用いる。同じプレパレーションをくり返し行う必要がなくなるため，検査時間が短縮する。「Full」の場合，各スキャン前に必ずプレパレーションを行う。「Prep-only」は，プレパレーションを行うが実際のスキャンは実行せず，その情報を保存しておく。そして，後から行うスキャンにおいて，プレパレーションの待ち時間なくスタートさせたい場合に，その情報をコピーして用いる。BolusTrakを用いた造影MRAシーケンスで用いられる。〈Philips〉　B

参照 BolusTrak ➡P.31, Time save ➡P.354

### preparation pulse
和 先行パルス，準備パルス，プリパルス

- MRIの画像に特定のコントラストをつけたり，あるいは不必要な信号を除去したりする目的でパルスシーケンスの先頭に付加するRFパルスのことを指す。
- 代表的なpreparation pulseとして，STIR，FLAIRやSpec IR（SPECIAL）におけるinversion pulse，CHESS法による脂肪抑制の際のsaturation pulse（飽和パルス），高速グラディエントエコー法においてT2強調コントラストをつけるためのDE-Prep（DE pulse）などがある[P-8]。　C

参照　STIR法 ➡P.323，FLAIR ➡P.102，Spec IR ➡P.312，inversion pulse ➡P.145，CHESS法 ➡P.45，SAT〈GE〉➡P.286，高速グラディエントエコー法 ➡P.422，DE-Prep ➡P.64

### PRESS法
Full point-resolved spectroscopy sequence法

- MR spectroscopy ➡P.205，chemical shift imaging ➡P.45 を参照。　C

### PRESTO
Full principles of echo shifting with a train of observation

- 3Dマルチショット型EPIシーケンスの変形。エコーシフティング法を用いることで実効TEをTRよりも長くし，T2*強調画像の高速収集を可能とする。約2秒間で脳全体を撮像できるので，perfusionやfunctionalイメージングに用いられる。〈Philips〉　B

参照　perfusion MRI ➡P.238，functional MRI ➡P.114

### PreT2

- 90°，180°，−90°からなるプリパレーション部分をイメージング部分の前に印加するプリコントラストパルス。
- 最初の90°パルスから−90°パルスまでの時間をプリコントラストの実行TE（PreCTE）として設定可能で，この時間より小さいT2をもつスピンは磁化の減衰がより大きくなる。この効果によって，T2の比較的小さな筋肉，脂肪，静脈血などの縦磁化は小さくなり，T2強調画像のコントラストをさらに強調することができる。〈キヤノン〉　A

### prime FSE／FIR
和 プライムFSE／FIR

- 実効TEとバンド幅の入力のみで，最適なエコー配列・エコー間隔が選ばれるFSEシーケンス。
- 従来型FSEにて問題となっていた打ち切りアーチファクトを，エコーシフト時のエコー配列最適化により低減できる。また，最短IET（インターエコータイム）が自動で設定されるため，フローアーチファクトを低減できる。
- デュアルコントラスト撮像時には1エコー目，2エコー目それぞれ独立に撮像条件の最

適化が可能であり，従来より短い時間，よりコントラストの高いデュアルコントラスト撮像が可能である。
- Heavy T2WI撮像時にTEの短いエコー成分を除くことで，高い画像コントラストが実現できる。〈日立〉

図1 prime FSEによるエコー配列の最適化

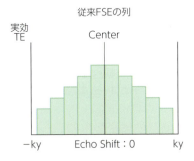
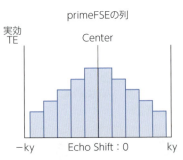
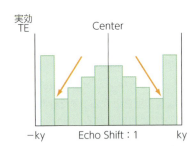
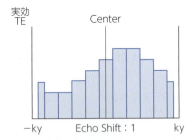

図2 prime FSEの効果比較
prime FSEを用いることでエッジが強調されるアーチファクトを低減できる。

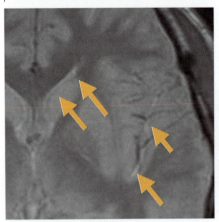
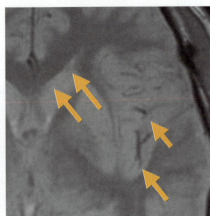

従来型FSE　　　　　　　　　　　　　　prime FSE

## PROBE
### Full proton brain examination

- 臨床MR spectroscopyにおけるGE社のシーケンス名。Single Voxel撮像では，スキャン後にスペクトルの再構成，NAA, Cho, Creatine, myoInositolの自動ピークフィッテングと計測を行い，画像上に計測結果が自動的に表示される。2Dマルチボクセル法は撮像されたデータをコンソール上のFunctoolソフトウェアを用いてピーク面積や位相補正などの各種処理が簡便に行える。〈GE〉　D

図1　シングルボクセル法によって自動解析されたスペクトル

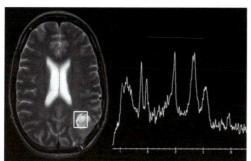

図2　マルチボクセルデータをFunctoolソフトウェアによって解析した結果

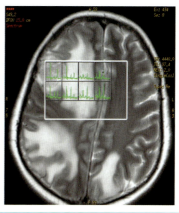

参照　MR spectroscopy　→P.205

## progressive saturation

- ある組織が励起パルスを繰り返し受けることで信号強度が減衰していくことをいう[P-10]。　C

参照　MOTSA　→P.188

## Projection
和　プロジェクション

- MRAの撮像において，自動的に回転MIP像が再構成される機能。〈GE〉　D

## PROPELLER

Full periodically rotated overlapping parallel lines with enhanced reconstruction 和 プロペラ

基本

- 特殊なデータ収集方法と画像再構成法により（図1），T1強調（図2）やT2強調（図3），PD強調やFLAIR画像における体動補正，拡散強調画像（図4）における金属アーチファクト，磁化率アーチファクトの大幅な低減を可能にする技術．GE社独自のアプリケーションであり，FSEをベースとしている．
- fast SEによって1TRで複数の平行したデータ群（ブレード）が得られ，それがTRごとに回転することでk-spaceが埋められる．
- 補正は2段階に分けられ，初めに各ブレードの回転中心とk-spaceの原点のわずかなずれを補正する．次に体動補正を行うが，回転運動，並進運動ともにブレード重複部分の平均値と，各ブレードを比較することで相関を求め補正する．
- 特に通常では良好な画像が得られにくいといわれている小児の検査や，体内に金属をもつ患者の検査において，その臨床的有用性が報告されている．〈GE〉

参照 BLADE →P.27

### 図1 プロペラのシェーマ

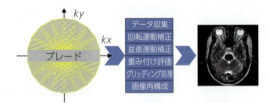

### 図2 T1強調画像
ⓐ 従来法   ⓑ PROPELLER

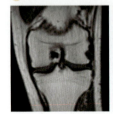 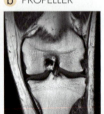

### 図3 T2強調画像
ⓐ 従来法   ⓑ PROPELLER

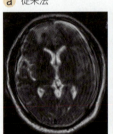 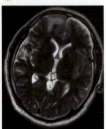

### 図4 DWI
ⓐ 従来法   ⓑ PROPELLER

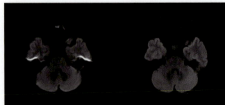

## PROSET（プロセット） 基本

**F**ull **pr**inciple **o**f **s**elective **e**xcitation **t**echnique 和 周波数選択励起法

- 水と脂肪の共鳴周波数による位相差を利用して，水もしくは脂肪のいずれかを選択的に励起する手法。励起の際には2項パルスを用いる（図1）。水の周波数を選択した励起法：WATS（water selective excitation）では，脂肪抑制された画像が得られるため，その利用範囲は広い。励起パルス自体に周波数選択性があるため，プリパルスを付加した脂肪抑制を行う必要がない。よってTRの延長を最小限に抑えることができる。
- PROSETには，「1-1」「1-2-1」「1-3-3-1」の3つのパルスがあり，励起分割数が増すほど励起時間が長くなることによって最短TEが延長するが，周波数選択性は高くなる（図2）。〈Philips〉 B

参照 binominal pulse（2項パルス）→P.25，SPIR →P.315，SPAIR →P.312，脂肪抑制法 →P.427

### 図1 WATS，1-1 2項パルス，フリップ角90°における励起方法

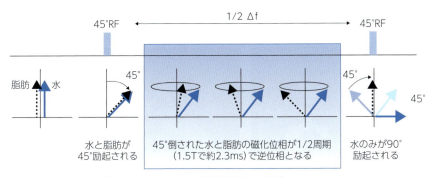

### 図2 WATS，2項パルスの違いによる水選択効果の比較

a 1-1 pulse b 1-2-1 pulse c 1-3-3-1 pulse

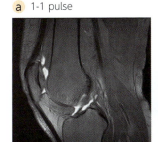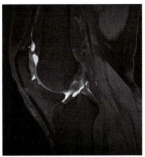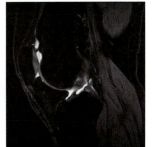

## proton 基本

和 プロトン，水素原子核

- 水素の原子核は，陽子（プロトン）1個から構成されているので，「プロトン」ともよぶ。通常のMRIは，水素の原子核の磁気共鳴を利用する。
- MRIで使われる原子核種としては，水素以外には $^{13}$C（炭素），$^{23}$Na（ナトリウム），$^{31}$P（リン）などがある。〈キヤノン〉 G

## pseudo steady state

- TRAPS ➡P.362 を参照。

## PSIF
和 プシフ 別 time reversed FISP

- 定常状態グラディエントエコーシーケンスの一種。一定間隔で励起RFを印加し続けることで作られる定常状態により発生するRFエコーを利用している。
- 画像は非常に強いT2コントラストとなる（図1）。
- MRCP撮像において高速スピンエコー系のシーケンスの利用が一般化する以前は，3D-PSIFシーケンスがMRCP撮像に用いられたこともある（図2）。
- なおPSIFという名称は，シーケンス タイミングチャート上の時間の流れが逆に進むような動きであるというところから命名された。
- 拡散強調用のMPGを組み込んだシーケンスもある。〈Siemens〉

図1　PSIFの頭部画像　　図2　PSIFによるMRCP画像

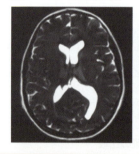
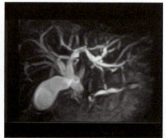

## PSIR
ピーエスアイアール
Full phase sensitive IR

- 心臓検査の遅延造影撮像において正常心筋と梗塞部分とのコントラストを良好にするシークエンス。
- 遅延造影している部分が常に正常心筋よりも高信号になるため，最適TIを求めるためのテストスキャンをしなくても良好なコントラストが得られるため，検査ワークフローの改善につながる。〈Siemens〉

参照 心筋遅延造影 ➡P.429

図1　PSIR法による心筋遅延造影像

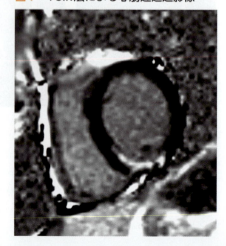

## PSMDE
ピーエスエムディーイー

**F**ull **p**hase **s**ensitive **m**yocardial **d**elay **e**nhancement

- 位相情報を用いた心筋遅延造影シーケンス。
- ダイナミックレンジが広い遅延造影像が提供され，正常心筋と梗塞部位のコントラストを向上させる。
- 遅延造影像において，心筋がnullになるprep timeの許容範囲が広く，TIの設定が容易になる。
- 心筋が低信号になるようにwindow level/ window widthを自動設定する。〈GE〉

### 図1 PSMDEの活用例

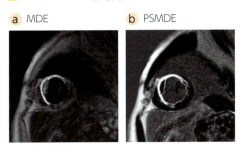

a MDE   b PSMDE

### 図2 PSMDEの原理

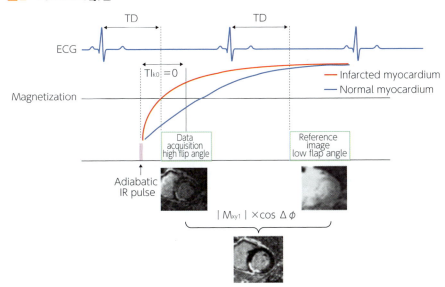

## PSS-TSE
ピーエスエスティーエスイー

Full pseudo steady state turbo spin echo

- TSEシーケンスにおいて，再収束パルスのフリップ角を一定ではなく，任意に可変することで，アーチファクトや画質を向上させることができる。
- 前半のフリップ角を低く設定することで，位相が分散し，血流や脳脊髄液のフローアーチファクトを抑制することができるため，SARの低減にもつながる。
- 後半のフリップ角を高く設定することで，信号強度や鮮鋭度が向上する。また，"min"，"mid"，"max"のフリップ角を，任意に設定することができる。〈Philips〉

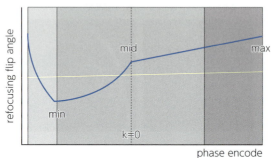

図1　PSS-TSEの原理

図2　頸椎のT1W画像
PSS-TSEでは血管や脳脊髄液の信号が抑制されている。

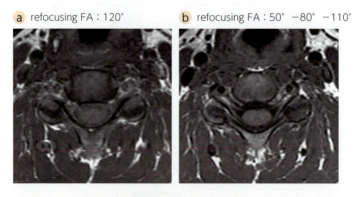

a  refocusing FA：120°
b  refocusing FA：50°　−80°　−110°

## PS法

Full phase shift法　同 PC法，phase contrast法

- 動いているスピンの位相と止まっているスピンの位相の違いを画像化あるいは定量化する手法のこと。〈キヤノン〉

## pTX
ピーティーエックス

### Full parallel transmission

- 複数の独立したRF送信系。
- ボリュームRF送信コイルの異なる給電点もしくは独立した送信コイルエレメントに，強度と位相が独立制御されたRFパルスを照射する。
- 基礎的な使用法は，被写体中の$B_1^+$不均一を改善するために，計算された異なる強度と位相を有する同一波形のRFを2チャンネル（もしくは4チャンネル）給電点をもつボリュームRF送信コイルに同時照射する。その場合，振動$B_1^+$磁場は楕円偏波RFとなる。その強度と位相は，$B_1^+$マップを取得し，Bloch方程式などを用いて計算される。
- 先進的な応用は，2D RFパルスを用いた領域選択（例えばZOOMit）。
- 送信チャンネル数を増やすと（例えば8チャンネル），RFパルス幅の短縮（TX acceleration）が可能となるが，RF波形デザインが複雑化し，スキャンワークフローの悪さが問題となる。あらかじめ取得されたRF送信系特性や画像データベースよりRF波形をデザインするuniversal pulsesの普及に期待がかかる[P-11]。〈Siemens〉

参照 RF ➡P.278， 送信コイル ➡P.436， Bloch方程式，ZOOMit ➡P.401

## pulmonary perfusion MRI
### Full pulmonary MR perfusion imaging 和 MR肺灌流画像法

- pulmonary perfusion MRIは肺野末梢の肺血流を評価する撮像法であるが，以下の2つに大別される。
① 高速グラディエントエコー法にて少量の造影剤を急速静注することにより，肺循環および体循環を分離して描出し，肺野末梢の還流を描出する造影pulmonary perfusion MRI
② 造影剤を用いずに血管内のプロトンをトレーサーとして用い，肺血流から直接信号をとる非造影pulmonary perfusion MRI

②は現在のところ画質や撮像法の汎用性，臨床的有用性の点で劣っているため，一般にpulmonary perfusion MRIとされているのは①の造影pulmonary perfusion MRIである。

- 造影pulmonary perfusion MRIには，肺末梢循環の定性評価に重点を置き空間分解能を高めた高時間分解能造影MR angiography（time-resolved contrast-enhanced MR angiography：time-resolved MRA）（図1，2）と半定量ないし定量評価に重点を置いた造影MR肺灌流画像法（contrast-enhanced MR perfusion imaging：CE-perfusion MRI）（図3）とがある。
- 造影MR肺灌流画像法は，定性および半定量的に肺循環や体循環（気管支動脈からの血流）を評価することができ，肺結節や腫瘍の性状診断，肺動静脈瘻などの肺血管性疾患の診断，肺癌患者の術後肺機能予測などに用いることも可能である。また，定量評価において肺高血圧症などの病態生理の解明も可能である。
- **適応疾患**：肺血栓塞栓症，肺分画症，肺動静脈瘻，肺高血圧症などの肺血管性疾患，肺癌などの孤立性肺結節。

**図1 正常被検者におけるtime-resolved MR angiographyの原画像および時間-S/N比変化曲線（37歳，男性）**[P-12]

原画像および時間-S/N比変化曲線において肺循環および体循環は明瞭に分離されている。（改訂版MRI応用自在．p287より引用転載）

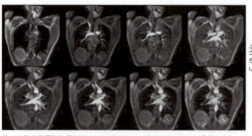
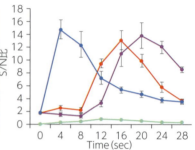

5mLGd-DTPA BMA was injected at a rate of 5mL/sec

**図2 急性肺血栓・塞栓症患者（45歳，男性）**[M-13]

ⓐ contrast-enhanced MDCT

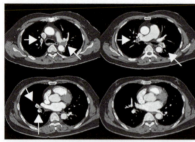

右上幹，中間幹および右下葉枝および左主幹，左上葉枝および下葉枝内に血栓を認める（→）。

ⓑ 肺血流シンチグラフィ

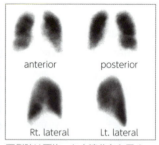

anterior　　posterior

Rt. lateral　　Lt. lateral

両側肺は不均一な血流分布を示す。

ⓒ time-resolved MRA

右上幹，中間幹および右下葉枝および左主幹，左上葉枝および下葉枝内に血栓を認めるとともに（→），亜区域枝レベルでの血栓による血流低下および血流欠損を両側肺に認める（⇨）。

（改訂版 MRI応用自在．p288より引用転載）

### 図3 3D CE-perfusion MRIより求められた定量的肺血流パラメータマップ

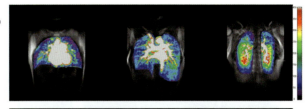

**a** Quantitative pulmonary blood fow map

肺局所における肺血流量の差が，頭尾および腹背方向にて明瞭に描出されている。

**b** Quantitative pulmonary blood volume map

肺局所における肺血液量の差が，頭尾および腹背方向にて明瞭に描出されている。

**c** Mean transit time map

肺局所における平均通過時間の差が，頭尾および腹背方向にて明瞭に描出されている。

## pulmonary ventilation MRI

<u>Full</u> pulmonary MR ventilation imaging 和 MR肺換気画像法

- pulmonary MR ventilation imagingにおいては，100%酸素を造影剤として用いた酸素造影MR画像（oxygen-enhanced MR imaging）とレーザーにより超偏極（hyperpolarization）を施したHe-3やXe-129などの希ガスを利用した超偏極希ガス造影MR画像（hyperpolarized noble gas MR imaging）および超偏極希ガスであるF-19を用いたものの3種類の方法に大別される。　　　　　　　　　　　　　　　　　　　　　　　　　　　　　　　　Ｏ

参照　oxygen-enhanced MRI ➡P.228，hyperpolarized noble gas MRI ➡P.134

## PURE

<u>Full</u> phased array uniformity enhancement 和 ピュア 同，類 CLEAR

- サーフェスコイルの感度補正ソフトウェアの一種。
- サーフェスコイルとボディーコイルの信号のリファレンスを取得し，ボディーコイルの均一な感度分布を参考にして，サーフェスコイルを使用した場合の信号感度を均一にする手法。〈GE〉　　　　　　　　　　　　　　　　　　　　　　　　　　　　　　　　D

### 図1 PUREのoffとonの比較

PURE：off　　　　　　　　PURE：on

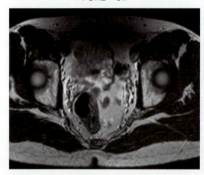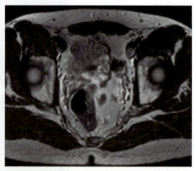

## PVH, PVHI
**Full** **p**eri**v**entricular **h**yper**i**ntensity　　　基本

- 一般には高齢者や高血圧症患者などにおいて，T2強調画像やFLAIR画像にて側脳室周囲に認められる白質の無症候性の高信号域を指す。ただしBinswanger病（subcortical arteriosclerotic encephalopathy）などの病的状態でも認められることもある。
- periventricular capやperiventricular rimがこれに含まれる[P-14]。
- PVHとunidentified bright objects (UBO) を総称して一般にはleukoaraiosisと呼称する。

C(M)

参照 periventricular cap ➡P.239, periventricular rim ➡P.240, leukoaraiosis ➡P.163

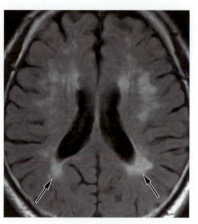

図1　PVH（→）

## QIBA

**Full** **q**uantitative **i**maging **b**iomarkers **a**lliance

- 北米放射線学会（RSNA）において，2007年に診断画像の定量評価を目指すイニシアチブとして発足した（https://www.rsna.org/en/research/quantitative-imaging-biomarkers-alliance）。MRIだけでなく，CT，核医学，超音波も対象となっている。
- MRIにおいては，ASL，DCE（dynamic contrast enhanced），DSC（dynamic susceptibility contrast），DWI，functional MRI，elastography，PDFF（proton density fat fraction）がある。〈Siemens〉

## QISS

**Full** **q**uiescent-**i**nterval **s**ingle-**s**hot

- 下肢動脈用に最適化された非造影MRアンギオグラフィーシーケンス。
- 心電図に同期をして動脈の拍動に合わせて撮像する。
- データ収集の前に撮像視野の背景，静脈，脂肪の信号を抑制し，TrueFISPによって信号を収集することによって，画像の差分をせずに背景信号と動脈とのコントラストに優れた血管像が得られる。〈Siemens〉

参照 TrueFISP ⇒P.365，MR angiography（MRアンギオグラフィー）⇒P.191

**図1 QISSによる動脈撮像**

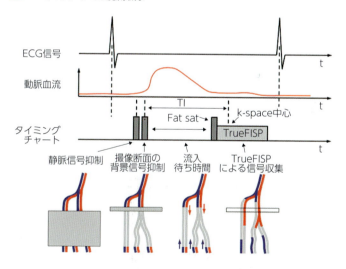

## QSM (キューエスエム)

Full **Q**uantitative **S**usceptibility **M**apping 同,類 BSI, SWI

- QSMは局所的な磁化率差を推定し，磁化率マップを画像化する機能である。
- 図1に示すように位相画像を利用し，局所的な位相変化を抽出したうえで繰り返し演算による推定処理を行うことで磁化率マップを算出する。
- T2*強調画像や磁化率強調画像（BSI）では，判別が難しい軽微な磁化率の差を抽出することができる。
- QSM撮像では，従来のBSI画像を同時に得ることができ，脳出血の画像例においてはBSIは黒く描出される脳出血領域の一部が，定量化されたQSMでは白く描出されており，石灰化が疑われる（図2）。〈日立〉

### 図1　QSM　解説図

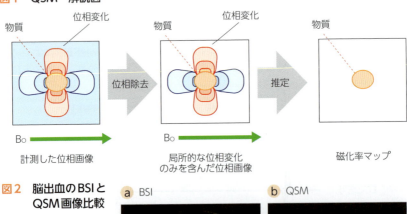

### 図2　脳出血のBSIとQSM画像比較

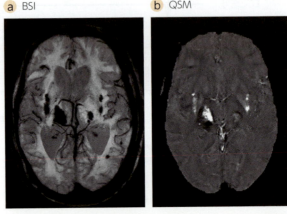

## QUARTET (カルテット)

Full **Qua**d **R**F **T**ransmission optimiz**e**d **T**echnology

- 3T装置における独立制御可能な，RF照射システムの総称。
- 3T MRIでは人体の影響により，原理的にRF照射の不均一が顕著に生じる。これを補正するためにRF Shimmingを行うが，この最適化のためにはマルチチャネル照射に対応した照射コイルシステムが必要となる。

- QUARTETでは4ch-4portの独立制御可能なRF照射コイルシステムを採用している。〈日立〉

参照 OVAL Drive RF ➡P.260

図1 4ch-4port System「QUARTET」

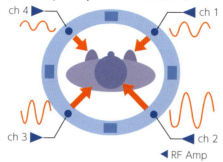

## quenching
和 クエンチ

- クエンチ ➡P.418、超伝導MRI装置 ➡P.438 を参照。

## Quick start
和 クイックスタート

- 患者情報を登録してからポジショニングを行った後、検査室のドアを閉めたと同時に、位置決めスキャンが自動的にスタートする機能。
- プリスキャンもスキップするため、スタートから画像表示までが短時間に行われ、検査効率を高められる。〈Philips〉

## Quick 3Ds
同,類 VIBE, THRIVE, PAPE

- FastFEタイプのシーケンスで、短時間により高精細な3D画像を得ることを目的として最適化した撮像法。主に腹部（全肝）、乳腺領域におけるダイナミック撮像に用いられている。
- 名称の"3Ds"とは、Dimensional Dynamic Diagnostic scanのこと。〈キヤノン〉

参照 FastFE ➡P.92, VIBE ➡P.383, THRIVE ➡P.348, PAPE ➡P.230

## Quick Star

- k空間の面内方向は中心付近からラジアル状にデータ収集を行い、スライス方向は通常の直交（Cartesian）状にデータ収集を行うシーケンス。k空間の中心付近のデータが繰り返し収集されることで、動きの影響を低減可能である。
- 3D撮像のため、撮像後のMPR再構成により多方向からの観察が可能である。
- 自由呼吸下で撮像でき、息止め不良の腹部・肺や胸壁周囲、小児検査への応用が期待される。〈キヤノン〉

### Quiet Scan
和 クワイエット スキャン

- ソフトウェア（パルスシーケンス）を使って傾斜磁場の働きを最適化することで撮像騒音を抑制する技術。FOVやスライス厚など撮像のパフォーマンスとどこまで両立できるかが問題になるので，単独ではあまり大きな静音効果を望めない。Pianissimo機構のようなハードウェアによる静音化をベースにこれをプラスすれば効果的。〈キヤノン〉

参照 Pianissimo機構（ピアニシモ機構） ➡P.244

### Quite Suite
和 クワイエットスイート

NEW

- 撮像の騒音を低減するシーケンスの総称。
- さまざまな撮像に対応しており，T1強調，T2強調，FLAIR，T2*強調，磁化率強調（DWI），拡散強調（DWI），MRアンギオグラフィー，3D T1強調グラジエントエコーの静音化ができる。〈Siemens〉 F

参照 PETRA ➡P.240

## R1, r1 / R2, r2  基本
和 縦緩和能，縦緩和度／横緩和能，横緩和度

- relaxation rate/relaxivity ➡P.275 を参照。　C(N)

## RADAR
**Full** **r**ad**i**al **a**cquisition **r**egime 和 レーダー

- radial scanによる，動きアーチファクトの低減技術の1つ。
- 従来の手法では被検者の動き（随意，不随意な動きともに）は位相方向に位置がずれて画像化されるため，流れるようなアーチファクトが発生する。
- RADARでは取得データをk-spaceにて回転状に収集することにより，前記アーチファクト成分を一定方向に結像させないことで動きアーチファクトの低減が可能である[R-1]。
- RADARを併用できる部位は頭部だけでなく，全身の各部位に対応している。対応シーケンスは，FSEのほか，FIR，DWI，SE，BASGにてRADARを使用できる。撮像断面はAX，SAG，COR以外にも，オブリーク（ダブルオブリークなどを含めて）面においても併用可能である。〈日立〉　E

### 図1　RADARによるk-spaceへの信号充填方法

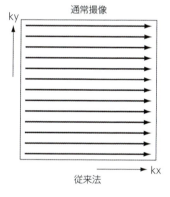
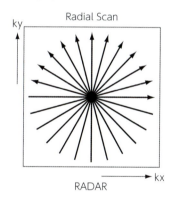

### 図1　RADARによる動きアーチファクト低減比較（肩）

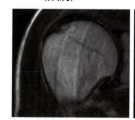
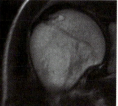

# RADAR-RAPID
レーダー・ラピッド

**Full R**ad**i**al **A**cquisition **R**egime - **R**apid **A**cquisition through a **P**arallel **I**maging **D**esign

- RADAR-RAPIDは，モーションアーチファクトを抑制するラジアルスキャンの撮像時間を短縮する手法である．
- RADARは，計測空間を放射状にサンプリングする非直交系サンプリングシーケンスであるラジアルスキャンに，位相エンコードの概念を合わせたものである．
- 計測空間の中心に対して回転しながらデータを収集するため，ランダムな体動によるアーチファクトが特定方向に結像せず，結果的に体動アーチファクトが減少する．
- 重要なk空間中心の情報を積算取得する点も，アーチファクト抑制に効果がある．
- RADARは図1のように計測空間上を分割した領域で回転しながらデータ収集を行い，各々の領域内では従来の計測のように位相エンコード方向と周波数エンコード方向が直交しているが，この領域をbladeとよぶ．
- RAPIDは設定したRAPIDファクターに応じてblade数を減らし，データの取得数すなわち撮像時間を短縮したうえで，各bladeの位相方向エンコード数を間引いて計測することで，計測空間の充填率を保持しつつ，撮像時間を短縮する機能である．
- 間引いた計測については，一般的なパラレルイメージングの展開手法で，折り返しノイズを除去する．〈日立〉

参照 RADAR ➡ P.263

**図1　RADAR-RAPID　解説図**

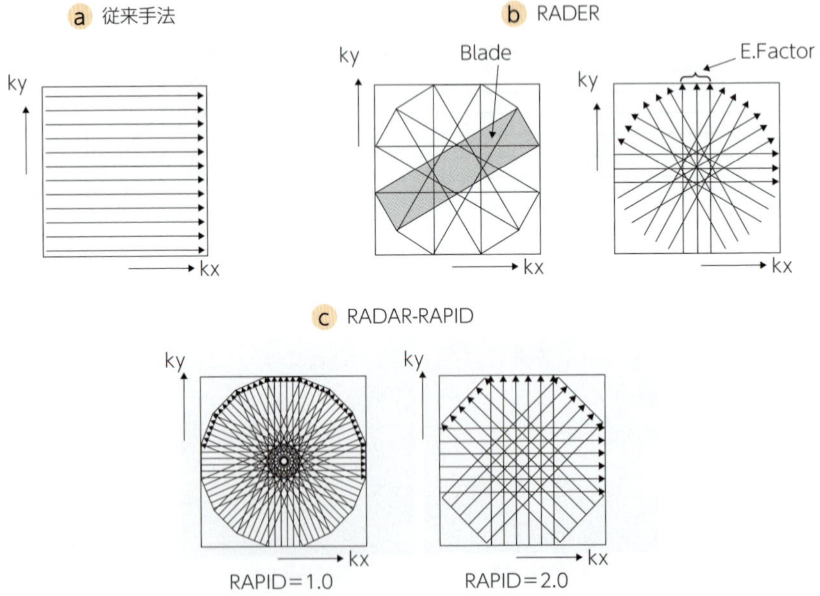

a 従来手法　　b RADER

c RADAR-RAPID

RAPID＝1.0　　RAPID＝2.0

# RADAR TOF/GrE
## Full Radial Acquisition Regime Time-of-flight/Gradient Echo

- モーションアーチファクトを低減するラジアルスキャン撮像機能であるRADARは，適用シーケンスが幅広く，ルーチン撮像に活用できる機能である。
- GREシーケンスでは，人体による磁場の不均一や傾斜磁場パルスのわずかな誤差でエコー信号ずれが発生する。
- 図1に示すように直交系サンプリングでは，信号ずれが各エコーで同様になり，画質への影響は生じないが，RADARでは放射状に計測するため，ずれの影響がアーチファクトとなる。
- GREシーケンスにRADARを適用する際には，より高精度な補正技術が必要となる。
- 高精度信号補正により，GREシーケンスにもRADARを適用可能とし，3D TOF-MRAを含めた頭部ルーチン検査に必要なシーケンスで，RADARの併用を実現できる。
- RADAR 3D TOF-MRAを鎖骨下動脈撮像に適用した画像例では，動脈の描出が明瞭に向上し，画質が改善されている（図2）。〈日立〉

参照 RADAR ⇒P.263

### 図1 サンプリング誤差影響の違い

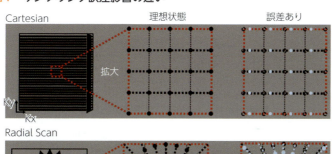

### 図2 鎖骨下動脈撮像例

a 3D TOF-MRA

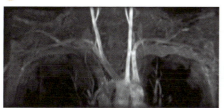

b RADAR 3D TOF-MRA

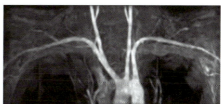

### radial imaging, radial scan 基本
**和** ラジアルスキャン

- k-spaceを収集する方法の一種。通常の撮影ではX-Y面内の格子状の点のデータを収集するが，radial imagingでは放射状のラインを収集する。k-spaceの中心部の収集密度が高く，k-spaceの原点を毎回収集するため，動きに対して従来の収集法よりも強く，動きの補正も可能である。kinematric imagingや心臓imagingなどへの応用が試みられている。この撮影方法は投影画像を収集していることと等価であるので，CTと同様のback projection法を再構成法として用いることも可能である。
  なお，世界で最初のMRI画像はback projection法を用いて得られている。
  この手法を3次元に拡張した方法の1つとしてVIPR（vastly undersampled isotropic projection imaging）がある。収集を効率的に行い，高時間分解能の3次元画像を得ることができる。
  PROPELLER法もradial imagingの動き補正機能を発展，拡張したものと考えることができる。〈GE〉 　D

**参照** kinematic study ➡P.156，PROPELLER ➡P.250

**図1** radial imagingのk-space上の軌跡

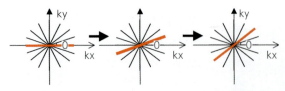

**図2** radial imagingのシーケンスチャート（GRE type）

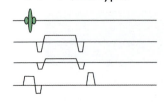

**図3** VIPR法におけるk-spaceの収集軌跡

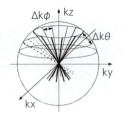

### Ramp Pulse, Ramped RF
**和** ランプ パルス，ランプド アールエフ　**同.類** TONE，ISCE

- 3D TOF MR angioにおいてスラブ内のフリップ角に傾斜をかけることにより血流の描出を改善する技術。〈GE〉 　D

**図1** フリップ角とslabの関係

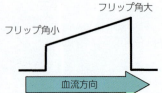

## RAPID
Full rapid acquisition through a parallel imaging design 和 ラピッド

- k-spaceの信号収集を間引き，空間分解能を維持したまま撮像時間を短縮するパラレルイメージング技術。
- RAPIDコイル（多チャンネルの専用受信コイル）を用いて設定したRAPID factorに応じて位相エンコードを間引いた計測を行う。画像再構成時にその受信コイルの感度マップを用いて折り返しを展開する機能。
- RAPIDの特長として，高速撮像のほか，SARの低減，EPI法（DWIなど）の画質向上がある。
- RAPIDを使うためには感度マップを計測する必要がある。感度マップの計測方法には，本撮像と同時に感度マップを計測する手法や，本撮像前にプリスキャンとして感度マップを計測する手法等がある。〈日立〉

参照 RAPIDコイル ➡P.267

### 図1 RAPIDによるk-spaceへの信号充填方法

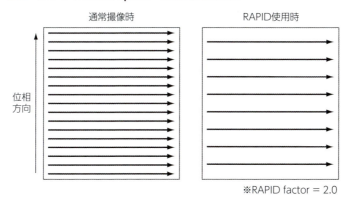

※RAPID factor = 2.0

## RAPID factor
和 ラピッドファクター

- RAPIDにおけるアンダーサンプル率（位相エンコードの間引き率）を示すパラメータ。
- RAPID factor = 2.0の場合，収集する位相エンコードを通常の1/2とするため，撮像時間も1/2となる。
- RAPID factorを上げると撮像時間は短縮されるが，取得する信号が減るため，S/N比は低下する。〈日立〉

参照 RAPID ➡P.267

## RAPIDコイル
和 ラピッドコイル

- RAPID撮像をするためのパラレルイメージング用コイル。複数のエレメントから構成されており，コイルエレメント同士の感度差を用いることで位相方向の折り返しを展開し，高速撮像を行う。

- コイルエレメント間の感度差が大きいほど，RAPIDに特有のアーチファクトを抑えることができ，より高画質の画像を得ることができる。したがって，このコイルエレメントの配置が重要である。
- 通常，水平磁場方式において，全方向のRAPIDを使うためには最低8エレメントのコイルが必要となる。図のようにコイルエレメントを束ねて用いることで，前後，頭足，左右方向に感度差をつくることができ，各方向でRAPIDが可能となる。〈日立〉　E

参照 RAPID ➡P.267

**図1　RAPIDコイルの基本的エレメント構造**
前後，頭足，左右の各方向に感度差を作るためには図のような8エレメント構成が一般的である。

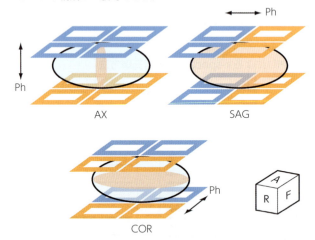

## RC, R-Comp　基本
Full respiratory compensation 同 エクソシスト法，exorcist法

- 呼吸周期に合わせて位相エンコードを印加，アーチファクトを除去する呼吸体動補正法で，「エクソシスト法」とも呼ばれる。〈GE〉　D

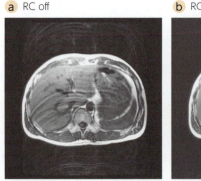
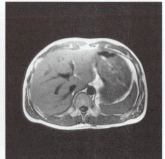

図1　respiratory compensationの有無の比較

## RCVO
**F**ull **r**everse **c**entric **v**iew **o**rdering

- 3Dシーケンスのslice encodeとphase encodeにおいて，k-spaceの高周波（両端）のデータをスキャンの始めに収集する方法。
- 画像のコントラストを決定する部分はスキャン時間の後半1/2になる。〈GE〉　D

図1　RCVOのk-spaceデータ収集順序

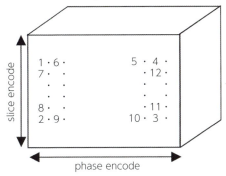

## REACT　NEW
**F**ull **r**elaxation **e**nhanced **a**ngiography without **c**ontrast and **t**riggering

- mDIXON FFE XDを用いた非造影MRA技術。
- 脂肪信号はmDIXONを用いることで抑制し，T2 prep pulseとinversion pulseを併用することで，筋肉などの背景信号を抑制し，血管のみを高信号で描出することが可能である。
- 心電同期などを用いず，簡便に撮像することができる。〈Philips〉　B

図1　REACTの画像

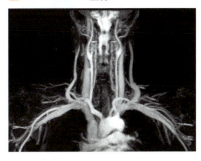

## READYView　NEW
和 レディビュー

- 2017年以降のGE MRのコンソールに搭載された，データ解析処理作業を行うためのプラットフォームの名称。
- perfusion, ADC, functional MRI, tensorなどに加え，ワークステーション上で行っていたような3Dボリュームレンダリングなどの解析処理を，コンソール上でスキャンと並行して処理が可能。〈GE〉　D

参照 Functool →P.115

**図1　READYView アプリケーション選択画面**

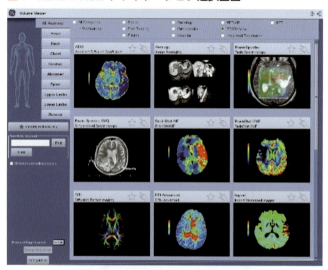

**図2　READYView アプリケーション起動画面**

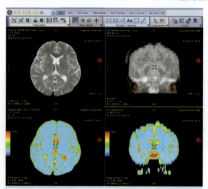

### Real image
和 リアル イメージ　類 Real IR, リアルIR法

- インバージョンリカバリー法を用いた画像に対して，負の値をとる縦磁化も考慮して画像を再構成した画像（図1）。バックグラウンドを信号強度ゼロとなる modulus image（図2a）とは異なり，real image ではT1値の短い組織は高信号に，T1値の長い組織は低信号に描出され，バックグラウンドは中程度信号を示す（図2b）。〈Philips〉　B

参照　IR法（inversion recovery法）　➡P.147，Dual IR　➡P.78

図1 Real imageの原理

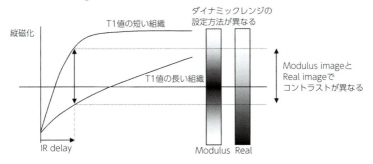

図2 Real imageとModulus imageの比較

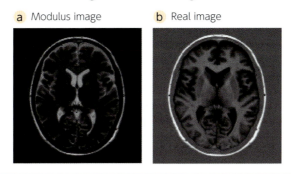

a Modulus image　　b Real image

## REALISE  NEW
和 リアライズ　同,類 SmartENGINE

- REALISEは信号取得から画像再構成処理までのすべての工程で，ノイズ低減処理を最適化する画像再構成エンジンである。
- 従来と同じ撮像時間での高画質化，また，同じ空間分解能の画像取得を短時間化することが可能になる。〈日立〉

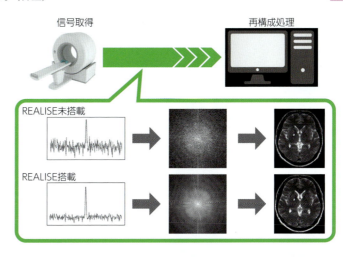

図1 REALISE解説図

## real time, iDrive

**和** リアルタイム，アイドライブ **同,類** Interactive real-time imaging

- リアルタイムに画像を確認しながら高速スキャンする機能。
- 心臓の軸決め，test injectionなどに使用する。〈GE〉

**参照** interactive MRI ➡P.142

## Reconstruction matrix

**和** リコンストラクション マトリックス

- 再構成上のマトリックスを設定するパラメータ。画像の見かけ上の空間分解能を決定する。選択したreconstruction matrixがscan matrixよりも大きい場合は，補間をして再構成を行う。〈Philips〉

**参照** Scan matrix ➡P.287，Scan percentage ➡P.288

## Reference scan

**和** リファレンス スキャン **類** 感度マッププリスキャン

- コイルの感度分布を測定するスキャン。SENSEやCLEARの画像再構成に用いる。内蔵ボディコイルとサーフェスコイルの，2つのコイルそれぞれでデータ収集する。内蔵ボディコイルは有効撮像領域全体において，均一な感度分布をもつため，再構成された画像にはコイルの感度ムラが生じない（図1a）。この画像をリファレンスとして，サーフェスコイルで得られた画像（図1b）との，各ピクセルにおける信号比を計算することにより感度マップを作成する（図1c）。Synergy coilなどのマルチチャンネルコイルの場合は，各チャンネルそれぞれの感度マップを求める。〈Philips〉

**参照** CLEAR ➡P.49，SENSE ➡P.290，Synergy Coil ➡P.329

**図1** Reference scanの原理

a 内蔵ボディコイルでの画像　b サーフェスコイルでの画像　c 感度マップ

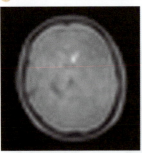
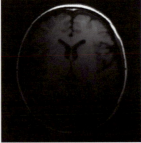
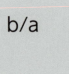

## Reference tissue
和 リファレンス ティシュー

- パラメータを変更した場合の相対信号レベル(RSL%)をシステムが計算する際に参照する組織を設定するパラメータ。目的とする組織を選択すると，その組織のT1値とT2値が考慮され，相対信号レベル(RSL%)の計算に含まれ，パラメータを変更した際のS/N比の変化をより詳細に把握することができる。〈Philips〉 B

参照 RSL ➡P.282

## reFINE
和 リファイン

- 新しい信号補正アルゴリズム。
- regularized homomorphic filter(RHF)によるフィルタマスク処理ローパスフィルターパラメータの最適化およびpixel padding(PixP)によるエッジ部分の高信号化防止による画像の均一化を行う。さらに，localized TGにより，キャリブレーションを部位ごとに最適化を行う。〈GE〉 D

**図1　reFINEによる均一画像(T2W Ax)**

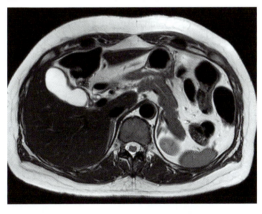

## Refocusing control angle
和 リフォーカシング コントロール アングル

- TSEにおいてrefocusingパルスのフリップ角を180°以下に変更する技術。フリップ角を低くすることによってSARを低減することができる。エコートレインの長いスキャンに用いると有効である。〈Philips〉 B

参照 TSE ➡P.367, SAR ➡P.286

## refocusing pulse
和 再収束パルス 基本

- 一般には180°パルスのことを指す。 C(N)

## Regional shim
和 リージョナル シム

- アクティブシミング機能の一つ。HOSSがFOV全体にかける広範囲のシミングであることに対し、リージョナルシムは局所的にかけるシミング機能である。
- 膝や手首、肩などの組織が複雑に入り組んだ部位において、局所的な静磁場不均一を補正することができ、画像の高画質化を図ることができる。
- 膝や肩や手首などの体軸から外れた部位の撮像においても静磁場の均一度を高めることができるため、撮像範囲を磁場中心にもってくるような無理な姿勢を取る必要がない。このため被検者の協力が得やすく、スムーズな検査を行うことができる。(日立) E

参照 HOSS ➡P.128

図1 Regional shimを使った膝画像(water excitation)
複雑な構造をしている膝においても局所的に静磁場均一度を高めることができ、このような体軸から外れた部位でも自然な体位で撮像できる。

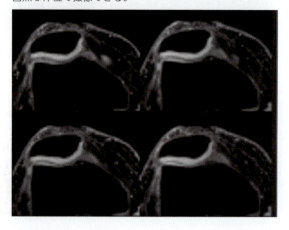

## relaxation rate/relaxivity
[和] 緩和速度，緩和度，緩和能

- 常磁性体が組織の水プロトンの緩和時間を短縮させる能力を指す。MRI用造影剤の能力の指標として用いられる。
- 縦緩和時間（T1）を短縮させる能力をR1（またはr1），横緩和時間（T2）を短縮させる能力をR2（またはr2）と表記する。
- 単位はmM$^{-1}$・sec$^{-1}$（おのおののMRI用造影剤のR1，R2は巻末造影剤一覧を参照）。

C(N)

[参照] 常磁性 ➡P.275，緩和 ➡P.415，T1 ➡P.331，T2 ➡P.334

## Relaxometry
NEW

- 緩和時間解析アプリケーション。T1マップ，T2マップ，T2*マップ，T1ρマップの作成が可能。マップ算出には，ノイズレベルにロバスト性の高いベイズ推定法が用いられている。〈キヤノン〉

A

## Remote Assistance
[和] リモート アシスタンス

- 病院とPhilipsカスタマーサポートセンター間でコンソール画面を共有化することにより，双方向でのサポートを実現。高速ネットワークを使用することにより，リアルタイムでスキャンテクニックのサポートを受けることが可能。〈Philips〉

B

[参照] NetForum ➡P.217

## rephasing, rephase
[対] dephasing, dephase

- 不揃いな状態になったおのおののスピンの位相が揃うこと（揃えること）。
- rephaseすることでMR信号は上昇する。

C(N)

[参照] スピン ➡P.432，dephasing, dephase ➡P.63

## RESOLVE
レゾルブ
NEW

**R**eadout **s**egmentation **o**f **l**ong **v**ariable **e**cho-trains

- k-spaceのread-out方向に複数のセグメントに分割して収集するEPIシーケンス[R2]。
- phase方向でなくread-out方向にセグメントすることによってread-outグラジエントを弱くしてエコースペースを短縮でき，磁化率による影響を抑制することができる。結果としてsingle-shot EPIで顕著な磁化率アーチファクトが抑制される。
- 各エコー信号読み取り時にナビゲータの信号も収集し，体動などによりショット間のズレが大きい場合のデータを再収集することができる。〈Siemens〉

F

### 図1 RESOLVEのk-spaceトラジェクトリ（5セグメントの例）

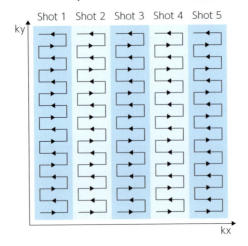

### Respiratory trigger delay
和 呼吸トリガーディレイ

- Respiratory triggeringを用いる場合に，トリガーとなる呼気相開始から実際にデータ収集を開始するまでをdelay timeとして設定するパラメータ。例えば図1のように，最も動きの少ないタイミングにデータ収集期間を合わせることができるため，モーションアーチファクトを最小限に抑えることが可能となる。〈Philips〉　B

参照 Respiratory triggering ➡P.276

### 図1 Trigger delayの有無による比較

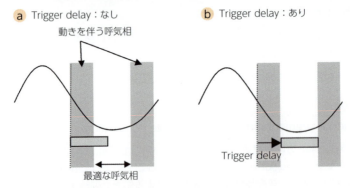

a Trigger delay：なし　　b Trigger delay：あり

### Respiratory triggering
和 呼吸トリガー

- 呼吸によるモーションアーチファクトを軽減させる技術の1つ。呼吸による動きの影響を最小限に抑えるために，呼気相に限定してデータを収集する。呼吸センサーを用

いて呼気相の始まりを感知して，データ収集を開始する。TSEの場合（図1a），例えば呼吸センサーが感知した呼吸の1サイクルがおよそ3,000 msec, 呼気相がおよそ半分の1,500 msecであった場合，TRを1,500 msecと設定することによって，呼気相でのみのデータ収集をすることができる。しかし，実質のTRは呼吸サイクルである3,000 msecとなる。そのため，TRの長いT2強調TSEにのみ併用が可能である。グラディエントエコー法の場合（図1b），セグメント型グラディエントエコー（TFE）で併用可能であり，1 shotのfactor数を設定することによって1 shotのデータ収集期間＝呼気相（例えば1,500 msec）とする。〈Philips〉　B

参照　PEAR ➡P.236, Respiratory trigger delay ➡P.276, TFE ➡P.343, TSE ➡P.367

### 図1　Respiratory triggeringの原理

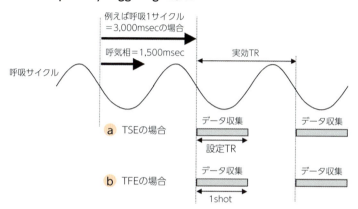

## REST
**F**ull **re**gional **s**aturation **t**echnique　同, 類 SAT

● 励起パルスの直前に，任意領域にsaturationパルスを照射することによって，照射領域からの信号を抑制する技術。血流のフロー，心拍動や呼吸による動き，あるいは蠕動運動によって発生するアーチファクトの抑制や，MRAにおける動脈あるいは静脈の選択的描出のために用いる。〈Philips〉　B

参照　Shared REST ➡P.294

## Rest grid pulse
和　レスト グリッド パルス

● 心臓シネ画像にストライプやグリッドラインを付加する技術。一般的にはtaggingやSPAMM（spatial modulation of magnetization）とよばれる手法で，心臓の動きをモニタリングすることを目的としている。一連するシネ撮像開始前にRFとmodulated gradientを印加することで（図1），画像上にストライプ（図2a）やグリッド（図2b）パターンで飽和された領域をつくる。これらの飽和パターンは位置マーカーとして機能し，飽和パターンの時間変化から壁運動の評価を行う。〈Philips〉　B

参照　REST ➡P.277

## 図1　Rest grid pulseの原理

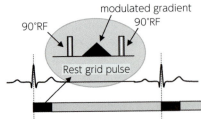

R波直後にRest grid pulseを印加し，その後心時相シーケンスがスタートする。

## 図2　Rest grid pulseを用いた画像

ａ　ストライプ画像　　ｂ　グリッド画像

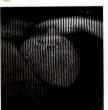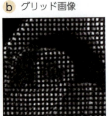

### resting-state functional MRI　NEW
和 レスティングステイト ファンクショナルMRI，レスティングステイト機能MRI
略 rfMRI

- 課題や刺激を用いず，安静状態で機能的MRIを測定する手法。
- 安静時の自発的脳活動のfMRI信号から，離れた脳領域間の活動の相関を求めたり，グラフ理論により脳全体を情報ネットワークとみなして脳の状態を推定する（default mode network；DMN）[R-3]。
- DMNとの関連で注目されているのがアルツハイマー病で，自閉症および発育に伴うDMNの変化なども研究されている。　Ｕ

### RESTORE
和 レストア　類 FRFSE，T2 Plus，DRIVE

- T2強調ターボスピンエコー（Turbo SE）シーケンスにおいて，エコートレイン後に縦磁化の強制回復のために印加されるRFパルス。短いTRであっても，十分なT2コントラストを得ることができる。
- 脊髄のsagittal，3D Turbo SEなど，TRを短縮する余裕がある場合の撮像時間短縮に有用。〈Siemens〉　Ｆ

参照　FRFSE ➡P.112，T2 Plus ➡P.335，DRIVE ➡P.72

### REST slab法

- Foldover suppression ➡P.109 を参照。〈Philips〉　Ｂ

### rewinder pulse　基本
別 rewinder gradient

- phase encoding gradientの影響を打ち消して，スピンの位相を揃える勾配磁場を指す。　C(N)

### RF（アールエフ）
Full radio frequency wave　和 ラジオ波

- 無線周波数帯域の電磁波を「ラジオ波」とよぶ。MRIの共鳴周波数は，この領域（MHz）であるので，使用する高周波をラジオ波とよぶことがある[R-4]。〈キヤノン〉　Ｇ

## RFOV
**Full** rectangular field of view **和** 長方形撮像領域

- 位相エンコーディング方向のFOVを減少させることで，空間分解能を維持しながら撮像時間の短縮を行う技術。FOVの減少率を25％から100％まで任意に設定することが可能。例えばRFOV％を100％から50％まで下げた場合，半分の位相エンコーディング数しか測定しないため，撮像時間は1/2となるが，空間分解能は低下しない。〈Philips〉 B

参照 FOV ➡P.111，Scan percentage ➡P.288

図1　RFOVの原理

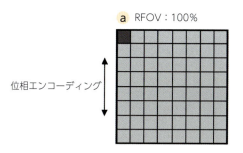
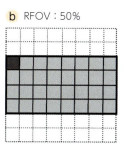

a　RFOV：100％　　b　RFOV：50％

## #RF prep
**Full** number of RF preparation **和** RFプレップ数

- ダミーRFパルス印加のためのパラメータ。RFプレップ数に設定した回数分，ダミーのRFパルスを印加する。
- スピンの状態を定常状態にしてから，本撮像に移行することができる。〈日立〉 E

## RF pulse 基本
**Full** radio frequency pulse **和** ラジオ波パルス

- あるラーモア周波数で回転しているスピンに，外から同じ周波数のラジオ波をかけると，このラジオ波はスピンの歳差運動の軸を変化させる働きをもっているため，スピンは磁場の方向（静磁場方向，z軸）に逆らって倒れていく。この外部から加える高周波パルスのことをRF pulse（ラジオ波パルス）とよぶ。
- スピンを90°倒す高周波パルスを90°RF pulse，180°倒す高周波パルスを180°RF pulseという。 C(H)

参照 ラーモア周波数 ➡P.448，スピン ➡P.432，RF（ラジオ波）➡P.278，静磁場 ➡P.434

## RF shim NEW
**和** アールエフシム

- MultiTransmit技術により，患者ごとでRFパルスの振幅と位相を最適化するか選択するパラメータ。〈Philips〉 B

## RF SMART

Full RF-superior management architecture 和 アールエフスマート

- 3.0 T 装置においてSARの制御やRFコントロールなど，RFシステムを制御する機構の総称。〈Philips〉　B

## RF spoiling

和 アールエフスポイリング

- RSSGにおいて長いエコー成分を取り除く技術であり，短TE・短TRによる高S/N比化と，撮像時間の短縮に寄与し，高速のT1WIを撮ることができる。信号励起時にRFの位相を計測ごとにスポイルさせる。〈日立〉　E

参照 RSSG ➡P.283

## RFコイル 基本

英 RF coil, radio frequency coil 別 高周波コイル

- RFコイルは被検者の撮像部位に共鳴周波数の高周波磁場を与える送信コイルと，被検者の撮像部位におけるスピンの歳差運動を検出してMR信号を得る受信コイルとからなっている。
- 1つのコイルが送信コイルと受信コイルとを兼ねることもあるが（シングルコイル方式），臨床MRI装置では送信コイルと受信コイルとは別になっていることが多い。これは送信コイルは人体の広い部分を均一に励起したほうが望ましいのに対し，受信コイルは撮像部位などに応じて最適のコイルを使用したほうが好ましいからである。
- 撮像部位のみならず，使用する周波数帯域や磁石の種類などに応じて最適の形状のRFコイルが選択される。
- RFコイルは形状などによりループコイル，ソレノイドコイル，サドルコイル，バードケイジコイル，クアドラチャーコイル，フェーズトアレイコイルなどに分類される[R-5]。　C(G)

参照 コイル ➡P.422 ，ループコイル ➡P.449 ，ソレノイドコイル ➡P.436 ，
サドルコイル ➡P.424 ，バードケイジコイル ➡P.441 ，クアドラチャーコイル ➡P.418 ，
phased array coil ➡P.242

## Ringing filtering

和 リンギング フィルタリング

- リンギングアーチファクトを軽減する技術。Scan percentageを用いることにより，k-space上において中央のプロファイルのみが充填される（図1）。充填されないプロファイルに関しては0を代入する（zero-padding）ことになるが，急激な信号変化がリンギングアーチファクトの原因となる（図2a）。Ringing filteringによって信号変化を滑らかにすることでリンギングアーチファクトを軽減する（図2b）。〈Philips〉　B

参照 truncation artifact（ringing artifact） ➡P.367 ， Scan percentage ➡P.288

### 図1 k-space充填

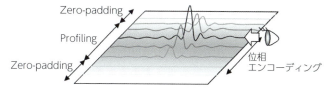

### 図2 Ringing filteringの有無による比較

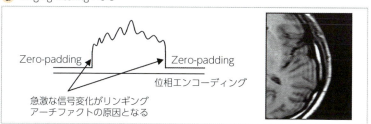
a Ringing filtering：なし

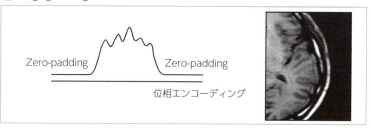
b Ringing filtering：あり

## RMC
アールエムシー

Full real-time motion correction 同.類 PACE, navigator echo, Navigator respiratory compensation, motion correction

- 動きの大きな臓器を撮像する場合，外部で検出される生体信号を使った同期撮像（心電図同期，呼吸同期，脈波同期など）ではなく，横隔膜などの動きを装置が自動的に検知しリアルタイムに同期をかけ撮像する手法。外部センサーの設定が不要なので，検査の効率や確実性の向上が期待できる。
- whole heart coronary MRA撮像や，動きの影響がある体幹部の検査などで使用される。
〈キヤノン〉　　　　　　　　　　　G

参照 PACE ➡P.229, navigator echo ➡P.215, Navigator respiratory compensation ➡P.216, whole heart coronary MRA ➡P.394

### 図1 正常ボランティア　RMCを使ったwhole heart coronary MRA
造影剤や薬剤を使わずに自然呼吸の撮像でここまで描出できる。

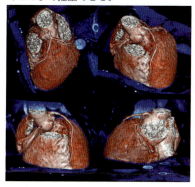

## RPEAKS
アールピークス

**Full** reversed peak artery enhancing k-space filling sequence

- k空間におけるky-kz平面を外周から中心に向かって充填していく3D撮像方法。PEAKSと逆のk空間充填法であるため，この名称となった。〈日立〉　E

参照　PEAKS ➡P.236，TPEAKS ➡P.359

## RR window
和 アールアール ウィンドウ

- R波トリガリングを用いたスキャンの際に，R波を感知する時間帯の設定である。例えば，RR windowを「5％，10％」と設定した場合（図1），設定したRR間隔に対する5％までの短縮および10％までの延長の範囲内でトリガリングを行う。不整脈除去法（Arrhythmia rejection）と併用した際，R波がRR window内に検出されなければ，データ収集をスキップする。〈Philips〉　B

参照　Arrhythmia rejection ➡P.11

### 図1　RR windowの原理

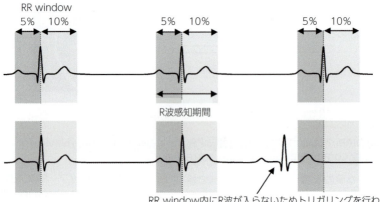

RR window内にR波が入らないためトリガリングを行わない

## RSL
アールエスエル

**Full** relative signal level　和 相対信号レベル

- パラメータを変更した際のS/N比を，変更前のS/N比を100％として算出される相対値。RSLの計算に含まれるパラメータには，FOV，RFOV，Matrix，Scan percentage，slice thickness，TR，TE，FA，WFS，NSA，Reference tissue（RSLを計算する組織のT1，T2値）などがある。〈Philips〉　B

参照　Scan percentage ➡P.288，WFS（water fat shift）➡P.393，NSA ➡P.219，Reference tissue ➡P.273

## RSSG

Full RF spoiled SARGE, radio frequency spoiled steady-state acquisition with rewound gradient-echo 和 アールエスサージ 同.類 SPGR, FLASH

- SARGE法を応用した撮像方法の一種。
- RFパルスによるエコー信号のスポイリング技術を併用することで，FID信号のみを収集する撮像法。
- T1を強調した画像が得られる。〈日立〉

参照 SARGE (SG) ➡P.286, SPGR ➡P.313, FLASH ➡P.103

## RSSG EPI
アールエスエスジー イーピーアイ

Full RF spoiled SARGE EPI

- SSFP計測手法の一つでありRSSGタイプのEPI手法で，BOLD効果による画像を得られる。
- この画像は組織間同士の磁化率の違いに鋭敏である。ほかの組織と磁化率の異なる静脈は低信号を示し，また流れの速い動脈でも低信号を示すため，血流は低信号に描出される。
- RSSG EPIでは，BOLD効果による信号減衰だけでなく磁化率の違う組織間のコントラストを強調した画像が得られる。高分解能なBOLD効果による脳動静脈奇形，微小出血のスクリーニングや検出への応用が期待される。
- 一般的に，高分解能での3Dシーケンスは時間がかかるため，EPIシーケンスを用いている。これにより短時間での画像取得，および，短いTRでの撮像のため，画質の劣化を防ぐことができる。〈日立〉

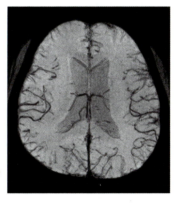

図1 RSSG EPIによるBOLDイメージング

## R波モニタリング

- 心電同期撮像において，画像データとして使用するRR間隔の範囲を設定することが可能である。設定したRR間隔から外れる異常な脈のタイミングで収集したデータを除外し，自動的に不足データを収集して補うことで安定した画像が得られる。〈キヤノン〉

## RT, RTr
**Full** respiratory triggering

- 呼吸同期法のGEの名称。
- 呼吸同期において呼気時のタイミングに撮像を行うことにより，呼吸性アーチファクトの発生を抑える方法。〈GE〉  D

### 図1　respiratory triggeringの有無の比較

a　RT off

b　RT on

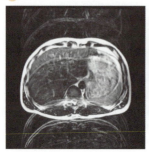
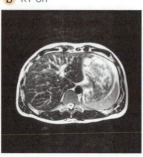

## RTCF
**Full** real time center frequency

- マルチスライスのDWI撮像において，スライスごとに中心周波数の調整を行う機能で，$B_0$不均一による脂肪抑制不良を低減させることができる。〈GE〉  D

### 図1　RTCFの概念図

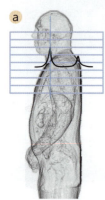
a
従来法では設定FOVに対して1つの中心周波数を測定

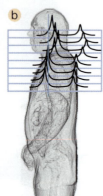
b
実際には各スライスで中心周波数は異なっている

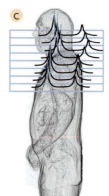
c
RTCFではスライスごとに中心周波数を調整

## RTFA
**F**ull **r**eal **t**ime **f**ield **a**djustment 和 リアルタイムフィールドアジャストメント

- DWIおよびDTI撮像において，MPG印加時に生成される渦電流によって，拡散方向に依存する歪みを生じるが，RTFAオプションは以下を適用することで，画像の歪みおよびミスレジストレーションを抑制する。
  - データ収集時の予想修正
  - 画像再構成時のレトロスペクティブな修正〈GE〉

## SAR

エスエーアール

**Full** specific absorption rate **和** 比吸収率　基本

- MRIではイメージングのためにRF pulseを人体に照射するが，RF pulseの電磁波エネルギーが被検者の体内に熱エネルギーとして蓄積する（被検者がMRI撮像中に体が熱く感じるのはこのことによる）。
- 人体への単位体重当たりの熱エネルギーの蓄積（熱吸収）を，SAR（specific absorption rate：比吸収率）と定義し，安全性の指標としている。
- 単位はW/kg（体重1kg当たり何ワットのエネルギーが蓄積するか）である。
- 大きいフリップ角，短いTR，多くのマルチスライス数，高いduty cycle，高い静磁場強度などでSARは高くなる。SARが制限値を超える場合は，これらのパラメータを逆に操作する（フリップ角を小さく，TRを長く，マルチスライス数を少なく，duty cycleを低く）ことでSARを低減する。
- SARはRF pulseの数に依存するため，SARが高くなる撮像法の代表例としてシングルショット高速スピンエコー法が挙げられる。　C

**参照** RF pulse **➡P.279**，フリップ角 **➡P.443**，TR **➡P.360**，
マルチスライス法 **➡P.445**，duty cycle **➡P.78**，静磁場強度 **➡P.434**，
シングルショット高速スピンエコー法 **➡P.431**，dB/dt **➡P.61**

## SARGE

サージ

**略** SG **Full** steady-state acquisition with rewound gradient-echo
**和** サージ **同，類** GRASS，FISP

- GrE法（gradient recalled echo）＝FE法（field echo）の一種。
- 計測時のTRを対象組織のT2よりも十分に短くし，信号受信後，横磁化（x-y平面内）の位相を揃える（rephase）ための傾斜磁場（rewinder）を印加することにより，縦磁化および横磁化の定常状態（steady-state free precession）を利用した撮像法。〈日立〉　E

**参照** RSSG **➡P.283**，GRASS **➡P.122**，FISP **➡P.101**

## SAT〈GE〉

**Full** presaturation **同，類** REST

- RFパルスの前にかける飽和パルス。
- スライス選択時のRFパルスの前に，信号を抑えたい部分に選択的に（飽和パルス）RFパルスを印加することで，その部分の信号を低下させることができる。
- flowまたは動きによるアーチファクトの除去，流入血流の信号除去などに使用される。〈GE〉　D

**参照** preparation pulse **➡P.247**

**図1 SATの原理**

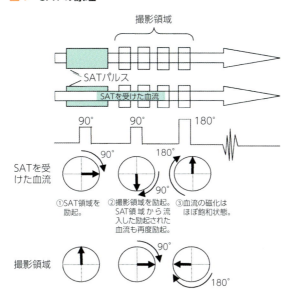

## SAT〈キヤノン〉
Full saturation

- 血流アーチファクトを抑制するため，イメージングエリアの端にプリサチュレーションをかける手法。
- 体動アーチファクト抑制のためにイメージング面内に印加する場合も同様によばれる。〈キヤノン〉

## saturation pulse
和 飽和パルス

- 飽和パルスとは，縦磁化のない状態にするパルスのことで，パルスシーケンスの前に印加する飽和パルスを前飽和パルスとよぶ。前飽和パルスは，空間的な特定部位だけを飽和するspatial SATと，特定組織だけを周波数選択的に飽和するchemical SATに分類される。

## Scan matrix
和 スキャンマトリックス

- 周波数エンコード方向のマトリックス数を設定するパラメータ。64〜1,024まで16ステップで変更することが可能である。〈Philips〉

参照 Scan percentage P.288, Reconstruction matrix P.272

## Scan percentage
和 スキャン パーセンテージ

- Scan matrix に対する位相エンコーディング方向のマトリックス数の割合。この値を下げることで，撮像時間が短縮すると同時に，空間分解能が低下する。マトリックス 8，Scan Percentqage100％で得られる画像に対して（図 1a），マトリックス 8，Scan Percentage50％で得られる画像は位相エンコーディング方向の分解能が半分となる（図 1b）。〈Philips〉　B

参照 Actual scan percentage ➡P.2，Scan matrix ➡P.287，RFOV ➡P.279，Flexible matrix scan ➡P.105

### 図 1　Scan percentage の原理

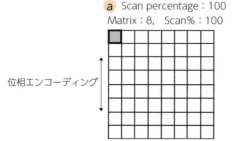

a　Scan percentage：100　Matrix：8，Scan％：100
b　Scan percentage：50　Matrix：8，Scan％：50
位相エンコーディング

## ScanWise Implant
和 スキャンワイズインプラント

NEW

- インプラント挿入患者を各メーカーが提供する条件に基づいて安全に MRI 検査を進めるためのガイダンス機能。
- 特に条件付 MRI 検査可能なインプラントに関しては，SAR，slew rate，B1 + RMS，空間磁場勾配の制限値を超える領域の表示などといった詳細なパラメータに対して，制限値を入力することで，ルーチンプロトコルが自動的にその制限値を超えない設定に最適化される。〈Philips〉　

### 図 1　ScanWise Implant の設定画面

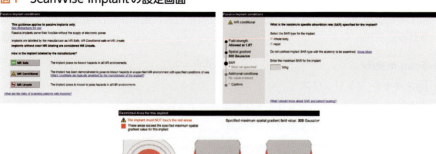

## SCIC スキック

**Full** **s**urface **c**oil **i**ntensity **c**orrection **類**Homogeneity correction

- サーフェスコイルの感度補正ソフトウェアの一種。
- 低周波による信号強度の変動を補正し，ノイズを低減して画像中のコイルの感度ムラを補正する。コイルに近接した領域の信号強度を抑制し，全体的に信号感度が均一になるようにする。〈GE〉

## self-shielding

**和** セルフシールド

- 磁石に高透磁率のヨークを取り付ける（受動的なシールド）か，外部磁場を低減するように設計された追加の磁場発生コイル（能動的なシールド）を組み込むことによる磁気シールド。撮影室の構造を簡素化でき，小さなスペースへのMRI装置の導入を可能とした。

## SEMAC シーマック

**Full** **s**lice **e**ncoding for **m**etal **a**rtifact **c**orrection

- 金属などによる歪みやアーチファクトを低減する手法。
- 金属デバイス周辺の組織では，スライスエンコード傾斜磁場の直線性が乱れるため，その位置の信号は正しくリフォーカスされずに信号が生じない，もしくはアーチファクトが生じる。
- SEMACはVATをベースとして，追加の傾斜磁場がスライス選択方向に印加される。強度を数段階変化させてそれぞれの画像を取得すると，いずれかで傾斜磁場のずれを相殺できる強度が存在するので，得られた全画像を合成することでアーチファクトが低減される。
- 追加されるスライス選択傾斜磁場の段階数より撮像時間が延長する。〈Siemens〉

**参照** WARP ➡P.392, VAT ➡P.380, グラディエント（傾斜磁場）➡P.418, TSE ➡P.367

### 図1　SEMAC TSEのシーケンスチャート

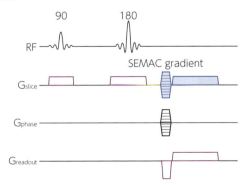

従来法
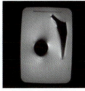
VAT＋SEMAC

## semi-LASER (セミレーザー)

**Full** **s**emi-**l**ocalization by **a**diabatic **se**lective **r**efocusing

- スライス選択傾斜磁場と周波数選択パルスの組み合わせで観測領域を局所化するシーケンスに，断熱(adiabatic)RFパルスを導入したもの。
- 断熱RFパルスの導入により，広帯域励起が可能となり，化学シフトによる選択体積の位置ずれを低減する。高磁場での応用や，化学シフト画像において有用[S-1]。
- 各軸に一対の再収束断熱RFパルスを照射し，選択領域内のスピンの位相を揃えている。3軸すべてにそのパルスを導入するLASERではTEが長く，SARが高くなるため，2軸に導入したsemi-LASERの実用性が高い。
- PRESS法と同様に検出感度が高いが，TEの短縮にはSTEAM法が向いている。
〈Siemens〉　　F

参照　MR spectroscopy（スペクトロスコピー）➡P.205，STEAM法 ➡P.323，PRESS法 ➡P.247，SAR ➡P.286

## SENSE (センス)

**Full** **sens**itivity **en**coding parallel imaging　同.類 parallel imaging，ASSET，iPAT，SPEEDER

- パラレルイメージングの一種で，Synergy Coil ➡P.329 の各チャンネルの感度分布の差を利用した，高速撮像技術。SENSEは，アンダーサンプリング（位相エンコードステップを間引いて充填すること）によって撮像時間を短縮する（図1a）。これを通常のフーリエ変換すると，画像には折り返しが生じる（図1b）。ここで各コイルの感度マップを用いた画像再構成を行うことによって，折り返しを展開する（図1c）。
- SENSEは，Synergy Coilさえ用いれば，撮像部位，撮像シーケンスの制限なく利用することができる。長い撮像時間を要するボリュームスキャンへの応用（図2a），息止めが必要な腹部検査への応用（図2b），あるいはSARが問題となる3.0Tへの応用（図2c）など，その用途と利用価値は多岐にわたっている。〈Philips〉　　B

参照　Synergy Coil ➡P.329，Reference scan ➡P.272，CLEAR ➡P.49，RFOV ➡P.279，k-t BLAST ➡P.158，k-t SENSE ➡P.160

### 図1　SENSEの原理

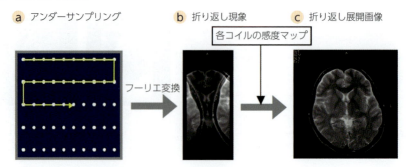

a アンダーサンプリング　　b 折り返し現象　　c 折り返し展開画像
各コイルの感度マップ
フーリエ変換

## 図2 SENSEを用いた画像

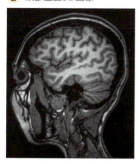
a 頭部全脳3D画像

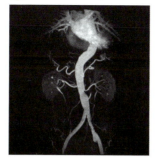
b 腹部造影MRA画像

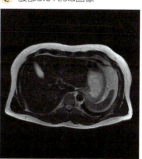
c 腹部3.0Tesla画像

## SENSE phase oversampling factor
和 センスオーバーサンプリングファクター

- SENSEを用いた際にFOV外からの折り返しアーチファクトを抑制するパラメータ。〈Philips〉 B

## SENSE reduction factor　基本
同,類 PAT factor，reduction factor，R factor，SPEEDER factor

- SENSEにおける倍速をさす。Synergy Coilのチャンネル数まで最大倍速を設定することが可能。2D撮像の場合は，位相エンコーディング方向のアンダーサンプリングが可能で（図1a），3D撮像の場合は，位相エンコーディング方向とスライスエンコーディング方向の2方向のアンダーサンプリングが可能となる（図1b）。〈Philips〉 B

参照 SENSE ➡P.290，Synergy Coil ➡P.329

### 図1 SENSE reduction factorの原理

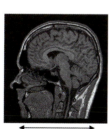
a 2D撮像
位相エンコーディング
(P reduction direction)

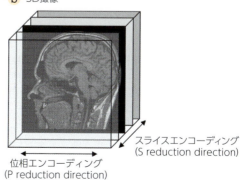
b 3D撮像
位相エンコーディング
(P reduction direction)
スライスエンコーディング
(S reduction direction)

### Sensitized flow compensation
和 センシタイズド　フロー　コンペンセイション

- ディフェイズグラディエントを用いた血流・脳脊髄液などの信号を抑制する技術。TSEシーケンスで使用することが可能。〈Philips〉　B

### Sentinel
和 センチネル

- 日立がサポートしている高速ネットワークを介したカスタマーサポートサービス。高速ネットワークを介して24時間装置の状態を監視しており，異常を検知すると装置が故障する前に対策を取ることができる。
- 装置の監視はログを残しており，経時的に状態を調べることで異常を事前に察知することができる。
- リモートデスクトップの機能も備えており，ユーザーと同社オペレータが同じ画面を共有できる。これにより装置の使い方の説明やトラブル時の簡単な対処を行うことができる。
- ネットワーク接続時にはファイアウォールなどによって十分な対策を行い，また被検者の個人情報に関しては同社側の画面で非表示とするなど，セキュリティにも配慮したサポートシステムをとっている。〈日立〉　E

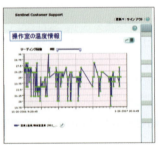

**図1　Sentinelによる装置の経時的な観察例**
操作室の温度情報の監視データを保存しておき，時系列に沿っての表示が可能。これにより経時的変化も見逃すことなく確認できる。

### Sentinel Analytics　NEW
和 センチネル・アナリティクス

- 蓄積したビッグデータの分析による，故障予兆診断サービス。
- SentinelサーバーがMRI装置の状況を24時間監視する。
- 装置の異常を検出したとき，または性能低下を検出した場合にサービスサイトにアラートが自動通報される。
- サービスサイトと顧客の装置を直接接続して，サービスを提供可能である。これにより故障原因の追跡を目的として，アーチファクトや異常画像，raw dataの確認や，装置のテストプログラムを実行できる。
- 通信データの暗号化，相互認証通信などにより，被検者の情報は保護される。〈日立〉
E

### 図1 Sentinel Analytics 解説図

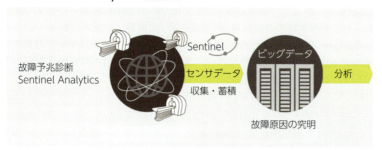

## sequential
和 シーケンシャル 対 interleave

● 最初のデータ収集（1 acquisition目）で連続したスライスのデータを収集し，次のデータ収集（2 acquisition目）で残り連続したスライスのデータ収集を行うスキャン方式。〈GE〉

D

### 図1 5スライス/acqで10スライス設定した場合のスライス励起順

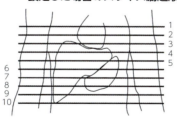

## sequential-centric order

● sequential order ➡P.293 を参照。 C(K)

## sequential order  基本
別 linear order

● k-space trajectoryで，片側の高周波成分（周辺部分）の端から低周波成分（中央部分）を通ってもう片側の高周波成分へと順にk-spaceを埋めていく方法をsequential order

（linear order）という。コントラスト決定時刻はデータ収集の中央部分となる。
- sequential orderに対して，低周波成分（中央部分）の位相エンコードゼロの部分を最初に埋め，そこから両側の高周波成分（周辺部分）に向かって交互に埋めていく方法をcentric order（low & high order）という。コントラスト決定時刻はデータ収集の先頭にある。centric orderは造影MRAにおいてTRを短くしつつ脂肪抑制効果を保つなど特殊な状況下において用いられる。
- 3D法では位相エンコード方向が2方向存在するため，k-spaceは3次元的に展開し，centric-centric，linear-centric（sequential-centric），linear-linear（sequential-sequential）の3種類が基本的に存在する。
- 上記以外にも2D法ではspiral，radial，propeller，3D法ではECVOなどの特殊な収集法が存在する。　　　　　　　　　　　　　　　　　　　　　　　　　　　C(K)

参照 k-space trajectory ➡P.158, k-space ➡P.157,
contrast-enhanced MR angiography（造影MRA）➡P.53, 位相エンコード方向 ➡P.408,
Spiral（spiral scan）➡P.316, radial imaging ➡P.266,
PROPELLER（propeller MRI）➡P.250, ECVO ➡P.82

## sequential-sequential order

- sequential order ➡P.293 を参照。　　　　　　　　　　　　　　　　　　　C(K)

## sequential view ordering
和 シーケンシャル ビュー オーダリング

- 3Dシーケンスのスライスエンコードとフェーズエンコードにおいて，k-spaceの端から順番にデータを収集する方法。
- 画像のコントラストを決定する部分はスキャン時間の中盤になる。〈GE〉　　　D

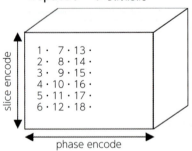

図1　sequential view orderingのk-spaceデータ収集順序

## Shared REST
和 シェアード レスト

- RESTによるTRの延長を最小限に抑える技術。RESTは通常，スライスごとにsaturationパルスが印加されるが（図1a），Shared RESTではパッケージごととなるた

めTRの延長が少ない（図1b）。マルチスライスFFEシーケンスを息止めで撮像する際に，Slice scan orderをrev. centralに設定しShared RESTを併用することで，短時間にフローアーチファクトを抑えた撮像が可能。〈Philips〉  B

参照 REST ➡P.277，Slice scan order ➡P.300

### 図1 Shared RESTの原理

a 通常のREST

b Shared REST＋reverse central order

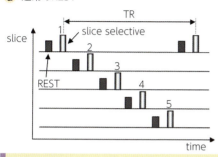
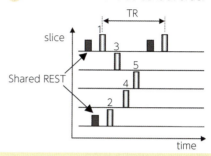

## ShimAlign
和 シム アライン

● 撮像スライス断面に適した領域でシミングを行うための機能。Volume shimmingを選択した場合に，スライススタックの位置や角度を変更すると，Volume shimmingがスライススタックに対して自動的に追従する。〈Philips〉  B

参照 PlanAlign ➡P.245，Volume shimming ➡P.390

### 図1 ShimAlignの原理

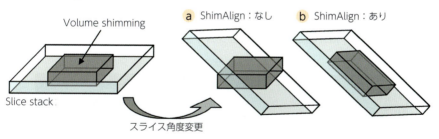

## shimming
基本 NEW
和 シミング

● 静磁場を均一にするための調整のこと。シミングには受動シミング（passive shimming）と能動シミング（active shimming）がある。MRSなどでは数ppmの共鳴周波数の変化をみるため，高い均一性を確保しなければならない。  T

参照 active shim ➡P.2

## signal, signal intensity
**和** 信号，信号強度　**略** SI

基本

- 受信するRFコイル（受信コイル）に観測され，MRI画像に反映されるデータを信号（signal）または信号強度（signal intensity：SI）とよぶ。信号が強い（高い）ほどMRI画像上は白く，信号が弱い（低い）ほどMRI画像上は黒く描画される。

C

参照 RFコイル ➡P.280

## signal void
**和** 無信号

基本

- signal（信号）がvoid（空っぽ）である，すなわち信号がない状態。
- 血管内腔の信号が血流のため信号が得られなくなるflow voidが代表例。

C

参照 flow void ➡P.106

## Silent PROPELLER
**和** サイレント プロペラ

NEW

- GE MRに搭載される静音化技術の名称。
- 静音化技術ARTにPROPELLER MBを併用することで，k-space上をbladeが少しずつ回転するため傾斜磁場の変動が少なく，従来のFSE法でARTを使用したときと比べ，より静かに撮像できる。
- 体動補正技術であるPROPELLER MBを使用しているため，静音化とともに体動にも有効。モーションコレクションを選択した場合でも，時間延長なく，動きのない画像を安定して取得可能。〈GE〉

D

参照 ART ➡P.12，PROPELLER ➡P.250，blade ➡P.27

**図1　Silent PROPELLERのモーションコレクションによる体動補正の効果**

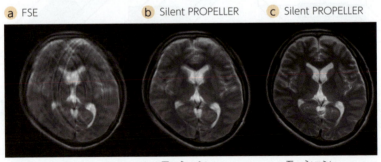

a　FSE　　b　Silent PROPELLER　　c　Silent PROPELLER
　　　　　　　モーションコレクション：オフ　　モーションコレクション：オン

## single-shot／multi-shot 〔基本〕

和 シングルショット，マルチショット

- 1回の励起で1枚の画像のデータをすべて収集することを指して「single-shot」という。代表的な例はsingle-shot EPIや，single-shot FSE（SSFSE）など。
- これに対して，画像データを得るのに複数回の励起をするとき，「multi-shot」という。通常はほとんどmulti-shotなので特にそうよぶことはないが，特にEPIでは両方の使い方があるため，single-shotEPI，あるいはmuliti-shot EPIというように使う。 〔N〕

参照 SSFSE ➡P.319, echo planar imaging（EPI）➡P.81

## single-slab 〔基本〕

和 シングルスラブ

- multi-slab/single-slab ➡P.211 を参照。 〔N〕

## Silenz 〔NEW〕

和 サイレンツ

- GE MRに搭載される静音化技術の名称。
- 撮像音を発生させる振動の原因となっている交流電流を使用せず，直流電流をコイルに流すことで振動をなくし，スキャンしない状態（MRI検査室の環境音）と比較して，わずか3dB以下という，ほぼ騒音を発生させない技術。
- 3Dラジアル法をベースとし，高安定電源システムによる傾斜磁場コイルへの安定した電流供給と，超高速RFスイッチングを搭載したRFコイル技術により，ゼロエコー時間を実現。
- 非常に短いRFパルスの励起後，すぐに信号のサンプリングを開始し，k-spaceの原点からデータを埋めていくため，TEは実質ゼロとなる。このゼロTE技術により，SilenzのMRアンギオグラフィでは，血流によるボクセル内の位相分散や磁化率のアーチファクトの影響を抑制できる。〈GE〉 〔D〕

### 図1 SILENT SCANを構成する技術

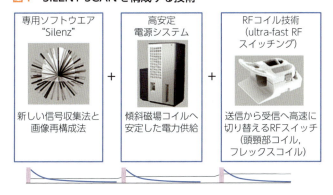

図2 シーケンスチャートの比較

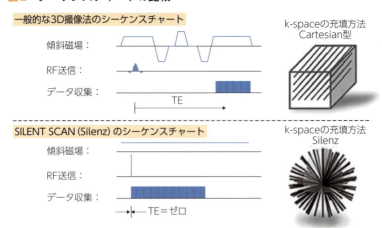

### SINOP
シノップ

Full simultaneous in-phase and opposed-phase 類 Dual Echo, Dual Echo FSPGR, Dual Echo FE

- FLASHシーケンスを用いた撮像方法の名称。
- 同じシーケンスでもTEを変えることでin phaseとopposed phaseの画像を得ることができる。in phaseの画像に比べて、opposed phaseの画像では脂肪と水とが混在している組織の信号が有意に低下する。腹部においては、臓器と腹腔内脂肪との境界においても同様に信号が低下する。
- 脂肪が沈着する病変や脂肪肝の描出などに用いられる。in phase画像からopposed phase画像をサブトラクションすることで、これらの領域が強調される。
- 肝臓領域では息止め撮像が用いられることが多いため、in phase画像とopposed phase画像との位置ずれを防ぐためには、両者を一度の息止めで撮像する必要があるために開発された。〈Siemens〉 F

図1 in phase画像

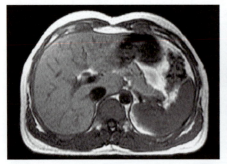

図2 opposed phase画像

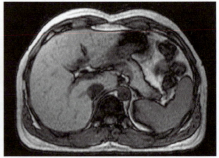

## SIR Map
### Full Signal Intensity Ratio Mapping

- MR画像のカラーマッピング機能。
- MRIによる頸動脈プラーク撮像では，プラークの性状診断に適切とされている，高いT1コントラストの画像が求められている。
- radial scanを応用した非同期RADAR-SEでは，心拍に影響を受けることなくTRを一定にすることができ，プラークの性状診断に適切とされている，高いT1コントラストの撮像が可能である。
- ROI(region of interest)の信号強度をreferenceの信号強度で正規化し，その信号強度比に応じてカラーマップ表示するSIR Mapは，plaque imagingに応用することで，プラークの性状診断が簡便になると期待されている。〈日立〉  E

### 図1 プラークイメージング 解析例

a 頸動脈プラーク撮像

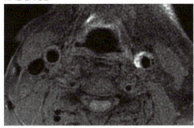

RADER-SE

TR：500ms　TE：15ms
非同期RADAR-SE法

b 頸動脈プラークカラーマップ

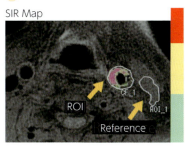

SIR Map

ROI
Reference

200 — 出血性
150 — 脂質性
120 — 線維性
100

## Skipping SAT
### Full skipping saturation

- 脂肪信号を抑制するFatSAT法あるいは血流アーチファクトを抑制するプリサチュレーション法において，抑制効果を高めようとしてsaturationパルスを多用すると，原理的にスライス枚数が減少する。
- Skipping SATは，saturationパルスをシーケンスに応じて適宜"間引き(skip)"することによって抑制効果を保ちながらスライス枚数を確保させるテクニックのこと。〈キヤノン〉  G

## slab
### 和 スラブ

基本

- 3Dスキャンにおける励起ボリュームを「slab」という。
- また3D撮像において，複数のスラブで撮像する方法を「multi-slab」という。例えば3D TOFにおいて，十分な流入効果を得るために3Dの薄いスライスをオーバーラップさせて何度も撮影し広い領域をカバーする。〈GE〉  D

参照 multi-slab ➡P.211

**図1　3D MRA 位置決め画像**

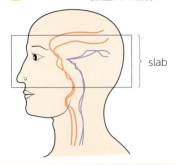

## Slice Adjust
和 スライスアジャスト

- 撮像前のプリスキャンにおいて設定されたスライスグループの1スライスごとに磁場の均一度を調整することによって，画像を改善する技術[S-2]。
- 各スライスの調整データを基にスライスグループ全体の最適化を再度行うため，全体の均一度も向上する。
- スライスグループ全体で同一の磁場均一度を適用する従来の方法に比べて均一度の精度が上がるため，全身MRIなど広範囲の撮像においても画質が向上する。〈Siemens〉 F

参照 BioMatrix ➡P.25

## Slice oversampling factor
和 スライス オーバーサンプリング ファクター

- 3Dシーケンスにおいてスライスエンコード方向のオーバーサンプリングを設定するパラメータ。〈Philips〉 B

## Slice scan order
和 スライス スキャン オーダー

- マルチスライス撮像においてスライス励起の順序を設定するパラメータ。例えば図1におけるおのおののスライス励起順序を表1に示す。〈Philips〉 B

参照 Shared REST ➡P.294

**図1　transverse 断面での slice 表示**

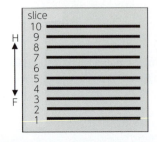

**表1　Slice scan order の種類**

| パラメータ名 | スライス励起順序 |
|---|---|
| Default | 1. 3. 5. 7. 9. 2. 4. 6. 8. 10 |
| Ascending | 1. 2. 3. 4. 5. 6. 7. 8. 9. 10 |
| Descending | 10. 9. 8. 7. 6. 5. 4. 3. 2. 1 |
| Interleave | 1. 4. 7. 10. 2. 5. 8. 3. 6. 9 |
| Central | 5. 6. 4. 7. 3. 8. 2. 9. 1. 10 |
| Reverse Central | 1. 10. 2. 9. 3. 8. 4. 7. 5. 6 |

## S-map

**Full** sensitivity map **和** スマップ

- S-mapはRAPIDコイル（多チャンネルの専用受信コイル）の感度分布を計測するための3Dシーケンスである。
- S-mapで計測したRAPIDコイルの感度マップは，パラレルイメージング技術RAPIDや受信コイルの感度補正技術NATURALにおいて使用することができる。〈日立〉　E

**参照** RAPID ➡P.267, NATURAL ➡P.214

## SMART
スマート

**Full** serial motion artifact reduction technique

- モーションアーチファクトを低減させるアベレージング技術。並行アベレージング法（図1a）の場合，同じ位相エンコーディングを加算回数分データ収集してから，異なるラインの位相エンコーディングを行うが，SMARTでは（図1b），1回目の加算において，全位相エンコーディングデータを最初に収集した後，次の加算を行う。前者の場合，同一エンコーディングを連続して収集するためアーチファクトの強度が強くなる（図2a）のに対して，後者の場合，同一エンコーディングを収集するまでの間隔が長いためアーチファクトが分散され強度が弱くなる（図2b）。〈Philips〉　B

**参照** NSA ➡P.219, PEAR ➡P.236

### 図1　SMARTの原理

a　並行アベレージングのk-space充填

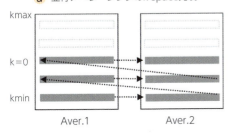

b　SMARTのk-space充填

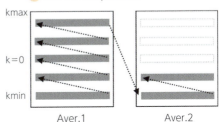

### 図2　腹部SE画像におけるSMARTの有無

a　SMART：なし

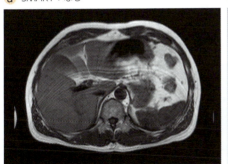

b　SMART：あり

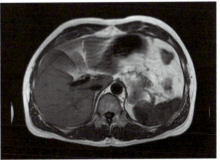

## SmartCOMFORT

和 スマートコンフォート 同,類 Smart Comfort, Soft Sound Suite

- 静音化技術のSmartCOMFORTは，撮像時間，コントラスト，画像S/N比，空間分解能をほぼ変更しない条件で，撮像音を最大で94％低減する（撮像条件，使用条件により異なる）。
- シミュレーションを活用することで，傾斜磁場パルスの波形を低騒音形状に最適化することで実現された。
- ヒトの聴覚は周波数により感度が異なり，1kHz付近の音には敏感になっている。この同じ大きさの音を100Hzにすると，それだけで10分の1の大きさに聞こえる（図1）。
- ヒトの聴感特性の性質を利用して，実際の撮像音のレベルは変えずに，「うるささ」のみを低減することが可能である。
- 傾斜磁場パルスによる撮像音は，傾斜磁場コイルに与えられた印加電流と時間で変わるが，撮像に必要なのはこの積であり，その波形には関与しない。つまり，画質や撮像時間に影響を与えずに，撮像音の音質を自在に変化できる可能性がある。
- 日立は高度なシミュレーション技術により，この最適解を導くことができるようになった。傾斜磁場波形の形状や印加パターン，印加タイミングを自由に調整して騒音数値を評価し，これを抑えるようにシミュレーションを繰り返し施行することで，撮像音に対して最適化されたパルスシーケンスパターンを完成した。
- ソフトウエアによる静音化技術は，MRI装置に特別なハードウエアを必要とせず，各種の撮像シーケンスに適用できることがメリットであり，高速撮像法など他の撮像技術との併用も可能である。〈日立〉

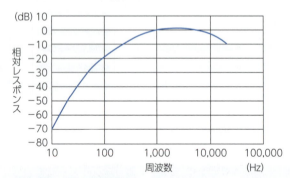

図1　騒音レベル　A特性

図2　傾斜磁場パルスの静音化

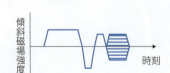

ⓐ　通常の印加パターン

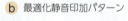

ⓑ　最適化静音印加パターン

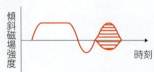

## SmartECO
### 和 スマートエコ

- 超電導MRIシステムは，検査に使用していないときでも超電導状態を維持するために，液体ヘリウムを電力で冷却している。
- このため高額なランニングコストがかかるが，SmartECO省エネ機能は，冷却装置を一定時間停止させることで，液体ヘリウムを蒸発させない条件で，効果的に電力消費を削減することができる。
- 外気温や装置の稼動状態には影響を受けない。
- 撮像に関する電力削減の省エネ手法ではないので，画質への影響がない。〈日立〉　E

図1　超電導磁石の冷却構造

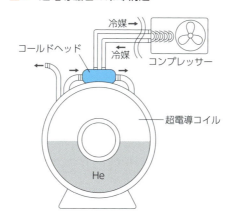

## SmartENGINE
### 和 スマートエンジン

- 従来のMRIシステムは，受信コイルで検出した信号をアナログ回路で周波数変換してからデジタル化し画像再構成をしていたが，このアナログ回路ではノイズ混入による画質への影響があった。
- SmartENGINEは，高速A/Dコンバータを搭載したダイレクトAD受信システムを採用した。
- ダイレクトADは，高速A/Dコンバータにて高周波のMRI信号を直接デジタル情報に変換する受信方式である。
- ダイレクトADでは，デジタル情報に変換したMRI信号を高精度な演算フィルターで処理できるので，ノイズの混入や歪みの発生を防ぐことができる。
- マルチチャネル受信システムでは，A/D変換回路までをチャネル数分用意する必要があるので，回路規模が増大する問題があるが，デジタル演算処理では時分割演算にて高速な演算器で処理することが可能であり，信頼性の向上にも寄与する。〈日立〉　E

参照 REALISE ➡P.271

### 図1 A/D変換方式ブロック図

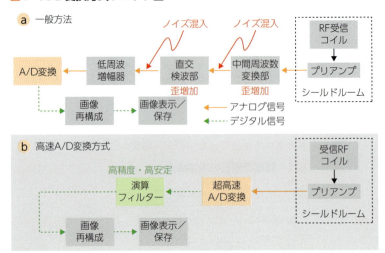

### SMART1 Map

スマーティーワンマップ

**Full** saturation method using **a**daptive **r**ecovery times for T1 mapping of the heart

- 90°シングルポイントサチュレーションリカバリー法による心筋T1マッピングのシーケンス。
- 異なるプレップ時間で心臓の画像を取得し，心筋のT1値をカラーマップ表示。
- 心拍数やスキャンパラメータの影響を受けない，真のT1値計測が可能。〈GE〉　D

### 図1 SMART1 Mapのパルスシーケンス

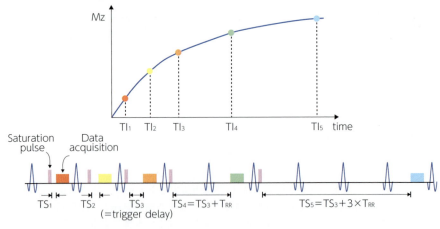

## SmartExam
和 スマートイグザム

- 3Dの位置決め（Smart survey）画像を元に患者ごとに解剖学的情報を認識し，データベース化されたプランニングパターンを装置が実行する技術。頭部，頸・腰椎，膝，肩などで可能。〈Philips〉  B

参照 Smart Geometry ➡P.305, Smart Survey ➡P.307

図1　SmartBrainの原理

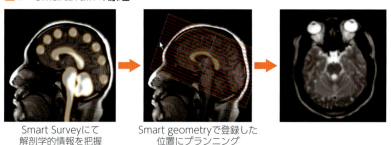

Smart Surveyにて
解剖学的情報を把握　　Smart geometryで登録した位置にプランニング

## Smart Geometry
和 スマート ジオメトリー

- SmartExamで登録された位置情報。〈Philips〉  B

参照 SmartExam ➡P.305

## SmartPrep
和 スマートプレップ

- 造影剤を併用したMRAにおいて造影剤が対象血管に到達したことを自動的に検知し，スキャンを開始する機能。
- 急速静注された造影剤により，あらかじめ対象血管内に設定しておいたトラッカーボリュームの信号強度が上昇する。信号強度が閾値をこえた時点で造影剤が到達したと認識し，造影MRAのプロトコルが自動的に開始される。〈GE〉  D

参照 Tracker ➡P.360

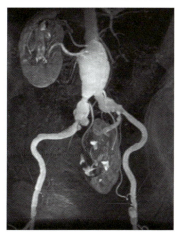

図1　SmartPrepを使用して撮像されたCE MRA

## SmartSelect
和 スマートセレクト

- 関心領域の信号強度が最も高くなるように，コイルが自動的に選択される機能。Coil survey scanというプリスキャンの情報を基に，撮像範囲に応じた最適なコイルが選択される。〈Philips〉　B

**図1** SmartSelect

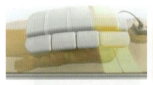 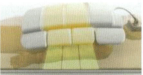 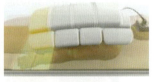

## SmartSPACE
和 スマートスペース

- 超電導MRI装置の設置で問題となるのが，機械室のスペース確保である。
- SmartSPACEではMRIガントリーと機械室の電源ユニット間のケーブル長をこれまでよりも長く延長した。
- これによりレイアウトフリーな配置が可能となり，MRI導入のハードルを緩和することができる。
- 永久磁石タイプのMRIからの装置更新の場合，設置スペースが障害となるケースが多いが，機械室のレイアウト自由度を広げることで，スペースを有効に活用できる。〈日立〉　E

**図1** 永久磁石MRIからの更新レイアウト例

a 永久磁石MRIレイアウト　　b 超電導磁石MRIレイアウト

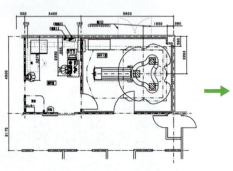 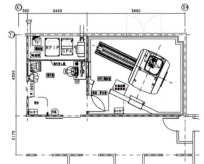

### SmartStep

[和] スマートステップ [同,類] multi-station MRA, MobiTrak, Moving Bed MRA, stepping-table MRA, Panoramic Table MRA

- テーブルを自動的に移動しながら，頭尾方向に広範囲な造影MRAを撮像する機能。
- multi-station撮像の場合に使用する。〈GE〉  D

[参照] MobiTrak ➡P.184, Moving Bed MRA ➡P.188, Panoramic Table MRA ➡P.229

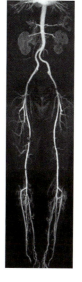

図1　SmartStepによる撮像データ

### Smart Survey

[和] スマート サーベイ

- SmartExamを行う際の解剖学的情報を取得する3D位置決めスキャン。〈Philips〉 B

[参照] SmartExam ➡P.305

### SMASH
スマッシュ

[Full] simultaneous acquisition of spatial harmonics　[基本]

- パラレルイメージングの手法の1つ。
- SENSEが画像データ上で計算されるのに対して，SMASHではk-spaceで計算が行われる。
- 位相エンコードを間引いてスキャンするのはSENSEと同様であるが，コイルのプロファイルを組み合わせて正弦波(spatial harmonics)を作ることで，位相エンコードの補間を行う。

[参照] parallel imaging ➡P.231, SENSE ➡P.290, k-space ➡P.157

### SMS
エスエムエス

[Full] simultaneous multi-slice [同,類] Multi-Band, マルチバンド　

- 多断面同時励起撮像法。
- 通常の2D撮像法では，各スライス位置に対応する周波数をもつRFを順次印加し，それらに対応するエコーを順次収集している（図1）。SMSにおいては，複数スライスに対応するRFを加算したものを印加して，多断面を同時に励起してエコーを収集する（図2）。得られるエコーも多断面同時に収集されるため，各スライスの画像が重畳することになるが，これらを分離するためにパラレルイメージングを応用した手法が用いられ

る(slice-GRAPPA)。

●SMSにおいてはTR内に励起されるスライス数が増加するため，同一スライス数であればTR短縮が可能となり，同一TRであればスライス数を増やすことができる。アメリカNIH(National Institutes of Health)主導のCONNECTOMEプロジェクト[S.3]において技術的に大きく発展し，EPIへの応用が盛んであったが，turbo SEなど，ほか2D撮像法にも応用が進んでいる。〈Siemens〉

参照 MB-EPI(multi-band echo planner imaging) ➡P.175，parallel imaging(パラレルイメージング) ➡P.231，GRAPPA ➡P.120

### 図1 2D撮像従来法

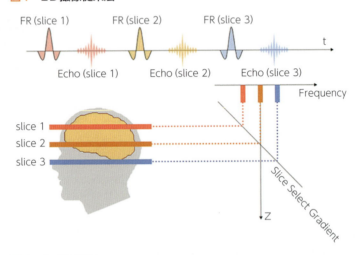

### 図2 SMS撮像法

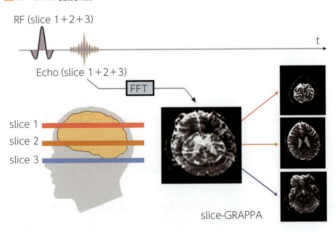

## S/N比 基本

[英]signal to noise ratio [略]SNR, SN [和]信号雑音比

- 画像に必要なMR信号(signal)と，不必要な雑音(noise)との比率。
- SNR＝S/N (S:関心領域の信号強度, N:その画像のバックグラウンドノイズ)で表される。
- MRI画像の画質を評価する最も重要な指標の1つである。 C(O)

[参照] C/N比 ➡P.49

## SofTone

[和]ソフトーン

- MRI検査音を低減する技術。傾斜磁場システムから発生する高周波なアコースティックノイズを，傾斜磁場波形の形状を制御することで，大幅に低減（図1）。SofTone factorが1.0～5.0の範囲内で設定でき，検査時間の延長，画質の劣化を抑えた静音化条件の設定が可能である。〈Philips〉 B

### 図1 SofToneの有無による比較

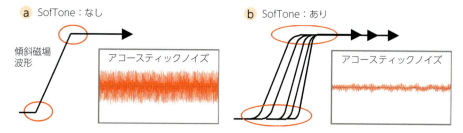

a SofTone：なし　　　b SofTone：あり

傾斜磁場波形　アコースティックノイズ

## Soft Sound Suite NEW

[和]ソフトサウンドスイート

- 静音化技術Soft Sound Suiteは，傾斜磁場波形を最適化することで，撮像時間や画像のコントラストに与える影響を最小に抑えて，効果的に静音化が可能である。
- この手法のメリットの1つとして，適用可能なパルスシーケンスの拡張が容易であることが挙げられる。
- 位置決め用のスキャノグラムを含めたプリスキャンも，最大10分の1以下に撮像音を低減した静音撮像が可能となる。
- ラジアルスキャン手法にも併用可能であり，モーションアーチファクトを低減したうえで，静かな撮像環境でMRI検査を被検者に提供できる。〈日立〉 E

[参照] SmartCOMFORT ➡P.302

### 図1 傾斜磁場パルス形状と周波数成分

傾斜磁場は印加電流と印加時間の積で与えられ，この波形で音質が変化する。

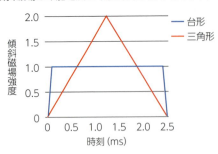 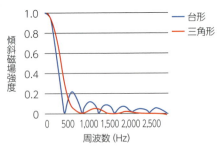

## SORS-STC
**Full** **s**lice-selective **o**ff-**r**esonance **s**inc pulse-**s**aturation **t**ransfer **c**ontrast

- 3D-TOF MRAの画質向上技術。
- 通常のMTC（STC）法は空間非選択にMTCパルスを印加する。これに対しSORS-STCは空間選択的にMTCパルスを印加する。非選択の場合，MTCパルスがRFパルス送信領域全体に一律に影響を与えるため血液は常にMTCの影響を受け，信号が目減りしやすい。これに対して空間選択するSORS-STCでは血液に対する影響が小さくなるため，血液と実質部のコントラストが相対的に大きくなりMRAの画質が向上する。〈キヤノン〉　G

## source image
基本
和 原画像，元画像

- 3次元画像処理を行う際，その元となる画像，すなわち画像処理前の撮像された画像をsource image（原画像または元画像）とよぶ。
- 画像診断にあたっては，できあがった3次元画像のみならず原画像も診断の参考にすることが重要である。　C

## SPACE
**Full** **s**ampling **p**erfection with **a**pplication optimized **c**ontrasts using different flip angle **e**volutions

- 3D高速SE法においてSARを低減させるために，リフォーカスパルスのフリップ角を変動させるシーケンス。
- フリップ角変動の仕方により，プロトン密度強調，T2強調，水強調のTEを選択することができる。
- プリパレーションとしてIRパルスを付加することにより，T1強調，FLAIRのコントラストを得ることができる。〈Siemens〉　F

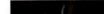
図1　水強調MRCP

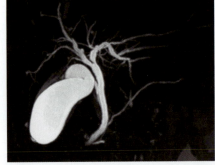

**図2 膝関節**
プロトン密度強調

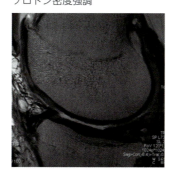

**図3 背椎側彎**
T2密度強調

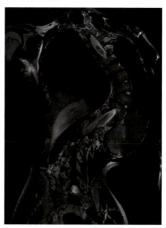

## spacing
**和** スペーシング

- スライスとスライス間隔。「スライスギャップ」ともいう。〈GE〉
  **D**

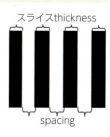

**図1** スライスthicknessとspacing

## SPAIR〈キヤノン〉
**Full sp**ectral **a**ttenuated with **i**nversion **r**ecovery　**基本**

- 180° Adiabaticパルスで脂肪を選択的に励起し、その後、脂肪のNull Pointでイメージング収集を行うことで脂肪信号を抑制する。信号ムラの少ない良好な脂肪抑制画像が得られる。〈キヤノン〉　**G**

**図1 SPAIR**
脂肪の周波数選択励起法とSTIR法を併用した脂肪抑制法。

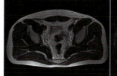 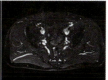

脂肪抑制なし　　　　　SPAIR

## SPAIR〈Philips〉
Full spectral attenuated with inversion recovery 基本

● 周波数選択的反転パルスを用いる脂肪抑制方法の1つである。SPIRとの違いは，照射RFパルスの不均一性の影響を受けない技術を用いているため，より均一に脂肪を抑制することが可能となることである。3.0TなどRFパルスの不均一性が大きくなる高磁場システムで有用となる。SPAIRのdelay timeはAutoにすることで脂肪のNull pointに合わせることができるが任意に設定することも可能であり，脂肪抑制の効きを調整することができる。〈Philips〉　B

参照 PROSET ➡P.251 , SPIR ➡P.315 , SPIR frequency offset ➡P.317 , Volume shimming ➡P.390

## SPAMM
Full spatial modulation of magnetization

● Rest grid pulse ➡P.277 を参照。　B

## Spec IR
基本

和 スペックアイアール　同 SPECIAL　類 SPIR（フィリップス）

● 脂肪の周波数に対して選択的にIRパルスを印加し，脂肪を抑制する機能。通常のIRパルス（180°パルス）では脂肪を抑制するためのTIが長すぎるため（1.5Tにおいて約150ms），設定したTI, TR, フリップ角からIRパルスのフリップ角の値を自動的に最適化する。〈GE〉　D

図1　Spec IRを使用したLAVA画像

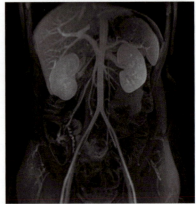

参照 脂肪抑制法 ➡P.427 , inversion pulse (IR pulse) ➡P.145

## SPEED
Full swap phase encode extended data

● FBI開発の初期に登場した，血管描出能向上の工夫が施された撮像法。
● 肺血管などのように縦横斜めに複雑に走行している血管に対して，位相エンコード方向が異なる2回の撮像を行いMIP処理することで，血管の描出能を向上させる。〈キヤノン〉　G

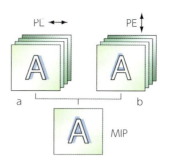

**図1　SPEEDの概念**
FBIは位相エンコード方向（PE）によって描出されやすい血管の走行が異なる。複雑な方向に走行する血管を描出する時には，異なるPEで得られた画像（aとb）を合成してMIPすれば血管の描出能を向上できる。

## SPEEDER
スピーダー

**同.類** parallel imaging, SENSE, iPAT, ASSET

- キヤノンのパラレルイメージングの名称。位相エンコードを間引いてデータ収集することにより，撮像時間の大幅な短縮を可能とする技術。いったん作成した折り返しのある中間画像から，phased arrey coilの各コイルの感度マップを用いた，アンフォールディング処理（展開処理）を行うことでその折り返しを除去し，最終画像を作成する。
- パラレルイメージングに適したRFコイル技術や高速化技術を含んだ総称としても使用される。〈キヤノン〉　　　G

**参照** phased arrey coil ➡P.242

## SPGR
エスピージーアール　　　　　　　　　　　　　　　　　　　　　基本

**Full** spoiled GRASS, spoiled gradient recalled acquisition in the steady state **同.類** FLASH

- グラディエントエコー法の一種。
- RF位相を毎回変化させることで残留横磁化をスポイルしT1強調画像が得られる。〈GE〉　D

**参照** GRASS ➡P.122

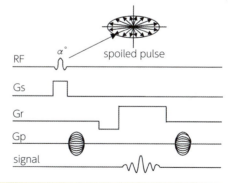

**図1　SPGRのパルスシーケンス**

## spin echo
　　　　　　　　　　　　　　　　　　　　　　　　基本　専門医　NEW

**和** スピンエコー　**略** SE

- 最も基本的な撮像シーケンスで，スライス選択RFパルスに90°パルスを印加し，TEの半分時点で180°パルスを印加すると，TE時間には信号の大きいMRI信号を得ることができる。180°パルスを印加することで，磁場の不均一に起因したスピンの位相のばらつきを補正できることが特徴の1つ。スピンエコー法ではTR TEを変化させることで，

T1強調画像，T2強調画像，プロトン密度強調画像が得られる。

参照 高速スピンエコー法（ターボスピンエコー法） ➡P.423，グラディエントエコー法 ➡P.419

## SpineLine+ （スパインライン プラス） NEW

- 脊椎撮像時に正中矢状断，冠状断，椎間板断面を自動で検出し，スライス位置決めをアシストする機能。
- 椎間板断面では正中矢状断／冠状断において椎間板の傾きを検出し，側弯症においても左右神経根を同一スライスに描出するなど，確実なスライス位置決めをアシスト可能である。〈キヤノン〉

## SPIO （エスピーアイオー／スピーオー） 基本
Full superparamagnetic iron oxide 和 超常磁性酸化鉄

- 超常磁性物質である酸化鉄のコロイド製剤。
- デキストランなどの高分子で被覆された径5nm程度の酸化鉄結晶コア（マグネタイト[$Fe_3O_4$]など）が多数集簇した径60nm（Resovist®）あるいは100〜250nm（Feridex）の粒子のコロイド製剤で，血中に投与されるとIgGや補体と結合して肝網内系Kupffer細胞に貪食される。
- 超常磁性酸化鉄の緩和効果には双極子（電子スピン）-双極子（核スピン）相互作用によるT1/T2短縮効果と局所磁場攪乱によるT2*短縮効果がある。
- 肝臓Kupffer細胞に貪食されたSPIOは主としてT2，T2*短縮によって肝臓信号強度を低下させ，腫瘍と肝臓のコントラストを高めて腫瘍の検出能を向上する。肝転移の検出ではCTAPに匹敵する診断能が報告されている。また限局性結節性過形成など，網内系を保持する肝腫瘍の診断にも応用されている。
- **適応疾患**：肝腫瘍の存在診断。保険適応ではないが，質的診断にも有用である。

### 図1 SPIO造影
64歳，女性。大腸癌術後。CTでは転移の有無は不明である。SPIO造影後T2*強調画像にて，肝S5表面に微小な転移が描出されている（b：➡）。

a　CT

b　SPIO造影後T2*強調画像

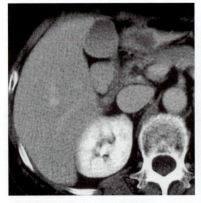
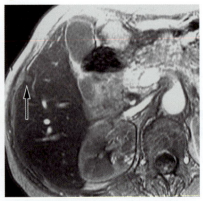

## SPIR
**F**ull **s**pectral **p**resaturation with **i**nversion **r**ecovery 同.類 SpecIR, SPECIAL

- 周波数選択的反転パルスを用いる脂肪抑制法。水の周波数から3.4ppm離れている脂肪を選択的に反転させる（図1a）。そして脂肪信号のT1緩和がnull pointに到達したタイミングで励起パルスを印加することで，水信号のみが励起される（図1b）。〈Philips〉　**B**

参照 PROSET ➡P.206, SPIR frequency offset ➡P.317, SPAIR ➡P.312, Volume shimming ➡P.390, SpecIR/SPECIAL ➡P.312

### 図1　SPIRの原理

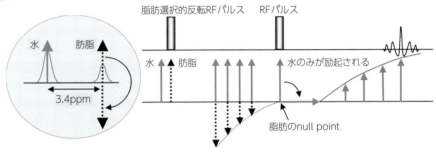

a 脂肪選択的反転パルス
b SPIRの励起パターン

## spiral arm, arm
和 スパイラルアーム, アーム

- spiralスキャンにおけるらせん軌道の数のことで，アーム数を増やすことにより空間分解能が向上する。アーム数が4になると4倍のデータが収集され，各方向の空間分解能は2倍になる。〈GE〉　**D**

参照 Spiral ➡P.316

### 図1　Spiralのk-space上の軌跡

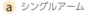 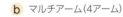

a シングルアーム　　b マルチアーム（4アーム）

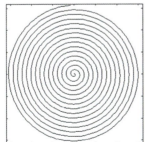 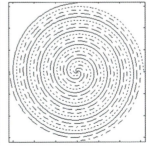

### spiral point, point
和 スパイラルポイント，ポイント

- spiral scanにおいて各スパイラルアームで収集されるデータポイントの数。スパイラルポイントを増やすことでより空間分解能が向上する。〈GE〉　D

参照 Spiral ➡P.316

図1　Spiralのk-space上の軌跡

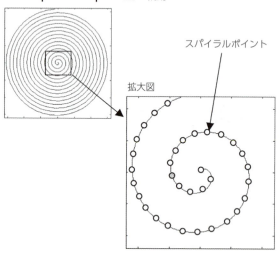

### Spiral, spiral imaging, spiral scan　基本
和 スパイラル，スパイラルイメージング，スパイラルスキャン

- グラディエントエコーシーケンスの一種。1回の励起でk-spaceの中心（低周波領域）かららせん状に高周波領域にデータを埋めていく方法。高分解能，高S/N比，高いインフロー効果が得られる。
- コロナリー撮像や腹部撮像などに用いられる。〈GE〉　D

図1　Spiralのk-space上の軌跡　　図2　Spiraによるコロナリー撮像

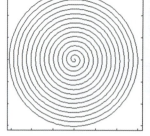 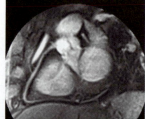 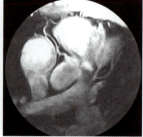

## SPIR frequency offset/SPAIR frequency offset
和 スパーフリークェンシーオフセット／スペアーフリークェンシーオフセット

- SPIRやSPAIRを使用する際に，磁化率や磁場不均一性の影響で，周波数帯域がずれた脂肪に合わせて，励起パルスの周波数帯域を調節するパラメータ．図1は股関節において周波数帯域を変化させた画像である．〈Philips〉

B

参照 SPIR ➡P.315, SPAIR ➡P.312, Volume shimming ➡P.390

### 図1　SPIR frequency offsetの比較

a　0Hz 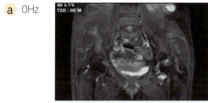　　b　50Hz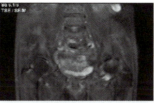

c　100Hz 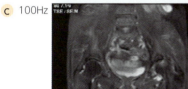　　d　150Hz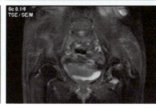

## spoiler pulse

基本

別 spoiler gradient

- おのおののスピンの位相を不揃い（dephasing）にさせるために加える勾配磁場をspoiler gradientあるいはspoiler pulseという．
- グラディエントエコー法でT1強調画像を得る場合は，このspoiler pulseを用いて横磁化を消すことでT2強調の成分を消去する（FLASH，GRASSなど）．
- spoiler pulseと反対の用語として，スピンの位相を揃える（rephasing）ために加える勾配磁場をrephasing pulseという．

C(N)

参照 スピン ➡P.432, dephasing ➡P.63, 磁化 ➡P.425, FLASH ➡P.103,
GRASS ➡P.122, rephasing ➡P.275

## square pixel
和 正方形ピクセル　対 rectangular pixel

- 位相方向を基準にFOVの周波数マトリックスと位相マトリックスの比率を設定する機能．〈GE〉

D

図1 square pixel

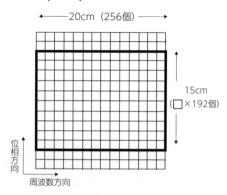

## SSFP  　　　　　　　　　　　　　　　　　　　　　　　　　　　基本
Full steady-state free precession

- TRが組織のT2より十分に短い場合に定常状態になる。その定常状態を利用したシーケンス。
- FIESTAとの違いはFIESTAはFID信号とスピンエコーおよびstimulated-echoを結合させて撮像するのに対し，SSFPではFID信号だけを使用することである。〈GE〉　D

参照 ▶ FIESTA ➡P.100

## SSFRFSE
Full single-shot fast recovery fast spin-echo

- fast spin-echo fast recoveryシーケンスの一種。1枚の画像に必要なすべてのエコー信号を，1回の90°パルス後，180°パルスを連続印加し，最後に−90°パルスを印加することにより横磁化を縦磁化に強制的に戻している。
- Heavy T2強調が得られるため，MRCPやMR urographyなどの水強調画像に使われる。
- 適応疾患：MR myelography, MR urographyやMRCPなどの水強調画像。〈GE〉　D

参照 ▶ FRFSE ➡P.112, SSFSE ➡P.319, MRCP ➡P.193, MR urography ➡P.206, MR hydrography ➡P.199

図1 SSFRFSEのパルスシーケンス

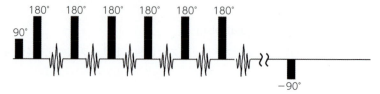

## SSFSE  基本

Full **s**ingle-**s**hot **f**ast **s**pin-**e**cho 同.類 one-shot TSE, FASE, HASTE, RARE

- 高速スピンエコーシーケンスの一種。1枚の画像に必要なすべてのエコー信号を，1回の90°パルス後，180°パルスを連続印加することにより収集する。さらにhalf-Fourier法を用いてマトリックスの数の1/2＋α個（αは位相誤差の補正のため）の位相エンコードによって画像化することも可能である。これにより撮像時間の短縮を図る。
- heavy T2強調が得られるため，MRCPやMR urographyなどの水強調画像に使われる。〈GE〉 D

参照 MRCP ➡P.193,
MR urography ➡P.206,
MR hydrography ➡P.199

図1 single-shot fast spin-echoのパルスシーケンス

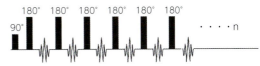

図2 SSFSEによるMRCP

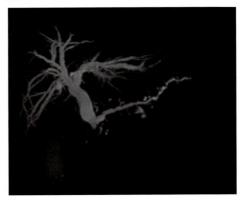

## SSFSE-IR

Full **s**ingle-**s**hot **f**ast **s**pin-**e**cho-**i**nversion **r**ecovery

- inversion pulseが付加された，single-shot fast spin-echoシーケンス。
- SSFSE法では実質TRが無限大となるため，T1効果は画像に反映されない。しかし，信号取得の前にinversion pulseを用いることで，脂肪抑制や水抑制（FLAIR）画像などを得ることができ，短いTIによる撮像（SS-STIR）や中程度のTIによるT1強調画像に利用されることもある。〈GE〉 D

参照 inversion pulse ➡P.145, SSFSE ➡P.319, STIR法 ➡P.323, FLAIR ➡P.102,
T2 FLAIR ➡P.334

## SSP

Full **s**lant **s**lab **p**rofile 和 エスエスピー

- 3D TOF MRAで利用するMRAの画質改善技術FITTに含まれる技術の1つである。
- スライス方向に傾斜した励起角度（FA:Flip Angle）を得ることが可能な励起手法。血液流入側の実効的なFAを低くすることで，血液がスラブ内を通過する際にRFの多重励起による血液信号の飽和（信号低下）を低減させる。〈日立〉 E

参照 FITT ➡P.101

## SSRF
**F**ull **s**pectral **s**pecial **r**adio **f**requency

- 脂肪抑制法の1つで，水を選択的に励起することにより，脂肪信号を抑制する。〈GE〉　D

参照 脂肪抑制法 ➡P.427，Spiral(spiral scan) ➡P.316，MR spectroscopy ➡P.205

## Stack
和 スタック　　基本

- マルチスライスにおける一連のスライスの集合である。Multi stackでは主にレベル別の脊椎横断面像や（図1），左右のTMJ（temporo-mandibular joint），MRCPでのラジアル撮像などに用いられる。〈Philips〉　B

参照 Stack Alignment ➡P.320

図1　腰椎横断面Multi stack撮像

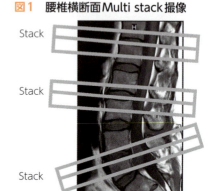

## Stack Alignment
和 スタック アラインメント

- Multi stack撮像時に，Stack毎のオリエンテーションやポジションを決定するパラメータ。Stackを繋げて撮像する際には，APやFH，RLなどつなげる方向を選択することができ，Stackのオーバーラップも設定することが可能である（図1a）。またStackをつなげず別々にポジショニングすることもできる（図1b）。〈Philips〉　B

参照 Stack ➡P.320

図1　Stack Alignmentの設定

a　Stack Alignment：FH

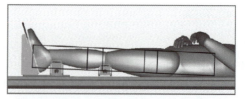

b　Stack Alignment：No

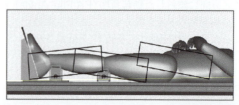

## STAMD
**F**ull **s**equential **t**arget **M**IP **d**isplay

- MRAにおいて目的血管を観察しやすいようにMIPのやり方を工夫した処理・表示法。
- 原画像の枚数を段階的に変えたいくつかのMIP像を作成し，これらを連続的にシネ表示させることで，血管同士の空間的な位置関係の把握を視覚的に容易にする。〈キヤノン〉 G

### 図1　MRA原画像の並び

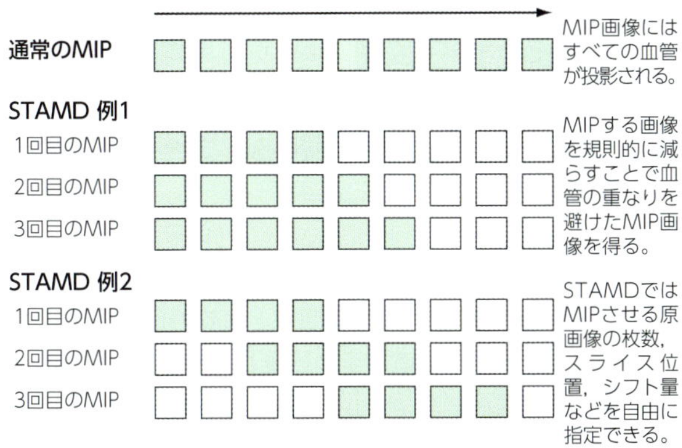

| | |  |
|---|---|---|
| 通常のMIP | □□□□□□□□ | MIP画像にはすべての血管が投影される。 |
| STAMD 例1 1回目のMIP 2回目のMIP 3回目のMIP | | MIPする画像を規則的に減らすことで血管の重なりを避けたMIP画像を得る。 |
| STAMD 例2 1回目のMIP 2回目のMIP 3回目のMIP | | STAMDではMIPさせる原画像の枚数，スライス位置，シフト量などを自由に指定できる。 |

## STAR
**F**ull **s**ignal **t**argeting with **a**lternating **r**adio frequency

- arterial spin labeling ➡P.12 を参照。　　　　　　　　　　　　　　　C(M)

## StarVIBE　　　　　　　　　　　　　　　　　　　　　　　　　NEW
和 スターバイブ

- 3Dシーケンスのk-spaceのx-y面内を放射状（ラジアル）に充填することで体動の動きの影響が抑制された画像が得られる。k-spaceが放射状の面を多数積み重ねた形になるため，"Stack of Stars"ともいわれる。
- VIBEシーケンスに基づいているため，得られるコントラストは3DグラジエントエコーのT1強調となる。
- 安静呼吸下で高分解能の画像が得られるため，肝特異性造影剤の検査において肝細胞相の高分解能撮像に適している。
- 上腹部以外にも，頭頸部や胸部など動きの影響を排除しにくい部位での撮像に用いられる。〈Siemens〉

参照　FREEZEit ➡P.112, VIBE ➡P.383

**図1 息止め不良例における従来法の画像 a と StarVIBE による画像 b**

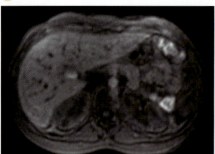
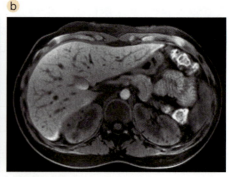

---

### STC
**F**ull **s**aturation **t**ransfer **c**ontras 同 MTC（magnetization transfer contrast）

- 主に3D-TOF法による頭部MRAにおいて，実質部と血管のコントラストを増強する手法。
- 脳実質の主成分が高分子の蛋白質であることに着目し，脳実質信号を saturate する RF パルスを印加している。
- MTCと同義語。〈キヤノン〉　　　　　　　　　　　　　　　　　　　　G

参照　MTC ➡P.207

---

### steady mode　　　　　　　　　　　　　　　　　　　　　　　　　NEW

- 呼吸同期撮像において，データ収集以外の時間に指定したTRで励起し続けるモード。
- 空き時間での信号回復がなくなり，指定したTRで同期をかけながら撮像できるため，T1強調画像などTRが短い撮像においても，呼吸同期が併用可能である。〈キヤノン〉　A

---

### steady state coherent GRE法　　　　　　　　　　　　　　　　　基本
同.類 steady state GRE法，coherent型GRE法

- メーカーによりTrueFISP（Siemens），TrueSSFP（キヤノン），FIESTA（GE），Balanced FFE/TFE（Philips），balanced SARGE（日立）などど呼称される。詳細は各メーカーの記載を参照。　　C

参照　TrueFISP ➡P.365，TrueSSFP ➡P.366，FIESTA ➡P.100，balanced FFE/balanced TFE ➡P.343，BASG（balanced SARGE）➡P.19

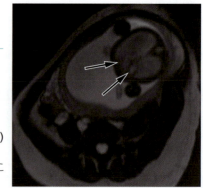

**図1　steady state coherent GRE法（TrueSSFP）にて撮像された胎児MRI**
SSFSE法と異なり心臓の内腔が高信号になっていることに注意（➡）。

## STEAM法
**Full** **st**imulated **e**cho **a**cquisition **m**ode法

- MR spectroscopy ➡P.205 および chemical shift imaging ➡P.45 を参照。

## stimulated-echo
基本

和 スティミュレイティッド エコー，励起エコー 略 STE

- スピンエコー信号が90°RF pulseと180°RF pulseという2つのRF pulseが印加されて生じるのに対し，stimulated-echo信号は3つ以上のRF pulseが印加されることによって生じる。
- steady state coherent GRE法のようにstimulated-echo信号を意図的に利用するシーケンスのみならず，RF pulseのフリップ角の設定が正確でなくスライスが不完全に励起されたことなどによってもstimulated-echo信号は生じる。特にマルチエコーのスピンエコー法では2番目以降のスピンエコー信号にstimulated-echo信号が重なるため，アーチファクトやT2測定誤差の原因となる。
- 狭帯域の撮像シーケンスではデータ収集時間が長いためstimulated-echo信号が混入しやすい[S-4]。

参照 RF pulse ➡P.279, steady state coherent GRE法 ➡P.322, フリップ角 ➡P.443, スピンエコー法 ➡P.432

## STIR法
基本

**Full** **s**hort **TI** **i**nversion **r**ecovery法 あるいは **s**hort **t**au **i**nversion **r**ecovery法

- 水プロトンと脂肪プロトンの緩和時間の差を利用する非選択的脂肪抑制法である。
- 脂肪プロトンが水プロトンよりも縦緩和が明らかに速いことを利用し，IRパルスを用いて脂肪のnull point（通常，1.5Tで150msec前後）にTIを設定して脂肪信号を抑制する。
- 脂肪と同じ緩和時間を有するもの（血腫や高蛋白など）は脂肪でなくても信号が抑制されてしまう。したがって本法は脂肪であるかどうかの確認には使用できない。
- 水プロトンの信号もTIの間に減衰するため，CHESS法に比較し，一般にS/N比は低下する。一方でCHESS法と違って磁場の不均一性の影響を受けにくく，低磁場装置でも施行可能といった利点を有する。
- 脂肪が抑制されたT2強調画像としての性格（T2が長いと高信号）に加え，TIの時点における信号強度は絶対値化されるためT1が長いほど高信号になるという性格も有し，信号強度にT1とT2が相乗的に作用する撮像法である。そのため，信号強度から質的診断を行う際には細心の注意が必要である。

参照 脂肪抑制法 ➡P.427, 縦緩和 ➡P.437, inversion pulse (IR pulse) ➡P.145, null point ➡P.220, CHESS法 ➡P.45, S/N比 ➡P.309

## Suggestion UI
### Full Suggestion User Interface

- MRIコンソールの操作支援機能。
- パラメータ設定のガイダンス機能であり，プロトコル変更時に複数の候補を表示することで，オペレータがシーンに応じて最適なパラメータを選択することができる。〈日立〉　E

**図1　Suggestion UI表示ウインドウ**

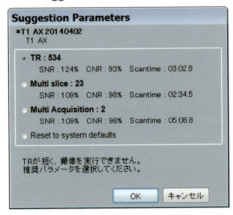

## Super shim system
### 和 スーパーシムシステム

- 永久磁石MRIにおける静磁場均一度を高める技術である。均一な脂肪抑制効果，高画質な画像，高度なアプリケーションのためには，静磁場の均一度が重要である。
- Super shimはHOSSのように生体が入った状態での静磁場の乱れを補正するものである。磁石ギャップに巧みに配置された薄膜マルチチャンネル・アクティブシムコイルにより，高次の微小磁場変化を電気的に補正する。
- このSuper shimの高い静磁場均一度によって脂肪抑制法の一種であるCHESS法も用いることができる。低磁場ほど水と脂肪の共鳴周波数の差が小さく，その差を利用するCHESS法が困難となり，従来の永久磁石MRIではCHESS法脂肪抑制を用いることができなかった。このSuper shimにより高い静磁場均一度を得ることができるため，微小な共鳴周波数の差を利用するCHESS法が可能になった。〈日立〉　E

参照　HOSS　➡P.128　，CHESS法　➡P.45　，共鳴周波数　➡P.416

**図1　Super shimによる磁場補正の様子**

従来の一次シムでは生体が入った状態での複雑な静磁場の乱れを補正することはできなかった。Super shim systemによる高次シムによって，生体が入った状態での静磁場の均一度向上を図っている。

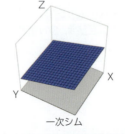
一次シム

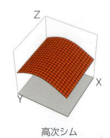
高次シム

## SUREVOI™ Cardiac

- 生体構造の認識技術により,装置が心臓位置を自動で認識し,撮像対象となる心臓を磁場中心に自動で寝台移動するほか,MRCA撮像時の横隔膜同期プローブ位置の自動設定など,撮像プランニングをアシストする機能。
- 心臓検査における煩雑な手動操作を省き,検査時間短縮や操作者に依存しない心臓検査が可能である。〈キヤノン〉

### 図1 SUREVOI™ Cardiacの生体構造認識と自動アライメント

モデル画像        入力画像

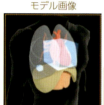
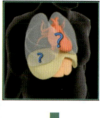

合成画像
モデル画像+入力画像

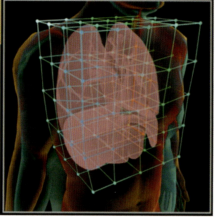

## SUREVOI™ Knee

- 生体構造の認識技術により,装置が膝の位置を自動で認識し,撮像対象となる膝関節を磁場中心に自動で寝台移動するほか,コイル中心と膝関節中心の位置ずれを検出し,修正の提案を操作画面上に表示させる機能など,撮像プランニングをアシストする機能。〈キヤノン〉

## surface coil
和 表面コイル

- 表面コイルは,目的部位に密着させて使用する。コイル近くは感度が高いため,体表付近の組織検査に適している。コイル径の違いにより深さ方向の感度分布が異なり,密着度によって画質が変化する。

参照 array coil ➡P.11

## surface effect
**和** 表面効果

- 高濃度の石灰化ではT1強調画像，T2強調画像いずれも低信号～無信号を呈するが，淡い石灰化では石灰化自体が海綿状構造を形成し，その中に含まれる水分子の運動が制限されるため，緩和時間が短縮しT1強調画像で高信号を呈する。これをsurface effectという。
- 石灰化がT1強調画像で高信号を呈することがあるのは，このsurface effectによる。 C

## Survey Scan
**和** サーベイ スキャン

- 本スキャンの計画を立てるための位置決めスキャン。〈Philips〉 B

## susceptibility
**和** 磁化率

- 外部から加えられた磁場の強さと，磁性体の磁化の強さの比のこと。MRでは撮像目的である組織と異なる磁化率の場合，アーチファクトとして出現する。アーチファクトだけではなく，磁化率の違いを利用した撮像方法として，SWIや定量的磁化率マッピング（QSM）などが挙げられる。 T

**参照** 常磁性 ➡P.429，反磁性 ➡P.442，強磁性 ➡P.416，SWI ➡P.327

## susceptibility artifact
**和** 磁化率アーチファクト

- 反磁性物質，常磁性物質，強磁性物質，いずれもすべての物質は磁場の中に置かれると物質の磁性の種類により程度の差はあるものの，磁気を帯びる。この磁気を帯びる程度の指標を磁化率（magnetic susceptibility）という。
- 物質の帯びる磁気（磁化），磁化率，物質の存在する外部磁場の強さには下記の関係が成り立つ。

  $M = \kappa H$ （M：物質の帯びる磁化，$\kappa$：磁化率，H：外部磁場の強さ）

- 物質が磁化を帯びることにより，そこの磁場の強さは"本来の外部磁場の強さ＋物質の帯びた磁化"ということになり，局所磁場の不均一が生じてMR画像の信号が低下したり歪んだりする。強い磁性体（強磁性物質）が存在しなくても，磁化率が異なる物質同士が接する面では局所磁場の不均一が生じるため同様の現象が生じる。このようにして磁化率が画像に影響を及ぼすことを磁化率効果（susceptibility effect）という。磁化率効果はアーチファクトという欠点だけでなく，微量の鉄沈着の検出やBOLD法など利点としても応用されている。
- 磁化率アーチファクト（susceptibility artifact）とは，強磁性体の存在する部位や生体内の磁化率が異なる組織が接する部位（特に空気と組織が接する副鼻腔，頭蓋底，トルコ鞍，胸部，体表面など）で信号低下や画像の歪みが生じることをいう。
- 上記の式（$M = \kappa H$）により，物質の帯びる磁化は静磁場強度に依存するため，磁化率アーチファクトは高磁場装置ほど強く現れる。

- **対策**：TEを短くする。180°refocusing pulseを多数用いた高速スピンエコー法を用いる，ピクセルのサイズを小さくする。パラレルイメージングを併用する。低磁場装置を用いる。受信バンド幅を広げる。 C(J)

**参照** 反磁性 ➡P.442，常磁性 ➡P.429，強磁性 ➡P.416，BOLD法 ➡P.31，TE ➡P.343，refocusing pulse ➡P.274，parallel imaging ➡P.274

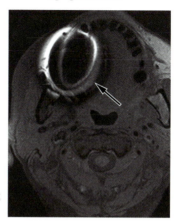

**図1 磁化率アーチファクト**
歯科治療の強磁性体による磁化率アーチファクトが認められる（➡）。

## SWAN
スワン
Full 3D T2-Star Weighted ANgiography

- 磁化率強調画像のGEにおける名称。
- マルチエコー型のグラディエントエコーを使用。シングルエコーでのグラディエントエコー法によるT2*W画像に比べて高いS/Nが取得可能。
- 脳全体を3Dにて約5分程度でデータ収集可能。〈GE〉 D

**図1 SWAN**

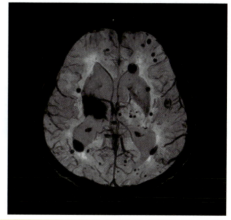

## SWI
エスダブリューアイ
Full susceptibility-weighted imaging

- 局所の磁化率変動に非常に敏感なグラディエントエコーシーケンスを利用して，脳内の微細な出血や血管および血液中の酸素飽和度を反映した画像を描出する技法[S5]（図1，図2）。

- 3方向のフローリフェージング，位相マスク処理などMark Haackeの特許による収集，処理を用いている。〈Siemens〉

参照 T2*強調画像 ➡P.340

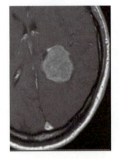

図1 造影T1強調画像

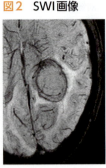

図2 SWI画像

## SWIp （エスダブリュアイピー）

Full susceptibility weighted imaging with phase difference

- 従来のT2*強調画像よりも，組織の磁化率の違いや位相の違いを強調する撮像技術である。
- mFFEで撮像することで高い信号強度を得ることができ，偶数エコーで撮像することで位相が収束するため，動脈信号を高信号で描出することで，静脈と区別することも可能である。
- SWIpの位相画像では石灰化が高信号で描出され，微小出血や静脈などは低信号で描出される。〈Philips〉

図1 SWIpの画像

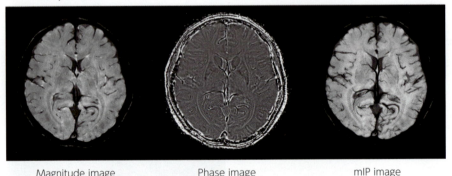

Magnitude image　　Phase image　　mIP image

## Swirl

和 スワール 同,類 ECVO，CENTRA，PEAKS

- 造影MRAなどの3D撮像において，欲しい時相のコントラストを得やすくするk-space fillingの工夫のこと。
- 通常撮像では画像コントラストを決定するk-spaceのセンター（ゼロ・エンコード）付近の収集タイミングはスキャンの中央の時間帯に来るよう設定されている（sequential収集）。ところが造影検査では撮像スタート直後のコントラストがほしい。この場合はゼロ・エンコード付近の収集時間帯がスキャンの最初にくるcentric収集を使う。3D-MRAでスライス面内，スライス方向ともにcentric収集した場合，k-space fillingの様子を3次

元立体で考えると渦巻き（Swirl：スワール）状に模視できることから，この名称がついた。〈キヤノン〉

参照 ECVO ➡P.82，CENTRA ➡P.42，PEAKS ➡P.236

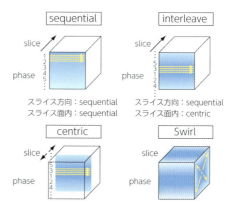

**図1 3D収集におけるk-space fillingの方法**
Swirl収集の場合が，スキャン開始のタイミングを最も重視したコントラストになる。

## Synergy Coil
和 シナジー コイル

● 複数のコイル素子（エレメント）を用いて信号を同時に受信するコイル（図1）。広範囲のスキャンおよび高いS/N比を実現。各エレメントの感度分布を使用することによりSENSEに対応可能。SENSEに対応できるコイルをSENSEコイルという。〈Philips〉

参照 CLEAR ➡P.49，Reference scan ➡P.272，SENSE ➡P.290

**図1 Synergy coil**

a SENSE body coil　　b SENSE cardiac coil　　c SENSE Flex M coil

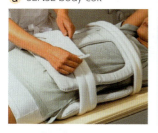 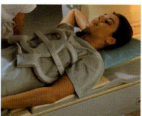 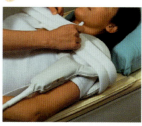

## syngo
和 シンゴ

● シーメンス社製MRI，CT，血管造影，核医学，治療などの装置で採用されている共通ユーザーインターフェースの名称。

- ユーザーインターフェースをデータ収集系と画像処理系，画像管理系などに分け，それぞれのタスクカードに配置している。
- 3D処理やフィルミング，データ転送など異なるモダリティにおいても共通の処理を行う機能については，ユーザーインターフェースや処理手順を共通化する。
- データ収集系については各モダリティ独自のパラメータを表示するが，全体的な操作感は共通となっている。〈Siemens〉

図1 MRIとCTとで共通の3Dタスクカードの例

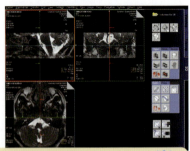

## SyntAc  NEW
和 シンタック

- Synthetic MRで必要とされる信号を収集するためのシーケンス。
- T1値を求めるため，異なる飽和時間をダイナミックで取得し，T2値計測は複数エコーで求められるようなシーケンスデザインとなっている。〈Philips〉

参照 Synthetic MR ➡P.330

## Synthetic MR  基本 NEW
和 シンセティックエムアール

- SyntAcを用いて一度の撮像で複数の異なるコントラスト画像を取得し，T2強調画像，T1強調画像，プロトン密度強調画像，FLAIR画像を作成することが可能である。
- 後処理にてTRやTE，TI時間も任意に調整することができ，さらにT1マップ，T2マップ，PDマップなども作成することが可能。白質，灰白質および脳脊髄液の体積も計測することができる。〈Philips〉

参照 SyntAc ➡P.330

図1 SyntAcの画像

a
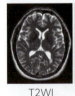
T2WI　FLAIR　T1WI

b
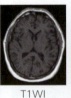
T1マップ　T2マップ　PDマップ

c
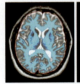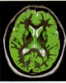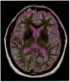
白質抽出画像　灰白質抽出画像　脳脊髄液抽出画像

## T1

**和** ティーワン，縦緩和時間 **別** スピン-格子緩和時間，spin-lattice relaxation time

- 静磁場に並行な方向（z方向，縦方向）に磁化が回復していく過程（縦緩和）の時定数で，約63％（正確には"1-1/e"）回復するのにかかる時間を指す。
- T1が短いと回復するまでの時間が短いので，得られる信号強度は高く（白く）なる。
- T1は組織や病変によって異なるが，一般に数百msecでT2（一般に数十msec）よりも長い。
- スピン系が有しているエネルギーが周囲の環境（主として周囲の原子の分子振動・格子振動）に移動していく過程，すなわちスピン-格子相互作用によって緩和していくため，スピン-格子緩和時間ともよばれる。　　　　　　　　　　　　　　　　　　　　C(K)

参照　緩和 ➡P.415，静磁場 ➡P.434，磁化 ➡P.425，縦緩和 ➡P.437

## T1 FFE

**Full** **T**1 **f**ast **f**ield **e**cho

- グラディエントエコー法シーケンスに属し，FID成分のみを収集する撮像シーケンス。RFの位相を照射ごとに変化させて，発生するSE，STEの位相を分散させるRF spoilingと，強力な傾斜磁場を加印することによって，発生するSE成分をスポイルさせるgradient spoilingを用いることで，FID成分のみを選択的に収集する（図1）。T1強調画像が得られる。〈Philips〉　　　　　　　　　　　　　　　　　　　　　　　　　　　　　　　　　B

参照　balanced FFE ➡P.17，FFE ➡P.97，T2 FFE ➡P.334

図1　T1 FFEシーケンスチャート

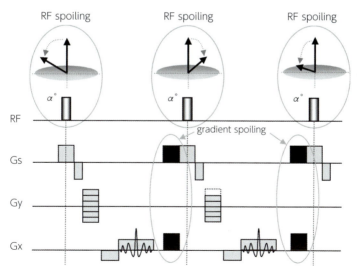

## T1 FLAIR
和 T1 フレアー

- FSE-IRを用いて脳脊髄液をnull pointとしたT1強調画像を得るための撮像法。
- スライス数を多く取得するために，通常のFSEシーケンスの間にほかのスライスのインバージョンパルスを印加する。
- 最近では，通常のSE法によるT1強調画像に比べT1コントラストがより強調され，FSE-IR法よりもスライス枚数も増えるといった報告もあり，頭部，脊椎・脊髄領域での臨床有用性が示唆されている。〈GE〉

参照 FLAIR ➡P.102, T2 FLAIR ➡P.334, null point ➡P.220, inversion pulse ➡P.145

### 図1 スピンエコーとT1 FLAIRの比較

a スピンエコー  b T1 FLAIR

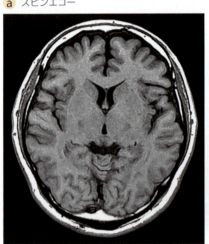
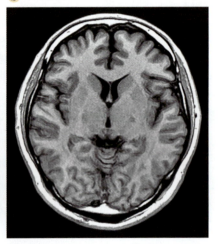

### 図2 T1 FLAIRパルスシーケンス

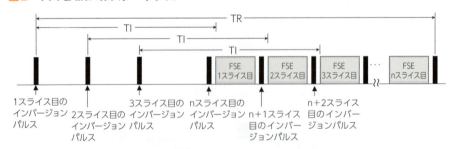

## T1 ρ マッピング
和 ティーワンローマッピング 略 T1 rho

- 通常のイメージングでは得られない高分子の濃度や構造，組織などを反映した情報が得

られると考えられている手法。
- 軟骨変性に伴い進行するプロテオグリカン濃度低下は，T1ρ値を延長させるといわれており，コラーゲン配列不整に先立って進展する。そのため，T1ρマッピングは軟骨変性の早期診断に有効な指標となると考えられている。
- Redfieldにより提唱された，ラーモア周波数よりも低い周波数を用いたspin lockパルス[T-3)]を用いる。 U

## T1強調画像
### 英 T1-weighted image 略 T1-WI，T1 WI

- T1（縦緩和時間）を強調した画像。T1が短いほど高信号に（白く），T1が長いほど低信号に（黒く）描かれる。
- スピンエコー法では繰り返し時間（TR）やエコー時間（TE）を短く設定するとT1強調画像となる。
- グラディエントエコー法では横磁化を消去するようなパルス（spoiler pulse）を加えたり，フリップ角を大きめに設定するとT1強調画像となる。 C(K)

参照 T1 ➡P.331，スピンエコー法 ➡P.432，TR ➡P.360，TE ➡P.343，グラディエントエコー法 ➡P.419，spoiler pulse ➡P.317，フリップ角 ➡P.443

図1 脳のT1強調画像

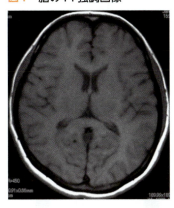

## T1短縮効果
### 英 T1 shortening effect

- 静磁場に並行な方向（z方向，縦方向）に磁化が回復していく過程（縦緩和）を促進して縦緩和時間（T1）を短くする効果。
- T1強調画像における信号が上昇するため，（T1強調画像における）陽性造影効果を有する。
- 陽性造影剤（Gd造影剤など）は基本的にこの効果を利用している。 C(K)

参照 静磁場 ➡P.434，磁化 ➡P.425，縦緩和 ➡P.437，T1 ➡P.331，陽性造影剤 ➡P.447，Gd造影剤 ➡P.118

## T1マップ　基本　NEW

- 各ピクセル内における組織のT1値をマッピングした画像。
- T1マップはinversionパルスを用いた反転回復法，異なるフリップ角で収集したグラジエントエコー法，MP2RAGE法などで得られた画像を解析することで得られる。心筋のT1マップを得るためには，modified look-locker inversion recovery (MOLLI) 法などで得られた画像を解析する。〈キヤノン〉　

## T2　基本

和 ティーツー，横緩和時間　別 スピン-スピン緩和時間，spin-spin relaxation time

- 静磁場に垂直な方向（xy面，横方向）において磁化が減衰していく過程（横緩和）の時定数で，約37%（正確には"1/e"）まで減衰するのにかかる時間を指す。
- T2が長いほど減衰が遅くなるためMR信号は高く（白く）なる。
- T2は組織や病変によって異なるが一般に数十msecで，T1（一般に数百msec）よりも短い。
- 主として周辺にあるほかのスピンとの相互作用によって位相の一致が乱されていくために起こる緩和であるため，スピン-スピン緩和時間ともよばれる。　C(K)

参照　緩和 ➡P.415，静磁場 ➡P.434，磁化 ➡P.425，横緩和 ➡P.447

## T2 FFE

Full T2 fast field echo

- グラディエントエコー法シーケンスに属し，SE成分を収集する撮像シーケンス。RF直後にgradient spoilingによってFID成分をスポイルさせることにより，T2強調画像が得られる。〈Philips〉　B

参照　balanced FFE ➡P.17，FFE ➡P.97，T1 FFE ➡P.331

図1　T2 FFEシーケンスチャート

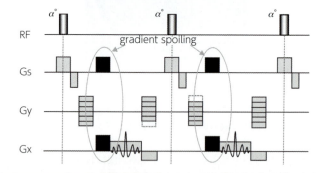

## T2 FLAIR

和 T2フレアー　同 FLAIR

- 水（脳脊髄液）を抑制したT2強調画像を得るためのパルスシーケンス。
- 単にFLAIR法とよばれることもある。プリパレーションパルスとして180°パルスを印

加し，水のnull pointで90°パルスを印加することで水の信号を抑制するため，水に接した病変の検出や，水の中の病変の検出に用いられる．原理的にはT1強調とT2強調がともに描出された画像となるので，プロトン強調画像の代わりとして診断に使われていることもある．脳梗塞，多発性硬化症，脳腫瘍，くも膜下出血などに有用といわれている．〈GE〉

参照 FLAIR ➡P.102，null point ➡P.220，inversion pulse（180°パルス）➡P.145

### 図1　T2 FLAIRパルスシーケンス

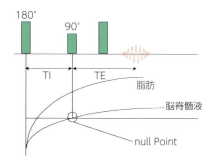

### 図2　T2 FLAIR画像

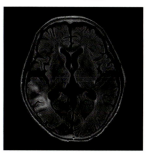

## T2 Plus

和 T2プラス　同.類 FRFSE，RESTORE，DRIVE，DE-FSE

- 縦磁化への回復を促すことで，TRを短くしてもコントラストを保てるように工夫されたシーケンス．撮像時間を短くできる．
- FASE法による3D収集などの場合，撮像時間短縮のためにTRを短くしたいが，TRを短くすると縦磁化の回復が不十分になり画像コントラストが低下する．T2 Plusでは，縦磁化への回復を促すことで画像コントラストを向上させている．〈キヤノン〉

参照 FRFSE ➡P.112，RESTORE ➡P.278，DRIVE ➡P.72，DE-FSE ➡P.62

### 図1　T2 PlusによるMR cisternography
TR＝1,000msに短くした画像．従来FASE法ではコントラストが低下するが，T2-Plus法では良好なコントラストが得られている．

a　従来FASE画像

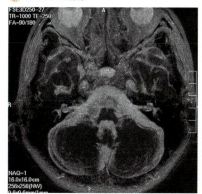

b　T2-Plus画像

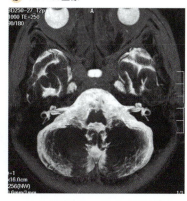

### T2 Prep
和 T2プレップ  基本

- 90°と180°のnon-selective RFパルスを印加することによって，心筋組織を抑制する機能。〈GE〉  D

参照 Spiral (spiral scan) ➡P.316

### T2 prep pulse
和 T2 プレップ パルス  基本

- T2値の短い組織の信号を抑制し，T2コントラストを高めるプリパルス。90°パルスによって組織の信号を励起した後に，180°パルスを連続照射する（図1a）。この間，励起した各組織の横磁化成分の大きさは，組織のT2値によって異なってくる（図1b）。最後に－90°パルスを印加すると，組織の縦磁化の大きさは，T2値の影響によって異なっている。この状態でデータ収集を開始することによって得られる画像には，T2コントラストが付加される。主な用途は，冠動脈を撮像する際にT2値の短い心筋を抑制し，血液のコントラストを強調することである（図2）。また動脈は酸素飽和度が高いためT2値が長く，逆に静脈はT2値が短い。これにより冠動脈の信号を抑制し，冠静脈を分離して描出することも可能となる。〈Philips〉 B

参照 DRIVE ➡P.72

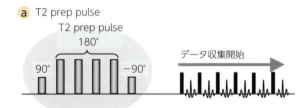
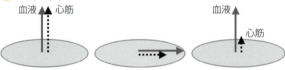

図1 T2 prep pulseの原理

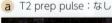
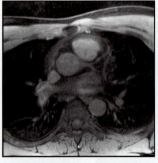
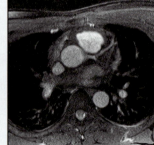

図2 T2 prep pulseの有無による比較

## T2R
### Full T2-reversed

- 高速スピンエコー法を用いた頭部のプロトン密度強調画像の白黒反転画像(インバート表示)。
- プロトン密度強調画像のS/N比の高さと良好なコントラスト,そしてインバート表示による視認性の向上を巧みに利用し,肉眼標本のようなrealityに富む画像を得ることができる。
- 3T MRI装置のルーチン形態画像として提唱されている。
- 脳構造,脳血管,脳神経,頭蓋内病変など多くの形態情報を1枚の画像で描出可能である。
- STIRのインバート表示でも同様の画像ができるが,T2RとSTIRはそれぞれにメリット,デメリットがある。

参照 高速スピンエコー法 ➡P.423,プロトン密度強調画像 ➡P.443,S/N比 ➡P.309,3T MRI装置 ➡P.458,STIR ➡P.323

## T2 RelaxMap
### Full T2 Relax Mapping

- CPMG (Carr-Purcell-Meiboom-Gill) FSEシーケンスを用いて,プロトン密度強調/T2値画像を算出し,定量化カラーマップを作成する機能。
- マルチエコーFSEシーケンスをベースに,エコー数2〜12を設定し,プロトン密度強調画像およびT2値算出用の複数の異なるコントラスト画像を取得する。
- プロトン密度強調画像は形態画像として利用してカラーマップを重畳表示できる。
- T2値の分布を可視化することで,軟骨の浮腫性変化などの客観的な早期評価に期待されている。〈日立〉

参照 T2* RelaxMap ➡P.337

### 図1 T2 RelaxMap 解説図

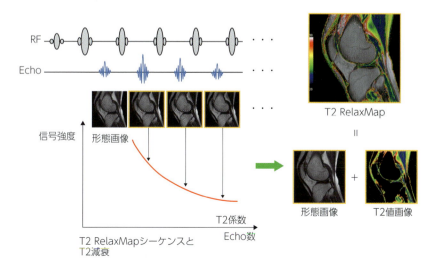

## T2* RelaxMap
ティーツースター・リラックスマップ
Full T2* RelaxMapping

- T2*値の分布を可視化する定量化機能。
- 肝臓組織内の鉄沈着分布などの視認性を向上する。
- GRE法による専用シーケンス（ADAGE）を用いて，T2*値の計算に必要なマルチエコー画像を取得する。
- 解析は操作卓上でマルチエコー画像からT2*値を自動的に計算し，形態画像上にカラーのT2*値画像を重ねて表示することで，T2* RelaxMapを作成する。
- 1/T2*であるR2*（relaxation rate）mapも作成できる。
- 鉄沈着によりT2*値が短縮している領域が相対的にカラー表示されるため，鉄沈着度合の定量評価に期待されている。〈日立〉　E

参照 T2 RelaxMap ➡P.338，ADAGE ➡P.3

### 図1　T2* RelaxMap　解説図

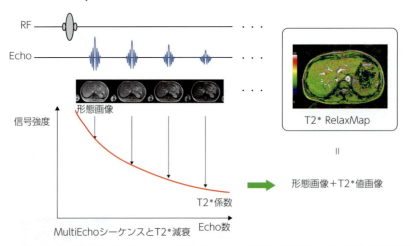

## T2 selective IR

- SPACEシーケンスで3D FLAIR撮像をする場合に撮影時間を短縮するために用いられるIRパルス。
- IRパルスを90°，−180°，−90°に分割して印加することで，T2値の長い脳脊髄液だけのスピンが反転される。〈Siemens〉　F

## T2 shine-through　基本
和 T2シャインスルー

- 拡散強調画像は基本的にT2強調画像であるため，T2値が長い病変では拡散が制限されていなくても高信号を呈することがある。
- T2強調画像で高信号を呈するような病変が，ADCが正常または高値であるにもかかわ

らず拡散強調画像で高信号を呈するような現象(広義にはT2値のみに限らず，拡散以外の原因で拡散強調画像で高信号を呈するような現象)をT2 shine-throughという。
- 拡散強調画像のみならずADC map(あるいはADCの値)も同時に評価することで，拡散係数の低下による信号上昇と，そのほかの原因による信号上昇(T2 shine-through)とを鑑別可能である。 C

参照 拡散強調画像 ➡P.412，isotropic DWI ➡P.152，high b-value ➡P.125

## T2強調画像　　　　　　　　　　　　　　　　　　　　　　　　基本 専門医
### 英 T2-weighted image 略 T2-WI，T2WI

- T2(横緩和時間)を強調した画像。T2が長いほど高信号に(白く)，T2が短いほど低信号に(黒く)描かれる。
- スピンエコー法では繰り返し時間(TR)やエコー時間(TE)を長く設定するとT2強調画像となる。
- グラディエントエコー法では横磁化を強調した場合，一般にT2強調画像でなくT2*強調画像となる(180° RFパルスによる補正を行わないため，T2でなくT2*が強調される)。C(K)

参照 T2 ➡P.334，スピンエコー法 ➡P.432，TR ➡P.360，TE ➡P.343，グラディエントエコー法 ➡P.419，T2*強調画像 ➡P.340，RF pulse ➡P.279

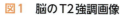
図1　脳のT2強調画像

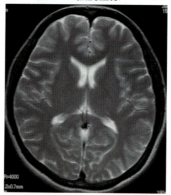

## T2短縮効果，T2*短縮効果　　　　　　　　　　　　　　　　　　　基本
### 英 T2 shortening effect，T2* shortening effect

- 静磁場に垂直な方向(xy面，横方向)において磁化が減衰していく過程(横緩和)を促進して横緩和時間(T2あるいはT2*)を短くする効果。
- T2強調画像やT2*強調画像における信号が低下するため，陰性造影効果を有する。
- SPIOなどの陰性造影剤はこの効果を利用しており，本来は陽性造影剤であるGd造影剤も，高濃度になるとT1短縮効果よりもT2あるいはT2*短縮効果が強くなって陰性造影効果を示す。 C(K)

参照 静磁場 ➡P.434，磁化 ➡P.425，横緩和 ➡P.447，T2 ➡P.334，T2*強調画像 ➡P.340，SPIO ➡P.314，陰性造影剤 ➡P.408，Gd造影剤 ➡P.118

## T2*

- T2*強調画像 ➡P.340 を参照。

## T2*強調画像

英 T2*-weighted image 略 T2*-WI, T2*WI

- T2緩和に，さらに局所磁場の不均一による信号の減衰が加わったものがT2*緩和で，T2*緩和のほうが速く減衰するためT2*はT2より必ず短い。
- スピンエコー法が180°RFパルスを用いて局所磁場の不均一を補正するためT2強調画像となるのに対して，グラディエントエコー法では180°RFパルスを用いないため局所磁場の不均一が補正されずにT2*強調画像となる。

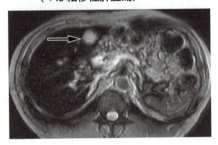

図1　SPIO造影後の上腹部T2*強調画像
（➡は転移性肝腫瘍）

- T2*強調画像では，T1強調のグラディエントエコー法よりはTEを長めに設定し，フリップ角を小さめに設定する。
- T2*強調画像ではその原理上，局所磁場の不均一を鋭敏に反映するため，微量の鉄沈着の検出やSPIOなどの陰性造影剤との併用，あるいはfunctional MRIにおけるBOLD効果の検出などに用いられる。骨関節領域でも好んで用いられる。

参照 緩和 ➡P.415 ，横緩和(T2緩和) ➡P.447 ，T2 ➡P.334 ，RF pulse ➡P.279 ，TE ➡P.343 ，フリップ角 ➡P.443 ，SPIO ➡P.314 ，陰性造影剤 ➡P.408 ，functional MRI ➡P.114 ，BOLD法 ➡P.31

## T2マップ

- 各ピクセル内における組織のT2値をマッピングした画像。
- T2マップは，異なるエコー時間で収集したスピンエコー画像（M-Echo）を解析することで得られる。〈キヤノン〉

## Table-top extender

和 テーブルトップ エクステンダー

- whole body撮像時に用いる延長テーブルである。〈Philips〉

## 図1 Table-top extender外観

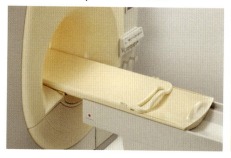
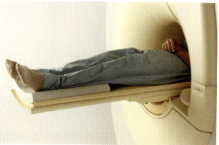

### tagging
和 タギング，磁気標識 　基本

- 縞状ないし格子状のtag（磁気標識）を付加してシネ撮像（tagging cine MRI）を行うことで，収縮，移動，歪みといった動きの評価を行う手法を指す。心臓の壁運動の評価に好んで用いられる。　C

参照 シネMRI →P.427

### Tailored RF
和 テイラード アールエフ

- Tailored RFは，高速スピンエコーシーケンスのエコー振幅を安定させるために使用する。
- 最初の2つのリフォーカシングパルスのフリップ角を変化させ，残りのリフォーカシングパルスを同一に維持することにより，エコー振幅をほぼ一定にすることができ，その結果，画像のブレが少なくなる。〈GE〉　D

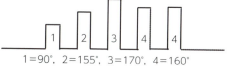

図1 Tailored RFを使用した場合のフリップ角
1=90°, 2=155°, 3=170°, 4=160°

### TDI〈GE〉
ティーディーアイ
Full total digital imaging 　NEW

- direct digital interface（DDI）と digital micro switching（DMS）の2つの技術から構成される次世代デジタルRF受信技術の総称。
- **direct digital interface**：phased array coilで受信した信号において，1つのレシーバーに対して1つの高性能のデジタイザーを搭載することで，A/D変換時のロスを抑え，SNR向上を実現。
- **digital micro switching**：RF送受信コイルの超高速スイッチングにより，ゼロTE技術と消費電力の低減を実現。〈GE〉　D

**図1　従来型デジタル伝送の概念図**

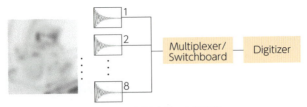

複数の受信信号チャンネルを混ぜ合わせてA/D変換

**図2　TDIによるデジタル伝送の概念図**

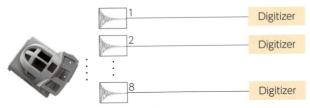

受信信号チャンネルごとにA/D変換

## TDI〈Siemens〉
### Full track density imaging

- Calamanteらが提唱した拡散テンソル画像の処理手法[T-1]。撮像で得られたボクセルサイズより小さなボクセルサイズをもつ画像空間において，確率的トラクトグラフィを行い，トラクトの本数をピクセル値に反映したものをいう。例えば，2.3 mmボクセルから得られた拡散テンソル画像より，0.125 mmボクセルをもつ画像空間でトラクトグラフィを行う。本手法により仮想的な超解像画像が得られる（**図1**）。〈Siemens〉

**図1　TDI画像**

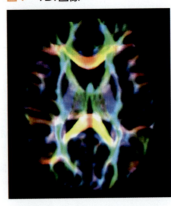

## TE

**Full** echo time **和** エコー時間

- エコー信号（MR信号）を得るために使用する励起RFパルスからエコー信号を得るまでの間隔をいう。
- 実用的には横磁化の減衰（組織のT2は一般に数十msec）を待つ時間がTEと定義される。
- TEはT2と密接な関係にあり，TEが長い（T2に近い）とT2が強調され，TEが短い（T2より十分に短い）とT2が強調されなくなる。
- T1強調画像ではTEを短く，T2強調画像ではTEを長く設定する（スピンエコー法の場合）。 C(O)

**参照** RF pulse ➡P.279 , 磁化 ➡P.425 , T2 ➡P.334 , T1強調画像 ➡P.333 , T2強調画像 ➡P.339

## Temporal slice spacing

- マルチスライス法において各スライスの時間的励起間隔をコントロールする技術。functional MRIなどで用いられる。〈Philips〉 B

## Test Bolus法

**和** テスト ボーラス法

- 造影剤を用いたMRA撮像において，撮像領域に造影剤が到達するタイミングを確認する手法。
- 本スキャンに先立ってモニタスキャンとして，撮像領域において毎秒1画像程度の連続撮像をしながら約2ccの造影剤と約15ccの生理食塩水を連続して注入する。
- モニタスキャン終了後に，血管の信号変化から造影剤到達のタイミングを目視もしくは信号変化曲線で確認し，本スキャンにおける造影剤注入開始から撮像開始までの遅延時間を得る。
- 遅延時間の設定は，造影剤が到達するタイミングと，本スキャンにおけるk-space中心のデータ収集タイミングに合わせるように調整する。
- モニタスキャンにはTurbo FLASH法が用いられる。〈Siemens〉 F

## TFE 基本

**Full** turbo field-echo **和** ターボ フィールド エコー法

- グラディエントエコー法シーケンスに属し，TSEと同様にk-spaceのセグメント分けが可能な高速撮像シーケンス。TFEではFlip Angle sweepにより定常状態移行期でもデータ収集が可能であり，心電同期や呼吸同期のようなトリガリングを用いた撮像においても，安定してデータ収集を行うことができる。プリパルスを用いることでコントラストの改善を図ることが可能となる。〈Philips〉 B

**参照** FFE ➡P.97 , TFE flip angle sweep ➡P.344 , TFE pre pulse ➡P.344 , TFE shot ➡P.346 , TFE shot duration/TFE shot interval ➡P.346 , TFE profile order ➡P.345 , TFE start up echo ➡P.346 , TFE turbo direction ➡P.347

## TFE flip angle sweep
**和** TFE フリップ アングル スィープ

- TFEにおいてフリップ角を徐々に上げていく技術。常に一定の角度で励起すると，定常状態に到達するまでに信号が安定せずゴーストアーチファクトが生じる。このため，信号が定常状態に到達するには励起を数回くり返す必要がある。設定したフリップ角よりも小さい値から次第に大きくしていくことで信号が短時間で安定し，データ収集を開始することができる（図1）。〈Philips〉　B

**参照** FFE ➡P.97, TFE ➡P.343, TFE pre pulse ➡P.344, TFE shot ➡P.346, TFE shot duration, TFE shot interval ➡P.346, TFE profile order ➡P.345, TFE start up echo ➡P.346, TFE turbo direction ➡P.347

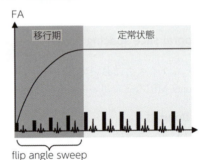

**図1　TFE flip angle sweepの原理**

## TFE pre pulse
**和** TFE プリ パルス

- TFEのshot前に印加されるプリパルス。TFEではTR, TEが短いためコントラストを決定する目的として用いられる（図1）。画像コントラストにはprofile orderやdelay timeが大きく影響する（図2）。プリパルスにはInversion（180°），Saturation（120°）（心電図トリガリング時は90°），Black-Bloodがある。〈Philips〉　B

**参照** TFE ➡P.343, TFE flip angle sweep ➡P.344, TFE shot ➡P.346, TFE shot duration, TFE shot interval ➡P.346, TFE profile order ➡P.345, TFE start up echo ➡P.346, TFE turbo direction ➡P.347

**図1　TFE pre pulseの違いによるコントラスト**

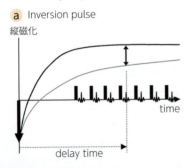

a　Inversion pulse

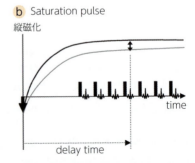

b　Saturation pulse

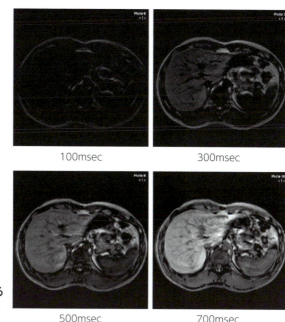

図2 delay timeの違いによるコントラスト(Inversion pulse併用)

100msec　　300msec
500msec　　700msec

## TFE profile order
和TFE プロファイル オーダー

- TFEにおいてk-spaceに信号を充填する順序である。
- 撮像方法によっても異なるが、Linear, Reverse Linear, Low-High, High-Low orderが選択可能であり、コントラストに影響を与える。図1はBalanced-TFEにおいてProfile orderのみを変更した画像である。Low-High orderでは脂肪と血液が低信号で筋組織は高信号で描出されているが(図1a)、Linear orderでは脂肪と血液が高信号で筋組織は低信号である(図1b)。〈Philips〉

参照 FFE ➡P.97、TSE profile order ➡P.370、Sequential order ➡P.293、
TFE ➡P.343、TFE flip angle sweep ➡P.344、TFE pre pulse ➡P.344、
TFE shot ➡P.346、TFE shot duration、TFE shot interval ➡P.346、
TFE start up echo ➡P.346、TFE turbo direction ➡P.347

a　Low-High order　　b　Linear order

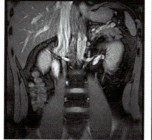 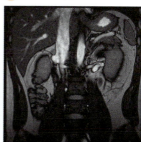

図1 TFE profile orderの違いによるコントラスト

## TFE shot
**和** TFEショット

- k-spaceをセグメント分けする際に分割される，1つ1つのデータ収集をshotという。すべての位相エンコーディングプロファイルを一度に連続して撮像するものをsingle-shot（図1a）といい，複数に分割して撮像するものをmulti-shotという（図1b）。〈Philips〉 B

**参照** FFE ➡P.97, TFE ➡P.343, TFE flip angle sweep ➡P.344, TFE pre pulse ➡P.344, TFE shot duration, TFE shot interval ➡P.346, TFE profile order ➡P.345, TFE start up echo ➡P.346, TFE turbo direction ➡P.347

### 図1 TFE shotの考え方

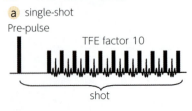
a single-shot

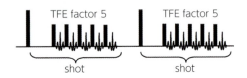
b multi-shot（2 shots）

## TFE shot duration, TFE shot interval
**和** TFE ショット デュレイション，TFE ショット インターバル

- shot durationは1shotに用いられる時間である（図1）。acquisition durationは本来のデータ収集時間のみを指す（図1）。呼吸同期の際に，TFE factor数を変更しshot durationを調整することで，呼吸波形に合ったタイミングでデータ収集を行うことが可能となる。
- shot intervalはshotから次のshotを撮像するまでの間隔をいう（図1）。〈Philips〉 B

**参照** FFE ➡P.97, TFE flip angle sweep ➡P.344, TFE pre pulse ➡P.344, TFE shot ➡P.346, TFE profile order ➡P.345, TFE start up echo ➡P.346, TFE turbo direction ➡P.347

### 図1 TFE shot duration, shot intervalの考え方

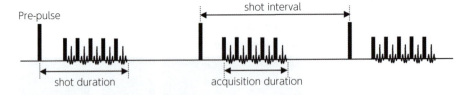

## TFE start up echo
**和** TFE スタート アップ エコー

- k-spaceには充填されないダミー信号を生成する技術。TFEでは信号が安定するようにFlip angle sweepを用いることでゴーストアーチファクトを軽減しているが，さらにStart up echoを採用することで，定常状態移行期での安定しない信号を除去することが可能となる。Start up echoを用いたフリップ角（FA）の小さいときには，信号を収集せず，より定常状態に近い信号のみをデータ収集することができる（図1）。〈Philips〉

参照 FFE ➡P.97 , TFE ➡P.343 , TFE flip angle sweep ➡P.344 ,
TFE pre pulse ➡P.344 , TFE shot ➡P.346 , TFE shot duration, TFE shot interval ➡P.346 ,
TFE profile order ➡P.345 , TFE turbo direction ➡P.347

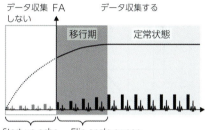

図1　Start up echoの原理

## TFE turbo direction (Y, Z, Radial)
**和** TFE ターボ ディレクション（Y, Z, Radial）

- TFEの3D撮像時において，k-spaceを充填する順序である（図1）。〈Philips〉

参照 FFE ➡P.97 , TFE flip angle sweep ➡P.344 , TFE pre pulse ➡P.344 ,
TFE shot ➡P.346 , TFE shot duration, TFE shot interval ➡P.346 ,
TFE profile orde ➡P.345 , TFE start up echo ➡P.346 , TFE turbo direction ➡P.347 ,
TSE profile order ➡P.345

## 図1 TFE turbo directionの違いによる3D k-space充填

### a Linear order時のY direction

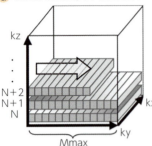

あるZ（スライス）方向のエンコーディングステップ（図1aのN）を一定に保ちつつ，Y（位相）方向のエンコーディングステップを充填していく。Y方向のすべてのエンコーディングステップの充填が完了した時点で，Z方向のエンコーディングを次のステップにシフトする（図1aのN＋1）。設定可能な最大TFE factor数はY方向のエンコーディングステップ数（図1aのMmax）となる。

### b Linear order時のZ direction

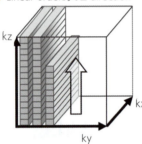

Turbo directionがYのときと逆で，Y方向のエンコーディングステップを一定に保ちつつ，Z方向のエンコーディングステップを充填していく。最大TFE factor数は，Z方向のエンコーディングステップ数，つまりスライス枚数となる。

### c Radial direction

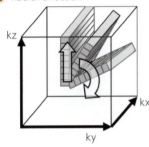

Low-High orderにのみ適用され，k中心付近から放射状に充填する。3D k-space shutterが自動的に適用されるため，撮像時間が20%短縮する。

## TGSE
ティージーエスイー

**Full** **t**urbo **g**radient **s**pin **e**cho 同.類 GRASE法

- スピンエコー信号とグラディエントエコー信号とを併用する撮像法。画像コントラストはT2強調となる。
- シーケンスの構造としては，高速スピンエコー（Turbo SE）の各エコーの前後に反転グラディエントによるグラディエントエコー信号を発生させることにより，同じ収束180°パルスの数で3倍のエコー数を得ることができ，Turbo SEより短時間での撮像が可能となる。k-spaceの中心付近にスピンエコー信号を，周辺部にグラディエントエコー信号を配置する。〈Siemens〉

F

参照 GRASE法 ➡P.121

# THRIVE
スライブ

**Full** **T**1-**h**igh **r**esolution **i**sotropic **v**olume **e**xcitation
**類** VIBE，efgre3D，Quick 3Ds

- iso-voxelを基本とした脂肪抑制3DT1TFEシーケンス。iso-voxelであるため，MPRやMIPによって，撮像時と異なる断面の再構成を行っても，同じ空間分解能を保つことができる（図1）。1回のスキャンで任意断面を用いた診断が可能となる。造影剤を用いたダイナミックスタディに有用である。Radial order（図2a）を用いるのでk-space shutterが適応され，撮像時間の短縮，空間分解能の向上，S/N比の向上を図ることができる。shotごとにk-spaceの中心を充填することになるため（図2b），造影コントラストは撮像中のすべての時間帯の影響を受ける（図2c）。〈Philips〉　**B**

**参照** FFE ●P.97，TFE ●P.343，TFE profile order ●P.345，TFE turbo direction ●P.347，k-space shutter ●P.158，TFE shot ●P.346

### 図1　THRIVE画像

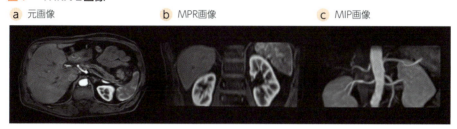

a 元画像　　b MPR画像　　c MIP画像

### 図2　THRIVEの原理

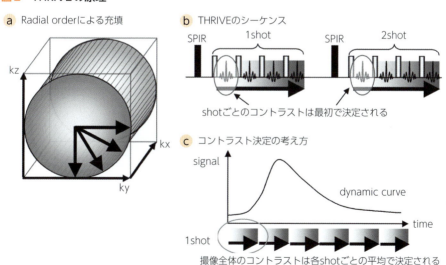

## TI
### Full inversion time 和 反転時間

- IR（inversion recovery）法において反転パルスを印加後，信号を収集するための90° RFパルスを印加するまでの時間（msec）をさす。
- STIRでは脂肪のnull pointに，FLAIRでは水のnull pointに，心筋遅延造影では心筋のnull pointにそれぞれTIが設定される。

参照 IR法 ➡P.147, inversion pulse（反転パルス）➡P.145, STIR ➡P.323, null point ➡P.220, FLAIR ➡P.102, T2 FLAIR ➡P.334, 心筋遅延造影 ➡P.429

## TIDE
### Full transition into driven equilibrium

- TrueFISPの安定化を行う技術。
- TrueFISPは定常状態（steady state）を使った画像法で，撮像自体は非常に高速であるが，定常状態に達するまでに比較的長い時間を要する。
- TIDEはフリップ角を連続的に変えることで定常状態に達するまでの時間を短縮する技術。

参照 TRAPS ➡P.362, TrueFISP ➡P.365, フリップ角 ➡P.443, 定常状態（steady state）➡P.439

## TIGRE
### Full T1 weighted gradient echo sequence

- 脂肪抑制を併用した3Dの高速撮像技術。主に造影剤を用いた肝臓や乳房領域のT1強調ダイナミック撮像に用いられる。脂肪抑制は周波数選択のH-sincパルスを使用し，シーケンスは3D RSSGシーケンスである。

### 図1 TIGREによる乳房のダイナミック撮像

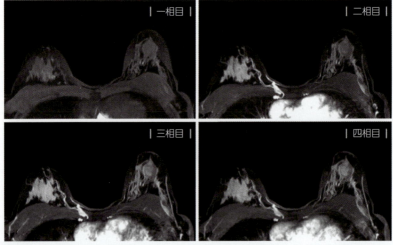

- 脂肪抑制パルスのなかにはRFの照射不均一の影響を受けやすいものがあるが，TIGREではRFの照射不均一の影響を受けにくいH-sincパルスが選択可能となっており，広いFOVでの体幹部撮像や乳房撮像においても均一な脂肪抑制を実現できる。また，RFパルスを最適化することでスライス方向の折り返しを低減している。〈日立〉　　E

参照 H-sinc ➡P.129，RSSG ➡P.283

## Tim
### Full total imaging matrix
基本

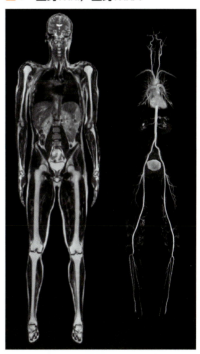

図1　全身MRI，全身MRA

- シーメンス独自の受信コイルシステムの名称。MAGNETOM Avanto，MAGNETOM Espree以降に発売された装置で採用されている。体の部位にかかわらず複数の高感度サーフェスコイルでカバーできるため，設定したコイルの位置による感度の切れ目をなくすことができる。この特徴を全身に拡張することで，高精細な全身イメージング，全身MRAが短時間で可能になる(図1)。
- 被検者テーブル上には最大で76コイルエレメント分の受信コネクタがあり，このうち撮像領域に入っているエレメントから最大32個の独立した受信チャンネルで信号を受信する。
- Timシステムで使用されるMatrix Coil(マトリックスコイル)はそれぞれ複数のエレメントで構成されており，どのスライス方向に対してもパラレルイメージングを適用することができる。
- 撮像時にはMatrix Coilの位置を認識するためのプレスキャンが行われ，位置決め画像上でMatrix Coil各々のコイルエレメントの位置を確認することができる。このため，多数のコイルを同時使用によるアクティブなエレメントの選択ミスを防ぐことができる。〈Siemens〉　　F

参照 Matrix Coil ➡P.174，iPAT(parallel imaging) ➡P.146，IPA ➡P.145

## Tim4G
**Full** total imaging matrix 4th generation

- シーメンス独自のRFシステム，Timの最新型で，MAGNETOM Aera 1.5 T，MAGNETOM Skyra 3 Tに搭載されている受信コイルシステム。
- 204までの受信コイルエレメントを同時に接続可能。〈Siemens〉　　　F

## TimCT
**Full** tim continuous table move

- 広範囲撮影の際，患者テーブルを連続的に移動させながら撮影する機能。テーブルステッピングによるPanoramic Table MRA撮影時にまれに発生する，ステップごとのズレがない。
- 位置決め撮影，造影MRAの冠状断撮影，T2強調などの連続横断面の撮影が可能。〈Siemens〉　　　F

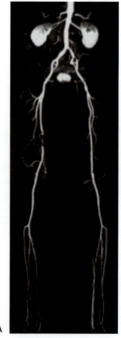

図1　TimCTによる造影MRA

### time-of-flight MRA

[Full] time-of-flight MR angiography [略] TOF MRA [別] inflow MRA

- 撮像範囲の外から流入したフレッシュな（RFパルスを照射されていない）スピンが，十分な縦磁化をもっているため撮像面内において高信号を呈する現象をtime-of-flight効果（inflow効果）という．このtime-of-flight効果を利用したMR angiography（MRA）がtime-of-flight MRAである．
- time-of-flight MRAの撮像には一般にTRが短いグラディエントエコー法を用い，画像処理にはMIPやvolume renderingが使用される．
- 一般に流速が速い血流では十分なtime-of-flight効果が得られるが，静脈など遅い血流では十分なtime-of-flight効果が得られないことがある．time-of-flight MRAは流速が速い血管では安定した描出能が得られるが，遅い血流の描出にはphase-contrast MRAなどを用いるとよい．

[参照] スピン ➡P.432，磁化 ➡P.425，time-of-flight効果 ➡P.353，MR angiography ➡P.191，グラディエントエコー法 ➡P.419，MIP ➡P.182，volume rendering ➡P.389，phase-contrast MRA ➡P.241

**図1　頭部3D time-of-flight MRA**

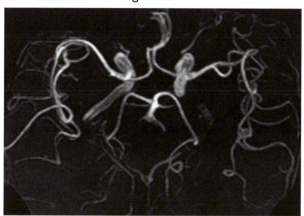

### time-of-flight効果

[同, 類] inflow効果，インフロー効果，流入効果，flow-related enhancement, paradoxical enhancement [略] TOF効果

- 撮像範囲の外から流入したフレッシュな（RFパルスを照射されていない）スピンが，十分な縦磁化をもっているため撮像面内において高信号を呈する現象をいう．一般には血流がTOF効果を呈する．
- MRAのtime-of-flight法はこの原理を利用している．

[参照] スピン ➡P.432，磁化 ➡P.425，time-of-flight MRA ➡P.352

## Time Resolved 3D FatSep
### 〔Full〕 Time Resolved 3Dimensions Fat water Separation

- 脂肪抑制にFatSepを用いた，3Dの高時間分解能撮像法である。
- 従来の造影MRAは目的とする血管に造影剤が到達するタイミングに合わせて，数十秒程度の撮像を複数回繰り返し撮像することで，動脈相，静脈相を分離して描出する。
- 本手法は1回の計測時間を高速化し，連続的に繰り返し撮像することで，撮像タイミングを計らずに各時相を分離して描出することができる。
- 高い時間分解能で連続撮像を行えるため，血流の動態評価も可能。
- 計測の高速化にPAPE (partial phase encode) を利用する。k空間をすべて埋めるデータ収集をしてから3DのPAPEを行い，スキャン#1の画像をマスク像として，それ以降のダイナミック画像との差分処理を行う。〈日立〉　　　E

参照 FatSep ➡P.93，PAPE ➡P.230

### 図1　Time Resolved 3D FatSep　解説図

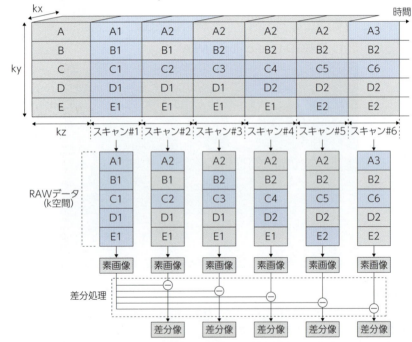

## Time save
### 和 タイム セーブ

- 一度行ったプリパレーションスキャンを記憶することにより，同じプリパレーションスキャンをくり返す必要がない。したがって，検査時間の短縮，検査スループットの向上を図ることができる。〈Philips〉　　　B

参照 Preparation phase ➡P.246

## Time-SLIP
**F**ull **t**ime-**s**patial **l**abeling **i**nversion **p**ulse

- シャッタースピード効果に優れたTrueSSFP法やFASE法にSpin Labeling法を組み合わせた非造影MRAの応用技術。TagとよばれるSpinを励起するスラブ位置を，空間的に任意に設定することで，血管の描出に機能的な選択性を与える。さらにTagを設定して信号を収集するまでの待ち時間TIを任意に設定することで時間軸に関する血行動態情報を画像に付加することもできる。
- 応用部位は頸部血管，肺血管，肝動脈，肝静脈，門脈，腎動脈および四肢末梢血管と全身の多岐にわたる。近年はこの技術を応用して脳脊髄液循環動態の可視化(CSF Dynamics Imagingの項参照)にも注目が集まっている。〈キヤノン〉

参照 CSF Dynamics Imaging ➡P.59

**図1 正常肝内血管 左：TrueSSFP，右：TrueSSFP + Time-SLIP**
従来のTrueSSFP法では肝内のすべての血管が描出されている。Time-SLIP法を併用すれば門脈だけを選択的に分離描出することができる。

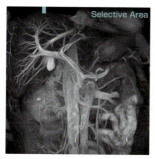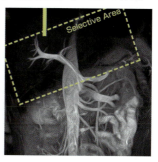

## Time to k0
和 タイム トゥ ケーゼロ

- 3D FFE/TFEシーケンスにおいて，全撮像時間におけるk-space中心までのデータ収集時間を表示するパラメータ。ダイナミック検査や造影MRAなどで造影タイミングを図る時に有用。〈Philips〉

## TimTX TrueForm
和 ティムティーエックス トゥルーフォーム

- 2つのRF送信チャンネルから，それぞれの強度と位相の異なるRFが送信されることによって，主に体幹部でのRF分布が均一になり，画像の信号分布も均一になる。〈Siemens〉

### 図1　両側乳房撮像時の改善例

a　従来型RF（1チャンネル）送信

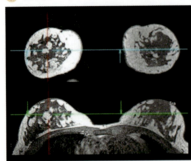

b　TimTX TrueForm

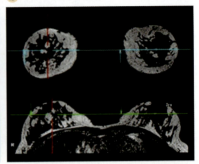

## TimTX TrueShape
[和] ティムティーエックス トゥルーシェイプ　NEW

- 複数のチャンネルからRFを送信するパラレル送信(pTX)のしくみ。
- 3T装置においては，2チャンネルのpTXによって局所励起(ZOOMit)が可能になる。
- ZOOMitは設定した長方形FOVの外側からの折り返しアーチファクトがないため，空間分解能を落とさずに撮像時間を短縮したり，EPIのエコートレインを短縮することで歪みを抑制することができる。
- 磁場強度がさらに高くなると画像の均一性を保つためにpTXが重要な役割を持ち，7T装置においては8チャンネル以上のpTXが開発されている。〈Siemens〉　F

参照　ZOOMit → P.401

## TI-Prep
[和] ティーアイ プレップ

- 心筋遅延造影撮像において，同一断面においてTI値を変化させながら撮像・画像化して，心筋が無信号となるTI値を画像から求める方法。造影剤の注入量，注入後の時間によって個人差がある最適TI値を，確実かつ容易に決めることができる。〈キヤノン〉　G

## Tip VA
ティップ ブイエー
[Full] training in partnership virtual assist

- Tip VAは，Tip Virtual Assistの略（Tipは，training in partnershipの米国での登録商標）。通信回線を使用して，病院のMRなどの装置とGEヘルスケア・ジャパン社のコールセンターのコンピュータをオンラインで接続し，操作画面を共有しながら実施する，GE独自の遠隔操作トレーニング。
これにより，
- GEヘルスケア・ジャパン社のコールセンターで，お客様のモニタをリアルタイムで観察できる。
- GEヘルスケア・ジャパン社のコールセンターで，お客様のマウス・ポインタを遠隔操作できる。
- 電話でやりとりしながら，あたかもアプリケーション・スペシャリストが訪問しているような感覚で，操作，画像処理などのトレーニングを受講して頂ける。

- お客様のご都合にあわせ，随時，トレーニングを受けて頂くことが可能になる。

Tip VAでは遠隔での操作，画面観察を行ううえで，以下の3点での安全性に配慮している。

### ①不正なアクセスなどへの対応
通信回線を使用する際に，VPN（Virtual Private Network）および暗号化3DES（Triple Data Encryption Standard），ファイアウォールなどを使用してセキュリティを確保している。

### ②遠隔操作の機能の制限
スキャン開始やテーブルの移動，データの削除などの機能は遠隔で操作，使用できないように設計されている。

### ③プライバシーへの配慮
コールセンターでは，専用のTip VAセンター内に個室のブースを設置。入室者の事前登録，施錠管理することで，入室を制限している。Tip VA開始時には，ユーザーのシステム画面上にアラート表示が出るので，GEヘルスケア・ジャパン社からの一方的な接続，画面操作は行えない。また，接続中も常にユーザーの画面上に小さなアイコンを表示して注意を促す設計となっている。〈GE〉

#### 図1　Tip VAの概要
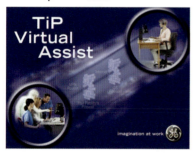

#### 図2　Tip VAルームの様子
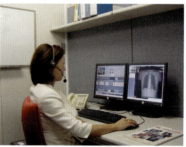

## Tissue4D（ティシューフォーディー）　NEW

- ダイナミック造影MRI（DCE-MRI）データから，腫瘍の血管透過性を評価する解析ソフト。
- ソフトウェアへの入力画像は，造影剤投与前に取得した3D T1マップと，3D T1強調シーケンスにより得られたダイナミック造影画像である。T1マップは可変フリップアングル法を用い，$B_1^+$補正も可能。ダイナミックシーケンスは，TWIST，VIBE，TWIST-VIBE，GRASPなどが対応。ソフトには，造影剤の種類および投与量を追加入力する。
- ダイナミック造影画像は，エラスティック体動補正を行い，T1マップ・造影剤の緩和率・ダイナミックシーケンスの強度式から，各ボクセルの造影剤濃度－時間曲線を作成。
- 非モデルパラメータとして，造影剤到達時間，その時間から1分以内の曲線下面積（AUC）などを出力。
- Toftsモデルを用いたパラメータは，造影剤が毛細血管から組織へ移行する定数（$K^{trans}$），血管外細胞外液容積（$v_e$），造影剤が組織から毛細血管へ移行する速度定数（$k_{ep}$）などが計算出力される[T-2]。〈Siemens〉

参照　GRASP ➡P.121，TWIST-VIBE ➡P.374

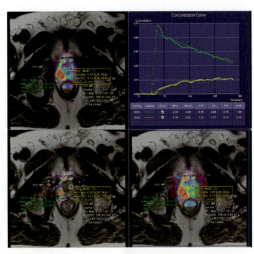

**図1** Tissue4D処理画面

### TONE〈Philips〉 　基本
**F**ull **t**ilted **o**ptimized **n**on-saturation **e**xcitation
同,類 Ramp Pulse, Ramped RF, ISCE

● 3Dボリューム内においてフリップ角を可変することで血液のコントラストを均一にする技術。3DインフローMRAでは，血液がスライス面に流入してから流出するまで，繰り返し励起される。励起回数が多くなると，血液は飽和状態となるため，流出部に近づくに従って血液信号が低下していく（図1a）。RFパルスのフリップ角に傾斜を加えることで，これを改善することが可能となる。流入部では，血液の飽和過程を遅らせるためにフリップ角を低く設定し，流出部では飽和された血液を高信号に描出するために高くする。ボリューム範囲と血流速度を考慮した最適なフリップ角の傾斜を設定することで，流入から流出までの血液信号の均一性を高めることができる（図1b）。〈Philips〉　　B

参照 TONE start angle ➡ P.359

**図1** TONEの原理

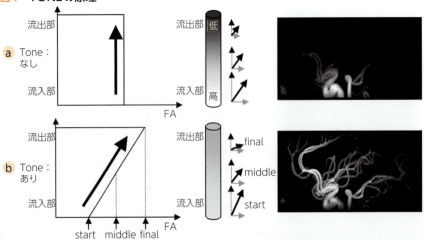

## TONE 〈Siemens〉

**Full** **t**ilted **o**ptimized **n**on-saturating **e**xcitation
同.類 Ramp Pulse, Ramped RF, ISCE

- タイムオブフライト法による3D MRAで，3Dスラブの中を流れる血流信号が低下する効果を軽減するための技法。
- 血流の流れに合わせて設定した3Dスラブにおいて，流入側のフリップ角を小さく，流出側のフリップ角が大きくなるように，フリップ角に傾斜をつけてある。設定したスラブのなかを血液が流れる過程で，信号が低下するのを防ぐ効果がある。
- TONEで想定される血流と反対方向の血流がある場合は血流信号の低下がより顕著になってしまうので，3Dスラブの設定には注意を要する。〈Siemens〉

参照 Ramp Pulse, Ramped RF ➡P.266, ISCE ➡P.148

図1　TONEなし　　図2　TONEあり

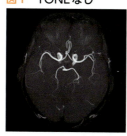 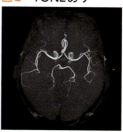

## TONE start angle

和 トーン スタート アングル

- TONEパルスを用いた際の流入部のフリップ角を決定するパラメータ。またパラメータ上のフリップ角はmiddle angleとなる（TONEの図1b参照）。流出部のfinal angleは流入部のstart angleと中間のmiddle angleとの変化率で自動的に決定される。例えばstart angleが10°，middle angleが15°の場合ではfinal angleは20°となる。〈Philips〉

参照 TONE〈Philips〉 ➡P.358

## TPEAKS

**Full** **t**riggered **pe**ak **ar**tery enhancing **k**-space filling **s**equence
和 ティーピークス

- MRA撮像におけるk-space充填方法の一種。
- k-spaceの中心部から順次外側へデータを計測していく方法。これにより，画像コントラストに影響を与えるk-spaceの中心部へ撮像の初めの部分が格納されることになる。したがって造影MRAにおいて，造影剤到達と同時にTPEAKSを走らせることで，造影剤の高濃度部分のスキャンデータがk-spaceの低域部分に入り，高コントラストな画像を得ることができる。
- 造影剤到達のタイミングを計るためには，FLUTEによる計測で造影剤到達を視覚的に観察することができる。〈日立〉

参照 PEAKS ➡P.236, RPEAKS ➡P.282, FLUTE ➡P.107

**図1　TPEAKSによるk-spaceへの信号充填方法**

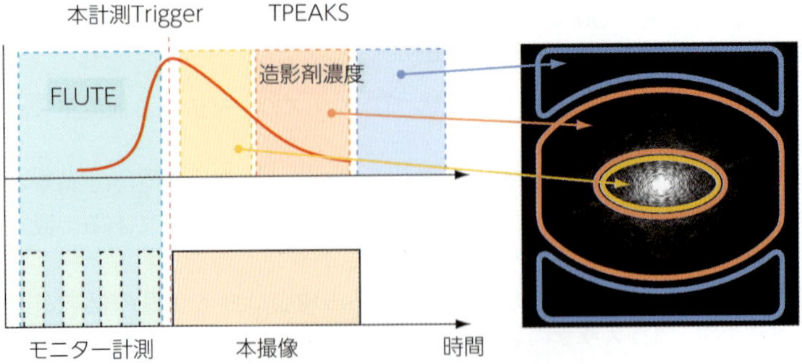

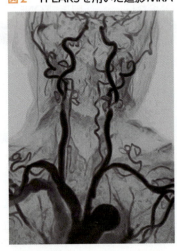

**図2　TPEAKSを用いた造影MRA**

## TR 基本

**F**ull **r**epetition **t**ime　和　繰り返し時間

- エコー信号（MR信号）を得るために使用する励起RFパルスから次の励起RFパルスまでの間隔をいう。
- 実用的には縦磁化の回復（組織のT1は一般に数百msec）を待つ時間がTRと定義される。
- TRはT1と密接な関係にあり，TRが短い（T1に近い）とT1が強調され，TRが長い（T1より十分に長い）とT1が強調されなくなる。
- T1強調画像ではTRを短く，T2強調画像ではTRを長く設定する（スピンエコー法の場合）。　C(O)

参照　RF pulse ➡P.279，磁化 ➡P.425，T1 ➡P.331，T1強調画像 ➡P.333，
T2強調画像 ➡P.339

## Tracker
和 トラッカー

- SmartPrepにおいて造影剤の到達を自動検知するために設定する領域のこと。
- navigator echoにおいて横隔膜の動きをモニターするための領域としても用いられる。〈GE〉

参照 SmartPrep ➡P.305, navigator echo ➡P.215

図1 SmartPrepを使用して撮像されたCE MRA　　図2 navigator echoにおけるTracker設定例　　図3 navigator echoを使用して撮像したcoronary MRA

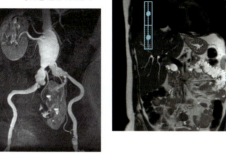
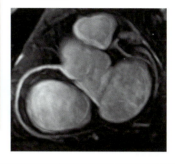

## TRANCE
トランス

Full trigger angiography non contrast enhanced

- 心電同期を併用した3DTSEシーケンスにてMRAを撮像する技術。収縮期と拡張期での動脈信号値の差を利用して差分処理（サブトラクション）を行い，非造影のMRAを可能にする。STIRを用いて収縮期のみで撮像することで，MRVを得ることもできる。〈Philips〉

参照 FBI ➡P.95

図1 血流の流速カーブ

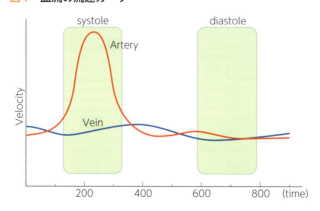

### 図2 TRANCEの原理

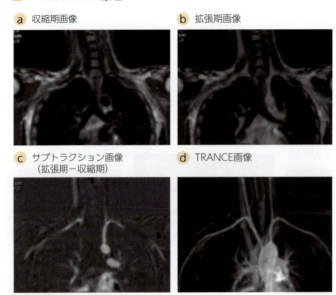

a 収縮期画像　　b 拡張期画像

c サブトラクション画像
　（拡張期－収縮期）　　d TRANCE画像

## TRAPS（トラップス）
**F**ull **t**ransitions between **p**seudo **s**teady states

- FSEのSARを低減させる技術の1つ．
- CPMGエコー列でも同じフリップ角をくり返して用いるとTrueFISPと類似の定常状態に移行する．信号は減衰するので厳密な意味での定常状態ではなく，「pseudo seteady state」とよばれる．
- TRAPSではエコー列の最初の部分でこのpseudo steady stateに持ち込み，その後フリップ角を徐々に変化させてk-spaceの中心付近で信号が最大になるようにする． N

参照 SAR ➡P.286 ，CPMG sequence ➡P.56 ，TrueFISP ➡P.365 ，k-space ➡P.157

### 図1 TRAPSのフリップ角と信号強度の関係

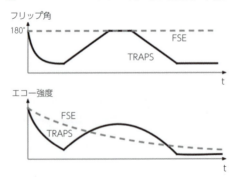

## TRAQ
**Full** **t**ime **r**esolved **a**cquisition

- 高速スキャンによる, リアルタイムの造影撮像技術。
- 撮像時, 撮像ごとにk-spaceの一部のデータのみを更新し, 残りの部分を複数の撮像で共有することで, 1画像あたりの撮像を高速化する技術である。これにより, 実効的な時間分解能の向上が可能となり, 血流速度の速い部位における造影MRA撮像, およびその血流動態評価に有効である。
- TRAQによる撮像では, 短時間スキャンで逐次撮像し, そのデータを差分して表示する。差分の方法は, 最初に撮像したマスク像と随時スキャンしたライブ像との差分方法, もしくは随時前の画像との差分方法の2種類があり, ケースバイケースで使い分けることができる。
- 多時相の画像を得ることが可能なため, あらかじめ造影剤の到達タイミングを確認する必要がなく, また造影剤を利用したダイナミック撮像にも応用できる。
- TRAQでは, 画像のコントラストに影響を与えるk-space中心部のデータを毎回スキャンし, 主に空間分解能に影響を与えるk-space辺縁部のデータをサイクリックに収集することで, 時間分解能を向上させている。〈日立〉

図1 **TRAQによるk-spaceへの信号充填方法と差分画像**

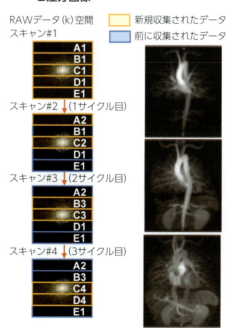

## TRICKS（トリックス）

Full time resolved imaging of contrast kinetics 別 EC-TRICKS（ellipsoid centric TRICKS）

- 高い空間分解能と高い時間分解能を両立させたmulti-phase 3D CE MRA撮影法。
- 3D k-spaceをその中心から外に向かって4つのセグメントに分割し（図1A〜D），中心のセグメントが頻繁にスキャンされ，さらに各セグメントはelliptical centricのオーダーで収集される。そのため，CE MRAにおいて造影剤の到達タイミングに依存することなく，複数のphaseから必要なphaseの画像を選択して見ることが可能である。
- すべてのphaseのMIP像を高速ページングすることによって，血流の動態を観察することも可能であり，また，3D撮像のため至適造影タイミングのデータをMIPし多方向からの観察も可能である。
- 特に至適造影タイミングを把握しづらい四肢で有効であるが，現在頸部や胸部などさまざまな部位で使用されている。〈GE〉

図1 TRICKSにおけるk-space ordering

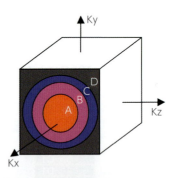

図2 TRICKS画像

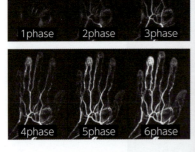
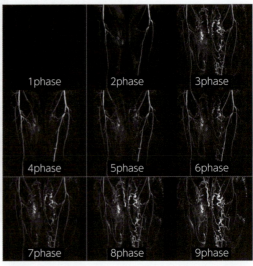

## Trolley
[和]トローリー

- MRI装置本体の患者寝台として使用している天板と，同じ天板を使用した非磁性体ストレッチャー。検査室内で，このストレッチャーから装置本体へ患者の乗せ変えが必要なく，そのまま患者と天板を，装置本体の患者寝台として使うことができる。移動困難な患者の検査時に有用である。
- 検査室前にRFコイルを装着，スタンバイすることで，前の検査が終了次第TrolleyをMR検査室内へ迅速に搬入することができ，検査スループットを向上させることができる。〈Philips〉　B

図1　Trolleyの外観

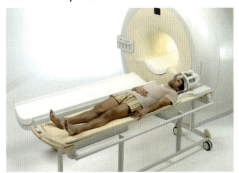

## TR range

- TRの範囲を設定できるパラメータ。〈Philips〉　B

## TRSG
ティーアールエスジー

[Full] time reversed SARGE, time reversed steady-state acquisition with rewound gradient-echo [和]ティーアールサージ

- SARGE法を応用した撮像方法の一種。
- 傾斜磁場印加方法の工夫によりFID信号をスポイルすることで，積極的にecho成分を収集する計測機能。
- パルスシーケンスがSARGE法の時間軸を反転させたデザインになっているため，「time reversed SARGE」と名付けられている。
- T2を強調した画像が得られる。〈日立〉　E

参照 SARGE (SG) ➡P.286

## TrueFISP
トゥルーフィスプ
基本

[同,類] FIESTA, TrueSSFP, balanced FFE, balanced TFE, BASG

- 定常状態グラディエントエコーシーケンスの一種。シーケンスの構造としては，x, y, z 3方向ともに完全な定常状態を保つために，非常に短いTR, TEを使用している。2D, 3Dともに設定可能。

- 高速，高S/N比のT2コントラストシーケンスとして使用されていた（図1）が，近年ではさまざまなプリパレーションパルスと組み合わせることによって，コントラストのバリエーションが広がっている。
- アプリケーションとしては，心臓領域ではシネ・パフュージョン・遅延造影（図2）・冠状動脈（図3），腹部領域では超高速T2強調・腸管撮影（図4）・MRA，脳神経領域では内耳神経・ミエログラフィとして用いられている。
- また，同じスライス面を短時間に連続して撮像してもS/N比が低下しない特徴を利用して，リアルタイムイメージングにも応用される。〈Siemens〉　F

参照 steady state coherent GRE法 ➡P.322，FIESTA ➡P.100，TrueSSFP ➡P.366，balanced FFE，balanced TFE ➡P.17，BASG（balanced SARGE）➡P.19

**図1 腹部coronal**

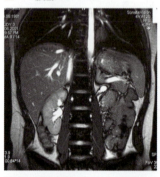

**図2 遅延造影**

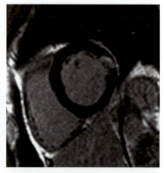

**図3 冠状動脈**

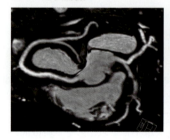

**図4 腸管**

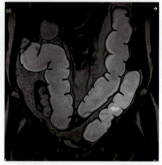

### TrueSSFP

**F**ull **t**rue **s**teady-**s**tate **f**ree **p**recession 同,類 steady state coherent GRE法，steady state GRE法，coherent型GRE法，TrueFISP，FIESTA，balanced FFE，balanced TFE，BASG

- 非常に短いTRとTEを用いたfield echo系の超高速撮像の一手法。リワインダー傾斜磁場による強制的な磁化ベクトルのコントロールによって，必要な画像コントラスト（例えば心臓cineイメージでは血流と心壁のコントラスト）を強調させた画像が得られる。
- 現存するMRIのパルスシーケンスのなかでは，EPI系と並んで高い時間分解能とコントラストを実現できる有用な撮像法といえる。〈キヤノン〉　G

参照 steady state coherent GRE法 ➡P.322, FIESTA ➡P.100, TrueFISP ➡P.365, balanced FFE, balanced TFE ➡P.17, BASG(balanced SARGE) ➡P.19

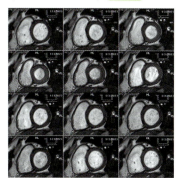

図1 TrueSSFPによる健常人の短軸cineイメージ
心内腔と心壁のコントラストが高く、時間分解能も高い画像が得られる。

## truncation artifact

和 打ち切りアーチファクト 別 ringing artifact, Gibbs artifact, spectral leakage artifact

- MRI信号のデータ収集をある範囲内で打ち切ることが原因で生じるアーチファクト。
- 例えば脳脊髄液と脊髄、関節液と半月板、脳脊髄液/頭蓋骨と脳実質などの信号強度差が大きい（コントラストが強い）境界面において、境界面に平行に走る多数の縞（リンギング）状のアーチファクトをいう。
- 脊髄では脊髄空洞症、半月板では半月板損傷と誤認されることがあり注意を要する。
- 画像上で信号強度が大きく変化する境界面は高周波成分を多く含むが、フーリエ変換の際には有限のサンプル点から近似して画像再構成を行うため、高周波成分の信号が打ち切られる（truncation）ことに起因している。
- 周波数エンコード方向にも見られるが、一般には位相エンコード方向に目立つ。
- **対策**：ピクセルを小さくする（マトリックス数を増やす、FOVを小さくする）。サンプリング時間を長くする。C(J),T

参照 k-space（高周波成分）➡P.157,
フーリエ変換 ➡P.443, 周波数エンコード方向 ➡P.428,
位相エンコード方向 ➡P.408

図1 truncation artifact (ringing artifact)
脳実質に重なり複数のアーチファクトが認められる。

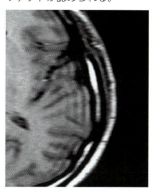

## TSE

Full turbo spin-echo 和 ターボ スピン エコー法 同.類 高速スピンエコー法, FSE (fast spin-echo)

- スピンエコーにおいて90°パルスの後に、複数のリファーシングパルスを照射することによって複数の信号を受信する高速撮像シーケンス。

- コンベンショナルスピンエコー（CSE）（図1a）と比較して，TSEではTEの異なる複数信号がk-spaceに充填されるため，その信号分布にはT2緩和の影響が生じる（図1b）。実際のコントラストはk-spaceの低周波領域を充填するタイミング（実効TE：TEeff）を強く反映するが，T2緩和や連続照射するリフォーカシングパルスの影響によって，同じTEで撮像しても（TSEの場合はTEeff），CSEとはコントラストが異なる（図2）。
- TSEの撮像時間は，CSEの撮像時間をTSE factor（リフォーカシングパルスの照射数）で割った時間となる（図3）。〈Philips〉　B

参照 TSE echo spacing ➡P.369，TSE factor ➡P.370，TSE profile order ➡P.370，TSE start up echo ➡P.371

### 図1　CSEとTSEの原理

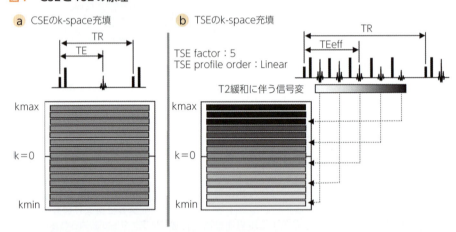

### 図2　CSEとTSEのコントラスト比較

### 図3　CSEとTSEの撮像時間の比較

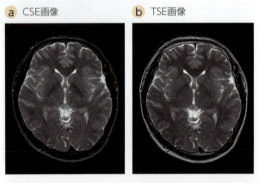

〔CSE〕Scan Time ＝ TR×NPE×NSA

〔TSE〕Scan Time ＝ $\dfrac{TR \times NPE \times NSA}{TSE\ factor}$

（NPE：位相エンコーディング数）

#### ティーエスイーディフュージョン
### TSE-DWI
**F**ull **t**urbo **s**pin **e**cho **d**iffusion **w**eighted **i**maging　NEW

- 一般的にDWIはEPIシーケンスで撮像されるため，空気やインプラントからの磁化率の影響を受けやすく，歪みのアーチファクトが多くみられる。そこでTSEシーケンス

でDWIを撮像することで、歪みのアーチファクトを抑制した画像を取得することができる。ただし、信号強度はEPIのDWIと比較して低下する。〈Philips〉　B

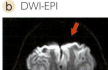
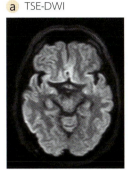

**図1　TSE-DWIとDWI-EPIの比較**

## TSE-DWI-XD
ティーエスイーディフュージョンエックスディー
Full turbo spin echo diffusion weighted imaging XD　NEW

- 従来のTSE-DWIはアーチファクトの原因となるstimulated echoを収集しなかったが、TSE-DWI-XDではSPLICEという手法により、spin echoとstimulated echoを異なるタイミングで収集し、合成することで信号強度の高いTSE-DWIを可能とした。
- また体動補正技術のMultiVaneと組み合わせることで、ブラーリングの少ないmulti-shot TSE DWIを可能とした。〈Philips〉　B

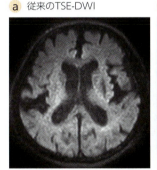
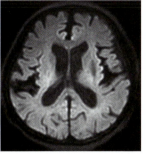

**図1　TSE-DWIと
　　　TSE-DWI-XDの比較**

## TSE echo spacing
和 TSEエコースペーシング

- TSEにおいて連続した180°パルスで生成される信号と信号の間隔。echo spacingが短いほどデータ収集時間が速いため、図1bのように動きのアーチファクトを抑制することが可能（図1）。〈Philips〉　B

参照　TSE ➡P.367、TSE factor ➡P.370、TSE profile order ➡P.370、
TSE start up echo ➡P.371

### 図1 echo spacingの違いによる画像比

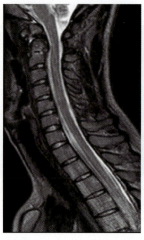

a echo spacing 22.0msec

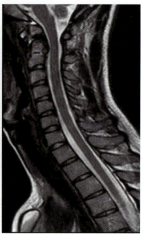

b echo spacing 8.0msec

## TSE factor
和 TSE ファクター 同,類 echo train length(ETL)，ターボファクター

- TSEにおいて照射するリファーカシングパルスの数である。echo train lengthともいう。〈Philips〉　　B

参照 TSE ➡P.367，TSE echo spacing ➡P.369，TSE profile order ➡P.370，TSE start up echo ➡P.371，echo train length ➡P.82

## TSE profile order
和 TSEプロファイルオーダー

- TSEにおいてk-spaceに信号を充填する順序である。
- Low-High orderは低周波成分から高周波成分に充填する（図1a）。短いTEを得るのに適するが，TSE factorが多い場合はブラーリングの影響を受けやすい。
- Linear orderはk-spaceの下端（kmin）から上端（kmax）に向かって充填する（図1b）。TSE factorの中心付近を充填するタイミングが実効TE（TEeff）となる。
- Reverse linear orderはLinear order（図2a）と逆方向から充填する（図2b）。Half scanを用いた際に選択することが可能である。TSE factor数と実効TEの値を固定した場合に2つの手法を比較すると，Linear orderではecho spacingが長くなるが（図2a），Reverse linear orderではecho spacingを短く設定することができる（図2b）。〈Philips〉　　B

参照 TSE ➡P.367，TSE echo spacing ➡P.369，TSE factor ➡P.370，TSE start up echo ➡P.371

### 図1 profile orderの違い

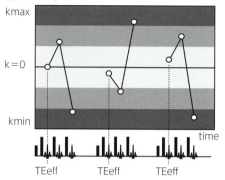

a Low-High order

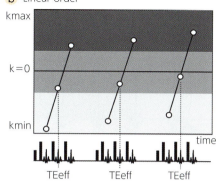

b Linear order

### 図2 Half scan時のReverse Linear order

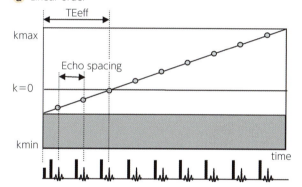

a Linear order

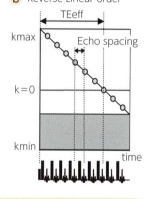

b Reverse Linear order

## TSE start up echo
🈑TSE スタートアップエコー

- k-spaceに充填されない，ダミー信号を生成する技術。T2強調画像においてTSEを用いた場合，複数のエコーを連続収集するので，信号収集の前半にはT2の短い組織からの信号を収集することになり（図1a），画像上にブラーリングやコントラストの低下を引き起こす。start up echoを用いることで，それらの不要な信号収集を回避することやecho spacingを短縮することができる（図1b）。〈Philips〉　B

参照　TSE ➡P.367，TSE echo spacing ➡P.369，TSE factor ➡P.370，TSE profile order ➡P.370

## 図1 start up echoの原理

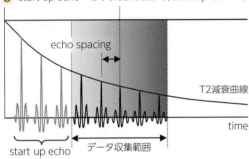
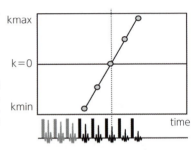

### Turbo Factor 基本 NEW
和 ターボファクター

- Turbo SEシーケンスにおいて，1回の励起パルスから収集するエコー信号の数。〈Siemens〉

参照 エコートレイン →P.82

### Turbo FLASH
和 ターボ フラッシュ 類 FSPGR（fast spoiled GRASS）

- グラディエントエコーシーケンスの一種。主にT1コントラストの強い画像を短時間で撮像するために用いられる。プリパレーションとしてIRパルスを印加している。2D，3D両方の設定が可能。3Dで設定したシーケンスは「MPRAGE」と呼ばれる。
- 短時間・高コントラストである反面，空間分解能がさほど高くないため，2Dはダイナミック撮像など連続撮像に用いられるケースが多い。
- 2Dのアプリケーションとしては心筋のパフュージョン，腎臓のパフュージョン，造影MRAにおける造影剤到達タイミング測定（Test Bolus, CARE Bolus）用スキャンがある。また，腹腔内での病変部と周囲臓器との癒着の有無を見るために，深呼吸をさせながら連続撮像するという応用もされている。〈Siemens〉

参照 MPRAGE →P.190，Test Bolus法 →P.343，CARE Bolus法 →P.37

## Turbo Inflow MRA
和 ターボ インフロー MRA

- TFEを用いたインフローMRAシーケンス。k-spaceをセグメントすることができるため，心電同期や呼吸同期を併用することが可能となる。胸部や腹部などのトリガリングを併用する領域に対して用いられる。Gated sweep MRAのように，血流速度が最も速い収縮期でのみデータを収集することも可能であり，インフロー効果が強く，モーションアーチファクトを抑制した画像が得られる（図1）。またプリパルスを適用することでバックグラウンドの信号を抑制し，インフロー効果の弱い血管の描出能を高めることができる。〈Philips〉　B

参照 Dual gated sweep MRA ➡P.77, Gated sweep MRA ➡P.117, TFE ➡P.343

**図1** Turbo Inflow MRAを用いた肺動脈画像

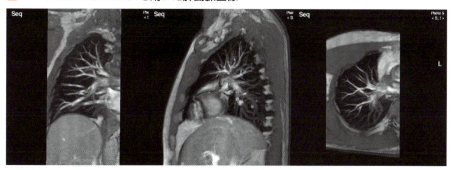

## Turbo Mode
和 ターボ モード

- RFパルス時印加時間を短縮することでTRが短縮する機能。
- fast GRE/SPGR/LAVA/VIRBANTのシーケンスで使用可能。〈GE〉　D

## TWIST
ツイスト

**F**ull **t**ime-resolved angiography **w**ith **i**nterleaved **s**tochastic **t**rajectories

- 高空間分解能造影ダイナミック3D MRA撮影用撮影シーケンス。
- k-spaceを中心部のA領域（図1赤の部分）と周辺部のB領域（図1青の部分）の2つに分割し，交互にデータ収集する。k-spaceの中心からの距離が近い順にデータを充填していき，k-spaceの端にたどり着いたら逆に中心に向かって充填する。この動きを交互に繰り返す。
- A領域はサンプリングポイントを飛ばさずに充填するが，B領域は設定した密度でサンプリングポイントを飛ばして充填する。これによりB領域を充填する時間を短縮し，撮影時間を調整できる。
- A領域とB領域は連続的に充填するために不連続点がなく，トランケーションなどのアーチファクトが発生しにくい。〈Siemens〉　F

図1　TWISTのk-space分割

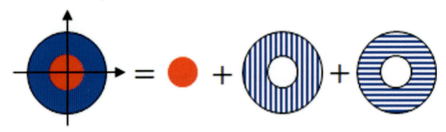

図2　TWISTによる胸部ダイナミックMRA例

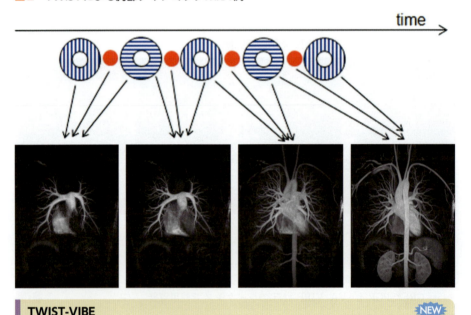

## TWIST-VIBE

和 ツイストバイブ

● 隣接する時相でk-spaceの一部をシェアリングすることで，高時間分解能で造影ダイナミック撮像をするシーケンス。〈Siemens〉

参照　FREEZEit ➡P.112, TWIST ➡P.373, VIBE ➡P.383

図1　TWIST-VIBEによる造影ダイナミック画像例

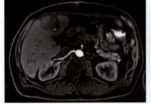 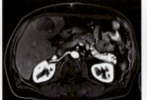 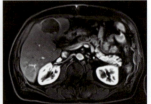

## UBO
ユービーオー

Full unidentified bright object 類 deep white matter hyperintensity(DWMH) 基本

- 一般的には高齢者や高血圧症患者などにおいて，T2強調画像やFLAIR画像にて側脳室周囲以外の白質に認められる無症候性の高信号域を指す。ラクナ梗塞との識別が困難なことも少なくない。
- 皮質下白質や深部白質など側脳室周囲以外の白質に認められる高信号域をUBO，側脳室周囲に認められる高信号域をperiventricular hyperintensity(PVH)と呼称し，UBOとPVHとを総称してleukoaraiosisとよぶ[U-1]。
- deep white matter hyperintensity(DWMH)は深部白質に認められるUBOとほぼ同義語として用いられるが，深部白質のみならず皮質下白質に認められるものも含めてという意でdeep and subcortical white matter hyperintensity(DSWMH)という呼称が用いられることもある。  C(M)

参照 PVH ➡P.258, leukoaraiosis ➡P.163

図1　UBO（○印）

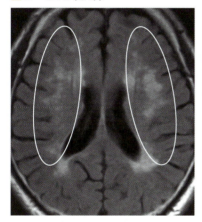
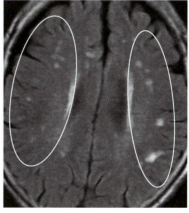

## Ultrashort TSE
和 ウルトラショート TSE

- TSEにおいて180° RFパルスの照射時間を短縮する技術。これによりecho spacingを縮めることができ，モーションアーチファクトを抑えることが可能となる。腹部撮像やsingle-shot TSEシーケンスに有用である。〈Philips〉 B

参照 TSE ➡P.367, TSE echo spacing ➡P.369, TSE factor ➡P.370, TSE profile order ➡P.370, TSE start up echo ➡P.371, WFS ➡P.393

## Uniformity correction
和 ユニフォーミティー コレクション NEW

- $B_1$不均一を取得したデータから，3次元的にボクセル当たりの$B_1$不均一を計算し，再構成アルゴリズムによって補正する技術。〈Philips〉 B

### 図1 Uniformity correctionの比較

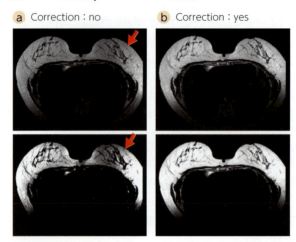

a Correction : no　　b Correction : yes

## Use geometry
**和** ユーズ ジオメトリ

- 撮像断面の位置情報を特定の名前で登録できるパラメータ。一検査内において，再度同じ位置で撮像したい際に，保存した名前を選択することで容易に位置決めを行うことが可能。例えば複雑な位置決めを行う心臓検査を，Interactive scanを用いて位置決めする。リアルタイム撮像にて位置決めした情報をUse geometryに登録し，本スキャン時にその名前を選択するだけで位置決めができ，検査スループットの向上を図る。〈Philips〉　B

**参照** Interactive scan ➡P.143

### USPIO
ユーエスピーアイオー

**Full** **u**ltrasmall **s**uper**p**aramagnetic **i**ron **o**xide **和** 微小超常磁性酸化鉄　基本

- SPIOのうち粒子径が特に小さいため（30 nm以下），肝網内系に貪食されにくく血中半減期が長い物質で，リンパ節や骨髄などほかの網内系をターゲットとして開発された。
- 海外ではリンパ節造影剤としての治験が終了し，承認申請中である。
- 腫瘍性リンパ節には取り込まれず，炎症性リンパ節腫大には取り込まれることから，腫大リンパ節の質的診断にも期待される。このほか，肝特異性造影剤，血液プール造影剤としても治験が行われている。また最近は動脈硬化プラーク，脳などにおける応用が検討されている。不安定動脈硬化プラーク，脳では多発性硬化症や外傷，炎症性病変内の単球貪食作用により映像化可能である。
- **適応疾患**：悪性腫瘍リンパ節転移の診断。　I

**参照** SPIO ➡P.314 , blood pool agent（血液プール造影剤）➡P.29 , vessel wall imaging ➡P.382

## UTE〈キヤノン〉 基本 NEW
[Full] ultra short TE

- RF励起パルスの直後からデータ収集を行い，データ充填をk空間中心から放射状に充填するラジアルスキャンを行うことで，100μs以下の非常に短いTEで撮像が可能なシーケンス。そのため，位相分散や磁化率変化に強く，従来描出困難であったT2*値の短いものも描出することが可能である。
- ラジアルラインのスタートポイントはk空間中心，ラジアルラインのエンドポイントは球の表面上に分布し，kスペーストラジェクトリはクッシュボール型であるという特長がある。サンプリングは通常とは異なるトラジェクトリデータを収集するために，リードアウト傾斜磁場を3軸分に振り分けてデータ収集を行う。非直交充填データであるため，グリッディング処理を行うことで直交充填データを求め，再構成処理を行う。
〈キヤノン〉 A

## UTE〈Siemens〉 基本 NEW
[英] ultra-short echo-time

- k-spaceの中心から周辺部に向かって信号を収集するラジアルサンプリングにより，0.2msec以下のようなきわめて短いTEの画像を取得する方法。位相分散や磁化率変化に強く，従来描出困難であったT2*値の短いものも描出することが可能である。
- 一般的に使用されているパルスシーケンスの多くは設定TEが1msec以上であるため，骨皮質，靱帯，腱，半月板，肺野などのT2*の非常に短い組織は低信号から無信号となってしまうが，UTEではこのような組織においても信号が得られる。
- MR angiographyで乱流による信号低下やステントなどによる磁化率アーチファクトを低減させる目的などでも使用されている。
- ラジアルラインのスタートポイントはk空間中心，ラジアルラインのエンドポイントは球の表面上に分布し，kスペーストラジェクトリはクッシュボール型であるという特長がある。サンプリングは通常とは異なるトラジェクトリデータを収集するために，リードアウト傾斜磁場を3軸分に振り分けてデータ収集を行う。非直交充填データであるため，グリッディング処理を行うことで直交充填データを求め，再構成処理を行う。
- 傾斜磁場強度が徐々に変化していくことから騒音がほとんど生じないため，3D T1強調画像の静音シーケンスとしても利用されている。
〈Siemens〉 F

参照 TE ➡P.343, T2* ➡P.340, susceptibility artifact（磁化率アーチファクト）➡P.326

## Variable Bandwidth

和 可変バンド幅　略 VBw

- RF信号受信のバンド幅を狭めて，ノイズを減らし，S/N比の大幅な増大を図る技法である。〈GE〉

参照　band width ➡P.19，S/N比 ➡P.309

### 図1　Variable Bandwidthの原理

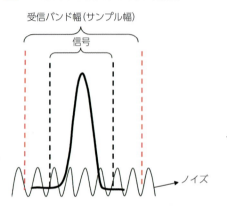
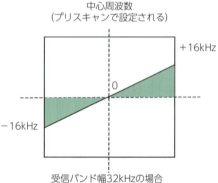

受信バンド幅32kHzの場合
中心周波数から±16kHzの帯域幅をもつ周波数を，周波数エンコード方向の信号として受信する。

## Variable-Density-Auto-SMASH

- GRAPPA ➡P.120 を参照。〈Siemens〉

## variable echo

別 double echo

- スピンエコーにおけるmulti-echo法の1つ。「double echo」とも呼ばれる。
- スピンエコー系シーケンスにおいて，2つの180°パルスを印加し，T2強調画像とプロトン密度強調画像のように異なる2つのTEによる画像を得る撮像方法。

参照　MEMP ➡P.180

## variable flip angle

和 可変フリップ角

- 高速スピンエコー法の再収束フリップ角を，連続的に可変する方法のこと。長いエコートレインでも，良好なコントラストが得られる。3D VRFA-TSEを用いることで，良好な画像コントラストが短時間で，高分解能で得られる。またRFA角を低く設定することにより，black blood効果が得られ，臨床では，頸動脈の撮像などに利用されている。
シーメンス：SPACE，フィリップス：VISTA，GE：Cube

## VariNAQ
ヴァリエヌエーキュー

**Full** variable NAQ, variable number of acquisition

- 1以上のデータ収集回数（NAQ）の画像において，0.1刻みのデータ収集回数を設定できる機能。〈キヤノン〉  G

## Vari Phase No Wrap

**和** ヴァリ フェーズ ノーラップ **略** Vari PNW

- 小数点刻みでPhase Encode方向のノーフェーズラップの指定ができる機能。
- 折り返しアーチファクトを回避しながらスキャン時間を短縮することができる。〈キヤノン〉  G

## VariTR
ヴァリティーアール

**Full** variable TR

- コントラストを決めるゼロエンコード付近のTRを基準として高周波成分でのTRをより短くすることで，画像コントラストを保持して撮像時間を短縮する技術。ただしスライス枚数は短いTRによって制限を受ける。〈キヤノン〉  G

**参照** TR ➡P.360

## VASC-ASL

**Full** veins and arteries sans contrast-arterial spin labeling **和** バスク エーエスエル

- 非造影MRAの撮像技術。BASGシーケンスにてIRパルスを用いて血液をラベリングすることで非造影のMRA画像を取得できる。
- IRパルスを描出目的とする血管の上流部に印加しておき，血流がNullとなるタイミングで撮像を行うことでBlack Blood Imagingのように血流を低信号に描出できる。IRパルスなしでは血流も高信号に描出され，このIRパルス印加の有無で2回撮像し，差分を取ることで血流だけを描出することができる。
- 日立ではBASGを使っているため，脈波や呼吸同期が必要ない。また，差分を用いない応用手法もある。〈日立〉  E

**参照** BASG ➡P.19

**図1** IRパルスによるVASC-ASLの撮像

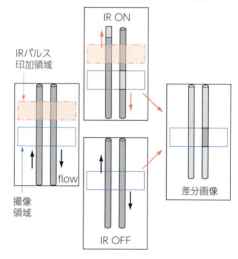

### VASC-FSE
Full Veins and Arteries Sans Contrast-arterial spin labeling - Fast Spin Echo

- エコー間隔の短いFSEのT2強調シーケンスで同一位置を収縮期と拡張期にて撮像を行い，差分を用いて非造影の動静脈分離画像を得る。
- 一般的に動脈は流速が変化するが，静脈は低流速である。このため，収縮期では流速の早い動脈のみflow-void効果を受け，低信号となり静脈が強調される。
- 拡張期に撮像した画像では，同静脈がともに高信号となるため，これと差分することにより動脈像を得る。〈日立〉　　　　E

**図1** VASC-FSE原理図

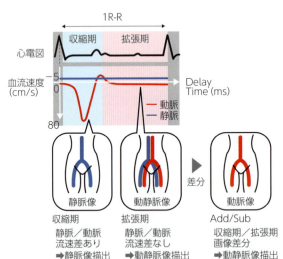
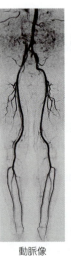
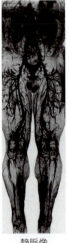

動脈像　　静脈像

### VAT〈キヤノン〉　　基本 NEW
Full view angle tilting

- 金属などによる磁化率アーチファクト低減技術。
- 体内金属がある場合は，その周囲に強い磁化率変化が起こり磁場を乱す。通常の信号収集では，周波数エンコーディングを使用する際に磁場の乱れにより周波数オフセットが生じ，磁化率アーチファクトとして出現するが，VATではデータ収集時にリードアウト方向だけでなく，スライス方向にも傾斜磁場を印加することで，磁化率アーチファクトを低減可能である。〈キヤノン〉　　A

### VAT〈Siemens〉　　基本 NEW
Full view angle tilting

- 金属などや広いFOV設定の周辺領域における歪みや磁化率アーチファクトを低減する手法。
- 2D TSEシーケンスにおいてリードアウト傾斜磁場を与える際に，スライス選択方向に

も傾斜磁場を印加することでリードアウトのずれが低減する。WARPと併用すると効果的。〈Siemens〉　F

参照 metal artifact（金属アーチファクト）→P.172，WARP →P.392，SEMAC →P.289，グラディエント（傾斜磁場）→P.418，TSE →P.367

### 図1　VAT TSEのシーケンスチャート

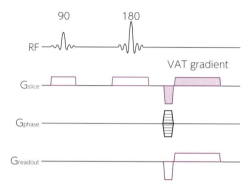

## VCG

**Full vector ECG** 和 ベクトル心電図

- 心電圧の大きさと方向（ベクトル）を計測する心電図システムである。4つの電極を装着することによって（図1a），心臓の電気的な動作を2方向の合成ベクトルで求めるため，心周期中のベクトルの変化は2次元座標で表示される（図1b）。よって，心電圧によって生じるQRS Loopと，大血管のフロー，RF，傾斜磁場の影響で生じるmagnetohydrodynamic artifactを明確に区別することが可能となる（図1b）。1方向の電圧しか計測しない従来のECGでは，心電圧を感知する精度は，電極の位置に大きく依存し，そのためにセットアップに時間を要していたが，VCGでは，電極設置位置の影響が少ないため，容易にセッティングでき，心臓検査などの検査スループットが向上する[V-1]。〈Philips〉　B

### 図1　VCGの原理

a　VCGの貼り方　　b　VCGのベクトル変化

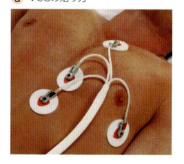
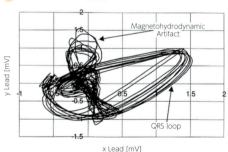

## vector map
### 和 ベクトルマップ
基本

- 拡散テンソル表示法の1つ。
- 拡散テンソルを測定すると，1画素につき少なくとも6個の測定値が得られ，拡散の偏りを示す**固有ベクトルの大きさとその方向**とを示すことがある。これを表示するために，画像上の各画素を矢印に置き換える方法である。
- vector map上で，矢印の方向に連続性があれば神経走行に一致することが期待される。しかし，実際には1つ1つの矢印が小さく，視覚的な評価は困難であり，ellipsoid mapやtractographyが使用されることが多くなっている。　M

参照　拡散テンソルtractography ➡P.413

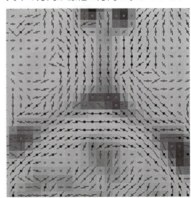

図1　脳梁膨大部付近のvector map
矢印の方向が線維の方向を示している。

## VENC（ベンク）
### Full velocity encoding 和 速度エンコーディング

- phase-contrast法のMRAにおいて設定する描出したい血管のおおよその血流速度（cm/sec）。〈GE〉　D

参照　phase-contrast MRA ➡P.241

## Venous Bold Imaging
### 和 ヴィーナス ボールド イメージング

- 3D FFEシーケンスを用いて磁化率強調を目的とした撮像方法。微小な出血や血管腫，動静脈奇形などの描出に有用。TEが長いため撮像時間の延長をきたすが，PRESTOシーケンスを用いることでTEよりもTRが短くなり，撮像時間を短縮することが可能。〈Philips〉　B

参照　PRESTO ➡P.247

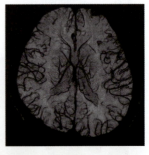

図1　Venous Bold Imaging

## vessel wall imaging
### 和 血管壁イメージング 同 plaque imaging，プラークイメージング
基本

- black blood法（主にはdouble IR法）を用い，心電図同期や脂肪抑制を併用してT1強

画像やT2強調画像にて血管壁のプラークを評価する撮像法。
- 脆弱で塞栓症を引き起こしやすい危険なプラーク，すなわちvulnerable plaque（不安定プラーク，ソフトプラーク）を検出するのが本撮像法の主な目的である。
- vulnerable plaqueはvessel wall imagingにて高信号に描出される。
- vulnerable plaqueの特徴として①fibrous capが薄い，②プラーク内の脂肪が豊富（lipid-rich core），③プラーク内に新生栄養血管の破綻による出血（血腫）がある（intraplaque hemorrhage），④プラーク内の炎症細胞浸潤が豊富，などが挙げられる。
- **適応疾患**：脳梗塞，一過性脳虚血発作の原因検索や，糖尿病，慢性腎不全などの脳血管障害のハイリスク患者のスクリーニング。虚血性心疾患における冠動脈のプラークの評価。 C(H)

参照 black blood法 ➡P.26，double-IR法 ➡P.72

**図1　vessel wall imaging**
頸動脈のvulnerable plaque（ソフトプラーク）。

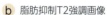

a　脂肪抑制T1強調画像　　b　脂肪抑制T2強調画像

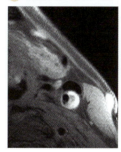 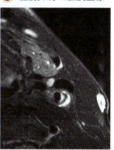

## VIBE　バイブ
**F**ull **v**olume **i**nterpolated **b**reath-hold **e**xamination
類 Quick 3Ds，THRIVE，PAPE

- グラディエントエコーシーケンスの一種。FLASH 3Dシーケンスが元になっている。k-spaceを部分的に充填することにより撮像時間を短縮し，息止め撮像を可能にしている。原則的に脂肪抑制パルスを併用する。
- アプリケーションとしては，腹部，乳房での3Dダイナミック撮像としての使用が多い。軟部組織のT1コントラストに優れ，ダイナミックの撮像タイミングによっては血管像も得られるため，一度のダイナミック撮像でT1コントラスト，MRAを得ることも可能となる。
- また，腸管撮像用のシーケンスとして応用されることもある。
- 3Dシーケンスであるため，撮像後のMIP，MPRによる再構成も可能[V-2]。〈Siemens〉 F

参照 Quick 3Ds ➡P.261，FLASH ➡P.103，MIP ➡P.182，MPR ➡P.190

### 図1 一度の造影で得られた画像セットからの再構成

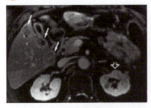
a オリジナル画像

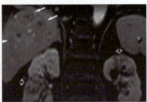
b MPR像（coronal）

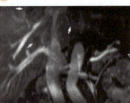
c MIP像

### 図2 乳房造影後MIP

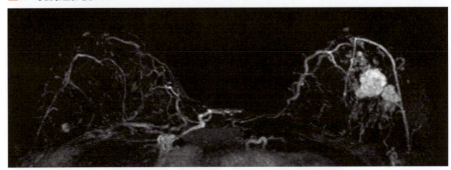

### 図3 腸管撮像

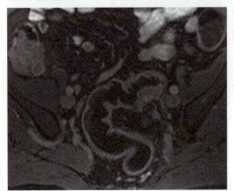

## VIBRANT
### Full volume imaging for breast assessment

- 乳房用phasd arrayコイルを用いてASSET (parallel imaging) と併用することで, 両側乳房の3D高速ダイナミックができるGE独自のシーケンス。横断像または矢状断像による両側同時のダイナミックの撮像が可能。また2point Dixon法であるFlexと組み合わせて, VIBRANT-Flexとして使用することができる。
- 片側乳房に病変のある患者の数%には両側にも病変が存在するといわれていることから, 両側同時に撮像できる方法が望まれるが, VIBRANTはそれを可能にした撮像方法である。
- 従来の撮像方法では, 乳房撮影は乳房の形状により脂肪抑制の効果が不完全な場合があるが, VIBRANTの場合, 左右の乳房に独立したシミング (dual shimming) が設定でき脂肪抑制の精度が向上する。〈GE〉

D

### 図1 VIBRANT画像

a 右乳房と左乳房の同時ダイナミック

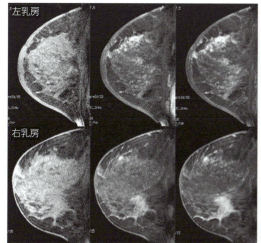

造影前　造影後　造影5分後

b 横断像VIBRANT MIP画像

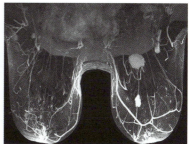

### 図2 dual shimmingの設定例

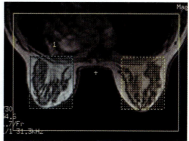

## View Sharing
和 ビューシェアリング

- 心臓シネ画像において，各心時相のデータを共有することで，シネ時相数を倍に増やす手法。
- Phase 1の後半部分のデータと，Phase 3の前半部分のデータから，Phase 2の画像を作成することで，約2倍の時間分解能のシネ画像を得ることが可能（図1）。〈Siemens〉 F

図1 View Sharingのk-spaceの埋め方

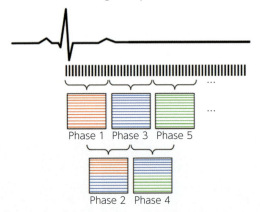

## Vios3D
和 ヴィオススリーディー

- 3D GRE法（FIESTA，SPGR）をベースとした，心臓ボリュームシネを撮像するシーケンス。
- 時間軸方向のパラレルイメージングであるHyperKatを採用。
- 少ない呼吸停止回数で，高い空間分解能と時間分解能の3Dシネ撮像が可能。〈GE〉 D

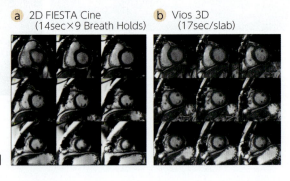

図1 Vios3Dの活用例

## Vios4D
### 和 ヴィオスフォーディー

- 血流方向の情報を付加した，心臓ボリュームシネの撮像シーケンス。
- time-resolved phase-contrast 法により x, y, z の 3 軸 velocity encoding を行い，血流方向の情報を継続的に収集。
- 高い空間分解能，時間分解能を実現するため，データ収集に時間分解能を高めるパラレルイメージング法（HyperKat）を採用。〈GE〉　D

### 図1　Vios4Dの活用例

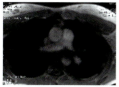
Magnitude image

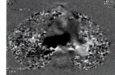
Phase image (R-L)

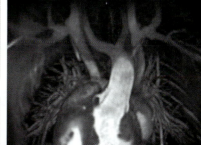
4D Flow

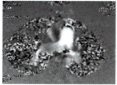
Phase image (A-P)

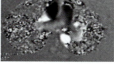
Phase image (S-I)

## VISTA
### **F**ull **V**olume **I**sotropic **TS**E **A**cquisition　和 ビスタ

- 3D non-selective 再収束パルスを用いた 3D TSE シーケンス。3D non-selective により TSE factor を増加することが可能となり，撮像時間の短縮を図ることができる。さらに Echo spacing も短くなるためモーションアーチファクトの低減に繋がる。Refocusing control angle を低く設定することでコントラストを改善。パラメータを変更することで，T2 強調画像，T1 強調画像，FLAIR 画像，プロトン画像，STIR 画像などさまざまな画像を 3D で撮像することが可能。〈Philips〉　B

参照　3D non-selective　→P.454

### 図1　頭部VISTA画像

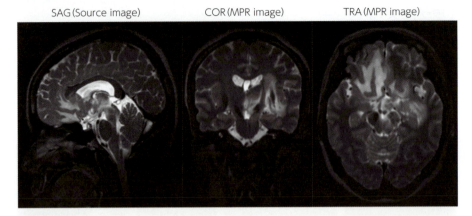

SAG (Source image)　　COR (MPR image)　　TRA (MPR image)

## Visual Prep.
和 ビジュアル プレップ　同,類 BolusTrak，CARE Bolus法，Fluoro Trigger

- 造影MRAのスタートタイミングを設定するための撮像機能名。X線CTでいうプレップ機能のMR版。
- CTのプレップ機能と違ってMRの場合は独特なアーチファクト（flow-related enhancement現象による偽信号）が生じるため，自動スタートが行いにくい。このため，透視モードによって造影剤の信号変化を直接可視化（Visual）することで撮像スタートのタイミングを決める（Prep.する）やり方が好ましい。〈キヤノン〉　　G

参照 BolusTrak ➡P.31，CARE Bolus法 ➡P.37，Fluoro Trigger ➡P.107

### 図1　Visual Prepの概念
目的とする時相を得るために，造影剤の動きを目視でモニターし，撮像をスタートする。

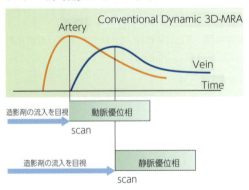

## Vital Screen

**和** ヴァイタルスクリーン

- ガントリー正面に設置されており，検査情報を表示するスクリーン。
- 使用するコイルや心電波形や呼吸波形などが確認できるほか，患者のポジショニングを変更した際は，スクリーン上で変更することで，撮像プロトコルにも反映される。〈Philips〉 B

図1　Vital Screenの画面

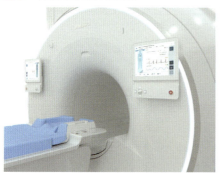
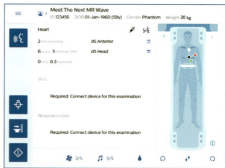

## Volume-One

- MRIやCTのボリュームデータを観察するための基本的なソフトウェア。
- 拡散テンソル画像の解析，表示ソフトウェアであるdTVはこのVolume-Oneの機能拡張プログラムソフトウェア（プラグインソフト）である。
- フリーウェアであり下記のURLにてダウンロード可能。
  http://www.medimg.info.hiroshima-cu.ac.jp/                                C(M)

参照　拡散テンソル画像 ➡P.413，dTV ➡P.76

## volume rendering

**和** ボリュームレンダリング　**略** VR

- ある場所に光があると仮定して（仮想光源）その構造物に生じる影を再現するという影付け（shading）の技術と，近くのものは大きく，遠くのものは小さくという遠近法（perspective）により解剖構造を立体的に表現する3次元画像処理法の1つ。　C

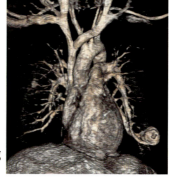

図1　造影MRAのvolume rendering画像（肺AVMの症例）

## Volume shimming
和 ボリューム シミング

- 領域選択的に行うシミング。シミングを撮像範囲全体に対して行う場合，撮像範囲内に磁化率の変化が大きい領域があると，その影響でシミング精度が低下することがある（図1a）。Volume shimmingを用いると，空気を含まずにシミングを行うことが可能なため，磁化率変化の影響を最小限に抑えることが可能となる（図1b）。静磁場の均一性が重要なbalancedシーケンスの撮像，肺や頸椎など空気と接するような領域の撮像，脂肪抑制を併用する撮像において有用である。〈Philips〉　B

参照 balanced FFE ➡P.17 , active shim (shimming) ➡P.2 , SPIR ➡P.315 , SPIR frequency offset ➡P.317 , SPAIR ➡P.312

a Volume shimming：なし　　b Volume shimming：あり

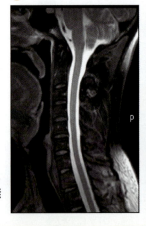
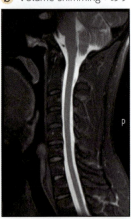

図1 脂肪抑制頸椎撮像におけるVolume shimmingの有無による比較

## voxel
和 ボクセル　　基本

- pixelにさらに厚みの概念を取り入れ，3次元空間における容積をもった画素をvoxelとよぶ。
- FOV（撮像範囲）をマトリックス数で割ったものがpixelのサイズで，これにスライス厚が加わったものがvoxelのサイズになる。　C

参照 Pixel ➡P.245

## VPS
ブイピーエス
**F**ull **v**iew **p**er **s**egment 和 ビュー パー セグメント

- FastCardの場合に使用する。
- fast SEでいうところのecho train length (ETL)に相当し，1心拍ごとのk-spaceの充填数を決める。〈GE〉　D

参照 k-space ➡P.157

**図1 VPSの考え方**
【例】VPS＝4，心時相＝4とした場合
R-R間で得られたデータを4ずつ分け，各心時相のk-spaceにデータを埋めていく。
phase matrix＝128の場合，32R-R分これをくり返す。

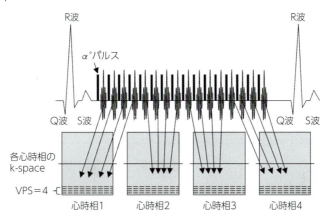

## VSRAD 基本 NEW
和 ブイエスラド

- 早期アルツハイマー型認知症に特徴的にみられる内側側頭葉の萎縮の程度を，MR画像から解析して読み取るソフトウェア。
- 元データとなるMR画像は，MPRAGEに代表される強いT1コントラストの3Dグラジエントエコーにより収集される。MRIメーカーごとに推奨プロトコルがある。
- 機能等の詳細については，エーザイ株式会社のウェブサイト（http://www.vsrad.info/index2.html）を参照。〈Siemens〉　F

## vulnerable plaque 基本
和 不安定プラーク 同,類 unstable plaque, soft plaque

- vessel wall imaging →P.382 を参照。　C

## Walking presaturation
**和** ウォーキングプリサチュレーション

- 動静脈分離のためのプリパルス印加方法。プリサチュレーション位置を各スライスごとに追従させながら計測していく手法。
- 2D TOF MRAでよく利用される手法。
- 不要な信号を効果的に抑制することができる。〈日立〉  E

## WARP  NEW
**和** ワープ

- 金属などによる歪みやアーチファクトを低減する手法。
- 励起パルスの送信バンド幅を高くする。
- 高い読み取りバンド幅と併用すると効果的。〈Siemens〉  F

参照 metal artifact（金属アーチファクト）→P.172, band width（バンド幅）→P.19

## Water Excitation
**和** 水励起法

- スライス励起パルスの周波数帯域を，水の周波数にだけ限定することにより，脂肪の信号が抑制された画像を得る方法。
- 定常状態を利用するシーケンスにおいては，TRのなかに脂肪抑制のための追加パルスを印加することができないため，励起パルスそのものを変更している。〈Siemens〉  F

図1 Water Excitation併用膝sagittal画像

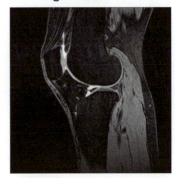

参照 脂肪抑制法 →P.427

## WATS
Full **wat**er **s**elective excitation

- PROSET →P.251 を参照。〈Philips〉  B

## WAVE
Full **wat**er **v**olume **e**xcitation **和** ウェイブ

- WATSを使用した3D T1 FFE/TFEシーケンス。腹部や前立腺などのダイナミック撮像や高分解能3D撮像に有用。〈Philips〉  B

参照 WATS →P.392, PROSET →P.251

**図1 WAVEを用いた腹部ダイナミック画像**

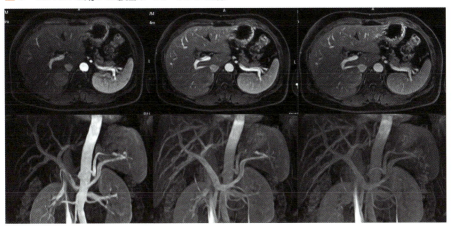

### WET
**ウェット**
**F**ull **w**ater **e**xcitation **t**echnique

- 水と脂肪の共鳴周波数の差を利用して水信号を選択励起する脂肪抑制法。複数のRFパルスを分割送信するBinominal法を使う。〈キヤノン〉　G

### WFOP
**ダブルエフオーピー**
**F**ull **w**ater **f**at **o**pposed **p**hase

- pixel内に混在している水の磁化ベクトルと脂肪の磁化ベクトルがout of phaseになるタイミングで信号収集する。これによってpixel内における脂肪抑制効果を得る。〈キヤノン〉　G

参照 out of phase ➡P.225

### WFS
**F**ull **w**ater **f**at **s**hift

- 水信号に対して脂肪の周波数エンコーディング方向へのシフト量を，ピクセル数で調節するためのパラメータ。水と脂肪では共鳴周波数が3.4ppm異なるため，脂肪信号は水信号に対して周波数方向にシフトして描出される（EPIやGRASEスキャンでは位相方向にも発生する）。WFSのピクセル数の設定は，周波数バンド幅（BW）にも影響する（下の説明参照）。〈Philips〉
- WFSとBWの関係

$$\text{WFS(pixels)} = \frac{\text{水と脂肪の共鳴周波数の差（3.4ppm）}}{\text{BW（Hz/pixel）}}$$

（水と脂肪の共鳴周波数の差1.5Tの場合は約224Hz）
- **設定項目**
  - Maximum：使用シーケンスのなかで，設定可能なWFSの最大値が使用される。WFSがそれほど重要ではなく，S/N比を重視するアプリケーションで用いる。

- User defined：その条件下において，ピクセル単位を自由に設定する（小数点第3位まで）。実際のWFSはInfoページで確認できる。
- Minimum：WFSを最小限に抑えるときや，TEを最短値に設定する際に用いる。BWを高くすることになるためS/N比は低下する。短いTR/TEがアーチファクトの減少に繋がるbalancedシーケンス時は，WFSをMinimumに設定する。〈Philips〉　B

参照　band width（バンド幅）　➡P.19

## WFS DIXON
ダブルエフエス ディクソン
**Full** **W**ater **F**at **S**eparation DIXON　NEW

- 水と脂肪の共鳴周波数による位相差を利用し，in phase画像，out of phase画像，水画像，脂肪画像の計4種類の計算画像を得る。〈キヤノン〉　A

## whole body MRI, whole body imaging, whole body scan　基本

- メーカーによりSmartStep，MobiTrak，Moving Bed MRA，Panoramic Table MRAなどと呼称されるテーブルを段階的に動かす技術，あるいはmoving table imagingと呼ばれるテーブルを一定の速度で連続的に動かす技術を用いて，1回のMRI検査で全身を撮像する手法の総称。
- 悪性腫瘍や炎症の全身スクリーニングなどに用いられる。　C

参照　SmartStep　➡P.307，MobiTrak　➡P.184，Moving Bed MRA　➡P.188，Panoramic Table MRA　➡P.229，moving table imaging　➡P.188

## whole heart coronary MRA　基本
和　ホールハートコロナリーMRA，全心臓冠動脈MRA

- 2003年，Weberらにより発表された方法で，心臓全体をカバーする形で3D法のMRAにて冠動脈3枝の全領域を一度に撮像する方法。
- real time navigator echoによる呼吸同期とパラレルイメージングを併用し，一般的には3Dのsteady state coherent GRE法にて撮像する。
- 画像処理にはvolume renderingやSoap bubble MIPなどが用いられる。
- 各々の冠動脈主要分枝の走行に沿って数cm厚の3D撮像断面を設定し，繰り返し撮像していた従来の選択的coronary MRAと比較し，全体の検査時間が短縮し，撮像範囲の決定が容易，冠動脈全体像の把握が容易といった利点を有する。
- マルチスライスCTによる冠動脈造影（coronary CTA）と比較し，X線被曝がない，石灰化の影響が少ない，造影剤を使用しないなどの利点を有するが，撮像時間が長い，空間分解能の面でやや劣る，また金属ステント留置部の情報が得られないなどの短所がある。
- 適応疾患：虚血性心疾患以外にも川崎病，冠動脈先天異常など。　C（H）

参照　coronary MRA　➡P.54，navigator echo　➡P.215，RMC（real-time motion correction）　➡P.281，parallel imaging　➡P.231，steady state coherent GRE法　➡P.322，volume rendering　➡P.389

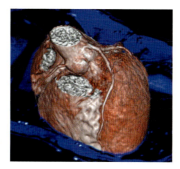

**図1** whole heart coronary MRA
（RMC ➡P.281 と同一症例）

## WIT
### Full Workflow Integrated Technology　NEW

- MRI検査のワークフローを改善する技術の総称。
- WITシステムには，受信コイルのセッティングワークフローを改善するWIT RF Coil System，モバイルテーブルの操作性を向上したWIT Mobile Table，ガントリー正面に設置された多目的表示デバイス・WIT Monitorがある。〈日立〉　E

参照　WIT RF Coil System，WIT Mobile Table，WIT Monitor ➡P.395

## WIT Monitor
### Full Workflow Integrated Technology Monitor　NEW

- ガントリー前面に装備された多目的表示モニター。
- 脈波，心電波，呼吸波を表示できる。
- 被検者氏名，体重，撮像姿勢の設定，接続されているコイルなどの情報が確認でき，その場で編集することもできる。〈日立〉　E

参照　WIT ➡P.395

**図1** WIT Monitor

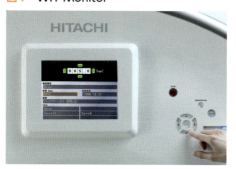

## WIT RF Coil System
### Full Workflow Integrated Technology Radio Frequency Coil System

- MRIシステムでは撮像時間の短縮に加え，被検者セッティングを含めたトータル時間の短縮によるワークフローの高速化が求められている．
- 高感度受信とワークフローを両立したWIT RF Coil Systemは，コイル装着にかかる時間を低減し，トータル検査時間の短縮を図る．
- 頭頸部撮像においては，下側に配置したWIT Posteriorコイルをベースに，上部にWIT Anteriorアタッチメントの頭部用，頭頸部用，頸椎部用を載せ換えるだけで，頭部，頭頸部，頸椎を最適な感度分布で撮像することができる．
- 体幹部撮像では，テーブルに組み込まれたWIT Spineコイルと，被検者上部に乗せたWIT Torsoコイルを組み合わせ，容易にセッティングが可能である．
- このとき，頭部用のコイルを外す必要もなく，これまでのようなコイル棚への受信コイルの置き換えにかかる手間をなくしている．〈日立〉　　　　　　　　　　E

参照　WIT ➡P.395

### 図1　WIT RF Coil System（頭頸部）

a　WIT Posteriorコイル
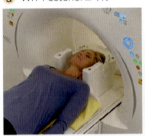

b　頭部セッティング
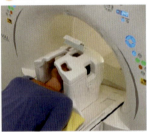

c　頭頸部セッティング
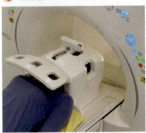

d　頸椎部セッティング
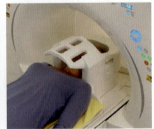

## WIT Mobile Table
ウイット・モバイルテーブル

### Full Workflow Integrated Technology Mobile Table

- 着脱可能な WIT Mobile Table は被検者の乗せ換えを検査室外で行うことで，磁石吸着事故のリスクを軽減できる。
- ガントリーに向かって斜めからのアプローチ接続が可能で，正面から接続する必要がないため使いやすく，さらに撮像室をコンパクトに設計できる利点がある。
- テーブルトップは電動による上下可動式で，最低高を50cmまで下げられるので，小児や高齢者の乗り降りの負担を軽減する。
- 電動昇降はテーブル本体にバッテリーを搭載しており，アンドック時でも可能である。
- ワンタッチで引き出せるアームボードは，テーブル移動時の被検者のガードとして垂直位置まで可動できる。〈日立〉

参照 WIT ➡P.395

### 図1 WIT Mobile Tableの特長

a 斜め方向から着脱可能

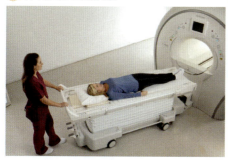

b テーブル最低高50cm

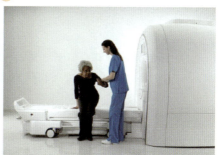

c アームボード

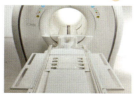

広いワークスペース

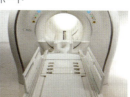

垂直まで可動

## WMT

Full wall motion tracking

- 通常の心臓シネ画像を用いて，心機能解析およびストレイン解析が可能なアプリケーション。心機能解析では心駆出率（EF）など，ストレイン解析では心筋の歪みを定量評価可能。左心室の円周方向の収縮であるcircumferential strainや，左心室の長軸方向の収縮であるlongitudinal strainを得ることができ，EFよりも心機能低下の予測因子になりうると報告されている。
- MR WMTは，心筋トレースの手法に心エコーで用いられているスペックルトラッキング法を応用したテンプレートマッチングを適用し，精度の高い心筋トレースが可能であり，短軸においては，ほぼ1クリックで自動解析が完了する。さらに，乳頭筋まで自動トレースし，左心室容積から除外して計算することもできるため，より正確なパラメータ算出が可能である。〈キヤノン〉　A

### 図1　解析結果画面

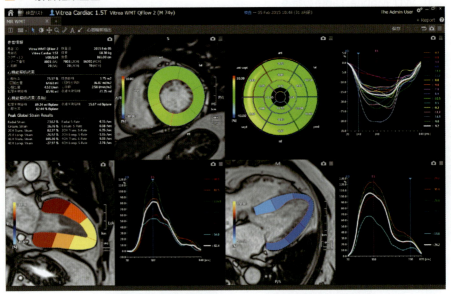

## Yo-Yo stack order
和 ヨーヨー スタック オーダー

- MobiTrakでテーブル移動を用いたスキャンを行う際に，テーブル移動回数を減らすためのパラメータ。例えば下肢造影MRAにおいて，造影前も造影後も，各Stackの撮像順番を同じにした場合，テーブル移動は1往復半となるのに対し(図1a)，Yo-Yo stackの場合は1往復で検査が完了する(図1b)。〈Philips〉　B

参照 MobiTrak ➡P.184, Stack ➡P.320, Stack Alignment ➡P.320

図1　Yo-Yo stackの有無による比較

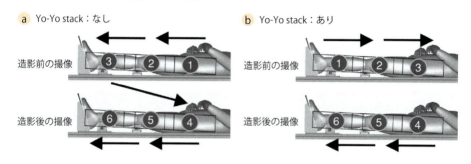

a　Yo-Yo stack：なし　　　b　Yo-Yo stack：あり

### zero filling 基本
和 ゼロ充填法

- k空間データの外側部分に近似値としてゼロを満たし，データ数を増やしフーリエ変換することで，データ取得時のマトリックスサイズを超えた画像が得られる．擬似的にデータ量を増やしているので，見かけ上の分解能は向上する．また，k-spaceの辺縁部は鮮鋭度に起因するだけなので，コントラストに影響はない．〈T〉

### ZIP 基本
Full zero-fill interpolation

- データ補完法の1つであり，slice ZIPとin-plane ZIPの2種類が存在する．
- in-plane ZIPは，収集したローデータの外側にzero filling処理を行ってからFFT再構成を行い，見た目の空間分解能を向上させる機能．例えば256×256のマトリックスをもつデータにZIP512を併用した場合，再構成後のデータは512×512になる．
- slice ZIPは，3Dシーケンスのローデータにおいて，スライス方向にzero fillingを行ってFFT再構成を行う方法．例えばZIP×2を併用すると，元々のデータのほかに50%オーバーラップした中間の画像が再構成される．MRAでこの機能を併用すると，MIP処理を行った血管像が滑らかになる効果がある．〈GE〉

### 図1 ZIPによる効果

a slice ZIP off

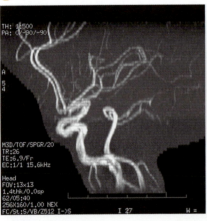

b slice ZIP on

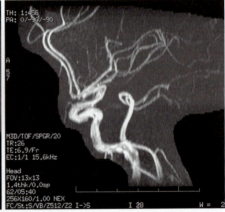

### zipper artifact 基本
和 ジッパーアーチファクト 別 RF zipper artifact, zipper-like artifact

- 周波数エンコード方向あるいは位相エンコード方向のいずれかに生じる直線状のアーチファクトで，白黒が交互に破線状を呈する格好で出現し，ジッパーに類似するためzipper artifactとよばれる．主な原因として以下の3つが挙げられる．
- **FID信号やstimulated echo信号が180°refocusing pulseと重なるために生じるもの**：周波数エンコード方向に沿って画像の中央（位相エンコードがゼロの位置）に出

現する。
- **RF励起パルスが完全に消えないで影響するもの**：位相エンコード方向に沿って画像の中央（ゼロ周波数エンコードの位置）に出現する。
- **外部からのラジオ波（FM放送など）の混入**：位相エンコード方向に沿って出現し，画像の中央ではなく混入したラジオ波の周波数の位置にみられる[Z-1)]。
- **対策**：原因により対策が異なるが，FID信号によるものではTEを長くして180°refocusing pulseとの距離を離す，RF励起パルスによるものではspoiler pulseを併用する．外部からのラジオ波混入によるものではRF遮蔽を強化したりMRI室のドアが開いていれば閉めるなど。 C(J)

参照 周波数エンコード方向 →P.428 ，位相エンコード方向 →P.408 ，FID →P.99 ，refocusing pulse →P.274 ，RF（ラジオ波）→P.278 ，spoiler pulse →P.317

### 図1 zipper artifact
位相エンコード方向に出現した zipper artifact（➡）。

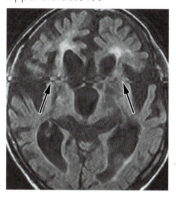

## ZOOM DWI  NEW
和 ズームディフュージョン

- スライス励起パルスに対して，再収束パルスがある角度をもって励起することで，2つのパルスが交差した領域のみが励起される技術。そのため，FOV外に被写体が存在しても，折り返しアーチファクトが発生しない。DWIにてEPI factorを小さくすることが可能であり，磁化率アーチファクトや歪みの低減を可能とする。〈Philips〉 B

### 図1 ZOOM DWIの原理

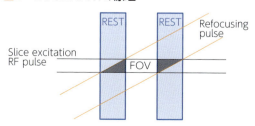

**図2 ZOOM DWIの画像**

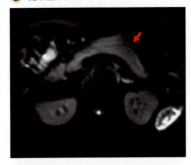

ⓐ 従来法のDWI

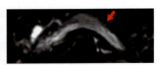

ⓑ ZOOM DWI

従来法よりも歪みが低減されている

## Zoom imaging
### 和 ズーム イメージング

- スピンエコー系シーケンスにおいて，折り返しアーチファクトを除去する技術を使用することでRFOVを絞り，撮像時間を短縮する手法。折り返しアーチファクトの除去は，90°パルスと180°パルス励起範囲を調節することで行っている。組織の信号は2つのRFパルスによって励起された領域のみ信号を出す。よって90°と180°の2つのRFパルスが励起する領域を，関心領域に限定すれば，RFOVを絞っても他の領域からの折り返しがないため，高速なdynamic scanが可能となる。TSEやGRASEシーケンスに使用することができる。〈Philips〉  B

参照 GRASE法 ➡P.121 , TSE ➡P.367

## ZOOMit  NEW
### 和 ズームイット

- ZOOMit法は局所励起法の1つで，パラレル送信技術を用いて特定の空間を選択的に励起することが可能となる。
- 一般にk空間は受信時の信号の場所を示すために用いられるが，送信時も受信時と同様にk空間が存在する。ZOOMit法はパラレル送信技術を用いて励起時のk空間をEPIのようにk空間の座標をずらしながら励起することで，局所的に特定の空間を励起することが可能となる。
- 局所励起を行うことで送信時の不均一性を軽減することが可能となり，必要領域にのみ領域を絞ることで余剰な位相エンコードステップを減らし，撮像時間を短縮することが可能となる。〈Siemens〉  F

### 図1

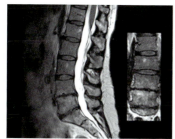 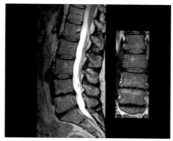

a  conventional Scan    b  ZOOMit（撮像時間は1/3）

MAGNETOM FLASH, vol.07.

## A

| active shield | 1) 基礎から学ぶMRI. 医療科学社, p113, 2001.<br>2) 磁気共鳴医学用語解説集 第2版. 日本磁気共鳴医学会, p4, 2004. |
|---|---|
| active shim | 3) 磁気共鳴医学用語解説集 第2版. 日本磁気共鳴医学会, p4, 2004.<br>4) 基礎から学ぶMRI. 医療科学社, p113, 2001. |
| aliasing | 5) 基礎から学ぶMRI. 医療科学社, p126, 2001. |
| arm sharing | 6) ルーチンクリニカルMRI 2004 BOOK, 映像情報メディカル, 35 (臨増): 101-105, 2003. |
| AutoAlign | 7) Itti L, Chang L, Ernst T : Automatic Scan Prescription for Brain MRI. Magn Reson Med, 45: 486-494, 2001. |

## B

| band width | 1) MRI・CT 用語事典. メジカルビュー社, p90, 113, 2000. |
|---|---|
| binominal pulse | 2) MRI・CT 用語事典. メジカルビュー社, p3, 2000. |
| BOLD 法 | 3) MRI・CT 用語事典. メジカルビュー社, p8, 2000. |
| Bore | 4) 磁気共鳴医学用語解説集 第2版. 日本磁気共鳴医学会, p16, 2004. |

## C

| CBF | 1) MRI・CT 用語事典. メジカルビュー社, p81, 2000. |
|---|---|
| CBV | 2) MRI・CT 用語事典. メジカルビュー社, p81, 2000. |
| CISS | 3) Ramli N, Cooper A, Jaspan T : High resolution CISS imaging of the spine. Br J Radiol, 74: 862-873, 2001. |
| CPMG sequence | 4) 磁気共鳴医学用語解説集 第2版. 日本磁気共鳴医学会, p18, 2004. |
| crosstalk | 5) 磁気共鳴医学用語解説集 第2版. 日本磁気共鳴医学会, p75, 2004. |
| cryostat | 6) 磁気共鳴医学用語解説集 第2版. 日本磁気共鳴医学会, p30, 2004. |

## D

| Dixon 法 | 1) MRI・CT 用語事典. メジカルビュー社, p97, 2000.<br>2) 磁気共鳴医学用語解説集 第2版. 日本磁気共鳴医学会, p40, 2004. |
|---|---|

## E

| Ernst 角 | 1) 磁気共鳴医学用語解説集 第2版. 日本磁気共鳴医学会, p45, 2004. |
|---|---|

## F

| FID | 1) MRI・CT 用語事典. メジカルビュー社, p98, 2000. |
|---|---|

## G

| g-factor | 1) Breuer FA, et al. : Magn Reson Med, 62 : 739-746, 2009. |
|---|---|
| GRAPPA | 2) Jakob PM, Griswold MA, Edelman RR, et al. : AUTO-SMASH: a selfcalibrating technique for SMASH imaging. Magnetic Resonance Materials in Physics, Biology and Medicine (MAGMA) 7 : 42 -54 , 1998.<br>3) Heidemann RM, Griswold MA, Haase A, et al. : VD-AUTO-SMASH imaging. Magn Reson Med, 45: 1066-1074, 2001.<br>4) Griswold MA, Jakob PM, Heidemann RM, et al. : Generalized autocalibrating partially parallel acquisitions (GRAPPA) . Magn Reson Med, 47: 1202-1210, 2002. |
| g-ratio | 5) Stikov N, Campbell JS, Stroh T, et al. : In vivo histology of the myelin g-ratio with magnetic resonance imaging. Neuroimage, 118: 397-405, 2015. |

## H

| HASTE | 1) Kiefer B, Gosner J, Hausmann R. Image aquisition in a second with half fourier aquired single shot turbo spin echo. JMRI, 4: 86, 1994.<br>2) MRI・CT 用語事典. メジカルビュー社, p120, 2000. |
|---|---|

| HISTO | 3) Pineda N, Sharma P, Xu Q, et al.: Measurement of hepatic lipid: high-speed T2-corrected multiecho acquisition at 1 H MR spectroscopy — a rapid and accurate technique. Radiology, 252: 568-576, 2009. |
|---|---|
| H-sinc | 4) Abe T, Takeuchi H, Takahashi T: Fast Fat Suppression RF Pulse with Insensitivity to B1 Inhomogeneity: H-Sinc. ISMRM 16th annual meeting proceedings: 1321, 2008. |
| HUGE | 5) Blumhagen JO, Ladebeck R, Fenchel M, et al.: MR-based field-of-view extension in MR/PET: B0 homogenization using gradient enhancement (HUGE). Magn Reson Med, 70: 1047-1057, 2013. |
| Hyperpolarization | 6) 磁気共鳴医学用語解説集 第2版. 日本磁気共鳴医学会, p 69, 2004. |
| HYDROPS | 7) Naganawa S, Nakashima T: Visualization of endolymphatic hydrops with MR imaging in patients with Ménière's disease and related pathologies: current status of its methods and clinical significance. Jpn J Radiol, 32: 191-204, 2014. |

**I**

| IVIM | 1) Le Bihan D: Neuroimage, 187: 56-67, 2019. |
|---|---|

**J**

| J-coupling | 1) MRI・CT 用語事典. メジカルビュー社, p13, 2000. |
|---|---|

**L**

| leukoaraiosis | 1) 脳・頭頸部のMRI. メジカルビュー社, p170, 2000. |
|---|---|

**M**

| MEGA | 1) Mescher M, et al.: Solvent suppression using selective echo dephasing. J Magn Reson Ser A, 123: 226-229, 1996. |
|---|---|
| molecular imaging | 2) 小林久隆: molecular imaging〜入門から最先端まで〜. IMAGING 通信 Vol. 1, 2004[タイコヘルスケアジャパン㈱情報誌] |
| MOTSA | 3) MRI・CT 用語事典. メジカルビュー社, p18, 19, 2000. |
| MP2RAGE | 4) Marques JP, et al.: Neuroimage, 49: 1271-1281, 2010. |
| MR arthrography | 5) 骨軟部のMRI. メジカルビュー社, p3, 2000. |
| MR colonography | 6) 岡田良行: 今, 本当に使えるモニター診断端末とは？利用者の声, 開発者の声. GE社製Pathspeed 画像表示端末の使用経験. Rad Fan, 1 (4): 26-29, 2003. |
| MRCP | 7) 増永初子ほか: MRCP. 臨床画像. 15: 297-307, 1999. |
| MR cryosurgery | 8) Rad Fan. 1 (4): 26-29, 2003. |
| MR endoscopy | 9) MRI・CT 用語事典. メジカルビュー社, p25, 2000. |
| MR enterocolonography | 10) 北詰吉雄ほか: クローン病に対するMR enterocolonography: 実践のポイント. 映像情報メディカル, 48(増刊): 77-82, 2017. |
| MR lymphography | 11) ルーチンクリニカルMRI 2004 BOOK. 映像情報メディカル, 35(臨増): 50-62, 2003. |
| MR spectroscopy | 12) 2002ルーチンクリニカルMRI. 映像情報メディカル, 33 (臨増): 71-74, 2001. |
| MTT | 13) MRI・CT 用語事典. メジカルビュー社, p81, 2000. |

**N**

| N/2 artifact | 1) 基礎から学ぶMRI. 医療科学社, p132, 2001. |
|---|---|
| NODDI | 2) Zhang H, Schneider T, Wheeler-Kingshott CA, et al. NODDI: practical in vivo neurite orientation dispersion and density imaging of the human brain. Neuroimage, 61: 1000-1016, 2012. |
| null point | 3) MRI・CT 用語事典. メジカルビュー社, p57, 2000. |

## O

**OGSE**
1) Does MD, Parsons EC, Gore JC, et al. : Oscillating gradient measurements of water diffusion in normal and globally ischemic rat brain. Magn Reson Med, 49: 206-215, 2003.
2) Van AT, Holdsworth SJ, Bammer R, et al. : In vivo investigation of restricted diffusion in the human brain with optimized oscillating diffusion gradient encoding. Magn Reson Med, 71: 83-94, 2014.

## P

**passive shield**
1) 基礎から学ぶMRI, 医療科学社, p113, 2001.

**passive shim**
2) 基礎から学ぶMRI, 医療科学社, p112, 2001.

**Perfusion**
3) Nael K, Mossadeghi B, Boutelier T, et al : Bayesian estimation of cerebral perfusion using reduced-contrast-dose dynamic susceptibility contrast perfusion at 3 T. AJNR Am J Neuroradiol, 36: 710-718, 2015.

**periventricular cap**
4) 脳・頭頸部のMRI. メジカルビュー社, p170, 2000.

**periventricular rim**
5) 脳・頭頸部のMRI. メジカルビュー社, p170, 2000.

**PETRA**
6) Grodzki DM, Jakob PM, Heismann B : Ultrashort echo time imaging using pointwise encoding time reduction with radial acquisition (PETRA). Magn Reson Med, 67: 510-518, 2012.

**phase contrast MRA**
7) 磁気共鳴医学用語解説集 第2版. 日本磁気共鳴医学会, p113, 2004.

**preparation pulse**
8) MRI・CT 用語事典. メジカルビュー社, p101, 2000.

**PROBE**
9) 2002ルーチンクリニカルMRI. 映像情報メディカル, 33(臨増): 71-74, 2001.

**progressive saturation**
10) MRI・CT 用語事典. メジカルビュー社, p19, 2000.

**pTX**
11) Gras V, Mauconduit F, Vignaud A, et al. : Design of universal parallel-transmit refocusing kT -point pulses and application to 3D T2 -weighted imaging at 7T. Magn Reson Med, 80: 53-65, 2018.

**pulmonary-perfusion MRI**
12) Ohno Y, Kawamitsu H, Higashino T, et al. : Time-resolved contrast-enhanced pulmonary MR angiography using sensitivity encoding (SENSE). J Magn Reson Imaging, 17: 330-336, 2003.
13) Ohno Y, Higashino T, Takenaka D, et al. : MR angiography with sensitivity encoding (SENSE) for suspected pulmonary embolism: comparison with MDCT and ventilation-perfusion scintigraphy. AJR Am J Roentgenol, 183: 91-98, 2004.

**PVH**
14) 脳・頭頸部のMRI. メジカルビュー社, p170, 2000.

## R

**RADAR**
1) Takizawa M, Ito T, Itagaki H, et al.: Modified echo peak correction for radial acquisition regime (RADAR). Magn Reson Med Sci, 8: 149-158, 2009.

**RESOLVE**
2) Porter DA, Heidemann RM. High resolution diffusion-weighted imaging using readout-segmented echo-planar imaging, parallel imaging and a two-dimensional navigator-based reacquisition. Magn Reson Med, 62: 468-475, 2009.

| | |
|---|---|
| resting-state functional MRI | 3) Complex brain networks: graph theoretical analysis of structural and functional systems. Nat Rev Neurosci, 10: 186-198, 2009. |
| RF | 4) 磁気共鳴医学用語解説集 第2版. 日本磁気共鳴医学会, p124, 2004. |
| RF コイル | 5) 磁気共鳴医学用語解説集 第2版. 日本磁気共鳴医学会, p133, 2004. |

## S

| | |
|---|---|
| semi-LASER | 1) Scheenen TW, Klomp DW, Wijnen JP, et al.: Short echo time 1H-MRSI of the human brain at 3T with minimal chemical shift displacement errors using adiabatic refocusing pulses. Magn Reson Med, 59: 1-6, 2008. |
| Slice Adjust | 2) Integrated shimming improves lesion detection in whole-body diffusion-weighted examinations of patients with plasma disorder at 3 T. Invest Radiol, 51: 297-305, 2016. |
| SMS | 3) Uğurbil K, Xu J, Auerbach EJ, et al.: Pushing spatial and temporal resolution for functional and diffusion MRI in the Human Connectome Project. Neuroimage, 80: 80-104, 2013. |
| stimulated-echo | 4) 磁気共鳴医学用語解説集 第2版. 日本磁気共鳴医学会, p157, 158, 2004. |
| SWI | 5) Nathaniel D Wycliffe, Judy Choe, Barbara Holshouser et al.: Reliability in detection of hemorrhage in acute stroke by a new three-dimensional gradient recalled echo susceptibility-weighted imaging technique compared to computed tomography: A retrospective study. JMRI, 20: 372-377, 2004. |

## T

| | |
|---|---|
| TDI | 1) Calamante F, Tournier JD, Jackson GD, et al.: Track-density imaging (TDI): super-resolution white matter imaging using whole-brain track-density mapping. Neuroimage, 53: 1233-1243, 2010. |
| Tissue4D | 2) Tofts PS, et al.: Measurement of the blood-brain barrier permeability and leakage space using dynamic MR imaging. 1. Fundamental concepts. Magn Reson Med, 17: 357-367, 1991. |
| T1$\rho$マッピング (研究段階) | 3) Redfield AG: Nuclear magnetic resonance saturation and rotary saturation in solids. Phys Rev, 98: 1787-1809. 1955. |

## U

| | |
|---|---|
| UBO | 1) 脳・頭頸部のMRI. メジカルビュー社, p170, 2000. |

## V

| | |
|---|---|
| VCG | 1) MRI 応用自在. メジカルビュー社, p84, 2001. |
| VIBE | 2) Rofsky NM, Lee VS, Laub GA, et al.: Abdominal MR imaging with volumetric interpolated breath hold examination (VIBE). Radiology, 212: 876-884.1999. |

## Z

| | |
|---|---|
| zipper artifact | 1) 基礎から学ぶMRI, 医療科学社, p124, 2001. |

文献（英語）

## アーチファクト 〔基本〕

**和** 偽像 **英** artifact

● MRIのアーチファクトにはいろいろなものがある。各用語解説を参照。 〔C(J)〕

**参照** aliasing（wraparound，折り返しアーチファクト）**➡P.6**，truncation artifact（打ち切りアーチファクト，ringing artifact，Gibbs artifact）**➡P.367**，crosstalk **➡P.57**，chemical shift artifact（化学シフトアーチファクト）**➡P.44**，susceptibility artifact（磁化率アーチファクト）**➡P.326**，zipper artifact **➡P.399**，motion artifact（ghosting artifact）**➡P.187**，magic angle artifact（魔法角アーチファクト）**➡P.170**，渦電流（eddy current）**➡P.414**，N/2 artifact（エヌハーフアーチファクト）**➡P.214**，banding artifact **➡P.19**

## 位相エンコード方向 〔基本〕

**英** phase encoding direction **同,類** Foldover direction

● 通常，MRI画像の縦方向と横方向とは位相エンコード方向と周波数エンコード方向（リードアウト方向，リード方向ともよぶ）とからなる。縦横どちらを位相エンコード方向にするかは撮像時に任意に決定できる。

● 3次元撮像の場合はスライス面内のどちらかが周波数エンコード方向で，スライス方向を含む残り2方向が位相エンコード方向となる。

● 単に"エンコード方向"といった場合は位相エンコード方向のことを指す。

● 位相エンコード方向では位相（スピンの磁気モーメントの向き）の違いでスライスの位置情報を認識する。それに対して周波数エンコード方向では周波数（スピンの回転速度）の違いでスライス内の位置情報を認識する。

● 位相エンコード方向にはアーチファクトとしてaliasing（折り返しアーチファクト）やmotion artifact（体動アーチファクト）が生じる。一方，周波数エンコード方向にはスピンエコー法の場合chemical shift artifact（化学シフトアーチファクト）が生じる。 〔C(O)〕

**参照** スピン **➡P.432**，磁化 **➡P.425**，aliasing **➡P.6**，motion artifact **➡P.187**，chemical shift artifact **➡P.44**

## 陰性造影剤 〔基本〕

**英** negative contrast agent

● X線撮影では空気や二酸化炭素などを示すように，MRIでも画像上で低信号強度となる効果をもたらす造影剤を「陰性造影剤」とよんでいる。

● 造影剤周囲プロトンの横緩和時間を短縮する作用を示し，T2強調画像に使用される。 〔L〕

### 永久磁石方式MRI
【英】permanent magnet MRI system

- 1983年に住友特殊金属(株)[現・日立金属(株)]とアメリカGM社がそれぞれ開発したネオジウム磁石は，ネオジウムと鉄とボロンからなる強力な合金磁石である。この磁石の登場により，実用的な永久磁石を用いたMRIが実現された。
- 最大エネルギー積で比較すると，ネオジウム磁石は45メガガウスエルステッド以上であり，フェライト磁石の4.5メガガウスエルステッドに対して10倍以上の強度を誇る。

#### 永久磁石方式MRIの利点
- 磁場の発生に電力が不要で経済性に優れる。
- 磁石デザインに自由度が高く，オープン化が可能。
- 超電導MRIにみられるクエンチがなく，安定している。
- 閉磁路構造のガントリーで漏洩磁場が少ない。

#### 永久磁石方式MRIの欠点
- 高い磁場強度が得られない。
- 磁石の質量が大きい。
- 磁場の均一度が超電導磁石よりも劣る。
  といった点が挙げられるが，各種の技術開発により，超電導方式に遜色のない性能を有した永久磁石方式MRIが開発されている。〈日立〉

参照 常電導磁石 ➡P.429，超電導磁石 ➡P.438

#### 図1　永久磁石方式MRIの構造
上下に配置された永久磁石の間に均一な磁場空間を形成している。構造的にオープン化が容易である。

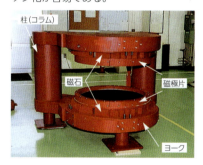

### 液体窒素
【英】liquid nitrogen

- 液体窒素($N_2$)は超電導MRI装置において，液体ヘリウムの蒸発量を減少させるための冷媒として用いられるが，最近のMRI装置では液体窒素の代わりに絶対温度20～80Kの温度領域で冷却を行う冷凍機(refrigerator)を用いることが多い。
- 液体窒素の1気圧における沸点は－195.8℃（絶対温度77K）である[あ-1]。

参照 超電導磁石 ➡P.438，超電導MRI装置 ➡P.438，液体ヘリウム ➡P.410

## 液体ヘリウム　基本
英 liquid helium

- 液体ヘリウム (He) は超電導 MRI 装置における超電導現象を維持するために用いられる冷媒である。
- 液体ヘリウムの1気圧における沸点は－268.9℃（絶対温度4.2K）で，MRI装置内の超電導磁石は cryostat などを用いてこの温度（－268.9℃）に保たれている。
- MRI 装置内の液体ヘリウムは蒸発していくため，定期的に補充する必要があるあ-2)。

C(G)

参照 超電導磁石 ➡P.438 , cryostat ➡P.57

## エコー間隔　基本
英 echo spacing, echo space, echo train spacing

- 隣り合ったエコーの間隔のこと。高速スピンエコー法や EPI 法で使われることが多いあ-3)。〈キヤノン〉

G

### 図1　エコー間隔

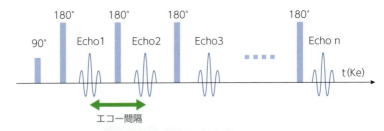

## エコーファクター　基本
英 Echo Factor

- FSE におけるエコー数のこと。〈キヤノン〉

G

## エレメント
英 element

- コイル素子のこと。〈Philips〉

B

参照 Synergy Coil ➡P.329

## オートボイス

- 「息を止めて下さい」「楽にしてください」といったMRのオペレータメッセージを，スキャンの開始前/終了後に自動で再生する機能。
- 複数言語に対応，またオペレータ自身の声を録音・再生することも可能。〈GE〉　D

**図1　オートボイスの設定画面**

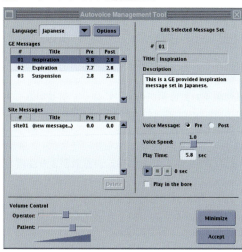

## ガウス
英 gauss 略 G  基本

- 磁束密度を表す単位。
- 10,000 ガウスが1テスラに相当する。  C

参照 テスラ ➡P.439

## 拡散強調画像
英 diffusion-weighted image 略 DWI  基本 専門医

- 水分子のミクロレベルでのランダムな動き，すなわちブラウン運動を信号変化として強調した画像。
- 水分子のブラウン運動が多いと位相が不揃いになって信号が低下するような一対の傾斜磁場（MPG：motion probing gradient）を印加することにより，水分子の拡散が制限された領域を相対的に高信号域として描出する。
- MPGを印加する強さをb-factor（またはb-value）といい，単位はsec/mm²で表す。b-factorが大きいほど（MPGを強く印加するほど）拡散がより強調された画像となる。
- 2つ以上の異なるb-factorにて撮像すれば，見かけの拡散係数（ADC：apparent diffusion coefficient）が計算できる。ADCは単位時間当たりに拡散する面積で表し，単位はmm²/secである。一般には×10⁻³で表記することが多い。ADCの分布を表したものがADC mapである。
- 生体内の拡散係数を計測すると，実際には水分子の拡散のみならず毛細血管などの微小循環（IVIM：intravoxel incoherent motion），拍動などによる生理的動き，axonal flowなどの影響も受けるため，得られた計測値は実際の水分子の拡散係数よりも大きめの値となる。よって"見かけの（apparent）"拡散係数とよばれる。微小循環などの影響を取り除き，できるだけ真の拡散係数に近づけるためには大きなb-factor（1,000 sec/mm²以上）を用いる必要がある。
- 頭部領域では，急性期脳梗塞以外にも類上皮腫（くも膜嚢胞との鑑別），膿瘍，出血，細胞密度の高い腫瘍（悪性リンパ腫や癌腫），プリオン病，軸索損傷，てんかん焦点（発作後），細胞性浮腫をきたす中毒・代謝性疾患などにおいて高信号を呈する[か-1]。また最近では躯幹部領域においても臨床応用が一般的になってきている。  C

参照 isotropic DWI ➡P.152, high b-value ➡P.125, DWIBS ➡P.78

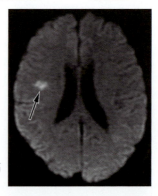

**図1 拡散強調画像**
右放線冠の外側に急性期梗塞巣が高信号域として認められる（➡）。

### 拡散楕円
**英** diffusion ellipsoid

- anisotropic diffusion ➡P.8 を参照。　C

### 拡散テンソル画像　基本
**英** diffusion tensor imaging **略** DTI

- テンソルとは，数学的には"多線形性を有するベクトル変数の関数"と定義されるが，MRIにおける拡散テンソルとは"拡散異方性，すなわち水分子の拡散が特定の方向にのみよく拡散するという性質を複数のベクトルで表したもの"と定義される。
- シングルショットSE-EPI法を用いるのが一般的であるが，SSFSE，line scan，PROPELLER，SSFP法などが用いられることもある。MPGを異なる6方向以上に印加して撮像を行う。
- 拡散異方性を示すパラメータとして，FA (fractional anisotropy)，RA (relative anisotropy)，VR (volume ratio) などがある。
- 拡散テンソルの表示方法としてvector map，ellipsoid map，tractography，color mapなどがある[か-2]。　C

**参照** anisotropic diffusion (異方性拡散) ➡P.8，echo planar imaging (EPI) ➡P.81，SSFSE ➡P.319，line scan ➡P.164，PROPELLER ➡P.250，FA ➡P.90，vector map ➡P.382，拡散テンソルtractography ➡P.413

### 拡散テンソルtractography　基本
**英** diffusion tensor tractography **略** DTT

- 中枢神経系において白質の神経線維が異方性拡散，すなわち水分子の拡散が特定の方向にのみよく拡散するという性質を利用し，個々の神経線維路を描出する手法。
- シングルショットSE-EPI法などを用い，MPGを6方向以上に印加して撮像を行った拡散テンソル画像のデータよりtractography処理を行う。
- 代表的なソフトウェアとしてdTVやPRIDEがある。　C

**参照** anisotropic diffusion (異方性拡散) ➡P.8，echo planar imaging (EPI) ➡P.81，拡散強調画像 (MPG) ➡P.412，拡散テンソル画像 ➡P.413，dTV ➡P.76

**図1　脳梁の拡散テンソルtractography**
(東京大学で開発されたdTVを使用)

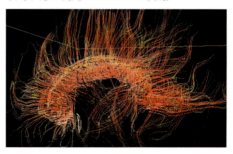

## 拡散テンソル撮像法
英 diffusion tensor imaging 略 DTI

- テンソルとは，数学的には"多線形性を有するベクトル変数の関数"と定義されるが，MRIにおける拡散テンソルとは"拡散異方性，すなわち水分子の拡散が特定の方向にのみよく拡散するという性質を複数のベクトルで表したもの"と定義される．
- シングルショットSE-EPI法を用いるのが一般的であるが，SSFSE，line scan，PROPELLER，SSFP法などが用いられることもある．MPGを異なる6方向以上に印加して撮像を行う．
- 拡散異方性を示すパラメータとして，FA（fractional anisotropy），RA（relative anisotropy），VR（volume ratio）などがある．
- 拡散テンソルの表示方法としてvector map，ellipsoid map，tractography，color mapなどがある か-2)．〈Siemens〉 F

参照 anisotropic diffusion（異方性拡散）➡P.8，echo planar imaging（EPI）➡P.81，SSFSE ➡P.319，line scan ➡P.164，PROPELLER ➡P.250，FA ➡P.90，vector map ➡P.382，拡散テンソルtractography ➡P.413

## 仮想内視鏡
英 virtual endoscopy 略 VE

- 実際の内視鏡と同じように強い遠近法（perspective）をかけて，内視鏡と同じような画像を再現した3次元画像処理法の1つ．
- 形態的な凹凸は表現するが，充血や白苔といった実際の色調変化は表現できない． C

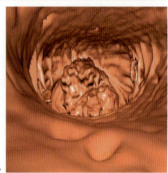

図1 膀胱腫瘍のvirtual endoscopy画像
膀胱底の腫瘍を頂部より眺める．

## 渦電流
英 eddy current 基本

- 金属などの導体を磁束がよぎると，その起電力によって発生するループ状の電流．
- MRIでは，傾斜磁場により超電導磁石の内筒などに発生する渦電流によって画質劣化が起きるため，シールド型の傾斜磁場コイルが使われる．
- 傾斜磁場によって体表に電流が誘起されると，末梢神経刺激が起きることがある か-3)．〈キヤノン〉 G

参照 eddy current correction ➡P.83

**図1 振動磁場により生成される渦電流**

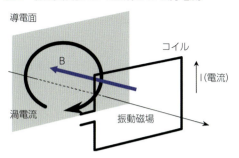

### ガントリー
**英** gantry

- MRI装置において被検者が入るトンネルのこと。

### 緩和
**英** relaxation

- スピンが，高周波励起後に元の状態に戻る現象を「緩和」とよぶ。
- 熱平衡状態に向かって回復していく過程を「縦緩和」とよび，指数関数で回復するとして，その時定数をT1で表す。
- 各スピンの位相が，スピン同士のエネルギー交換によって次第に失われ，全体としての横磁化が減衰していく過程を「横緩和」とよぶ。その時定数をT2または磁場の不均一性による効果を加えた時定数をT2*で表す[4]。〈キヤノン〉

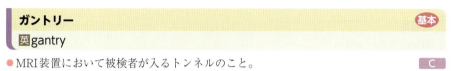

**図1 縦磁化の回復**

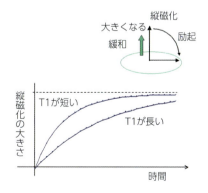

**図2 横磁化の減衰**

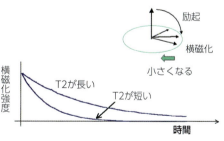

### 希土類元素 <small>キドルイゲンソ</small>

- 周期表，遷移元素Ⅲ族に属する$^{57}$La～$^{71}$Luまでの15元素（ランタン系列）と$^{21}$Sc，$^{39}$Yを含めて17元素を総称して「希土類元素」という。
- これらの元素は3価の陽イオンになりやすく，特に$^{21}$Scを除くほかの16元素の性質は類似している。 `L`

### 共役対称
<small>別</small> エルミート対称，Hermite対称

- ハーフフーリエ法 ➡**P.441** を参照。 `C(O)`

### 強磁性
<small>英</small> ferromagnetism

- 外部から加えられた磁場に対してどのように反応するかによって，すべての物質は3つの磁性，すなわち強磁性，常磁性，反磁性に分類される。
- 強磁性の物質（強磁性体）には不対電子が高密度で含まれており，外部から磁場を加えると，その磁場の方向に沿った強い磁化を発生し，その強さは常磁性体の数百倍に及ぶ。磁場を取り除いても残留磁気が残る。
- 強磁性体はMRI画像上，強い磁化率アーチファクトを生じる。
- 強磁性体としては，鉄，銅，コバルト，ニッケルといった金属が代表例である[か-5]。 `C(N)`

<small>参照</small> 常磁性 ➡**P.429**，反磁性 ➡**P.442**，不対電子 ➡**P.443**

### 共鳴周波数 `基本`
<small>同,類</small> ラーモア周波数

- 磁気共鳴現象においてスピンのコマのような回転運動（歳差運動）の回転速度を周波数（frequency）とよび，その周波数$\omega_0$は磁場の強さ（静磁場強度）$B_0$によって決定され，下記の式（ラーモア方程式）で表される。

$$\omega_0 = \gamma B_0$$

$\gamma$は原子核の種類により決まっている一定の数字で磁気回転比という。例えば水素原子核の磁気回転比は42.6MHz/Tである。よって1.5T装置での水素原子核のラーモア周波数は$42.6 \times 1.5 = 63.9$MHzとなる。
- ある周波数で回転しているスピンに，外から同じ周波数のラジオ波を印加すると，このラジオ波はスピンの歳差運動の軸を変化させる働きをもっているため，スピンの磁気モーメントは磁場の方向（静磁場方向，z軸）に逆らってz軸から離れる方向へ倒れていく。このスピンの歳差運動の軸を変化させうる周波数のことを共鳴周波数とよぶ。 `C`

<small>参照</small> スピン ➡**P.432**，静磁場強度 ➡**P.434**，ラーモア周波数 ➡**P.448**

## キレート
英 chelate

- 金属イオンあるいは金属は,その周りにほかの原子,分子あるいはイオンを規則的に配置する性質を有する。こうして生成される化合物が,金属錯体あるいは配位化合物であり,金属(イオン)に結合する原子,分子あるいはイオンは,一般にその電子を金属イオンに供与し配位結合を形成するため,「配位子(リガンド)」とよばれる。
- 一般に,1分子中に2個以上の配位基をもつ配位子を「多座配位子」といい,これが金属イオンをはさみ込む形で閉環状の錯体を形成することを「キレートを生成する(chelate)」という。これにより形成される化合物を「キレート化合物」または単に,「キレート」という。
- Gd-BT-DO3Aの場合,金属イオンがGd$^{3+}$,BT-DO3Aが配位子(八座配位子)であり,Gd-BT-DO3Aはキレート化合物となる。
- 細胞外液分布ガドリニウム造影剤は,キレート剤の構造によりイオン性,非イオン性,および直鎖型,環状型に分類され,それぞれキレート安定性,浸透圧や粘稠度などの性質が異なるが,臨床上の造影効果や一般的な副作用症状の発現率に大きな違いはみられない。

## クアドラチャーコイル　基本

英 quadrature coil　略 QD coil　別 circular polarization (CP) coil, multiple polarization (MP) coil

- quadrature detection（QD：直交検波）を行うコイルで，それぞれが作り出す磁場が互いに直交する2つのコイルを組み合わせる。
- 送信コイルとして送信電力を半分に抑えることができ，受信コイルとしてはS/N比を$\sqrt{2}$倍に向上できる。
- 現在，用いられているRFコイルの多くはこのクアドラチャーコイルである[か-6]。　C(G)

参照　RFコイル ➡P.280，S/N比 ➡P.309

## クエンチ　基本

英 quenching

- 超電導MRI装置において，なんらかの原因で超電導状態が壊れて超電導コイルに電気抵抗が発生し，流れている電流がジュール熱となり，冷却用の液体ヘリウムが急激に気化（蒸発）してしまう現象をクエンチという。
- クエンチが生じた場合，通常は強制排気システムが作動するため，気化したヘリウムは白煙となって屋外へ排出される（この際火事と間違えて119番通報されることもあるため，クエンチが発生したときは関係部署にその旨連絡しておいたほうがよい）。
- もし地震などの原因により生じたクエンチのため強制排気システムも故障で作動しなかった場合，ヘリウムの白煙がMRI室内に充満する。この場合はヘリウムが空気と置換し酸素欠乏となるため，もし検査中であれば被検者を速やかにMRI室の外に出し避難する必要がある。クエンチによる酸素欠乏のモニターのため，MRI室には空気中の酸素濃度を表示する$O_2$センサーが設置されている。　C(S)

参照　超電導磁石 ➡P.438，液体ヘリウム ➡P.410

## グラディエント　基本

和 傾斜磁場，勾配磁場　英 magnetic gradient field

- 強度が空間の特定方向に変化している磁場で，通常は線形な傾斜（勾配）をもつものが使われる。
- MRIでは，画像化のために傾斜磁場コイルによって作られる3方向（x, y, z）の傾斜磁場を使用する。
- その特性は最大傾斜磁場強度［T/m］，スルーレート［T/m/s］で表わされる。
〈キヤノン〉　G

### 図1　傾斜磁場コイル外形図
磁石架台内に組み込まれた傾斜磁場コイルの外形図。

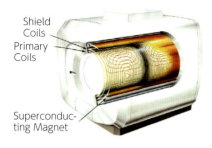

### 図2　傾斜磁場波形図
傾斜磁場強度の立ち上がり波形。最大傾斜磁場強度，スルーレートを示す。

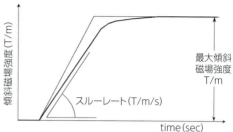

## グラディエントエコー法

**略** GRE法　**英** gradient-echo imaging, gradient-echo method
**別** フィールドエコー法，FE法

- スピンエコー法とは異なり，スピンの再収束のための180°RFパルスを使用せずに，スライス選択やリードアウトの傾斜磁場を反転することで得られるエコー（グラディエントエコー信号）を使用する撮像法。180°パルスを使用しないためTRを短くでき，高速撮像や3次元フーリエ変換に応用できる。ただし，コントラストの制御やスピンの飽和を防ぐために$\alpha$パルスは通常90°以下に設定される（low flip angle）。
- 180°RFパルスを使用しないため，磁場の不均一による影響を受けやすい（スピンエコー法との違い）。このことは磁場の不均一によるアーチファクトを生じやすいという欠点と同時に，微量の鉄沈着やBOLD効果などの検出に鋭敏であるという利点の両面をもつ。
- グラディエントエコー法では横磁化を消去するようなパルス（spoiler pulse）を加えるとT2強調の成分が消えてT1強調画像となり，refocusing pulseを用いて横磁化を強調した場合は，T2*強調画像となる。
- T1強調グラディエントエコー法の代表例としてFLASH，SPGR（spoiled GRASS），T2*強調グラディエントエコー法の代表例としてFISP，GRASSがある[か-7, 8]。　C(P)

**参照** スピンエコー法 →P.432，グラディエント →P.418，RF pulse →P.279，フリップ角 →P.443，BOLD法 →P.31，spoiler pulse →P.317，T2*強調画像 →P.340，FLASH →P.103，SPGR →P.313，FISP →P.101，GRASS →P.122

## 傾斜磁場コイル　基本

英gradient coil　別勾配磁場コイル，グラディエントコイル

- MR信号の発生した位置情報を認識するために必要不可欠なx，y，z方向のそれぞれの傾斜磁場（勾配磁場）をかけるためのコイル。
- x，y，zそれぞれの方向に傾斜磁場コイルが存在し，通常xおよびy方向では鞍状のサドル型コイル，z方向ではらせん状のソレノイド型コイルが配置されている（水平磁場装置の場合）。
- MR画像作成に必要な位置情報を認識するため，傾斜磁場コイルの電流をon-off（スイッチング）させ，傾斜磁場を高速で切り替える（ちなみに，このときの傾斜磁場コイルの振動がMRI検査時の騒音の主な原因となる）。
- 傾斜磁場をどれだけ強くかけられるか（最大傾斜磁場），およびその最大傾斜磁場にどれだけ速く到達できるかという立ち上がり速度（スルーレイト）がMRI装置の重要な性能の指標になる。　C(G)

参照　グラディエント ➡P.419，サドルコイル ➡P.424，ソレノイドコイル ➡P.436，最大傾斜磁場強度 ➡P.424，スルーレート ➡P.433

## 経直腸表面コイル

英endorectal surface coil

- 高いS/N比を得ることを目的として，直腸内に挿入して用いる表面コイル。
- 最も汎用されているMEDRAD社のコイルの場合，前立腺用，子宮頸部用，直腸用の3種類の経直腸表面コイルがある。
- 高いS/N比が得られるメリットがある反面，コイルの挿入というやや侵襲的な面と挿入の分だけ全体の検査時間が延長する。
- 強い信号が得られる点，前立腺のスペクトロスコピーにも非常に有用。　C

参照　S/N比 ➡P.309，表面コイル ➡P.442

**図1　経直腸表面コイルを用いたT2強調画像**

直腸前壁に筋層浸潤を示す腫瘍が広がっている（➡）。

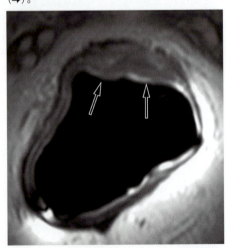

## ゲートフリーシネ　NEW

- 心臓シネ撮像にて，同期トリガに関係なく連続撮像する技術。不整脈や呼吸停止が困難な場合に有効である。〈キヤノン〉　A

## 血管周囲腔

**英** perivascular space **別** Virchow-Robin 腔

- 脳実質内を走行する動脈や静脈の周囲を取り囲む髄液腔を指す。
- T2強調画像で高信号，T1強調画像やFLAIR画像にて著明な低信号-無信号（髄液と同じ信号）の点状ないし線状構造として認められる（図1）。
- 動脈の血管周囲腔は基底核部を主体とした脳底部寄りに，静脈の血管周囲腔は頭頂部寄りの深部白質から皮質下白質にかけて認められることが多い。
- 拡大した血管周囲腔（état criblé）は小さなラクナ梗塞や脳虚血性変化と誤認しないよう注意する必要がある（図2）。

C(M)

**参照** état criblé ➡P.86

### 図1　動脈の血管周囲腔
T2強調画像（a）にて両側基底核部に動脈の血管周囲腔が線状の高信号域として認められる（○印）。脳虚血性変化と異なりFLAIR画像（b）では高信号を呈していない。

a　T2強調画像　　b　FLAIR画像

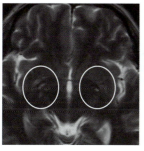
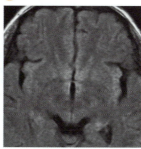

### 図2　静脈の血管周囲腔
T2強調画像にて両側半卵円中心から皮質下白質にかけて線状ないし点状の高信号域が広がっている（○印）。拡大した静脈の血管周囲腔であり，脳虚血性変化と誤認しないように注意が必要。

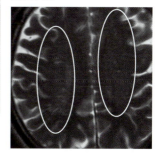

## コイル

**英** coil

- MRIでは静磁場，傾斜磁場の発生および高周波の送受信を行うために使われる電流から磁場を発生させる，もしくは磁場から電流を発生させるものの総称。
- 超電導磁石の静磁場コイルには，一定の大電流が流れ，強い静磁場を作る。
- 傾斜磁場コイルにはパルス電流が流れ，矩形や正弦波状の傾斜磁場を作る。
- 高周波コイルは，高周波による励起とMR信号の受信を行う。診断部位や用途によりさまざまなものが使われている[か-9,10)]。〈キヤノン〉

参照 静磁場 ➡P.434，超電導磁石 ➡P.438，傾斜磁場コイル ➡P.420，RFコイル（高周波コイル）➡P.280

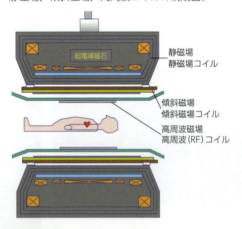

**図1　3つのコイル**
静磁場，傾斜磁場，高周波コイルの構成図。

## 高磁場MRI装置

**英** high-field MRI system

- 3T MRI装置 ➡P.458 を参照。

## 高周波成分

**英** high spatial frequency

- k-space ➡P.157 を参照。

## 高速グラディエントエコー法

**英** fast gradient-echo imaging, fast gradient-echo method **略** fast GRE法

- 高性能の傾斜磁場コイルシステムを用いて励起RFパルスなどに工夫をこらし，TRやTEを短くしたグラディエントエコー法のこと。
- TEを短くすることでT2（T2*）の影響やflowによるアーチファクトが減少し，TRを短

くすることで撮像時間が短縮される。
- 高速グラディエントエコー法の代表例として，FSPGR，Turbo FLASH，TFE，FFEなどがある。ただしメーカーによってはFFEはグラディエントエコー法の呼称として用いている場合もある。　　　　　　　　　　　　　　　　　　　　　　　　C(P)

参照　傾斜磁場コイル ➡P.420 ，グラディエントエコー法 ➡P.419 ，FSPGR(fast spoiled GRASS) ➡P.114 ，Turbo FLASH ➡P.372 ，TFE ➡P.343 ，FFE ➡P.97

## 高速スピンエコー法　　　　　　　　　　　　　　　　　　　　　　　　基本

英 fast spin-echo imaging，fast spin-echo method　略 fast SE法，FSE法
別 ターボスピンエコー法，Turbo SE法，TSE法

- 1つの励起パルス（通常は90°RFパルス）で1つのエコー信号を得るのが狭義のスピンエコー法であるのに対して，1つの励起パルスで複数個（N個）のエコー信号を得る方法を高速スピンエコー法という。
- Nをecho train length(ETL)とよび，高速スピンエコー法の撮像時間は1/Nに短縮される。実効TEは通常echo trainの中央になる。
- 高速で撮像できる以外に，180°RFパルスが何回も照射されるため磁場の不均一の影響をより受けにくくなる，撮像断面に隣接する断面ではoff resonanceのRFパルスがかかるためMTC効果が強くなる，T2強調画像でも脂肪が高信号になる（J-coupling）などの特徴を有する。RFパルスを多用するため，SARの制限に抵触しやすい。
- スピンエコー法にてT2強調画像を撮像する場合は通常，この高速スピンエコー法を用いることが多い。　　　　　　　　　　　　　　　　　　　　　　　　　　　　　　　C(P)

参照　スピンエコー法 ➡P.432 ，echo train length ➡P.82 ，effective TE(実効TE) ➡P.83 ，RF pulse ➡P.279 ，MTC ➡P.207 ，J-coupling ➡P.155 ，SAR ➡P.286

## 高蛋白
別 高濃度の蛋白質

- T1強調画像で高信号を呈する理由の説明として，慣用的に"高蛋白"あるいは"protein-rich"といった用語がよく用いられるが，それは高濃度の蛋白質がmacromolecular hydration effectを有することによる。　　　　　　　　　　　　　　　　　　　C

参照　macromolecular hydration effect ➡P.169

## 最大傾斜磁場強度

英 maximum gradient field strength 略 Gmax

- グラディエント ➡P.418 を参照。〈キヤノン〉  G

## サドルコイル

英 saddle coil 別 鞍型コイル

- 鞍の形をしたコイル。
- 円筒状の超電導磁石のような，体軸方向に静磁場があるような磁石において，体軸と垂直な高周波磁場を発生するような際に使用される。 C(G)

参照 傾斜磁場コイル ➡P.420, RFコイル ➡P.280

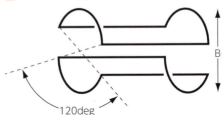

図1　サドルコイル

## サンプリング間隔

基本

英 sampling pitch

- 高周波コイルで受信したMR（アナログ）信号を一定の時間間隔で読み取り，デジタル信号に変換する。この時間間隔を「サンプリング間隔」というさ-1)。〈キヤノン〉  G

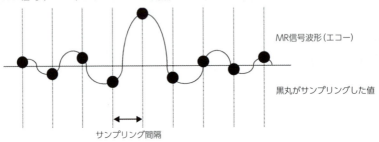

図1　サンプリング間隔
MR信号（エコー）がサンプリング間隔ごとの黒丸の位置でサンプリングされる。

## シーケンス

英 sequence

基本

● パルスシーケンス（pulse sequence）と同義。

参照 pulse sequence ➡P.441

## シールド，遮蔽

英 shield

基本

● MRIにおけるシールドは，外部からのラジオ波を遮蔽する電波シールドと，磁気を遮蔽する磁気シールドとに分けられる。
● 電波シールドは銅などの導電体で壁を作り遮蔽を行う[さ-2]。
● 磁気シールドは鉄などの強磁性体で遮蔽するpassive shieldと，コイルに電流を流すことで遮蔽するactive shieldとがある[さ-3]。 C(G)

参照 RF（ラジオ波）➡P.278, 強磁性 ➡P.416, passive shield ➡P.232, コイル ➡P.422, active shield ➡P.2

## 磁化

英 magnetization

基本

● 磁気モーメントをもつスピン系に静磁場を加えると，全体としてスピン系は静磁場方向に揃う。単位体積当たりの磁気モーメントの和を「磁化」とよび，静磁場方向の成分を「縦磁化」という。
● 共鳴周波数の高周波によって励起すると，静磁場に垂直方向の成分も現れる。これを「横磁化」とよぶ。
● 縦磁化は縦緩和で元に戻り，横磁化は横緩和で減衰する[さ-4]。〈キヤノン〉

参照 静磁場 ➡P.434, 縦緩和 ➡P.437, 横緩和 ➡P.447

**図1 縦磁化と横磁化**

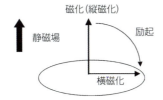

## 視覚閃光

英 magnetophosphene

● dB/dt ➡P.61 を参照。 C

## 磁化率

英 magnetic susceptibility

基本

● susceptibility artifact ➡P.326 を参照。

425

## 磁化率効果
英susceptibility effect　基本

● susceptibility artifact ➡P.326 を参照。　C(J)

## 磁気回転比
英gyromagnetic ratio

● ラーモア周波数 ➡P.448 を参照。　C(H)

## 磁気シールド
英magnetic shield

● シールド ➡P.425 を参照。　C(G)

## 磁気モーメント
英magnetic moment

● 磁化 ➡P.425 を参照。〈キヤノン〉　G

## 磁性体
英magnetic substance　基本

● 外磁場の中に置かれた場合，誘導磁気や永久磁気を帯びる物質を「磁性体」とよぶ。その磁化の特性により，反磁性（diamagnetic），常磁性（paramagnetic），超常磁性（superparamagnetic），強磁性（ferromagnetic）の4種類に分類される。
● **反磁性物質**：外磁場と逆方向に誘導される弱い磁性を有するが，誘導磁気が微弱すぎるので，一般的に造影剤としては用いられない。【例】水，有機化合物，ビスマス，銅
● **常磁性物質**：外磁場と同方向に磁化されるが，外磁場を取り除くと磁化が消失する。【例】不対電子をもつ遷移金属イオン（$Mn^{2+}$，$Fe^{2+}$，$Fe^{3+}$，$Gd^{3+}$），スピン量子数が0でない核種（$^1H$，$^{31}P$）
● **超常磁性物質**：磁化率は常磁性物質より高いが，外磁場を取り除くと残留磁気は消失する。【例】マグネタイト（$Fe_3O_4$），マグヘマイト（$Fe_2O_3$）－結晶径が5〜35 nm
● **強磁性物質**：磁化率が高く，外磁場を取り除いても残留磁気がある。【例】フェライト（$MnO・ZnO・Fe_2O_3$）－結晶径が100 nm以上　L

## 自動注入器
英auto injector 別MRI対応インジェクター（MR-compatible power injector），MRI用造影剤インジェクター

● 非磁性でMRI画像に影響を与えない構造からなるMRI用造影剤の自動注入器（インジェクター）は，用手注入と比較し，①高圧注入が可能，②注入速度が一定で安定しており，再現性がある，③遠隔操作が可能，といった利点を有している。
● 主には造影MRアンギオグラフィー，ダイナミックスタディ，pefusion MRIなどで用いられる。
● 国内では根本杏林堂と日本メドラッド（株）のMRI用造影剤インジェクターが広く用いられている。　C

参照 contrast-enhanced MR angiography ➡P.53, ダイナミックスタディ ➡P.437, perfusion MRI ➡P.238

## シネMRI  基本
### 英 cine MRI

- MRIの高速撮像法を連続的に行うことにより，種々の解剖構造の動きを画像にて再現する手法の総称。
- 種々の臓器や運動器の動態観察という機能評価に用いられる。  C

参照 心臓シネMRI ➡P.431, kinematic study ➡P.156

## 脂肪抑制法  基本 専門医
### 英 fat suppression

- MRIは基本的に水と脂肪の水素原子核（プロトン）からMRI信号を得ているが，そのうち脂肪の水素原子核からの信号を抑制する方法や技術の総称。
- 脂肪抑制法は3つに大別される。共鳴周波数の差を利用する選択的脂肪抑制法，緩和時間を利用する非選択的脂肪抑制法，位相差を利用する水/脂肪信号相殺法などである。
- 周波数の差を利用するものは別名，選択的脂肪抑制法ともよばれ，水プロトンと脂肪プロトンの共鳴周波数がわずかに（3.5ppm）異なることを利用し，脂肪の信号のみを選択的に抑制するもので，CHESS法（化学シフト選択法，FatSat，ChemSatともよばれる）とSPIR法（SpecIR，SPECIALがこれとほぼ同義）とに大別される。また広義に選択的脂肪抑制法に属するものとして水選択励起法（PASTAなど）がある。
- 緩和時間を利用するものは別名，非選択的脂肪抑制法ともよばれ，脂肪プロトンが水プロトンよりも縦緩和が明らかに速いことを利用する。IRパルスを用いて脂肪のnull pointにT1を設定するSTIR法が代表例。脂肪でなくとも同じ緩和時間であれば抑制されるので，注意が必要である。
- 位相差を利用するものには水/脂肪信号相殺法，Dixon法やPROSET法がある。水/脂肪信号相殺法は，水プロトンと脂肪プロトンの磁化ベクトルが反対の方向を向くTE時間（1.5TでTE = 2.2msec，6.6msec，…）に合わせて撮像されるopposed phase画像（out of phase画像）の脂肪抑制効果を利用するもので，Dixon法が代表例である。PROSETでは，binominal pulseを用いて水プロトンを選択的に励起する。
- 日常の臨床で最もよく用いられる脂肪抑制法はFatSatに代表される選択的脂肪抑制法であり，磁場の不均一が問題になるケースや部位，あるいは水と脂肪の周波数差が小さい低磁場のMRI装置での撮像では非選択的脂肪抑制法であるSTIR法が用いられることが多い。水/脂肪信号相殺法は存在する脂肪信号の2倍の信号が低下するため，微量な脂肪の検出に適している。
- 脂肪抑制法の目的は以下の3つに大別される。①高信号の脂肪が存在すると同定しにくい高信号の病変を検出すること，②脂肪信号をカットすることでダイナミックレンジを広げ，対象物（血管など）の画像コントラストを向上させること，③病変内に脂肪組織が存在するかどうかを確認すること（），である。前二者（①，②）の目的には選択的脂肪抑制法と非選択的脂肪抑制法が，後者（③）の目的には選択的脂肪抑制法と水/脂肪信

号相殺法とが用いられることが多い。 C(Q),T

**参照** proton ➡P.251，緩和 ➡P.415，CHESS法 ➡P.45，FatSAT ➡P.92，ChemSat ➡P.45，SPIR ➡P.315，Spec IR（SPECIAL）➡P.312，PASTA ➡P.233，縦緩和 ➡P.437，inversion pulse（IR pulse）➡P.145，null point ➡P.220，STIR法 ➡P.323，水/脂肪信号相殺法 ➡P.446，Dixon法 ➡P.70，PROSET ➡P.251，in phase/out of phase ➡P.142，binominal pulse ➡P.25

### 図1 周波数選択的脂肪抑制法（FatSat）による脂肪組織の存在の確認

FatSatを併用しないT1強調画像（a）では，子宮（U）の腹側に多彩な信号パターンを呈する塊状腫瘤が認められる（➡）。そのうち高信号の部分（＊）はFatSat併用T1強調画像（b）にて信号が抑制されて低信号となっており，脂肪組織であることがわかる（卵巣のdermoid cystの症例）。

a  T1強調画像　　　　　　　　b  T1強調画像（FatSat併用）

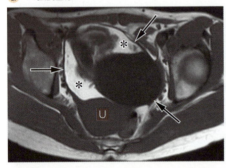 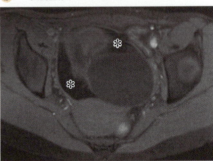

## シミング
**英** shimming　　基本

● active shim ➡P.2 を参照。 C(G)

## シムコイル
**英** shim coil　　基本

● active shim ➡P.2 を参照。 C(G)

## 周波数
**英** frequency　　基本

● ラーモア周波数 ➡P.448 を参照。 C(H)

## 周波数エンコード方向
**英** frequency encoding direction
**別** リード（アウト）方向，読み取り方向，readout direction　　基本

● 位相エンコード方向 ➡P.408 を参照。 C(O)

## 受信コイル
**英** receiver coil　　基本

● RFコイル ➡P.280 を参照。 C(G)

## 受信バンド幅 `基本`

● band width ➡P.19 を参照。〈キヤノン〉 `G`

## 常磁性

`英`paramagnetism

● 外部から加えられた磁場に対してどのように反応するかによって，すべての物質は3つの磁性，すなわち常磁性，反磁性，強磁性に分類される。

● 常磁性の物質（常磁性体）には不対電子が低密度で含まれており，外部から磁場を加えると，その磁場の方向に沿った磁化を発生する。磁場を取り除くと磁化が消失する。

● 常磁性体はMRI用造影剤として広く用いられており，ガドリニウムも常磁性体である[さ-5]。 `C(N)`

`参照` 反磁性 ➡P.442 ，強磁性 ➡P.416 ，不対電子 ➡P.443

## 常電導MRI装置（または常伝導MRI装置）

`英`resistive magnet MRI system

● 常電導磁石 ➡P.429 を参照。 `C`

## 常電導磁石（または常伝導磁石）

`英`resistive magnet

● 超電導（超伝導）材料でなく常電導材料，すなわち通常の導体を流れる電流により発生する磁場を用いた電磁石のこと。

● 一般に低磁場のMRI装置では，常電導磁石を用いるか（常電導MRI装置），あるいは永久磁石を用いている（永久磁石方式MRI装置）。 `C`

`参照` 超電導磁石 ➡P.438 ，永久磁石方式MRI ➡P.409

## 心筋遅延造影／遅延造影 `基本`

`英`(myocardial) delayed enhancement, myocardial viability,
late gadolinium enhancement(LGE),
`同,類`心筋バイアビリティ診断

● Gd造影剤投与後，10～20分経過してから正常心筋が無信号に近くなるよう（null point）にTIを設定したIRパルスを用いてMRIを撮像し，心筋の梗塞（壊死）部位を高信号に描出する方法。造影剤投与後10分以上経ってから，造影される部位を検出することから遅延造影（delayed enhancement）とよばれる。

● 心筋梗塞では，心筋細胞膜の障害や組織浮腫によりGd造影剤の細胞外液分布が増大するのが造影効果の主な原因とされている。

● 2D法と3D法とがあり，心電図同期を併用し，呼吸停止下に撮像するのを原則とするが，呼吸停止が困難なケースではnavigator echoによる呼吸同期などを併用する。

● 核医学検査（心筋SPECT）と比較し，空間分解能に優れているため心内膜下梗塞と壁全層性梗塞とをより明瞭に鑑別できる。

- 梗塞部位の存在診断のみならず治療方針決定にも有用で，遅延造影が左室壁厚の75%を超える場合は心筋のviabilityがほとんどない，すなわち血行再建術後の壁運動回復がほとんど認められないとされている．
- 心臓シネMRI，心筋パーフュージョンMRIと心筋遅延造影を一連の1回の検査（いわゆる"one stop shopping examination"）として行い，相互に所見を対比することで診断精度が向上する．
- 適応疾患：心筋梗塞（特に血行再建術の適応決定など），心筋症，心筋炎など． C(H)

参照 Gd造影剤 ➡P.118，null point ➡P.220，inversion pulse(IR pulse) ➡P.145，navigator echo ➡P.215

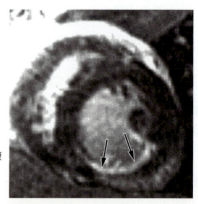

図1 心筋遅延造影像
左室短軸像にて，下壁の心内膜下梗塞が明瞭に認められる（➡）．
〔MDE ➡P.178 と同一症例〕

## 心筋パーフュージョンMRI  基本
英 cardiac perfusion MRI，myocardial perfusion MRI

- Gd造影剤を急速静注してダイナミックMRIを撮像し，その初回通過（first pass）にて心筋血流を評価する方法．心筋の虚血部位が一過性に（first passの時のみ）血流低下域として低信号に描出される．
- ジピリダモール（ペルサンチン）やATP（アデホス）を用いた薬物負荷心筋パーフュージョン（stress）と安静時心筋パーフュージョン（rest）を比較することで診断能が向上する．
- 核医学検査と比較し，空間分解能に優れているため，心内膜下虚血をより明瞭に描出できる．
- パラレルイメージングを併用することで，撮像スライス数の増加（心臓カバー範囲の拡大），ダイナミックスタディとしての時間分解能の向上，心拍動の影響の改善（画像の鮮明化）が可能である．
- 適応疾患：虚血性心疾患，心筋症，心筋炎，PTCAやバイパスグラフト術後の治療効果判定など． C(H)

参照 Gd造影剤 ➡P.118，ダイナミックスタディ（ダイナミックMRI）➡P.437，parallel imaging ➡P.231

## シングルショットEPI  基本
Full single-shot echo planar imaging 英 single-shot EPI

- echo planar imaging ➡P.81 を参照． C(P)

## シングルショット高速スピンエコー法

**英** single-shot fast spin-echo imaging, single-shot fast spin-echo method
**同.類** HASTE, FASE, SSFSE, RARE, one-shot TSE, single-shot TSE

- 高速スピンエコー法の発展形で，1つの励起パルス（通常は90°RFパルス）でその画像に必要なすべてのエコー信号を得るスピンエコー系高速撮像法を指す。
- 定義上，TRが無限大となるためT2が非常に強く強調された画像となる。そのため臨床的には液体成分のみを強調するMR hydrography（水画像）などの撮像シーケンスとして用いられる。
- メーカーによりHASTE, FASE, SSFSE, RARE（rapid acquisition with relaxation enhancement），one-shot TSE, single-shot TSEなどと呼称される（詳細は各用語解説を参照）。
- シングルショット高速スピンエコー法は，データ収集時間を短縮するためにハーフフーリエ法を併用するもの（HASTE, FASE, SSFSEなど）と併用しないもの（RAREなど）とに大別される。

C(P)

**参照** 高速スピンエコー法 ➡P.423, TR ➡P.360, MR hydrography ➡P.199, HASTE ➡P.124, FASE ➡P.91, SSFSE ➡P.319, ハーフフーリエ法 ➡P.441

## 心臓シネMRI

**英** cardiac cine MRI **同.類** steady stateシネ，TrueFISPシネ，TrueSSFPシネ

- 主にはsteady state coherent GRE法（メーカーによりTrueFISP, FIESTA, TrueSSFP, balanced FFEまたはbalanced TFEなどと呼称される）を用いて，心電図同期を併用して呼吸停止下に撮像する。
- steady state coherent GRE法を用いることで，従来のGRE法による心臓シネMRIよりも単位時間当たりのMR信号量が増加し，時間分解能も向上する。また従来のGRE法がインフロー効果に依存していたのに対して，steady state coherent GRE法ではインフロー効果の弱い遅い血流も高信号として描出可能である。
- 造影剤を用いることなく心臓の壁運動の評価が可能で，心機能解析も高精度に行える。
- パラレルイメージングを併用することで，撮像時間の短縮（呼吸停止時間の短縮），時間分解能の向上（フレームレートの向上），心拍動アーチファクトの改善（画像の鮮明化）が可能である。
- **適応疾患**：虚血性心疾患，心筋症，心室瘤を始め，あらゆる心疾患が対象となる。 C(H)

**参照** steady state coherent GRE法 ➡P.322, TrueFISP ➡P.365, FIESTA ➡P.100, TrueSSFP ➡P.366, balanced FFE, balanced TFE ➡P.17, parallel imaging ➡P.231

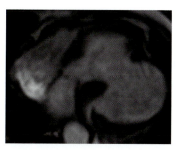

図1 左心室瘤のsteady stateシネ画像

## 垂直磁場方式MRI

英vertical magnetic field MRI system 対水平磁場方式MRI

- 超電導磁石は高い磁場均一度を達成するために，リング状に巻いた超電導線材を横に並べたヘルムホルツ型とよばれる構造をもち，水平に磁場を生じる。この形の超電導磁石を用いたMRIを「水平磁場方式MRI」とよぶ。
- これに対し，垂直磁場方式MRIは上下に永久磁石などを配置して実現され，磁場が垂直に生じている。
垂直磁場方式MRIのメリットは，MR信号を受信する検出コイルに高感度なソレノイドコイルを用いることができるという点である。
- MRIの信号検出はその原理上，磁場方向では行えない。したがって水平磁場方式では被検者の体軸方向で受信できない。垂直磁場方式で用いるソレノイドコイルは図1に示すように被検者を包むように装着され，効率よく信号を受信し，高い画質を提供することができる。〈日立〉

参照 open MRI ➡P.224

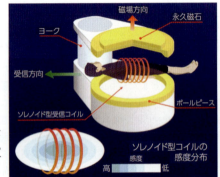

**図1 垂直磁場方式とソレノイドコイル**
ソレノイドコイルの受信感度領域は被検者を包み込むように存在し，きわめて効率が高い。同様な水平磁場装置の受信コイルと比較して40％程度向上することが知られている。

## スピン

英spin

- 水素原子核の陽子（プロトン）は磁場の中では1つの軸を中心としてコマのような回転運動（歳差運動）を行っている。このような回転運動をしているプロトンのことをスピンとよぶ（spinは"回転運動"の意）。
- 陽子（プロトン）はプラスの電荷を有しており，これが回転するためスピンは磁気モーメントを有している。

参照 proton ➡P.251，磁化 ➡P.425

## スピンエコー法

英spin-echo imaging，spin-echo method 略SE法

- 一般的には90°RFパルス（励起パルス）の後に180°RFパルスを印加することで，一度バラけたスピンの位相が再集束して発生するエコー（スピンエコー信号）を使用する撮像法。

- 180°RFパルスを印加することで，磁場の不均一に起因したスピンの位相のばらつきを補正できることが特徴の1つ（グラディエントエコー法との違い）。
- スピンエコー法ではTR，TEを短く設定するとT1強調画像，TR，TEを長く設定するとT2強調画像となる。 C(P)

参照 RF pulse ➡P.279，スピン ➡P.432，グラディエントエコー法 ➡P.419，TR ➡P.360，TE ➡P.343，T1強調画像 ➡P.333，T2強調画像 ➡P.339

## スペクトリス ソラリスEP
英 Spectris Solaris EP

- 日本メドラッド株式会社製のMRI用造影剤自動注入器（インジェクター）。詳細は自動注入器 ➡P.426 を参照。 C

## スライス波形
英 slice profile 基本

- 選択励起法により励起されるスライス断面の励起分布。励起に使われる高周波波形（Sinc，Gauss波形など）のフーリエ変換波形になっている。
- 高周波と同時に印加される傾斜磁場強度によってスライス厚が決まる。〈キヤノン〉 G

### 図1 スライス波形の図
励起高周波波形とスライス波形はフーリエ変換の関係になっている。

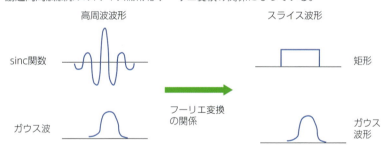

## スルーレート
英 slew rate 略 SR 基本

- グラディエント ➡P.418 を参照。〈キヤノン〉 G

## 静磁場

基本

**英** static magnetic field

● 時間的にその強度や方向が変化しない常に一定した磁場を静磁場と呼称し，MRI装置においては超電導磁石，常電導磁石，永久磁石により作り出される磁場をさす[さ6]。ちなみにMRI装置の傾斜磁場コイルにより作り出される傾斜磁場は，その強度や方向が時間的に変化する。

● 静磁場は通常$B_0$で表し，単位はテスラ(T)である。 C

参照 超電導磁石 ➡P.438 ，常電導磁石 ➡P.429 ，永久磁石方式MRI ➡P.409 ，
$B_0$ ➡P.17 ，テスラ ➡P.439

## 静磁場強度

基本

**英** static magnetic field strength

● 静磁場の強度。単位はテスラ(T)である。 C

参照 静磁場 ➡P.434

## 静磁場コイル

基本

**英** static magnetic field coil

● コイル ➡P.422 を参照。〈キヤノン〉 G

## セクレチン負荷MRCP

**英** secretin-stimulating MRCP，secretin MRCP

● MRCPによる膵管描出能は非拡張膵管においては限定的であり，膵管に不連続部が描出されることがある。これが生理的な膵管虚脱なのか，病変に伴う狭窄なのか鑑別が難しい場合がある。

● セクレチンを経静脈性に1 clinical unit/kg投与すると，投与後8分以内の比較的早い時間帯に膵管内圧が上昇し，膵管の偽狭窄所見は現れにくくなる。

● セクレチン投与前後で，十二指腸内に分泌された膵液や腸液の量の変化を見ることにより，セクレチンテストにおけるボリュームデータに類似の情報を非侵襲的に正確に得ることができる(ただし，膵外分泌機能の鋭敏な指標とはいえない)。

● 膵管非癒合においてセクレチンを投与すると，主膵管の描出が正常群よりも顕著となることが多い。

● 膵臓の外科手術後の吻合部の疎通性を推定することに使用されることもある。 P

参照 MRCP ➡P.193

せ

### 図1　膵管非癒合症例のMRCP（single-thick slab法）

セクレチン（1 clinical unit/kg）投与後拡張した主膵管が副乳頭に向かうのが明瞭にわかる（b：→）。投与後，十二指腸内の液体が増量していることに注意。

a　セクレチン投与前　　　　b　投与後

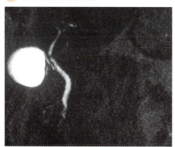 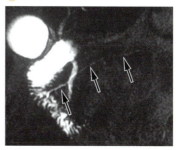

## 遷移元素，遷移金属元素
センイゲンソ

- 周期表第4周期以下の金属元素群のうち，$^{21}$Sc〜$^{29}$Cuまで，$^{39}$Y〜$^{47}$Agまで，および$^{72}$Hf〜$^{79}$Auまでの各系列は，いわゆるd-ブロック元素に属し，また$^{57}$La〜$^{71}$Luまで，および$^{89}$Ac〜$^{103}$Lrまでの各元素はいわゆるf-ブロック元素として分類される。
- これらの金属元素群は，長周期表において典型的金属元素であるs-ブロック元素と，非金属元素であるp-ブロック元素との中間に位置するため，「遷移元素」とよばれ，またすべて金属元素であることから「遷移金属元素」ともよばれる。

## 造影MRウログラフィー

英contrast-enhanced MR urography 略CE MRU，造影MRU

- Gd造影剤を静注し，5～10分後の排泄相にて造影MRAと同様のT1強調画像にて撮像するMR urographyの手法の1つ。
- 本法を単独で施行する場合は少量（一般に2mL前後）のGd造影剤を使用するが，造影MRAと同時に施行する場合は通常量のGd造影剤を使用し，利尿剤（ラシックス）を併用する。
- 従来のT2強調MR urographyと比較して，非拡張尿路の描出に優れる，排泄能という機能も評価できる，造影MRAとの併用により尿路系と血管系とを同時に評価できるなどの利点を有する。　C

参照 Gd造影剤 ➡P.118，MR urography ➡P.206，contrast-enhanced MR angiography（造影MRA）➡P.53

図1 少量のGd造影剤を使用した造影MRウログラフィー

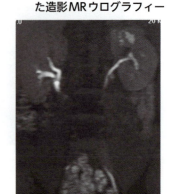

## 送信コイル　基本

英transmitter coil

- RFコイル ➡P.280 を参照。　C(G)

## 送信バンド幅　基本

- band width ➡P.19 を参照。〈キヤノン〉　G

## ソニックショット50

英SONIC SHOT 50

- 根本杏林堂社製のMRI用造影剤自動注入器（インジェクター）。詳細は自動注入器 ➡P.426 を参照。　C

## ソレノイドコイル

英solenoid coil

- 円筒にらせん状に巻いたコイル。
- S/N比が高く，感度均一性も優れるが，その形状から水平磁場システムでは使いにくく，主に垂直磁場システム，すなわちオープンMRIの装置で多く用いられる[さ-7]。　C(G)

参照 傾斜磁場コイル ➡P.420，RFコイル ➡P.280，S/N比 ➡P.309，垂直磁場方式MRI ➡P.432，open MRI ➡P.224

図1 ソレノイドコイル

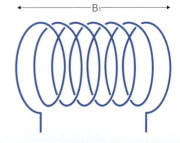

## ダイナプラン（マルチフェーズスクリーン）

- ダイナミックの撮像のプランをプリセットする機能。操作画面上で，1ロケーションのフェーズ数，各撮像間の間隔を自由に設定することが可能，設定条件を画面で視覚的に確認することが可能。〈GE〉　D

**図1　ダイナプランの設定画面**

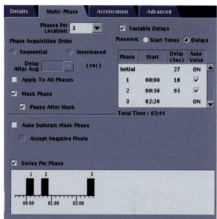

## ダイナミックスタディ，ダイナミックMRI　基本　専門医
英 dynamic study, dynamic MRI

- 造影剤を急速に静注し，比較的短い時間の間に同じ撮像をくり返す手法をいう。
- 病変の血流動態の情報が得られ，質的診断能の向上に役立つ。
- 造影MRアンギオグラフィーでは，ダイナミックスタディとして多時相の撮像を行うことで血行動態の把握のみならず目的とする血管が最も良好に描出されるタイミングを逃さないという役割も果たす。　C

参照　contrast-enhanced MR angiography　→P.53，MRDSA　→P.195

## 縦緩和（タテカンワ）　基本　専門医
英 longitudinal relaxation　別 T1 緩和，T1 relaxation

- RFパルスでスピンを励起した後，励起前の状態である静磁場に並行な方向（z方向，縦方向）に磁化が回復していく過程をいう。詳細は緩和　→P.415 の項を参照。　C(K)

参照　緩和　→P.415，RF pulse　→P.279，スピン　→P.432，静磁場　→P.434，磁化　→P.425，T1　→P.331

## 縦磁化　基本
英 longitudinal magnetization

- 磁化　→P.425 を参照。〈キヤノン〉　G

## 弾性率
英 elasticity

- MR elastography　→P.197 を参照。　C(P)

## 窒素
英 nitrogen
- 液体窒素 ➡P.409 を参照。

## 超高磁場MRI装置
英 ultrahigh-field MRI system
- 欧米の概念では，超高磁場MRI装置とは7Tなど3Tを超えるMRI装置をさす。
- 3T MRI装置（➡P.458 を参照）で述べた高磁場MRI装置の特徴が，超高磁場MRI装置ではさらに顕著となる。

## 超常磁性
英 superparamagnetism
- 強磁性を有する微粒子の集団が示す性質で，外部から磁場を加えると，その磁場の方向に沿った磁化を発生する点が常磁性と類似しているが，その強さが常磁性よりも強いため超常磁性と呼ばれる。常磁性と同様，磁場を取り除くと磁化が消失する。
- 超常磁性体は陰性のMRI用造影剤として用いられており，SPIOがその代表例[ち-1]。

参照 強磁性 ➡P.416，常磁性 ➡P.429，SPIO ➡P.314

## 超電導MRI装置（または超伝導MRI装置）
英 superconducting magnet MRI system
- 超電導磁石 ➡P.438 を参照。

## 超電導磁石（または超伝導磁石）
英 superconducting magnet
- 超電導（超伝導）とは電気抵抗がゼロになる状態，すなわちいったん電流を流せば電源を切っても電流が流れ続ける状態をさすが，その超電導（超伝導）体を流れる電流により発生する磁場を用いた電磁石のこと。
- 超電導磁石を用いたMRI装置（超電導MRI装置）は磁場の均一性や安定性に優れ，また高磁場を発生できることから現在のMRI装置の主流となっている。
- 超電導材料（ニオブチタン合金NbTiなど）による線材をコイル状に巻き，冷却容器（クライオスタット）内に収めた構造となっている。
- 超電導MRI装置では，励磁の際は外部電源から超電導コイルに電流を供給するが，その後永久電流モードに切り替えた後は外部電源は不要となる[ち-2]。

参照 常電導磁石 ➡P.429

### 低周波成分
英 low spatial frequency

- k-space ➡P.157 を参照。

### 定常状態
英 steady state

- 熱平衡 ➡P.439 を参照。

### テスラ
英 tesla 略 T

- 磁束密度を表す単位。その名称は米国の電気工学者 Nikola Tesla に由来する[た-3]。
- 10,000 ガウスが1テスラに相当する。

参照 ガウス ➡P.412

### デュアルシム

- GE 独自の乳房撮像用シーケンス，VIBRANT，VIBRANT Flex などでは，両側乳房の同時撮像の際に，左右の乳房で独立した位置にシミングの VOI を設定することが可能。これをデュアルシムという。さらにその値を実際のスキャンに使用するシミングの値に反映させることができる。〈GE〉

図1 デュアルシム

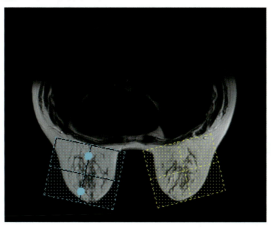

### 電波シールド，高周波シールド
英 radio frequency shield 略 RF shield

- シールド ➡P.425 を参照。

## ナビゲーター計測

- 体動アーチファクトを低減する撮像方法。
- 心臓撮像において冠動脈の動きの影響を避けるための手法。ナビゲーションエコーを用いて横隔膜の動きを判定し，動きのあった計測データは使わずに再度計測する。毎回の撮像で動きの判定をするため，アーチファクトの少ない画像を得ることができる。
〈日立〉

E

### 図1　ナビゲーター計測におけるデータ収集方法

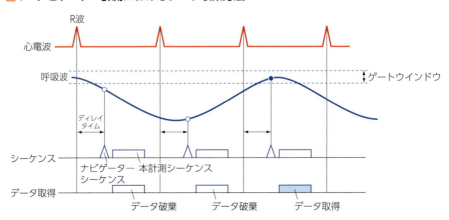

## 熱平衡
英 thermal equilibrium

- ある粒子系において，そのなかの任意の部分の温度がすべて同じ値を示すような状態を指し，熱平衡状態ではエネルギーの移動が起こらない。
- MRIの分野において，熱平衡とは磁化が静磁場方向（z方向）を向いている状態と定義される。
- 熱平衡状態に対して，スピン系にRFパルスなどを印加しているときに起こる，動的に一定な状態を定常状態（steady state）というな[-1]。

C(G)

参照　磁化 ➡P.425，RF pulse ➡P.279

## バードケイジコイル

**英** birdcage coil

- 円筒の円周上に，軸方向を向く多数のエレメントを等間隔で配置したコイルで，"鳥かご"に似た形状を呈するためバードケイジコイルとよばれる。広義にはクアドラチャーコイルに属する。
- 感度均一性に優れる[は-1]。　　　　　　　　　　　C(G)

参照　RFコイル ➡P.280，クアドラチャーコイル ➡P.418

図1　バードケイジコイル

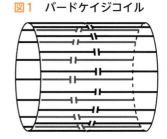

## ハーフフーリエ法　　　　　　　　　　　　　　　　基本

**英** half-Fourier imaging **別** 部分フーリエ法，partial-Fourier imaging，half-NEX

- k-spaceのデータは原点を中心に対称（これを共役対称あるいはエルミートHermite対称という）であることを利用して，k-spaceのデータの一部は収集せずに共役対称から類推することで撮像時間の短縮を図る方法。
- 通常，画像コントラストの決定に重要な低周波成分はすべてデータ収集し，高周波成分を片側だけデータ収集して，もう片側の高周波成分を共役対称から計算して類推する。
- シングルショット高速スピンエコー法で好んで用いられる。
- 空間分解能は低下しないが，収集データが少なくなるぶん，S/N比が低下する。　C(O)

参照　k-space ➡P.157，シングルショット高速スピンエコー法 ➡P.431，S/N比

## パルスシーケンス　　　　　　　　　　　　　　　基本　専門医

**英** pulse sequence

- 傾斜磁場，高周波の印加タイミングとその波形およびその強度を設定し，被検体からの高周波(MR)信号の収集を制御するためのソフトウェア。
- 楽譜のように時系列のチャートで表現される（図1参照）。
- これによってさまざまなコントラストや空間・時間分解能のMRI画像を再構成するためのMR信号が収集される[は-2]。〈キヤノン〉　　　　　　　　　　G

図1　パルスシーケンス例(spin-echo)

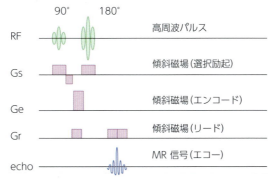

## 反磁性

英 diamagnetism

- 外部から加えられた磁場に対してどのように反応するかによって，すべての物質は3つの磁性，すなわち反磁性，常磁性，強磁性に分類される。
- 反磁性の物質（反磁性体）には不対電子が含まれておらず，外部から磁場を加えると，その磁場と反対方向に沿った微小な磁化を発生する。その強さはMRIのイメージング上は問題にならないほど軽微である。
- 水や有機物といったほとんどの物質は反磁性体である[は-3]。 C(N)

参照 常磁性 ➡P.429，強磁性 ➡P.416，不対電子 ➡P.443

## 表面コイル，サーフェスコイル 基本

英 surface coil

- 体表面の限られた部位を高解像度で撮像したり，MR spectroscopyを行ったりするための専用の受信コイル。
- 通常はループコイルが使用される[は-4]。 C(G)

参照 MR spectroscopy ➡P.205，ループコイル ➡P.449，RFコイル ➡P.280

## ファラデーの法則

**英** Faraday's law **略** ファラデーの電磁誘導の法則 (Faraday's law of induction)

- コイルを貫通する磁束が変化すると，その磁束の変化を妨げるような電流（起電力）がコイルに生じる現象をファラデーの法則という[注5]。
- MRIにおいて，RFコイルが信号を検出する基本原理となっている。　C

**参照** コイル ➡P.422，RFコイル ➡P.280

## フーリエ変換／逆フーリエ変換　基本

**英** Fourier transformation, Fourier transform

- 時間的・空間的な信号変化の情報を，周波数分布の情報に変換する数学的な手法をフーリエ変換という。これに対して周波数分布の情報を，時間的・空間的な信号変化の情報に変換することを逆フーリエ変換という。
- k-spaceのデータ（周波数の情報）は，逆フーリエ変換することで信号強度変化の画像（MRI画像）となる。
- フーリエ変換はMRIの画像を再構成する最も基本的な数学的手法である。　C

**参照** k-space ➡P.157

## 不対電子

**英** unpaired electron

- 原子や分子の軌道には通常，2個の電子が対をなして入っているが，軌道に1個の電子のみしか入っていないことがあり，このような電子を不対電子という。
- 不対電子を含んだ物質に外から磁場を加えると，その磁場の方向に沿った磁化を発生する[注6]。　

## フリップ角　基本

**英** flip angle **略** FA

- MR信号を得るために，外からラジオ波のパルス（RF pulse）を加えて静磁場に並行な方向（z方向，縦方向）を向く巨視的磁化ベクトルをz方向から離れた方向へ倒すが，その倒す角度（z方向から何度の方向まで倒すか）をフリップ角とよぶ。一般にフリップ角は$\alpha$で表す。
- フリップ角を何度にするかによって横磁化の大きさ，すなわちMR信号が変化する。フリップ角が90°のときにMR信号は最大となる。　

**参照** RF pulse ➡P.279，磁化 ➡P.425

## プロトン密度強調画像　基本　専門医

**英** proton density-weighted image **略** PDWI

- TRはT1と密接な関係にあり，TRが短い（T1に近い）とT1が強調され，TRが長い（T1より十分に長い）とT1が強調されなくなる。またTEはT2と密接な関係にあり，TEが長い（T2に近い）とT2が強調され，TEが短い（T2より十分に短い）とT2が強調されな

くなる。

■ スピンエコー法においてTRを長く，TEを短く設定するとT1もT2も強調されなくなる。本来プロトンの原子核の信号を画像化しているため，T1もT2も強調されていなければプロトンの密度を反映しているという意味でTRが長く，TEが短いスピンエコー法（あるいは高速スピンエコー法）の画像をプロトン密度強調画像とよぶ。

■ プロトン密度強調画像は以前は頭部領域で好んで用いられたが，最近はプロトン密度強調画像の代わりにFLAIRが用いられることが多い。骨関節領域では現在でも主流の撮像法である。 C

参照 TR ➡P.360 ，T1 ➡P.331 ，TE ➡P.343 ，T2 ➡P.334 ，スピンエコー法 ➡P.432 ，高速スピンエコー法 ➡P.423 ，FLAIR ➡P.102 ，T2 FLAIR ➡P.334

## ベイズ推定法 NEW
英 Bayesian inference

● ベイズ推定法とは，18世紀にトーマス・ベイズが考案・確立したベイズ理論に基づいた確率論的手法で，実際のデータと確率密度に基づく手法で求めた，モデルパラメータの推定値を結びつける手法である。

● 通常，統計学では真値は1つであるという前提の基，データ数が多いほど真値に近い値が得られると考える。一方，ベイズ推定法では真値を確率分布としてとらえ，事前に与えられた確率を新しいデータで更新していくことで推定を行う。そのため，SNRが低い画像においても真値との誤差が小さく，ノイズに対するロバスト性を高めることが可能となり，より正確な解析結果の提供が期待される。〈キヤノン〉 A

## ヘリウム
英 helium

● 液体ヘリウム ➡P.410 を参照。 C

## ペンシルビーム
英 pencil beam

● Navigator respiratory compensation ➡P.216 を参照。〈Philips〉 B

## ボルツマン分布
英 Boltzmann distribution

● ある粒子系が熱平衡状態にあるとき，粒子のエネルギー分布はボルツマン分布に従う。

● ボルツマン分布とは，温度TにおいてエネルギーEをもつ粒子の割合がexp（－E/kT）に比例することを指す。kはボルツマン定数で$1.3806 \times 10^{-23} JK^{-1}$は-7)。 C(G)

参照 熱平衡 ➡P.440

## マルチカバレージ
英 Multi Coverage

- 広義には3D撮像において，2回以上の撮像で関心領域の範囲をカバーする方法。
- 狭義には頭部などの3D-TOF MRAにおいて，より高い血液流入効果(血管コントラスト)を得るために，スラブを薄くする。と同時に，カバレージ範囲を稼ぐためにスラブの数を増やす一連の撮像方法を指す。〈キヤノン〉 G

## マルチショットEPI 基本
Full multi-shot echo planar imaging 英 multi-shot EPI

- echo planar imaging ➡P.81 を参照。 C(P)

## マルチスライス法 基本
英 multi-slice method

- 1回のTRの間に複数のスライスを励起し，1回のデータ収集時間に複数のスライスを撮像する手法。臨床現場でのルーチンMRI撮像において，2D法の多くはこのマルチスライス法にて行われている。
- TRを短く設定した場合，TEを長く設定した場合，preparation pulseを併用した場合などではマルチスライス法にて得られるスライス数が減少する。 C

参照 TR ➡P.360 , TE ➡P.343 , preparation pulse ➡P.247

## マルチスラブ
英 Multi Slab

- 3D撮像において，選択励起パルスにより励起される厚さのある板状の領域をスラブというが，1回のTR(くり返し時間)内に複数のスラブを励起する方法をいう。〈キヤノン〉 G

## 水/脂肪信号相殺法　基本
英 water/fat cancellation　類 Fat/Water Separation

- 水プロトンと脂肪プロトンとの共鳴周波数は3.5ppm異なる。この共鳴周波数の違いによる水プロトンと脂肪プロトンとのスピンの回転速度の違いは静磁場強度が強いほど大きくなり，1.5Tでは224Hzの差となる。すなわち1秒間に224回転の差が生じるので，1回転の差が生じるのは1/224秒，つまり4.4msecとなる。この半分の2.2msecごとに水プロトンと脂肪プロトンの磁化ベクトルは同じ方向を向いたり反対方向を向いたりする。
- 水プロトンと脂肪プロトンの磁化ベクトルが同じ方向を向いた画像(1.5TでTE=4.4msec, 8.8msec, …)をin phase画像，反対の方向を向いた画像(1.5TでTE=2.2msec, 6.6msec, …)をout of phase(またはopposed phase)画像という。
- out of phase(またはopposed phase)による脂肪抑制効果を一般に水/脂肪信号相殺法とよぶが，実際にはin phaseとout of phaseの両方の画像を撮像して両者を比較することで臨床応用していくことが多い。
- out of phase(opposed)では水プロトンと脂肪プロトンの境界面(実際には脂肪組織と脂肪でないものとの境界部)にお互いの信号が打ち消しあったことによる低信号帯が出現する(図1)。
- in phaseとout of phaseの両方をグラディエントエコー法にて同時に撮像する方法は，メーカーによりSINOP, Dual Echo, Dual Echo FSPGR, Dual Echo FE, Dual FEなどと呼称されている。
- 最近では，2つ以上のTEを用いてより正確に多種類の脂肪を抑制したり，定量化することができるようになった。
- **適応疾患**：微量の脂肪の鋭敏な検出(副腎腺腫，肝細胞癌，脂肪肝など)，および水脂肪境界部の低信号帯を利用して種々の悪性腫瘍の原発臓器や浸潤の有無の判断に利用。　C(K)

参照 Fat/Water Separation ➡P.94, proton ➡P.251, 静磁場強度 ➡P.434, 磁化 ➡P.425, TE ➡P.343, in phase/out of phase ➡P.142, SINOP ➡P.298

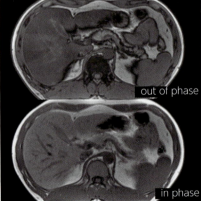

**図1**
out of phaseでは脂肪プロトンと水プロトンの境界面(脂肪組織と脂肪でないものとの境界部)にお互いの信号が打ち消し合ったことによる低信号帯が出現している。

## 陽性造影剤

英 positive contrast agent　　　　　　　　　　　　　　　　　　　基本

- X線撮影における造影剤で使用される用語であるが，MRIでも画像上で高信号強度となる効果をもたらす造影剤を「陽性造影剤」とよんでいる。
- 造影剤周囲プロトンの縦緩和時間を短縮する作用を示し，T1強調画像に使用される。

L

## 横緩和（ヨコカンワ）

英 transverse relaxation　別 T2緩和，T2 relaxation　　　　　基本　専門医

- RFパルスでスピンを励起した後，静磁場に垂直な方向（xy面，横方向）において磁化が減衰していく過程を横緩和（T2緩和）という。詳細は緩和 ➡P.415 の項を参照。　C(K)

参照　緩和 ➡P.415，RF pulse ➡P.279，スピン ➡P.432，静磁場 ➡P.434，磁化 ➡P.425，T2 ➡P.334

## 横磁化

英 transverse magnetization

- 磁化 ➡P.425 を参照。

G

## ラーモア周波数

**英** Larmor frequency

- スピンのコマのような回転運動（歳差運動）の回転速度（周波数）$\omega_0$は磁場の強さ（静磁場強度）$B_0$によって決まっており，下記の式（ラーモア方程式）で表される[5-1]。

$$\omega_0 = \gamma B_0$$

$\gamma$は原子核の種類により決まっている一定の数字で磁気回転比という。例えば水素原子核の場合，$\gamma$は42.6MHz/Tであるので，1.5T装置での水素原子核のラーモア周波数は$42.6 \times 1.5 = 63.9$MHzとなる。

参照 スピン ➡P.432, 静磁場強度 ➡P.434

## ラーモア方程式

**英** Larmor equation

- ラーモア周波数 ➡P.448 を参照。

## ラテラルスライドテーブル

- 被検者テーブルをガントリ内で横方向に移動させることのできる，オープンMRIならではの機能。MRIでは磁場中心が最も磁場が安定しており，良好な画質を得られる。肩や膝など体軸から外れた部位の検査において，テーブルを横方向へスライドさせることで，被検者が楽な姿勢のまま，撮像部位を磁場中心へ移動させることができる。
- 撮像の際のポジショニングにおいても，ガントリ内にてテーブルを横方向へスライドさせることで撮像部位を磁場中心に移動できるため，セッティングを容易に短時間で行える。〈日立〉

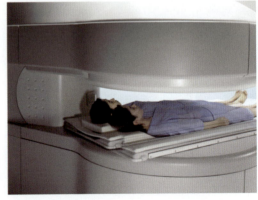

**図1　ラテラルスライドテーブル**
ガントリ内にて横方向の移動が可能なため，テーブル上で不自然な体勢をとる必要がない。

## ループコイル
英loop coil

- ソレノイドコイルを平面状に巻いたコイル。ループ状を描くことからループコイルとよばれる。
- ループコイルは主に表面コイルとして使用される[5-2)]。   C(G)

参照 ソレノイドコイル →P.436，表面コイル →P.442，RFコイル →P.280

図1　ループコイル

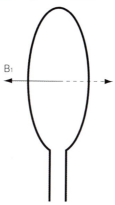

## 冷凍機
英refrigerator

- 液体窒素 →P.409，cryostat →P.57 を参照。   C(G)

## ロケータ
英Locator

- 位置決め撮像およびそれを基にした撮像プラン機能の総称(ローカライザと同義語)。〈キヤノン〉   G

## 18チャンネル超伝導シム

- 超伝導シムはactive shimmingとよばれるシミング方式の一種で，主磁場のコイルとは別に18個の超伝導シムコイルに電流を流すことで静磁場の均一性を高めている。
- 鉄片をマグネット内部に貼り付けて静磁場の均一性を高めるpassive shim方式と比べてより精密な調整がしやすいこと，外部環境の変化にも影響を受けにくいという特性があることから，長期にわたって高い静磁場均一性を維持することが容易である。〈GE〉 D

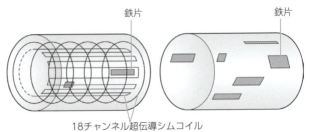

図1 シミング方式の違い
18チャンネル超伝導シムのモデル（左）とpassive shimのモデル（右）

## 2D TRANCE
ツーディートランス
Full 2D time resolved angiography non contrast enhanced

- Multi-phase ASLの技術を用いて，ラベリングされた血液信号をマルチフェイズで撮像し，血管の血行動態を撮像する非造影MRAの技術である。〈Philips〉 B

図1 2D-TRANCEで撮像された画像

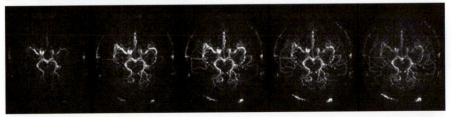

## 2k-Imaging
和 ツーケーイメージング

- 2048マトリックス撮像を可能としたイメージング。〈Philips〉 B

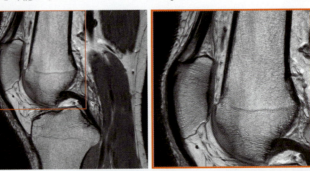

図1 膝関節の2k-Imaging

## 3D APT
Full 3D amide proton transfer

- 脳腫瘍ではタンパク質やペプチドの含有量が正常脳よりも増加する傾向にあるといわれている。タンパク質やペプチドにはアミド基が含まれることから，アミド基に対して周波数選択的に飽和パルスを照射することで，自由水との磁化移動効果によって生じた飽和効果の差を画像化する撮像方法である。
- 造影剤を用いずに脳腫瘍の悪性度判定が可能であり，また放射線壊死と再発との鑑別も可能と報告されている。〈Philips〉

### 図1 APT画像が取得される過程

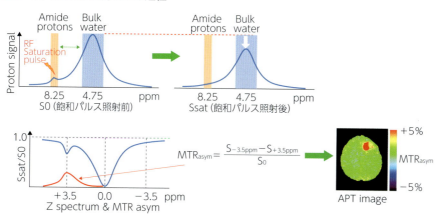

## 3D ASL〈GE〉
Full 3D arterial spin labeling

- 造影剤を用いずに非侵襲的に脳灌流画像を得るためのシーケンス。
- 3Dによるwhole brain撮像が可能。
- FSEをベースとした撮像法で，脳底部でも歪みの少ない画像を取得可能。
- 従来の撮像法と比較して，高いSNRが得られる。
- ラベリング方法を改善し，SARを大幅に低減。
- 国際MR学会の以下5つの推奨条件[3-1]をすべて満たす。
  pCASL，背景信号抑制，segmented 3D収集，vascular crusher不使用，元画像とCBF画像の算出〈GE〉

参照 CBF → P.41

### 図1 CBFマップ
（T2強調画像とのフュージョン）

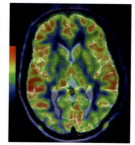

## 図2　3D ASLのデータ収集概念図

ASLのデータ収集
動脈のスピン（赤）はラベリング領域を通過すると磁化ベクトルが反転します。ラベリングした画像からラベリングをしていない画像を差分することで，パフュージョン画像を得ることができます。
Image Volume
ラベルする
Image Volume
ラベルしない
ラベリング画像
コントロール画像
パフュージョン画像
3D ASLと従来法のデータ収集の違い
従来法（PASL）
データ収集（2D EPI）
単発のラベリング
3D ASL（pCASL）
データ収集（3D FSE）
持続的なラベリング
3D ASLはラベル効率がよく，高いS/Nが得られます。
3D FSEにより歪みを抑えた全脳撮像が可能です。

3

## 3D ASL〈Philips〉 スリーディーエーエスエル

基本　NEW

Full 3D arterial spin labeling

● ASLのなかでも高信号で血液をラベリングすることが可能なpCASLを用い，3DのGRASEシーケンス*で高速かつ高信号でデータ収集を行うことで，脳全体の灌流画像を取得する撮像方法である。従来法の2DのpCASLで使用されていたEPIシーケンスよりも，磁化率の影響を抑えた歪みの少ない画像を取得できる。またCBF値（mL/100 g/min）*が反映されたnormalized imageも再構成される[3-1]。〈Philips〉 B

### 図1　3D ASLのシーケンスチャート

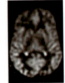

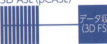

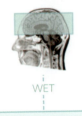

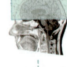

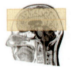

WET
Labeling train
background suppression
3D GRASE acquisition
3D GRASE readout

a 2D pCASL画像
b 3D ASL画像

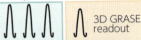

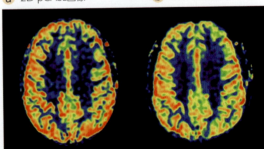

図2　2D pCASLと3D ASLの比較画像

## 3D GEIR
スリーディーギア

**Full** 3D **g**radient **e**cho with **i**nversion **r**ecovery sequence

- 強いT1強調の画像を高速で撮像する手法。撮像時にIRパルスを印加することで強いT1コントラストを得る。また，撮像はGE法を用いるため，一般的に撮像時間の長い3D撮像を比較的短時間で行うことができる。これにより，白質，灰白質を高いコントラストで描出できる。〈日立〉 E

図1　IRパルスを使う3D GEIR撮像方法

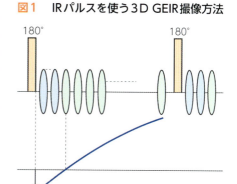

図2　3D GEIRによる強いT1コントラストの画像

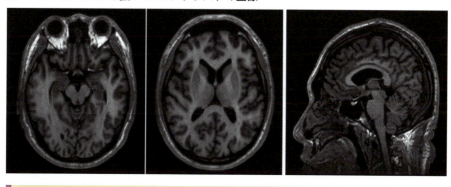

## 3D Heart
和 スリーディーハート　NEW

- マルチスラブ法と横隔膜同期を用いた，スラブトラッキング併用の心臓ボリュームを撮像するためのアプリケーション。
- スラブトラッキング技術により，撮像中の患者の呼吸変化や心拍による画像劣化を軽減し，安定した撮像が可能。
- 非造影・自由呼吸下で心臓全体の形態を描出でき，冠静動脈異常や先天性心疾患，大動脈および心室異常などの検査でも有効。〈GE〉 D

参照　multi-slab　➡P.211

**図1　3D Heartの活用例（冠動脈撮像）**

a ボリュームレンダリング像　　b リフォーマット像

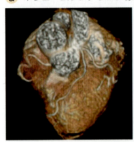
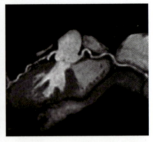

## 3D NerveVIEW
和 スリーディーナーブビュー

- 3DのTSE法に複数のプリパルスを採用して神経のみを描出する撮像技術。
- 脂肪信号は広い送信バンド幅をもつinversion pulseを用い，脂肪のnull pointに合わせることで均一に抑制し，さらにT2prep pulseにより筋肉などの背景信号を抑制する。動静脈や脳脊髄液の信号はiMSDEによるフローボイド効果を利用することで抑制している。これらの相乗効果により，神経のみを高信号で描出することが可能となる撮像方法である。〈Philips〉　B

**図1　3D NerveVIEWで描出された腕神経叢と腰椎神経根**

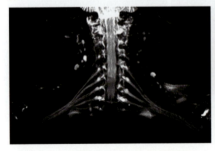
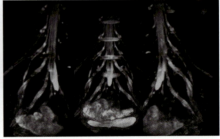

## 3D non-selective
和 スリーディー ノンセレクティブ

- VISTAなどの3D TSEシーケンスにおいて，スライス選択グラディエントを使用しない再収束パルスを設定するパラメータ。これによりTSE factorを増加し，Echo spacingを短くでき，高速かつ動きに強く撮像することが可能。〈Philips〉　B

参照　VISTA ➡P.387，TSE factor ➡P.370，echo spacing ➡P.82

## 図1 3D non-selectiveの原理

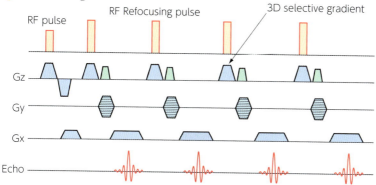

a 3D selective gradient

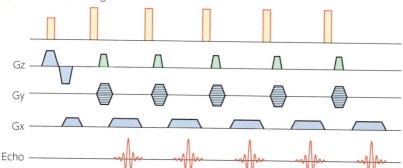

b 3D non-selective gradient

### 3D PROMO スリーディー プロモ
**Full** 3D prospective motion correction  **NEW**

- リアルタイム3Dナビゲータを用いて，頭部における3次元の動きを補正する技術。
- リファレンススキャンで動きの計測対象の範囲を決定し，本スキャンのデータ収集前後でナビゲータの情報を比較，閾値を超えて動いたデータを破棄し，再スキャンする手法。
- 縦緩和の待ち時間を有効活用することで，最小限の撮像時間延長で検査可能。〈GE〉 D

### 図1 3D PROMOの有無による比較

a T2w Cube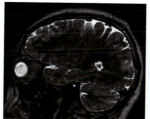

b T2w Cube with 3D PROMO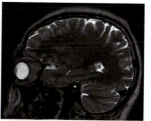

## 3D Vane-XD
和 スリーディーベインエックスディー

- 動きの影響を受けにくいラジアルサンプリングを用いて，同期技術を用いずに，自由呼吸化で3Dのグラディエントエコーを撮像する技術である。
- スライス面内は最もアーチファクトの少ないPseudo Golden Angle法にて充填し，スライス方向はCartesianで充填するStack-of-stars法が採用されている。〈Philips〉

図1　Stack of stars radial sampling

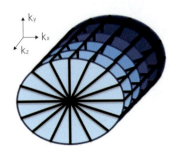

図2　通常の3D収集と3D Vane-XDとの比較
3D Vane-XDでは自由呼吸化撮像にも関わらずmotion artifactが少ない。

a 息止め不良画像　　b 3D Vane-XD画像

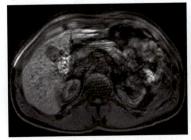
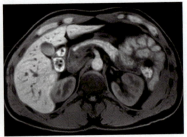

## 3D VIEW
和 スリーディービュー

- 目的とする撮像部位のT1値とT2値を基に，再収束パルスのフリップ角を最適化することで，組織間のコントラストを向上させる3D-TSEシーケンスである。このシーケンスは撮像部位ごとに分かれており，その総称を3D VIEWという。〈Philips〉

### 図1 BrainVIEW

a  BrainVIEW T2W    b  BrainVIEW FLAIR    c  BrainVIEW T1W

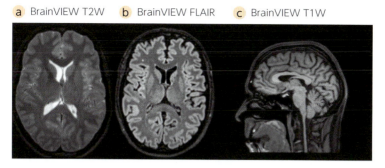

### 図2 SpineVIEW T2W

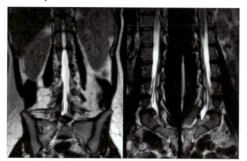

### 図3 MSKVIEW PDW-FS

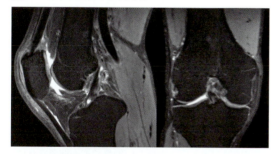

### 図4 PelvisVIEW T2W

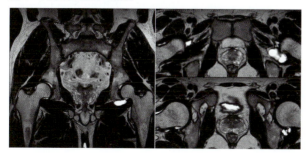

## 3PPS
スリーピーピーエス

Full 3 point plan scan 和 3ポイント プラン スキャン

- 複雑な走行をする組織の撮像を行う際，撮像断面を容易に決定するための機能。例えば大動脈を撮像する場合，1ポイントは上行大動脈，2ポイント目は大動脈弓部，3ポイント目は下行大動脈をポイントする（図1a）。この3ポイントから撮像断面を決定することにより，大動脈をはずすことなく描出することができる（図1b）。〈Philips〉　B

### 図1　3PPS画面と胸部大動脈画像

a　3PPSの計画画面

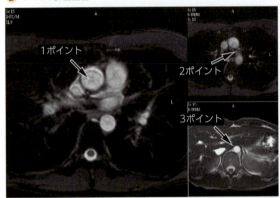

b　3PPSを用いた画像

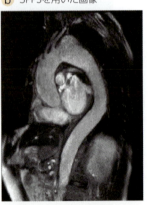

## 3T MRI装置
英 3-Tesla MRI system　基本

- 3T装置に代表される高磁場MRI装置では，以下の特徴を有している。
- S/N比が高い（3Tは1.5Tの約2倍のS/N比）ため，超高解像度撮像など画像の高画質化が可能。
- 磁化率効果が高いため，利点としてT2*コントラストが向上したりBOLD効果が改善したりする反面，欠点として画像の歪みや磁化率アーチファクトが増強する。
- SAR，すなわちRFパルスによる熱の蓄積が高い（3Tは1.5Tの約4倍）。このため撮像条件の制限（TRやTEを長くする，スライス枚数やETLを少なくする，フリップ角を小さくするなど）が1.5Tよりも厳しくなる。また3Tなどの高磁場MRI装置におけるFSE法のSARを抑えるため，hyperechoやTRAPSといった新しい撮像技術が開発されている。
- 化学シフトが強いため，利点としてMR spectroscopyの分解能が向上する反面，欠点として化学シフトアーチファクトが強く出現する。
- そのほか，T1が延長する（3Tは1.5Tの約1.2〜1.3倍），RF penetrationが低下する，体動アーチファクトが増強する，騒音が増加する，前庭刺激（めまいを引き起こす）が増強するなどの特徴を有する。　C

参照　S/N比 ➡P.309，susceptibility artifact（磁化率アーチファクト） ➡P.326，T2*強調画像 ➡P.340，BOLD法 ➡P.31，SAR ➡P.286，hyperecho ➡P.133，TRAPS ➡P.362，MR spectroscopy ➡P.205，chemical shift artifact ➡P.44，motion artifact（体動アーチファクト） ➡P.187

# 4D Flow

和 フォーディーフロー

- 4D Flow撮像法は，心電同期2D cine phase-contrast法を3Dデータ収集に拡張し，かつX, Y, Zの3軸方向それぞれに対し，双極傾斜磁場による位相エンコードを行った撮像法。
- 再構成された3軸方向それぞれのphase-contrast画像から，速度情報を取り出し合成することで，3次元空間における任意のピクセルの3次元の速度ベクトル情報を得ることが可能。これにcine画像による時間軸の情報が加わることで，4D Flowとよばれている。
- 後処理ソフトウェアで解析することで，vector fields, streamlines, particle tracesなどによる血流動態の可視化が可能となる。〈Siemens〉

参照 phase-contrast MRA ➡P.241，phase-contrast MRI ➡P.242，VENC ➡P.382

**図1　4D Flowシーケンスの原理**

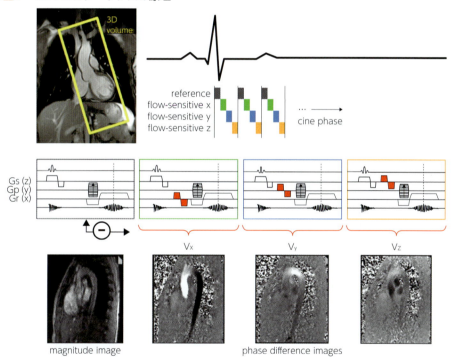

**図2** particle traces 解析画像

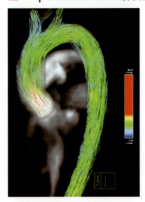

## 4D PCA
フォーディーピーシーエー
Full 4D phase contrast MRA

- Phase Contrast法を利用して3DのMulti-phaseで撮像することで，造影剤を用いずに血管の血行動態を観察することが可能な撮像技術である。また，後処理にて3方向の位相画像を作成することで，流速情報も得ることができる。〈Philips〉

**図1** 4D PCAで撮像された鎖骨下動脈の画像

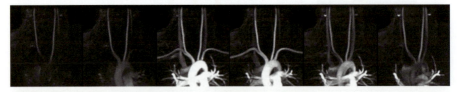

## 4D-THRIVE, 4D-eTHRIVE
和 フォーディースライブ，フォーディーイースライブ

- THRIVEなどのk-space segment型の4D-Trak類似シーケンス。脂肪抑制などのプレパルスを印加することが可能。SENSE, Keyhole, Half scan, CENTRA +を組み合わせて高速化を図る。腹部や前立腺などの脂肪抑制を印加したダイナミック撮像に利用される。図1は一度の息止めで4ダイナミック画像を撮像している。〈Philips〉　B

**図1** 4D-THRIVEを用いた肝臓ダイナミック画像

a 2.5sec　　b 2.5sec

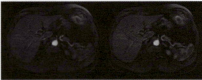

c 2.5sec　　d 8.0sec

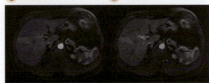

参照 THRIVE ➡P.348, eTHRIVE ➡P.87, SENSE ➡P.290, keyhole imaging ➡P.156, CENTRA + ➡P.42, CENTRA ➡P.42, 4D-Trak ➡P.461

## 4D-TRAK

Full **4**D-**t**ime **r**esolved **a**ngiography using **k**eyhole 和 フォーディートラック

- SENSE, Keyhole, Half scan, CENTRAを組み合わせた高速ダイナミック撮像技術。k-spaceのコントラストに影響を与える中心領域のみを高速にデータ収集を行い, 最後の時相は空間分解能に影響を与える周辺領域のデータ収集も含めすべてのk-spaceを充填する。画像再構成時には最後に充填した周辺領域のデータを各時相に適応して作成する。造影MRAなどに適用される。〈Philips〉

参照 SENSE →P.290, keyhole imaging →P.156, CENTRA →P.42

### 図1 4D-TRAKの原理

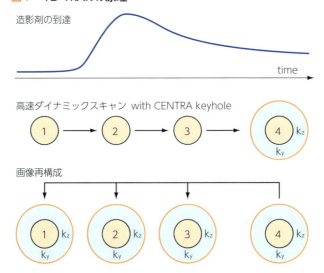

### 図2 4D-TRAKの画像(2sec/dynamic)

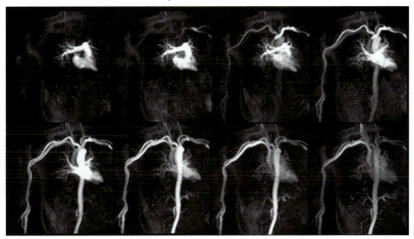

## 4D TRAK XD
フォーディートラックエックスディー

Full **4**D **t**ime **r**esolved **a**ngiography using **k**eyhole XD

- 4D TRAKにAnti DRIVEという技術を搭載した撮像方法である。View sharingは各時相におけるk空間付近のデータをより細かく分割し，スライディング再構成を行うことで，動脈のブラーリングや静脈の混入を防ぐ技術である。〈Philips〉　B

**図1** View Sharingを用いた4D TRAK XDの再構成方法

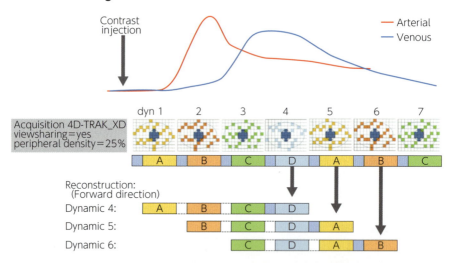

## 4D-TRANCE
フォーディートランス

Full **4**D-**t**ime **r**esolved **a**ngiography **n**on **c**ontrast **e**nhanced

- Multi-phase ASLの技術を用いて，ラベリングされた血液信号をMulti-phaseにて3D撮像することで，血管の血行動態をあらゆる方向から観察することができる，非造影MRAの撮像技術である。さらに，ラベリングパルスを目的血管のみに照射することで，選択的に血管を描出するRegional 4D-TRANCEも可能である。〈Philips〉　B

**図1** 4D-TRANCEで撮像された画像

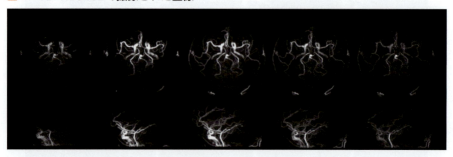

## 図2 Regional 4D-TRANCEで撮像された画像

a 右内頸動脈のみにラベリングした画像

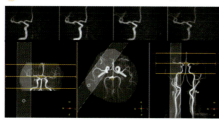

b 左内頸動脈のみにラベリングした画像

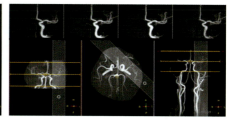

**文献（日本語）**

### あ

| | |
|---|---|
| 液体窒素 | 1) 磁気共鳴医学用語解説集 第2版. 日本磁気共鳴医学会, p82, 2004. |
| 液体ヘリウム | 2) 磁気共鳴医学用語解説集 第2版. 日本磁気共鳴医学会, p82, 2004. |
| エコー間隔 | 3) MRI・CT用語事典. メジカルビュー社, p71, 2000. |

### か

| | |
|---|---|
| 拡散強調画像 | 1) これでわかる拡散MRI. 秀潤社, p20, 2002. |
| 拡散テンソル画像 | 2) これでわかる拡散MRI. 秀潤社, 46-58, 94-102, 2002. |
| 渦電流 | 3) 磁気共鳴医学用語解説集 第2版. 日本磁気共鳴医学会, p43, 2004. |
| 緩和 | 4) MRI・CT用語事典. メジカルビュー社, p82, 2000. |
| 強磁性 | 5) 磁気共鳴医学用語解説集 第2版. 日本磁気共鳴医学会, p88, 2004. |
| クアドラチャーコイル | 6) 磁気共鳴医学用語解説集 第2版. 日本磁気共鳴医学会, p133, 2004. |
| グラディエントエコー法 | 7) MRI・CT用語事典. メジカルビュー社, p87, 2000.<br>8) 磁気共鳴医学用語解説集 第2版. 日本磁気共鳴医学会, p62, 2004. |
| コイル | 9) MRI・CT用語事典. メジカルビュー社, p47, 2000.<br>10) 磁気共鳴医学用語解説集 第2版. 日本磁気共鳴医学会, p61, 133, 2004. |

### さ

| | |
|---|---|
| サンプリング間隔 | 1) MRI・CT用語事典. メジカルビュー社, p90, 2000. |
| シールド | 2) 磁気共鳴医学用語解説集 第2版. 日本磁気共鳴医学会, p142, 2004.<br>3) 基礎から学ぶMRI. 医療科学社, p113, 2001. |
| 磁化 | 4) 磁気共鳴医学用語解説集 第2版. 日本磁気共鳴医学会, p89, 169, 2004. |
| 常磁性 | 5) 磁気共鳴医学用語解説集 第2版. 日本磁気共鳴医学会, p88, 2004. |
| 静磁場 | 6) 磁気共鳴医学用語解説集 第2版. 日本磁気共鳴医学会, p156, 2004. |
| ソレノイドコイル | 7) 磁気共鳴医学用語解説集 第2版. 日本磁気共鳴医学会, p133, 2004. |

### た

| | |
|---|---|
| 超常磁性 | 1) 磁気共鳴医学用語解説集 第2版. 日本磁気共鳴医学会, p88, 2004. |
| 超電導磁石 | 2) 磁気共鳴医学用語解説集 第2版. 日本磁気共鳴医学会, p160, 2004. |
| テスラ | 3) 磁気共鳴医学用語解説集 第2版. 日本磁気共鳴医学会, p166, 2004. |

### な

| | |
|---|---|
| 熱平衡 | 1) 磁気共鳴医学用語解説集 第2版. 日本磁気共鳴医学会, p166, 2004. |

### は

| | |
|---|---|
| バードケイジコイル | 1) 磁気共鳴医学用語解説集 第2版. 日本磁気共鳴医学会, p133, 2004. |
| パルスシーケンス | 2) MRI・CT用語事典. メジカルビュー社, p111, 2000. |
| 反磁性 | 3) 磁気共鳴医学用語解説集 第2版. 日本磁気共鳴医学会, p88, 2004. |
| 表面コイル | 4) 磁気共鳴医学用語解説集 第2版. 日本磁気共鳴医学会, p161, 2004. |
| ファラデーの法則 | 5) MRI・CT用語事典. メジカルビュー社, p117, 2000. |
| 不対電子 | 6) 磁気共鳴医学用語解説集 第2版. 日本磁気共鳴医学会, p172, 2004. |
| ボルツマン分布 | 7) 磁気共鳴医学用語解説集 第2版. 日本磁気共鳴医学会, p15, 2004. |

### ら

| | |
|---|---|
| ラーモア周波数 | 1) 磁気共鳴医学用語解説集 第2版. 日本磁気共鳴医学会, p80, 2004. |
| ループコイル | 2) MRI・CT用語事典. メジカルビュー社, p47, 2000. |

### 3

| | |
|---|---|
| 3D ASL | 1) Alsop DC, Detre JA, Golay X, et al. : Recommended implementation of arterial spin-labeled perfusion MRI for clinical applications: A consensus of the ISMRM perfusion study group and the European consortium for ASL in dementia. Magn Reson Med, 73: 102-116, 2015. |

# 付　録

- MRI用造影剤
- メーカー間用語比較表

# MRI用造影剤

　国内で使用されているMRI造影剤は，投与経路や体内分布に基づき分類される（**表1**）。通常，経静脈性に投与され，その体内分布の違いから，「細胞外液性」と「肝特異性」の造影剤に分けられる。

　細胞外液性造影剤は複数製剤が市販されているが，いずれもランタノイド系の金属イオンであるガドリニウムイオン（$Gd^{3+}$）をキレート化した錯体（キレート化合物）である。一方，肝特異性造影剤は2種類が市販されているが，1つは細胞外液性造影剤と同様にGdをキレート化した製剤で，もう1つは超常磁性酸化鉄粒子（superparamagnetic iron oxide；SPIO）の製剤である。また，経口投与による消化管用として，常磁性を示す$Fe^{2+}$や$Mn^{2+}$の塩を用いたMRI用造影剤が使用されている。

　MRI造影剤の多くには$Gd^{3+}$が用いられているが，イオンの状態のままでは毒性が高いことから，毒性軽減ならびに排泄促進のため，キレート錯体として生体内への投与が可能となっている。これらの造影剤はガドリニウム（Gd）造影剤ともよばれている。

　Gd造影剤のMRIにおける緩和機序であるが，Gdイオンの電子軌道をみてみると，その4f軌道に7個の不対電子を有して強い常磁性を示し，その電子スピンのもつ大きな磁気モーメント（電子の磁気モーメントはプロトンより約600倍高い）によって，磁気双極子－双極子相互作用による水のプロトン緩和が促進される。磁気双極子－双極子相互作用は距離の6乗に反比例するため，Gdに近い水分子が影響を受ける。Gd錯体の周囲に存在する水分子には，Gdイオンに直接結合している配位水（第1配位圏），配位水や配位子と水素結合した水分子（第2配位圏），さらにそれらと交換している自由水（配位圏外）があり，Gd電子スピンによる磁気双極子－双極子相互作用は，配位圏外の水分子のプロトンの緩和に対しても影響を与えるとされる（**図1**）。

**表1 国内で使用されるMRI造影剤の分類**

| 投与経路 | 静脈内投与 | | 経口投与 |
|---|---|---|---|
| 磁性体 | 超常磁性 | 常磁性 | |
| | $\gamma$-$Fe_2O_3$ | $Gd^{3+}$ | $Fe^{2+}$, $Mn^{2+}$ |
| 分布特性 | 肝特異性 | 細胞外液性 | 消化管用 |

**図1 Gd錯体周辺の水分子**

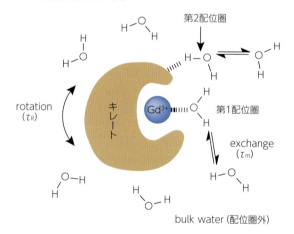

笛吹修治：ガドリニウム造影剤の安全性. 日獨医報, 61: p119-126, 2016 (改変引用).

## 細胞外液性造影剤（細胞外液性Gd造影剤）

静脈内投与後，血中ならびに細胞外液（細胞間隙）に分布し，その後，尿中に排泄される。

国内で市販される製剤はいずれもGd$^{3+}$をキレート化したGd錯体であり，用い

### ■細胞外液性Gd造影剤

| 構造 | | 環状型 | | |
|---|---|---|---|---|
| 電荷 | | 非イオン性 | 非イオン性 | イオン性 |
| 略号 | | Gd-BT-DO3A | Gd-HP-DO3A | Gd-DOTA |
| 一般名 | | gadobutrol（ガドブトロール） | gadoteridol（ガドテリドール） | meglumine gadoterate（ガドテル酸メグルミン） |
| 国内製品名（販売会社） | | ガドビスト静注1.0mol/L ガドビスト静注1.0mol/L シリンジ（バイエル薬品） | プロハンス静注 プロハンス静注シリンジ（エーザイ） | マグネスコープ静注 シリンジ（ゲルベ・ジャパン） |
| 海外製品名（販売会社） | | Gadovist, Gadavist（Bayer） | ProHance（Bracco） | Dotarem（Guerbet） |
| 製剤濃度（ガドリニウム濃度,mol/L） | | 1.0 | 0.5 | 0.5 |
| 製剤1mLあたりのガドリニウム量（mg） | | 157.3 | | 78.65 |
| 浸透圧比（生理食塩液に対する比） | | 約6 | 約2 | 約4 |
| 粘稠度（mPa・s, 37℃） | | 4.96 | 1.3 | 約1.9 |
| 比重（密度）[25℃] | | N/A（1.305g/mL） | 1.14 | N/A（1.175g/mL）[20℃] |
| pH | | 6.6〜8.0 | 6.5〜8.0 | 6.9〜7.9 |
| 緩和度（r1)/緩和度（r2)[1.5T] ※ | | 5.2/6.1 | 4.1/5.0 | 3.6/4.3 |
| （国内）効能効果 | | MRIにおける脳・脊髄造影及び躯幹部・四肢造影 | | |
| （国内）用法・用量 | | 0.1mL/kg | 0.2mL/kg（腎臓の場合は0.1mL/kg, 転移性脳腫瘍が疑われる場合は0.2mL/kg投与後に腫瘍が検出不能または造影不十分な場合, 初回投与30分以内に0.2mL/kgの追加投与が可能） | 0.2mL/kg（腎臓の場合は0.1mL/kgであるが, 必要に応じ0.2mL/kgまで増量可能） |
| （国内）容量（mL） | 1バイアル | 2 | 5,10,15,20 | N/A |
| | 1シリンジ | 5,7.5,10 | 13,17 | 10,11,13,15,20 |
| 備考 | | 構造式<br>分子量：604.71 | 構造式<br>分子量：558.69 | 構造式<br>分子量：753.86 |

本表の情報は原則として各販売会社（開発会社含む）の添付文書, インタビューフォームの情報に基づく（2019年9月時点）

※Rohrer M et al.: Invet Radiol 40 (11) 715-724 (2005)　★経過措置満了時期：2019年4月1日〜2020年3月31日

られるキレート構造の違いによって環状型と線状型に分類されるが，環状型のほうが生体内でのGd錯体としての安定性が高いとされている。通常はT1強調造影剤として使用される。

| | 線状型 | | |
|---|---|---|---|
| | 非イオン性 | イオン性 | 非イオン性 |
| | Gd-DTPA-BMA | Gd-DTPA | Gd-DTPA-BMEA |
| | gadodiamide hydrate（ガドジアミド水和物） | meglumine gadopentetate（ガドペンテト酸メグルミン） | gadoversetamide（ガドベルセタミド） |
| | オムニスキャン静注32%<br>オムニスキャン静注32%<br>シリンジ（第一三共*） | マグネビスト静注★<br>マグネビスト静注シリンジ★<br>（バイエル薬品） | 国内未承認<br>（承認申請後中止） |
| | Omniscan<br>(GE Healthcare) | Magnevist<br>(Bayer) | OptiMARK<br>(Mallinckrodt) |
| | 0.5 | 0.5 | 0.5 |
| | | | |
| | 2.7~3.3 | 約7 | 3.9 |
| | 1.4 | 3.03 | 2.0 |
| | N/A (1.14g/mL) | 1.211 [20℃] | N/A (1.160g/mL) |
| | 6.0~7.0 | 6.8~7.8 | 5.5~7.5 |
| | 4.3/5.2 | 4.1/4.6 | 4.7/5.2 |
| | | | N/A |
| | 0.2mL/kg（腎臓の場合は0.1mL/kg） | 0.2mL/kg（腎臓の場合は0.1mL/kg，腹部~下肢までの連続した血管撮影の場合は0.4mL/kg） | N/A |
| | 20 | 10,15,20,30 | N/A |
| | 5,10,15,20 | 5,10,15,20 | N/A |
| | 構造式 | 構造式 | 構造式 |
| | 分子量：645.72 | 分子量：742.79 | 分子量：661.77 |

＊2020年にGEヘルスケアファーマに移管予定

## 肝特異性造影剤

### ▶肝細胞特異性Gd造影剤

　静脈内投与後，血中ならびに細胞外液への分布を示すとともに，肝細胞内に取り込まれた後，胆汁から糞中に排泄され，残りは尿中から排泄される。国内で市販される製剤はガドキセト酸のみで，細胞外液性造影剤と同様に，$Gd^{3+}$をキレート化したGd錯体であるが，キレートの一部に脂溶性側鎖が導入され，肝特異性の性質を有する製剤である。キレート構造は線状型に分類されるが，これまでに本剤による腎性全身性線維症（nephrogenic systemic fibrosis；NSF）の報告はない。通常T1強調画像で使用され，正常な肝細胞に取り込まれ肝組織の信号増強効果を発揮する。なお海外では，ガドキセト酸以外にガドベン酸という製剤が肝細胞特異性Gd造影剤として市販されているが，肝への取り込み率が3〜5%と少なく，ガドキセト酸（約40%）とは異なる。

### ■肝特異性造影剤

| 分類 | | 細網内皮系造影剤（SPIO造影剤） | | |
|---|---|---|---|---|
| 構造 | | N/A | N/A | |
| 電荷 | | N/A | N/A | |
| 略号 | | AMI-25 | SH U 555A | Gd-EOB-DTPA |
| 一般名 | | fermoxides | ferucarbotran | gadoxetate sodium |
| 国内製品名（販売会社） | | フェリデックス（販売中止） | リゾビスト注（富士フイルム富山化学） | EOB・プリモビスト注シリンジ（バイエル薬品） |
| 海外製品名（販売会社） | | Endorem（販売中止）Feridex（販売中止） | N/A | Eovist,Primovist（Bayer） |
| 製剤濃度 | | 0.2mmol Fe/mL（11.2mg Fe/mL） | 0.5mmol Fe/mL（27.9mg Fe/mL） | 0.25mmol/mL |
| 浸透圧比（生理食塩液に対する比） | | 約1 | 約1 | 約2 |
| 粘度（mPa·s, 37℃） | | N/A | 1.91（20℃） | 1.19 |
| 比重（密度）[20℃] | | N/A | N/A | N/A（1.088g/mL）[37℃] |
| pH | | 7.0〜8.5 | 5.5〜7.0 | 6.8〜8.0 |
| 緩和度（r1）/緩和度（r2）[1.5T]※ | | 4.5/33 | 7.4/95 | 6.9/8.7 |
| （国内）効能・効果 | | N/A | MRIにおける肝腫瘍の局在診断のための肝臓造影 | MRIにおける肝腫瘍の造影 |
| （国内）用法・用量 | | N/A | 0.016mL/kg（但し1.4mLまで） | 0.1mL/kg |
| （国内）容量（mL） | 1バイアル | N/A | 1.6 | N/A |
| | 1シリンジ | N/A | N/A | 5,10 |
| 備考 | | 分子式：$(Fe_2O_3)$ m $(FeO)$ n 0<n/m<1 | 分子式：$\gamma$-$Fe_2O_3$/$C_6H_{11}O_6$-$(C_6H_{10}O_5)$ n n-$C_6H_{11}O_5$ | 構造式分子量：725.71 |

※Rohrer M, et al.: Invet Radiol 40 (11) 715-724 (2005)

## ▶ SPIO造影剤（超常磁性酸化鉄造影剤）

　国内で市販される製剤はフェルカルボトランのみであり，静脈内投与後は血管内に分布し，肝の類洞に存在するクッパー細胞に取り込まれる。クッパー細胞内のライゾゾーム顆粒に集積してクラスターを形成し，大きいクラスターは局所磁場を擾乱してT2*を短縮する。また，小さいクラスターは水分子のmagnetic centerへの接近を容易とし，T1およびT2を短縮する。T2*，T2短縮効果が非常に強力で，通常はT2*，T2強調画像で使用され，肝の信号を低下させることでコントラスト増強効果を発揮する。フェルカルボトランはカルボキシデキストランで被覆された超常磁性酸化鉄粒子で，水溶液中で安定したコロイド状態を保っている。なお国内では，同様の超常磁性酸化鉄造影剤としてフェルモキシデスが販売されていたが，2006年に販売中止されている。

| 肝細胞特異性造影剤 | | |
| --- | --- | --- |
| 線状型 | | |
| イオン性 | | |
| Gd-BOPTA | Gd-DTPA-DeA (GN-1140) | Mn-DPDP |
| gadobenate dimeglumine | N/A | mangafodipir trisodium |
| 国内：未発売 | 国内：未発売 | 国内：未発売<br><br>海外：TESLASCAN<br>(GE Healthcare, 販売中止) |
| MultiHance<br>(Bracco) | N/A | N/A |
| 0.5mmol/mL | N/A | 50μmol/mL |
| 6.9 | 約1 | 約1 |
| 5.3 | N/A | 0.7 |
| N.A. (1.220g/mL) | N/A | 1.01 |
| 6.5~7.5 | 6.7 | 7.0~8.0 |
| 6.3/8.7 | N/A | 3.6/7.1 |
| N/A | N/A | N/A |
| N/A | N/A | N/A |
| N/A | N/A | N/A |
| N/A | N/A | N/A |
| 構造式<br><br>分子量：1058.2 | 構造式<br><br>分子量：784.9 | 構造式<br><br>分子量： |

## 消化管用造影剤

　国内では2種類のMRI用消化管造影剤が市販されているが，いずれも常磁性の$Fe^{2+}$（クエン酸鉄アンモニウム），$Mn^{2+}$（塩化マンガン四水和物）を用いた経口製剤である。これら常磁性金属イオンによる強い磁気モーメントによって組織のプロトンの緩和が促進されるため，T2強調画像では陰性造影効果を呈し，T1強調画像では陽性造影効果を呈する。

### ■（経口）消化管造影剤

| 一般名 | クエン酸鉄アンモニウム | 塩化マンガン四水和物 |
|---|---|---|
| 国内製品名<br>（販売会社） | フェリセルツ散20%<br>（大塚製薬） | ボーステル内溶液10<br>（協和発酵キリン） |
| 効能・効果 | ①MRIにおける消化管（胃，十二指腸，空腸）造影<br>②MRCP時の消化管陰性造影 | MRCP時の消化管陰性造影 |
| 用法・用量 | ①MRIにおける消化管造影：1包を300mLの水に溶かして経口投与する。必要に応じて2包まで増量する。<br>②MRCP時の消化管陰性造影：2包を150mLの水に溶かし経口投与する。 | 1袋250mLを経口投与 |
| 組成 | 1包（3g）中にクエン酸鉄アンモニウム600mg | 1袋（250mL）中に塩化マンガン四水和物36mg |
| 備考 | 分子式：$C_6H_8O_7 \cdot xFe \cdot xH_3N \cdot xH_2O$<br>（クエン酸アンモニウムとクエン酸第二鉄の錯体で一定の化学構造および分子量をもたない） | 分子式：$MnCl_2 \cdot 4H_2O$<br>分子量：197.91 |

## そのほか

### ①USPIO・MION

SPIO造影剤であるフェルカルボトラン（約57nm）やフェルモキシデス（100～250nm）よりも，さらに粒子径の小さな酸化鉄微粒子からなるUSPIO（ultrasmall supeparamagnetic iron oxide；超常磁性酸化鉄）やMION（magnetic iron oxide nanoparticle；単結晶酸化鉄ナノ粒子）がある。USPIOは，T2緩和度が小さいがT1緩和度が大きく，また平均粒子径が約30nm以下で，酸化鉄粒子としては粒子径がきわめて小さいものの，細胞外液性Gd造影剤であるGd-DTPA（約10Å）よりも大きいため，毛細血管から逸脱することなく長時間血管内に留まる。そのため，T1強調用の血液プール造影剤として開発されていたが，現在国内・国外において市販されている製剤はない。そのほかUSPIO（フェルモキシトラン；AMI-227）は，リンパ節転移評価のためのMRIにおける陰性造影剤として欧州で承認申請されたが，2007年に承認申請の取り下げが行われ，現在市販されているUSPIO造影剤はない。

### ②そのほか

MRI用造影剤は，静脈内投与後，血中および細胞外液分布のみを示すものを細胞外液性造影剤といい，それ以外の特定の組織への分布特性を示す造影剤を組織特異性造影剤という。先述の肝特異性造影剤や血液プール造影剤，リンパ節特異性造影剤も組織特異性造影剤の1つである。特に血液プール造影剤については，多くの化合物（MS-325，B-22956/1，Gadomer，P792，SHU 555C，NC100150，Fermoxytolなど）が海外では開発が進められてきたが，そのうちMS-325（製剤名；Ablavar）のみが唯一臨床使用に至ったものの，現在では販売が中止されている。さらに海外では血栓評価のためのフィブリン特異性Gd造影剤（EP-2104R）なども臨床試験が行われていたが，市販には至っていない。さらに動脈硬化プラーク造影剤，腫瘍特異性造影剤のほか，高分子にGdイオンを結合させ，pHが低下すると分子構築が変化し，造影効果を発揮するといったpH感応型造影剤などの研究も行われてきたが，現在臨床使用が可能な造影剤はみられない。長期にわたり，これまでにも造影剤の開発が行われてきているものの，臨床使用可能な造影剤が限定される背景には，医薬品としての造影剤に対しては造影効果だけでなく，厳しい安全性の検証が求められることから，臨床使用に至るにはかなりの高いハードルがあるためといえる。

## ■血液プール造影剤

| 構造 | 線状型 |
|---|---|
| 電荷 | イオン性 |
| 略号 (別名) | MS-325<br>(AngioMark, Vasovist) |
| 一般名 | gadofosveset trisodium |
| 国内商品名 (販売会社) | 国内：未発売<br>海外：Ablavar<br>(Lantheus Medical Imaging, 販売中止) |
| 製剤濃度 | 0.25mmol/mL |
| 浸透圧比 (生理食塩液に対する比) | 2.9 |
| 粘稠度 (mPa·s, 20℃) | 3 |
| 比重 (密度) [25℃] | N/A (1.122g/mL) |
| pH | 6.5〜8.0 |
| 緩和度 (r1) /<br>緩和度 (r2) [1.5T] ※ | 19/34 |
| 備考 | 構造式<br><br>分子量：975.88 |

※Rohrer M, et al.: Invet Radiol 40 (11) 715-724 (2005)

# メーカー間用語比較表

| メーカー名 | coherent型GRE法 | incoherent型GRE法 | 定常状態型GRE法 |
|---|---|---|---|
| シーメンスヘルスケア（株） | FISP（P.101） | FLASH（P.103） | TrueFISP（P.365） |
| GEヘルスケア・ジャパン（株） | GRASS（P.122） | SPGR（P.313） | FIESTA（P.100） |
| （株）フィリップス・ジャパン | FFE（P.97） | T1FFE（P.331）<br>FFE（P.97） | balanced FFE（P.17） |
| キヤノンメディカルシステムズ（株） | SSFP（掲載なし） | FE法（P.92） | TrueSSFP（P.366） |
| （株）日立製作所ヘルスケア<br>ビジネスユニット | SARGE（P.286） | RSSG（P.283） | BASG（P.19） |

| メーカー名 | 磁化率強調画像 | parallel imaging | self-calibration型<br>parallel imaging |
|---|---|---|---|
| シーメンスヘルスケア（株） | SWI（P.327） | GRAPPA（P.120）<br>mSENSE（P.207） | GRAPPA（P.120）<br>mSENSE（P.207）<br>CAIPIRINHA（P.40） |
| GEヘルスケア・ジャパン（株） | SWAN（P.327） | ASSET（P.12） | ARC（P.10） |
| （株）フィリップス・ジャパン | SWIp（P.328） | SENSE（P.290）<br>dS-SENSE（P.74） | self-calibration型parallel imaging（掲載なし）<br>＊2：parallel imaging（P.231） |
| キヤノンメディカルシステムズ（株） | FSBB（P.113） | SPEEDER（P.313） | self-calibration型parallel imaging（掲載なし）<br>＊2：parallel imaging（P.231） |
| （株）日立製作所ヘルスケア<br>ビジネスユニット | BSI（P.35）<br>＊1：ただし高速なEPI計測 | RAPID（P.267） | RAPID（P.267）<br>＊3：self-calibrationを含む |

（ ）内は本書第3版のページ数を表しています。

| multi-echo型GRE法 | single-shot高速SE法 | variable flip angle 3D高速SE法 |
|---|---|---|
| MEDIC (P.179) | HASTE (P.124) | SPACE (P.310) |
| MERGE (P.180) | SSFSE (P.319) | Cube (P.59) |
| mFFE (P.181) | single-shot TSE (掲載なし) (single-shot：P.297) | VISTA (P.387) 3D VIEW (P.456) |
| M-Echo (P.179) | FASE (P.91) | MPV (P.190) |
| ADAGE (P.3) | single-shot高速SE (掲載なし) (single-shot：P.297) | isoFSE (P.150) |

| ECG同期SE系非造影MRA | ASL併用非造影MRA | radial scan系体動補正 |
|---|---|---|
| NATIVE (P.214) QISS (P.259) ＊4：ECG同期SSFP系非造影MRA | NATIVE (P.214) | BLADE (P.27) StarVIBE (P.321) Compressed Sening GRASP VIBE (P.52) |
| Inhance 3D DeltaFlow＊ (P.141「Inhance」内) | Inhance 3D Inflow IR (P.141) Zero TE MRA (P.297「Silenz」内) | PROPELLER (P.250) |
| TRANCE (P.361) | 4D-TRANCE (P.462) 2D-TRANCE (P.450) B-TRANCE (P.36) | MultiVane (P.212) MultiVane XD (P.212) 3D Vane-XD (P.456) |
| FBI (P.95) | Time-SLIP (P.354) | JET (P.155) |
| VASC-FSE (P.380) | VASC-ASL (P.379) | RADAR (P.263) All Around RADAR (P.6) |

※：一般名の大文字・小文字は，固有名詞／商品名以外は小文字で統一しております
 （例：radial scan系体動補正，variable flip angle 3D高速SE法など）

# 用語INDEX

- 基本用語：オレンジ
- 基本用語＋専門医必須用語＊：緑

　＊放射線科専門医研修カリキュラムガイドライン2018年版
　　（改訂版）に記載された用語

## A

AAS ··················· 2
acoustic noise reduction
　technology (→ ART〈GE〉) ········ 12
active shield ··················· 2
active shim ··················· 2
active shimming (→ active shim) ···· 2
Actual scan percentage ··················· 2
ADAGE ··················· 3
ADC map (→ 拡散強調画像) ····· 4,412
ADC (→ 拡散強調画像) ·············· 4,412
ADC マップ (→ ADC map) ··················· 4
Additive Arrangement Gradient
　Echo (→ ADAGE) ··················· 3
adiabatic spectral inversion
　recovery (→ ASPIR) ··················· 12
advanced fourier imagin (→ AFI) ···· 5
Advanced High Order Shim ··········· 4
advanced moving bed (→ AMB) ······· 7
advanced retrospective technique
　(→ ART〈Siemens〉) ··················· 12
Advanced Viewing ··················· 4
AFI ··················· 5
AIR Technology ··················· 5
aliasing ··················· 6
All Around RADAR ··················· 6
All Around Radial Acquisition
　Regime
　(→ All Around RADAR) ·········· 6
AMB ··················· 7
Ambient Experience ··················· 8
AMI ··················· 8
AngioSURF ··················· 8
anisotropic diffusion ··················· 8
anisotropy (→ anisotropic
　diffusion) ··················· 8,9
Annefact Control ··················· 9
Anti DRIVE ··················· 9
Anti driven equilibrium
　(→ Anti DRIVE) ··················· 9
APD ··················· 9
apparent diffusion coefficient
　(→ ADC) ··················· 4
APR ··················· 10

ARC ··················· 10
arm sharing ··················· 11
arm (→ spiral arm) ··················· 315
array coil ··················· 11
array spatial sensitivity encoding
　technique (→ ASSET) ··················· 12
Arrhythmia rejection ··················· 11
ART〈GE〉 ··················· 12
ART〈Siemens〉 ··················· 12
arterial spin labeling ··················· 12
artifact (→ アーチファクト) ··········· 408
ASL (→ arterial spin labeling) ··· 12
ASPIR ··················· 12
ASSET ··················· 12
ASTAR ··················· 13
Asymmetric ··················· 13
asymmetric measurement imaging
　(→ AMI) ··················· 8
asymmetric projection
　(→ APR) ··················· 10
auto active shimming (→ AAS) ········ 2
AutoAlign ··················· 13
AutoAlign Head Landmark Survey
　(→ AutoAlign Head LS) ·········· 14
AutoAlign Head LS ··················· 14
AutoAlign Knee ··················· 14
AutoAlign Scout
　(→ AutoAlign) ··················· 13,15
AutoAlign Spine ··················· 15
auto calibrating reconstruction for
　cartesian sampling (→ ARC) ···· 10
Auto Calibration ··················· 15
auto injector (→ 自動注入器) ······ 426
Auto Shim ··················· 16
Auto-SMASH
　(→ GRAPPA) ··················· 16,120
AutoPose ··················· 15
AutoViability (→ PSIR) ·········· 16,252
avalanche photodiodes
　(→ APD) ··················· 9

## B

b-factor ··················· 25
B-TRANCE ··················· 35
$B_0$ ··················· 17

B₁ ································· 17
B1 Calibration ··············· 36
B1 DREAM ···················· 36
B1 dubbed dual refocusing echo
　acqusition mode
　(→B1 DREAM) ············ 36
B₁ Lrradiation Check Scan
　(→Blink Scan) ············ 28
B1 mode ······················· 17
B1 + RMS ···························· 17
balanced fast field-echo
　(→balanced FFE) ········ 17
balanced FFE ················· 17
balanced SARGE (→BASG) ······· 19
balanced steady-state acquisition
　with rewound gradient-echo
　(→BASG) ···················· 19
balanced TFE
　(→balanced FFE) ········ 17
balanced turbo field-echo
　(→balanced FFE) ········ 17
Balanced-triggered angiography non
　contrast enhanced
　(→B-TRANCE) ············· 36
band width ···················· 19
banding artifact ············· 19
BASG ···························· 19
basi-parallel anatomical scanning
　(→BPAS) ···················· 32
Batch Filming ················ 20
Bayesian inference
　(→ベイズ推定法) ·········· 444
BB pulse ······················· 20
BB STIR ························· 20
BBTI ····························· 21
BBTI Prep ····················· 21
Beam Saturation Time-of-Flight
　(→BeamSat TOF) ········· 22
Beam Saturation Veins and Arteries
　Sans Contrast-Arterial Spin
　Labeling (→BeamSat VASC
　ASL) ··························· 24
BeamNavi ······················ 21
BeamSat TOF ················· 22
BeamSat VASC ASL ········· 24

b-factor ························· 25
bFFE (→balanced FFE) ········· 17
bilateral imaging in sagittal view
　with SENSE (→BLISS) ······· 29
binominal pulse ·············· 25
BioMatrix ······················ 25
birdcage coil (→バードケイジ
　コイル) ·························· 441
black blood imaging
　(→black blood法) ········· 26
black blood liver imaging ······· 26
black blood method
　(→black blood法) ········· 26
black blood pulse
　(→BB pulse) ··············· 20
black blood short tau inversion
　recovery (→BB STIR) ······ 20
black blood short TI inversion
　recovery (→BB STIR) ······ 20
black blood STIR (→BB STIR) ······· 20
black blood TI (→BBTI) ········· 21
black blood法 ················· 26
BLADE ·························· 27
blade/multi-shot blade ······· 28
Blink Scan ····················· 28
BLISS ··························· 29
blood oxygenation level
　dependent法 (→BOLD法) ······· 31
blood pool agent ············· 29
Blood Sensitive Imaging
　(→BSI) ······················ 35
blur ······························ 29
blurring cancellation ········ 29
blurring (→blur) ············· 29
Body tuned ···················· 31
BodyCOMPASS ··············· 30
BOLD法 ························· 31
Boltzmann distribution
　(→ボルツマン分布) ········· 444
bolus-chase法 ················· 31
BolusTrak ······················ 31
Bore ····························· 32
BPAS ···························· 32
BRACE ·························· 33

481

brain volume imaging
(→BRAVO) ·············· 34
BrainCOMPASS ············· 33
BrainWave ············· 34
BRAVO ············· 34
BREASE ············· 35
breast acquisition correction
(→BRACE) ············· 33
breast spectroscopic examination
(→BREASE) ············· 35
BSI ············· 35
bTFE(→balanced FFE) ············· 17
BW(→band width) ············· 19
b値(→b-factor) ············· 25

## C

CAIPIRINHA ············· 40
cardiac cine MRI
(→心臓シネMRI) ············· 431
cardiac compensation
(→CCOMP) ············· 41
cardiac perfusion MRI
(→心筋パーフュージョンMRI)
············· 430
Cardiac Quant ············· 37
CardiacVX ············· 38
CardioLine+ ············· 39
CardioMaps ············· 38
CARE Bolus法 ············· 37
Carr-Purcell-Meiboom-Gill
(カー パーセル メイブーム ジル)
sequence(→CPMG
sequenc) ············· 56
CartiGram(T2 Mapping) ············· 40
CBF ············· 41
CBV ············· 41
CCOMP ············· 41
CCVO ············· 41
cDWI ············· 42
CE MRA(→contrast-enhanced
MR angiography) ············· 53
CE MRU(→造影MRウロ
グラフィー) ············· 436
CENTRA ············· 42
CENTRA + ············· 42

centric-centric order
(→sequential order) ······· 43,293
centric order
(→centric-centric order) ········· 43
CEST ············· 43
CHARM ············· 43
chelate(→キレート) ············· 417
chemical exchange saturation
transfer(→CEST) ············· 43
chemical saturation
(→ChemSAT) ············· 45
chemical shift ············· 44
chemical shift artifact ············· 44
chemical shift imaging ············· 45
chemical shift selective法
(→CHESS法) ············· 45
ChemSAT ············· 45
CHESS法 ············· 45
Chopper法 ············· 46
Chunk ············· 46
chunk acquisition and reconstruction
algorism(→CHARM) ············· 43
cine inversion recovery
(→CINE-IR) ············· 46
cine MRI(→シネMRI) ············· 427
Cine Plus ············· 47
CINE-IR ············· 46
circular polarization(CP)coil
(→クアドラチャーコイル) ········· 418
CISS ············· 47
Classic ············· 48
CLEAR ············· 49
C/N比 ············· 49
C/N比(→contrast-to-noise
ratio) ············· 54
CNR(→C/N比) ············· 49
CNR(→contrast-to-noise
ratio) ············· 54
coherent oscillatory state acquisition
for the manipulation of imaging
contrast(→COSMIC) ············· 55
Coil survey scan ············· 50
coil(→コイル) ············· 422
CoilShim ············· 49
Collapsed Image ············· 50

| | |
|---|---|
| ComforTone | 50 |
| Comfort Zone | 51 |
| Compact flow compensation | 51 |
| Complex Difference | 52 |
| Compressed SENSE (→C-SENSE) | 57 |
| Compressed Sensing | 52 |
| compressed sensing golden-angle radial sparse parallel volume interpolated breath-hold examination (→Compressed Sensing GRASP VIBE) | 52 |
| Compressed Sensing GRASP VIBE | 52 |
| computed DWI (→cDWI) | 42 |
| Concat SAT | 53 |
| concatenated saturation (→Concat SAT) | 53 |
| constant level appearance (→CLEAR) | 49 |
| constructive interference in the steady state (→CISS) | 47 |
| continuous moving table imaging (→moving table imaging) | 188 |
| contrast-enhanced MR angiography | 53 |
| contrast-enhanced MR urography (→造影MRウログラフィー) | 436 |
| contrast enhanced timing robust angio (→CENTRA) | 42 |
| contrast to noise ratio (→C/N比) | 49 |
| contrast-to-noise ratio (→C/N比, S/N比) | 49,54,309 |
| controlled aliasing in parallel imaging results in higher acceleration (→CAIPIRINHA) | 40 |
| conventional centric view ordering (→CCVO) | 41 |
| coronary MRA | 54 |
| COS Filter | 54 |
| Cosine filter (→COS Filter) | 54 |
| COSMIC | 55 |
| CPMG sequenc | 56 |
| CPR | 56 |

| | |
|---|---|
| crossing fiber | 56 |
| crosstalk | 57 |
| cryostat/cryoshield | 57 |
| C-SENSE | 57 |
| CSF Dynamics Imaging | 59 |
| CSI (→chemical shift imaging) | 45 |
| Cube | 59 |
| curved planar reconstruction (→CPR) | 56 |
| curved planar reformation (→CPR) | 56 |

## D

| | |
|---|---|
| day optimizing throughput engine (→Dot engine) | 72 |
| dB/dt | 61 |
| DE-FSE | 62 |
| DE-Prep | 64 |
| Deep Learning Reconstruction | 61 |
| deFINE | 61 |
| DelayTracker™ | 62 |
| Denoising | 63 |
| dephase | 64,275 |
| dephasing | 64,275 |
| DESS | 64 |
| diamagnetism (→反磁性) | 442 |
| DIET | 64 |
| different rate k-space sampling (→DRKS) | 74 |
| differential subsampling with cartesian ordering (→DISCO) | 69 |
| diffusion anisotropy | 65 |
| Diffusion average high b | 65 |
| Diffusion direction | 66 |
| Diffusion direction resolution | 66 |
| diffusion ellipsoid (→拡散楕円) | 413 |
| Diffusion gradient overplus | 66 |
| Diffusion Kurtosis Imaging (→DKI) | 71 |
| Diffusion registration | 67 |
| diffusion spectrum imaging (→DSI) | 74 |

483

diffusion tensor imaging
(→拡散テンソル画像) ········· 413

diffusion tensor imaging
(→拡散テンソル撮像法) ········· 414

diffusion tensor tractography
(→拡散テンソルtractography)
········· 413

diffusion TENSOR Visualizer
(→dTV) ········· 76

diffusion weighted whole body
imaging with background body
signal suppression
(→DWIBS) ········· 79

diffusion-perfusion mismatch ··· 67

diffusion-perfusion mismatch
(→ischemic penumbra) ······ 148

diffusion-weighted image
(→拡散強調画像) ········· 412

digital coil ········· 68

dimagnetic ········· 68

DIR ········· 68

DirectRF ········· 69

DISCO ········· 69

Distance Factor ········· 70

Dixon法 ········· 70

DKI ········· 71

Dot engine ········· 72

double echo steady state
(→DESS) ········· 64

double echo (→variable
echo) ········· 378

double inversion-recovery
(→DIR) ········· 68

double-IR法 ········· 73

DRIVE ········· 73

driven equilibrium (→DRIVE) ······ 73

driven equilibrium fast spin-echo
(→DE-FSE) ········· 62

driven equilibrium preparation
(→DE-Prep) ········· 64

DRKS ········· 74

dS-SENSE ········· 75

dS-ZOOM ········· 76

DSI ········· 74

dStream ········· 75

dSync technology ········· 76

DTT (→拡散テンソルtractography)
········· 413

DTI (→拡散テンソル画像) ··· 413

DTI (→拡散テンソル撮像法) ··· 414

dTV ········· 76

Dual coil ········· 77

dual contrast法 (MRCP) ········· 77

dual echo steady state
(→DESS) ········· 64

Dual gated sweep MRA ········· 77

Dual gradient mode ········· 78

dual interval echo train
(→DIET) ········· 64

Dual IR ········· 78

duty cycle ········· 79

DWI (→拡散強調画像) ········· 412

DWIBS ········· 79

Dyn. stabilization ········· 80

dynamic MRI
(→ダイナミックスタディ) ········· 437

dynamic study
(→ダイナミックスタディ) ········· 437

DynaVIBE ········· 80

dysprosium ········· 80

## E

ECC ········· 81

EC-TRICKS (ellipsoid centric TRICKS)
(→TRICKS) ········· 364

ECG-Prep ········· 81

ECGプレップ (→ECG-Prep) ··· 81

Echo Factor (→エコー
ファクター) ········· 410

echo planar imaging ········· 81

echo space (→エコー間隔) ········· 410

echo spacing ········· 82

echo spacing (→エコー間隔) ········· 410

echo time (→TE) ········· 343

echo train length ········· 82

echo train spacing (→ETS) ········· 88

echo train spacing
(→エコー間隔) ········· 410

echo-planar MR imaging and signal targeting with alternating radio frequency (→**EPISTAR**) ⋯⋯⋯ 86

Eco-Power ⋯⋯⋯⋯⋯⋯⋯⋯ 82

ECVO ⋯⋯⋯⋯⋯⋯⋯⋯⋯⋯ 82

eddy current ⋯⋯⋯⋯⋯⋯⋯ 83

eddy current control (→**ECC**) ⋯⋯ 81

eddy current correction ⋯⋯⋯⋯ 83

eddy current (→渦電流) ⋯⋯⋯ 414

effective TE ⋯⋯⋯⋯⋯⋯⋯⋯ 83

efgre3d ⋯⋯⋯⋯⋯⋯⋯⋯⋯ 83

eFSBB ⋯⋯⋯⋯⋯⋯⋯⋯⋯⋯ 83

eigenvalue ⋯⋯⋯⋯⋯⋯⋯⋯ 84

elasticity (→弾性率) ⋯⋯⋯ 437

Elastography ⋯⋯⋯⋯⋯⋯⋯ 84

electric magnetic property (→**EMP**) ⋯⋯⋯⋯⋯⋯⋯ 85

element (→エレメント) ⋯⋯⋯ 410

elliptic centric view ordering (→**ECVO**) ⋯⋯⋯⋯⋯⋯ 82

EMP ⋯⋯⋯⋯⋯⋯⋯⋯⋯⋯ 85

ENCASE ⋯⋯⋯⋯⋯⋯⋯⋯ 85

endorectal surface coil (→経直腸表面コイル) ⋯⋯⋯⋯ 420

ENhanced Coronal Acquisition with Sagittal Excitation (→**ENCASE**) ⋯⋯⋯⋯⋯ 85

enhanced fast gradient echo 3d (→**efgre3d**) ⋯⋯⋯⋯⋯ 83

Enhanced Fat Free ⋯⋯⋯⋯⋯ 86

enhanced flow sensitive black blood (→**eFSBB**) ⋯⋯⋯⋯ 83

enhanced THRIVE (→**eTHRIVE**) ⋯⋯⋯⋯ 87

EPI (→**echo planar imaging**) ⋯⋯ 81

EPISTAR ⋯⋯⋯⋯⋯⋯⋯⋯ 86

Ernst angle (→**Ernst角**) ⋯⋯⋯ 86

Ernst角 ⋯⋯⋯⋯⋯⋯⋯⋯ 86

état criblé ⋯⋯⋯⋯⋯⋯⋯⋯ 86

eTHRIVE ⋯⋯⋯⋯⋯⋯⋯⋯ 87

ETL (→**echo train length**) ⋯⋯ 82

ETS ⋯⋯⋯⋯⋯⋯⋯⋯⋯⋯ 88

even echo rephasing ⋯⋯⋯⋯ 88

ExamCard ⋯⋯⋯⋯⋯⋯⋯ 88

exorcist法 (→**RC**) ⋯⋯⋯⋯ 268

EXPAND ⋯⋯⋯⋯⋯⋯⋯⋯ 89

extended parallel imaging algorithm for unfolding (→**EXPAND**) ⋯⋯⋯⋯⋯ 89

## F

F0 monitoring ⋯⋯⋯⋯⋯⋯ 90

FA ⋯⋯⋯⋯⋯⋯⋯⋯⋯⋯ 90

FA map (→**FA**) ⋯⋯⋯⋯ 90,91

FA (→フリップアングル) ⋯⋯⋯ 443

FA (→**flip angle**) ⋯⋯⋯⋯ 105

FAIR ⋯⋯⋯⋯⋯⋯⋯⋯⋯ 90

Faraday's law (→ファラデーの法則) ⋯⋯⋯⋯⋯⋯⋯ 443

FASE ⋯⋯⋯⋯⋯⋯⋯⋯⋯ 91

FASE BB ⋯⋯⋯⋯⋯⋯⋯⋯ 91

FASE Diffusion ⋯⋯⋯⋯⋯ 92

fast advanced spin-echo black-blood (→**FASE BB**) ⋯⋯⋯ 91

fast advanced spin-echo diffusion (→**FASE Diffusion**) ⋯⋯⋯ 92

fast advanced spin-echo (→**FASE**) ⋯⋯⋯⋯⋯⋯⋯⋯⋯⋯ 91

fast field echo (→**FastFE**) ⋯ 92

fast field echo (→**FFE**) ⋯⋯ 97

fast gradient-echo-echo train (→**FGRE-ET**) ⋯⋯⋯⋯ 98

fast gradient-echo imagin (→高速グラディエントエコー法) ⋯⋯⋯⋯ 422

fast gradient-echo (→**FGRE**) ⋯⋯⋯ 98

fast gradient-echo method (→高速グラディエントエコー法) ⋯⋯⋯⋯ 422

fast GRE法 (→高速グラディエントエコー法) ⋯⋯⋯⋯ 422

fast imaging employing steady-state acquisition-cycled phases (→**FIESTA-C**) ⋯⋯⋯ 101

fast imaging employing steady-state acquisition (→**FIESTA**) ⋯⋯⋯⋯ 100

fast imaging with steady-state precession (→**FISP**) ⋯⋯⋯⋯ 101

| | | |
|---|---|---|
| fast inversion recovery (→FastIR) | | 92 |
| fast low angle shot (→FLASH) | | 103 |
| fast recovery fast spin-echo (→FRFSE) | | 112 |
| fast SE法(→高速スピン エコー法) | | 423 |
| fast SPGR (→FSPGR) | | 114 |
| fast spin echo-xl(→FSE-XL) | | 114 |
| fast spin-echo imaging (→高速スピンエコー法) | | 423 |
| fast spin-echo inversion recovery (→FSE-IR) | | 113 |
| fast spin-echo method (→高速スピンエコー法) | | 423 |
| fast spoiled GRASS (→FSPGR) | | 114 |
| FASTA (frequency-adapted sliding table acquisition) (→moving table imaging) | | 188 |
| FastFE | | 92 |
| FastIR | | 92 |
| FastVasc TOF-SPGR | | 92 |
| FastVascular time-of-flight-spoiled GRASS (→FastVasc TOF-SPGR) | | 92 |
| FastVascular TOF-SPGR (→FastVasc TOF-SPGR) | | 92 |
| fat saturation(→FatSAT) | | 92 |
| Fat shift direction | | 94 |
| fat suppression (→脂肪抑制法) | | 427 |
| fat using echo asymmetry and least-squares estimation (→IDEAL) | | 136 |
| Fat water Separation (→FatSep) | | 93 |
| Fat/Water Separation | | 94 |
| FatSAT | | 92 |
| FatSep | | 93 |
| FAマップ(→FA map) | | 91 |
| FBI | | 95 |
| FBI Navi | | 96 |
| FC(→flow compensation) | | 105 |

| | | |
|---|---|---|
| FC〈GE〉 | | 96 |
| FC〈キヤノン〉 | | 97 |
| ferromagnetism(→強磁性) | | 416 |
| FE法 | | 97 |
| FE法(→グラディエント エコー法) | | 419 |
| FFE | | 97 |
| FGRE | | 98 |
| FGRE-ET | | 98 |
| fiber tracking | | 98 |
| FiberTrak | | 99 |
| FID | | 99 |
| FID reduction | | 99 |
| field echo法(→FE法) | | 97 |
| field of view(→FOV) | | 111 |
| FIESTA | | 100 |
| FIESTA-C | | 101 |
| Fine Recon | | 101 |
| fine reconstruction (→Fine Recon) | | 101 |
| fine tune technology (→FITT) | | 101 |
| FIR (→prime FSE) | | 247 |
| FIR (→prime FSE) | | 247 |
| FISP | | 101 |
| FITT | | 101 |
| FLAIR | | 102 |
| FLASH | | 103 |
| Flex | | 103 |
| Flexible matrix scan | | 105 |
| Flexible oversampling | | 104 |
| flip angle (→Ernst角, フリップアングル) | | 86,105,443 |
| flip angle (→フリップアングル) | | 443 |
| flow compensation | | 105 |
| flow compensation (→FC〈GE〉) | | 96 |
| flow compensation (→FC〈キヤノン〉) | | 97 |
| flow sensitive black blood (→FSBB) | | 113 |
| flow sensitivity alternating inversion recovery (→FA) | | 90 |
| Flow-prep | | 106 |

| | |
|---|---|
| flow-related enhancement······· 105 | FSE-IR·················· 113 |
| Flow-Spoiled FBI·········· 106 | FSE-XL·················· 114 |
| flow-spoiled fresh blood imaging | FSPGR················· 114 |
| (→Flow-Spoiled FBI)········· 106 | full NEX (→fractional |
| flow void····················· 106 | NEX)················· 111,114 |
| fluid-attenuated inversion recovery | full number of excitation |
| (→FLAIR)················· 102 | (→full NEX)············· 114 |
| Fluoro Trigger··············· 107 | Full optimized second echo |
| fluoro triggered CE-MRA | (→OSE)··············· 225 |
| examination (→FLUTE)········· 107 | Full wall motion tracking |
| FLUTE···················· 107 | (→WMT)··············· 398 |
| Flyback···················· 108 | functional MRI············· 114 |
| fMRI (→functional MRI)········· 114 | Functool················· 115 |
| FOCUS···················· 108 | FUS···················· 116 |
| Foldover direction··········· 109 | |
| Foldover suppression········· 109 | **G** |
| Follow Up Mono············· 110 | g factor (→geometry factor)···· 119 |
| ForeSee View··············· 110 | g-factor················· 119 |
| Fourier transform (→フーリエ変換/ | g-ratio··················· 122 |
| 逆フーリエ変換)············· 443 | G (→ガウス)·············· 412 |
| Fourier transformation (→フーリエ | gadolinium-based contrast agent |
| 変換/逆フーリエ変換)········· 443 | (→Gd造影剤)············· 118 |
| FOV····················· 111 | gadolinium ion············ 117 |
| fractional anisotropy (→FA)····· 90 | gantry (→ガントリー)········ 415 |
| fractional anisotropy map | gated 2D time-of-flight |
| (→FA map)··············· 91 | (→Gated 2D TOF)·········· 117 |
| fractional echo | Gated 2D TOF············· 117 |
| (→half echo)············· 124 | Gated sweep MRA··········· 117 |
| fractional NEX··············· 111 | gauss (→ガウス)··········· 412 |
| fractional number of excitation | $Gd^{3+}$ (→gadolinium ion)···· 117 |
| (→fractional NEX)··········· 111 | Gd造影剤················· 118 |
| fractional radio frequency | GEM flexコイル············· 119 |
| (→fractional RF)··········· 111 | generalized autocalibrating |
| fractional RF··············· 111 | partially parallel acquisition |
| frame rate················· 111 | (→GRAPPA)·············· 121 |
| free induction decay (→FID)····· 99 | geometry embracing method flex |
| FreeWave················· 112 | coil (→GEM flexコイル)······ 119 |
| FREEZEit················· 112 | geometry factor············ 119 |
| frequency encoding direction | Gibbs artifact |
| (→周波数エンコード方向)····· 428 | (→truncation artifact)······ 367 |
| frequency (→周波数)········· 428 | Gmax (→最大傾斜磁場強度)······· 424 |
| fresh blood imaging (→FBI)····· 95 | GMR···················· 119 |
| FRFSE···················· 112 | golden angle·············· 120 |
| FSBB···················· 113 | golden-angle radial sparse parallel |
| FSE法 (→高速スピンエコー法)···· 423 | (→GRASP)·············· 122 |

gradient- and spin-echo
(→GRASE法) ·············· 121

gradient coil (→傾斜磁場
コイル) ·············· 420

gradient-echo imaging,
gradient-echo method
(→グラディエントエコー法) ····· 419

gradient motion rephasing
(→GMR) ·············· 119

gradient recalled acquisition in the
steady state (→GRASS) ······· 122

GraphicRx (→GRx) ·············· 123

GRAPPA ·············· 121

GRASE法 ·············· 121

GRASP ·············· 122

GRASS ·············· 122

GRE法 (→グラディエント
エコー法) ·············· 419

Group scan ·············· 122

GRx ·············· 123

gyromagnetic ratio
(→磁気回転比) ·············· 426

## H

half echo ·············· 124

half-Fourier acquisition single-shot
turbo spin-echo
(→HASTE) ·············· 124

half-Fourier imaging
(→ハーフフーリエ法) ·············· 441

half-NEX (→ハーフフーリエ法) ···· 441

HASTE ·············· 124

#HB prep ·············· 125

HBプレップ数 (→#HB prep) ······ 125

helium (→ヘリウム) ·············· 444

Hermite対称 (→共役対称) ······· 416

high b-value ·············· 125

high b-value diffusion-weighted
imaging (→high b-value) ······ 125

high b-value DWI
(→high b-value) ·············· 125

high-field MRI system
(→高磁場MRI装置) ·············· 422

high order shim ·············· 126

high order shim system
(→HOSS) ·············· 128

High quality Metal Artifact
Reduction (→HiMAR) ·············· 126

high resolution MR
mammography ·············· 126

high spatial frequency
(→高周波成分) ·············· 422

high-speed T2-corrected
multiecho (→HISTO) ·············· 127

HiMAR ·············· 126

HISTO ·············· 127

Homogeneity correction ·············· 127

homogenization using gradient
enhancement (→HUGE) ·············· 130

HOP-MRA ·············· 128

HOSS ·············· 128

HR-MRM (→high resolution MR
mammography) ·············· 126

H-sinc ·············· 129

HUGE ·············· 130

hybrid echo planar imaging
(→Hybrid EPI) ·············· 130

Hybrid EPI ·············· 130

hybrid of opposite-contrast MRA
(→HOP-MRA) ·············· 128

hybrid of reversed image of positive
endolymph signal and native
image of positive perilymph signal
(→HYDROPS) ·············· 131

hydrography (→MR
hydrography) ·············· 199

HYDROPS ·············· 131

hyper auto calibrating
reconstruction for cartesian
imaging (→HyperARC) ·············· 131

HyperARC ·············· 131

HyperBand ·············· 132

HyperCube ·············· 132

hyperecho ·············· 133

Hyperpolarization ·············· 134

hyperpolarized noble gas
MRI ·············· 134

hyperpolarized noble gas MR imaging (→ **hyperpolarized noble gas MRI**) 134

HyperSense 135

# I

IB shimming 136

IDC 136

IDEAL 136

IDEAL-IQ 137

iDrive (→ **real time**) 272

IGC 138

Image algebra 139

image based shimming (→ **IB shimming**) 136

Image centering 139

ImageStitching 139

improved motion-sensitized driven-equilibrium (→ **iMSDE**) 140

iMSDE 140

In FOV SAT 141

in phase/out of phase 142

In-bore solution 140

inclined slab for contrast enhancement (→ **ISCE**) 148

inflow MRA (→ **time-of-flight MRA**) 353

Inhance 141

integrated panoramic array (→ **IPA**) 145

integrated parallel acquisition technique (→ **IPAT**) 146

integrated parallel acquisition technique square (→ **iPAT²**) 146

intelligent distortion correction (→ **IDC**) 136

intelligent gradient control (→ **IGC**) 138

interactive MRI 142

Interactive scan 143

interactive scan control (→ **ISC**) 147

interactive vascular imaging (→ **IVI**) 153

Interleave 143

interleave (→ **sequential**) 293

interventional MRI 143

intraluminal bleeding sign 144

intraoperative MRI 144

intravoxel incoherent motion (→ **IVIM**) 153

inversion pulse 145

inversion recovery-preparation pulse (→ **IR-Prep**) 146

inversion recovery法 (→ **IR法**) 147

inversion time 145

inversion time (→ **TI**) 350

IPA 145

IPAT 146

iPAT² 146

IR-Prep 146

IR法 147

ISC 147

ISCE 148

ischemic core (→ **ischemic penumbra**) 148

ischemic penumbra 148

iShim 149

IsoCenter Matrix 150

isoFSE 150

isotropic 151

Isotropic and Signal-Optimized Fast Spin Echo (→ **isoFSE**) 150

isotropic diffusion-weighted imaging (→ **isotropic DWI**) 152

isotropic diffusion (→ **anisotropic diffusion**) 8, 151

isotropic DWI 152

iterative decomposition of water (→ **IDEAL**) 136

iterative decomposition of water and fat with echo asymmetry and least-squares estimation-IQ (→ **IDEAL-IQ**) 137

Iterative Reconstruction 153

IVI 153

IView Bold 153

IVIM 153

489

## J

J-coupling ·········· 155
JET ·········· 155
J-カップリング
　(→ J-coupling) ·········· 155
J-結合 (→ J-coupling) ·········· 155

## K

k-RAPID ·········· 157
k-space ·········· 157
k-space Rapid Acquisition through
　a Parallel Imaging Design
　(→ k-RAPID) ·········· 157
k-space shutter ·········· 158
k-space trajectory ·········· 158
k-space weighted image contrast
　(→ KWIC) ·········· 160
$k$-t BLAST ·········· 158
$k$-t SENSE ·········· 160
$k$-t space broad-use linear
　acquisition speed-up technique
　(→ $k$-t BLAST) ·········· 158
$k$-t space sensitivity encoding
　(→ $k$-t SENSE) ·········· 160
$k$-t SPEEDER ·········· 160
keyhole imaging ·········· 156
kinematic study ·········· 156
KneeLine+ ·········· 156
KWIC ·········· 160
k 空間 (→ k-space) ·········· 157
k 空間軌跡 (→ k-space trajectory)
　·········· 158
k スペース シャッター
　(→ k-space shutter) ·········· 158

## L

l sensitivity encoding parallel
　imaging (→ SENSE) ·········· 290
Larmor equation (→ ラーモア方程式)
　·········· 448
Larmor frequency (→ ラーモア周波数)
　·········· 448
late gadolinium enhancement (LGE)
　(→ 心筋遅延造影 / 遅延造影) ·········· 429

LAVA ·········· 162
LCModel ·········· 162
Leakage correction ·········· 163
leukoaraiosis ·········· 163
line scan ·········· 164
Line Scan Diffusion ·········· 163
line scan diffusion-weighted imaging
　(→ line scan) ·········· 164
line scan DWI (→ line scan) ·········· 164
linear-centric order
　(→ sequential order) ·········· 163, 293
linear-linear order
　(→ linear-centric order) ·········· 163
linear orde (→ sequential
　order) ·········· 293
LIPO ·········· 165
liquid helium
　(→ 液体ヘリウム) ·········· 410
liquid nitrogen (→ 液体窒素) ·········· 409
liver acquisition with volume
　acceleration (→ LAVA) ·········· 162
LiverLab ·········· 165
localizer ·········· 166
Locator (→ ロケータ) ·········· 449
long term averaging
　(→ LOTA) ·········· 167
longitudinal magnetization
　(→ 縦磁化) ·········· 437
longitudinal relaxation
　(→ 縦緩和) ·········· 437
longitudinal 解析
　(→ Follow Up Mono) ·········· 110
Look-Locker ·········· 166
loop coil (→ ループコイル) ·········· 449
LOTA ·········· 167
low spatial frequency
　(→ 低周波成分) ·········· 439

## M

M2D ·········· 168
macromolecular hydration
　effect ·········· 169
MAGiC ·········· 169
magic angle artifact
　(→ magic angle effect) ·········· 170

magic angle effect ⋯⋯⋯⋯⋯⋯ 170
MAGiC Diffusion ⋯⋯⋯⋯⋯⋯ 170
magnetic gradient field
　（→グラディエント）⋯⋯⋯⋯ 418
magnetic moment
　（→磁気モーメント）⋯⋯⋯⋯ 426
magnetic resonance
　cholangiopancreatography
　（→MRCP）⋯⋯⋯⋯⋯⋯⋯ 193
magnetic resonance digital
　subtraction angiography
　（→MRDSA）⋯⋯⋯⋯⋯⋯ 195
magnetic resonance fingerprinting
　（→MRF）⋯⋯⋯⋯⋯⋯⋯ 198
magnetic resonance image
　compilation（→MAGiC）⋯⋯ 169
magnetic shield
　（→磁気シールド）⋯⋯⋯⋯ 426
magnetic substance
　（→磁性体）⋯⋯⋯⋯⋯⋯ 426
magnetic susceptibility
　（→磁化率）⋯⋯⋯⋯⋯⋯ 425
magnetization prepared rapid
　gradient echo
　（→MPRAGE）⋯⋯⋯⋯⋯ 190
magnetization transfer contrast
　（→MTC）⋯⋯⋯⋯⋯⋯⋯ 207
magnetization（→磁化）⋯⋯⋯ 425
magnetophosphene
　（→視覚閃光）⋯⋯⋯⋯⋯ 425
magnitude image ⋯⋯⋯⋯⋯ 171
magnitude image
　（→phase image）⋯⋯⋯ 171,243
MammoTrak ⋯⋯⋯⋯⋯⋯⋯ 171
MAP ⋯⋯⋯⋯⋯⋯⋯⋯⋯⋯ 171
MAP shim ⋯⋯⋯⋯⋯⋯⋯⋯ 172
MapIt ⋯⋯⋯⋯⋯⋯⋯⋯⋯⋯ 172
marching metal artifact ⋯⋯⋯ 172
MARS ⋯⋯⋯⋯⋯⋯⋯⋯⋯ 173
mASTAR ⋯⋯⋯⋯⋯⋯⋯⋯ 173
Matrix Coil ⋯⋯⋯⋯⋯⋯⋯ 174
Matrix mode ⋯⋯⋯⋯⋯⋯⋯ 174
MAVRIC SL ⋯⋯⋯⋯⋯⋯⋯ 175
maximum gradient field strength
　（→最大傾斜磁場強度）⋯⋯⋯ 424

maximum intensity projection
　（→MIP）⋯⋯⋯⋯⋯⋯⋯ 182
MB-EPI ⋯⋯⋯⋯⋯⋯⋯⋯⋯ 175
MB-SENSE ⋯⋯⋯⋯⋯⋯⋯ 176
MDE ⋯⋯⋯⋯⋯⋯⋯⋯⋯⋯ 178
mDIXON ⋯⋯⋯⋯⋯⋯⋯⋯ 176
mDIXON XD FFE ⋯⋯⋯⋯⋯ 177
mDIXON XD TSE ⋯⋯⋯⋯⋯ 178
mDIXON-Quant ⋯⋯⋯⋯⋯ 177
mean transit time（→MTT）⋯ 208
M-Echo ⋯⋯⋯⋯⋯⋯⋯⋯⋯ 179
MEGA ⋯⋯⋯⋯⋯⋯⋯⋯⋯ 180
MEMP ⋯⋯⋯⋯⋯⋯⋯⋯⋯ 180
MERGE ⋯⋯⋯⋯⋯⋯⋯⋯⋯ 180
mescher-garwood
　（→MEGA）⋯⋯⋯⋯⋯⋯ 180
metal artifact reduction sequence
　（→MARS）⋯⋯⋯⋯⋯⋯ 173
metal artifact（→marching metal
　artifact）⋯⋯⋯⋯⋯⋯⋯ 172
metallic artifact（→marching
　metal artifact）⋯⋯⋯⋯⋯ 172
mFFE ⋯⋯⋯⋯⋯⋯⋯⋯⋯⋯ 181
Microscopy coil ⋯⋯⋯⋯⋯ 181
microscopy（→MR
　microscopy）⋯⋯⋯⋯⋯ 201
Mid-Slice Recon ⋯⋯⋯⋯⋯ 182
mid-slice reconstruction
　（→Mid-Slice Recon）⋯⋯⋯ 182
minimized acoustic noise utilizing
　UTE（→mUTE）⋯⋯⋯⋯⋯ 209
minimized acoustic noise
　utilizing UTE 4D-MRA
　（→mUTE 4D-MRA）⋯⋯⋯ 209
MIP ⋯⋯⋯⋯⋯⋯⋯⋯⋯⋯ 182
Mixed sequence ⋯⋯⋯⋯⋯ 183
MobiFlex ⋯⋯⋯⋯⋯⋯⋯⋯ 183
Mobile Table ⋯⋯⋯⋯⋯⋯ 183
MobiTrak ⋯⋯⋯⋯⋯⋯⋯⋯ 184
MobiView ⋯⋯⋯⋯⋯⋯⋯⋯ 185
modified DIXON XD fast field echo
　（→mDIXON XD FFE）⋯⋯⋯ 177
modified DIXON XD turbo spin echo
　（→mDIXON XD TSE）⋯⋯⋯ 178

modified DIXON-Quant
(→mDIXON-Quant) ·········· 177

modified DIXON
(→mDIXON) ·········· 176

modified look locker with inversion
recovery (→MOLLI) ·········· 185

modified sensitivity encoding
(→mSENSE) ·········· 207

Modulus image
(→Real image) ·········· 185, 270

molecular imaging ·········· 185

MOLLI ·········· 185

Mosaic ·········· 186

motion artifact ·········· 187

motion correction ·········· 187

motion probing gradient
(→MPG) ·········· 190

motion sensitizing gradient
(→MSG) ·········· 207

Motion smoothing ·········· 187

MotionTrak ·········· 188

MOTSA ·········· 188

Moving Bed MRA ·········· 188

Moving SAT ·········· 188

moving saturation (→Moving
SAT) ·········· 188

moving table imaging ·········· 188

MP2RAGE〈Siemens〉 ·········· 189

MP2RAGE〈キヤノン〉 ·········· 190

MPG ·········· 190

MPR ·········· 190

MPRAGE ·········· 190

MPV ·········· 190

MR amniofetography ·········· 191

MR angiography ·········· 191

MR arthrography ·········· 192

MR cholangiopancreatoangiography
(→MRCPA) ·········· 194

MR cisternography ·········· 192

MR colonography ·········· 193

MR coronary angiography
(→coronary MRA) ·········· 54

MR cryosurgery ·········· 195

MR cryotherapy
(→MR cryosurgery) ·········· 195

MR ductography (→MR-mammary
ductography) ·········· 201

MR elastography ·········· 197

MR elastography (→MRE) ·········· 196

MR endoscopy ·········· 197

MR enterocolonography ·········· 198

MR fluoroscopy ·········· 199

MR guided focused ultrasound
surgery (→FUS) ·········· 116

MR guided FUS (→FUS) ·········· 116

MR hydrography ·········· 199

MR labyrinthography ·········· 200

MR lymphography ·········· 201

MR mammography ·········· 201

MR microscopy ·········· 201

MR myelography ·········· 202

MR Pasting ·········· 203

MR peritoneography ·········· 203

MR Safe/MR Conditional/
MR Unsafe ·········· 204

MR sialography ·········· 205

MR spectroscopy ·········· 205

MR Touch ·········· 205

MR urography ·········· 206

MR venography ·········· 207

MR-mammary ductography ·········· 201

MR-MDG (→MR-mammary
ductography) ·········· 201

MR neurography ·········· 202

MR-PET ·········· 203

MRA (→MR angiography) ·········· 191

MRAF (→MR amniofetography)
·········· 191

MRC (→MR cisternography) ·········· 192

MRCA (→coronary MRA) ·········· 54

MRCP ·········· 193

MRCPA ·········· 194

MRDSA ·········· 195

MRE ·········· 196

MRE (→MR elastography) ·········· 197

MRE (→MR endoscopy) ·········· 197

MREC (→MR enterocolonography)
·········· 198

MRF ·········· 198

MRH (→MR hydrography) ·········· 199

MRI対応インジェクター
(MR-compatible power injector)
(→**自動注入器**) ·············· 426
MRI用造影剤インジェクター
(→**自動注入器**) ·············· 426
MRM (→**MR mammography**) ···· 201
MRS (→**MR spectroscopy**) ······· 205
MRU (→**MR urography**) ·········· 206
MRV (→**MR venography**) ········ 207
MRアンギオグラフィー
(→**MR angiography**) ··········· 191
MRウログラフィー
(→**MR urography**) ················ 206
MRエラストグラフィー
(→**MR elastography**) ·········· 197
MRエンテロコロノグラフィー (→**MR
enterocolonography**) ············ 198
MRガイド下集束超音波療法
(→**FUS**) ······························ 116
MR関節造影 (→**MR
arthrography**) ····················· 192
MR冠動脈造影 (→**coronary
MRA**) ································· 54
MR血管造影 (→**MR
angiography**) ······················ 191
MRコロノグラフィー
(→**MR colonography**) ··········· 193
MR静脈造影 (→**MR
venography**) ························ 207
MRスペクトロスコピー
(→**MR spectroscopy**) ·········· 205
MRセーフ/MRコンディショナル/
MRアンセーフ (→**MR Safe/MR
Conditional/MR Unsafe**) ······· 204
MR脊髄造影 (→**MR
myelography**) ······················ 202
MR胎児造影
(→**MR amniofetography**) ····· 191
MR唾液腺造影 (→**MR
sialography**) ······················· 205
MR胆道膵管撮影 (画像，造影)
(→**MRCP**) ·························· 193
MR凍結治療 (→**MR
cryosurgery**) ······················ 195

MR透視 (法) (→**MR
fluoroscopy**) ······················· 199
MR内視鏡 (→**MR endoscopy**) ··· 197
MR内耳造影
(→**MR labyrinthography**) ······ 200
MR乳管造影 (→**MR-mammary
ductography**) ······················ 201
MR乳腺撮影
(→**MR mammography**) ········· 201
MR乳房撮影
(→**MR mammography**) ········· 201
MRニューログラフィー
(→**MR-neurography**) ············ 202
MR尿路造影
(→**MR urography**) ················ 206
MR脳槽造影
(→**MR cisternography**) ········ 192
MR肺換気画像法 (→**pulmonary
ventilation MRI**) ·················· 257
MR肺灌流画像法 (→**pulmonary
perfusion MRI**) ··················· 255
MRフィンガープリンティング
(→**MRF**) ··························· 198
MR腹腔造影
(→**MR peritoneography**) ······· 203
MRフルオロスコピー
(→**MR fluoroscopy**) ············· 199
MRマイクロスコピー
(→**MR microscopy**) ············· 201
MRマンモグラフィー
(→**MR mammography**) ········· 201
MRミエログラフィー
(→**MR myelography**) ············ 202
MR羊水胎児造影
(→**MR amniofetography**) ······ 191
MRリンパ管造影
(→**MR lymphography**) ·········· 201
**mSENSE** ······························· 207
**MSG** (→**MR elastography**)
································· 197,207
**MSOFT** ······························· 207
**MTC** ································· 207
**MTT** ································· 208
**multi 2D** (→**M2D**) ··············· 168
**Multi acquisition** ····················· 208

493

multi angle projection shim
(→MAP shim) ⋯⋯⋯⋯⋯⋯ 172

**Multi Chunk** (→Chunk) ⋯⋯⋯ 46, 209

Multi Coverage
(→マルチカバレージ) ⋯⋯⋯⋯⋯ 445

**Multi Drive** ⋯⋯⋯⋯⋯⋯⋯⋯⋯⋯ 209

multi planar voxel (→MPV) ⋯⋯⋯ 190

**Multi plane scan** ⋯⋯⋯⋯⋯⋯ 210

Multi Slab (→マルチスラブ) ⋯⋯⋯ 445

multi-acquisition with variable
resonance image combination
selective (→**MAVRIC SL**) ⋯⋯⋯ 175

Multi-Band Echo Planner Imaging
(→**MB-EPI**) ⋯⋯⋯⋯⋯⋯⋯⋯⋯ 175

multi-echo data image combination
(→**MEDIC**) ⋯⋯⋯⋯⋯⋯⋯⋯⋯ 179

multi-echo multi-planar
(→**MEMP**) ⋯⋯⋯⋯⋯⋯⋯⋯⋯ 180

**multi-phase** ⋯⋯⋯⋯⋯⋯⋯⋯⋯ 210

multi-phase arterial spin labeling
(→**Multi-phase ASL**) ⋯⋯⋯⋯⋯ 210

**Multi-phase ASL** ⋯⋯⋯⋯⋯⋯⋯ 210

**multi-shot** ⋯⋯⋯⋯⋯⋯⋯⋯⋯⋯ 210

multi-shot echo planar imaging
(→マルチショットEPI) ⋯⋯⋯⋯⋯ 445

multi-shot EPI
(→マルチショットEPI) ⋯⋯⋯⋯⋯ 445

multi-slab/single-slab ⋯⋯⋯⋯⋯ 211

multi-slice method
(→マルチスライス法) ⋯⋯⋯⋯⋯ 445

multi-slice off-resonance
fat-suppression techinique
(→**MSOFT**) ⋯⋯⋯⋯⋯⋯⋯⋯ 207

**multi-station** ⋯⋯⋯⋯⋯⋯⋯⋯ 211

multi-station MRA ⋯⋯⋯⋯⋯⋯ 211

**MultiBand SENSE**
(→**MB-SENSE**) ⋯⋯⋯⋯⋯⋯ 176

**MultiBand SPEEDER** ⋯⋯⋯⋯⋯ 208

multiplanar reconstruction
(→**MPR**) ⋯⋯⋯⋯⋯⋯⋯⋯⋯⋯ 190

multiplanar reformation
(→**MPR**) ⋯⋯⋯⋯⋯⋯⋯⋯⋯⋯ 190

multiple fast field echo
(→**mFFE**) ⋯⋯⋯⋯⋯⋯⋯⋯⋯ 181

multiple overlapping thin-slab
acquisition (→**MOTSA**) ⋯⋯⋯ 188

multiple polarization (MP) coil
(→クアドラチャーコイル) ⋯⋯⋯ 418

multiple TI MRA with ASTAR
(→**mASTAR**) ⋯⋯⋯⋯⋯⋯⋯ 173

multiple-echo recalled gradient
echo (→**MERGE**) ⋯⋯⋯⋯⋯⋯ 180

MultiTransmit ⋯⋯⋯⋯⋯⋯⋯⋯ 211

MultiTransmit 4D ⋯⋯⋯⋯⋯⋯⋯ 211

**MultiVane** ⋯⋯⋯⋯⋯⋯⋯⋯⋯⋯ 212

**MultiVane XD** ⋯⋯⋯⋯⋯⋯⋯⋯ 212

**mUTE** ⋯⋯⋯⋯⋯⋯⋯⋯⋯⋯⋯⋯ 209

**mUTE 4D-MRA** ⋯⋯⋯⋯⋯⋯⋯ 209

(myocardial) delayed enhancement
(→心筋遅延造影/遅延造影) ⋯⋯ 429

myocardial delayed enhancement
(→**MDE**) ⋯⋯⋯⋯⋯⋯⋯⋯⋯⋯ 178

myocardial perfusion MRI (→心筋
パーフュージョンMRI) ⋯⋯⋯⋯⋯ 430

myocardial viability
(→心筋遅延造影/遅延造影) ⋯⋯ 429

**MyoMaps** ⋯⋯⋯⋯⋯⋯⋯⋯⋯⋯ 213

## N

**N/2 artifact** ⋯⋯⋯⋯⋯⋯⋯⋯⋯ 214

**NAQ** ⋯⋯⋯⋯⋯⋯⋯⋯⋯⋯⋯⋯ 214

**NATIVE** ⋯⋯⋯⋯⋯⋯⋯⋯⋯⋯⋯ 214

**NATURAL** ⋯⋯⋯⋯⋯⋯⋯⋯⋯⋯ 214

natural uniformity realization
algorithm (→**NATURAL**) ⋯⋯⋯ 214

Navigator ⋯⋯⋯⋯⋯⋯⋯⋯⋯⋯ 215

navigator echo ⋯⋯⋯⋯⋯⋯⋯⋯ 215

**Navigator gating window** ⋯⋯⋯ 216

**Navigator real time slice
tracking** ⋯⋯⋯⋯⋯⋯⋯⋯⋯⋯ 216

**Navigator respiratory
compensation** ⋯⋯⋯⋯⋯⋯⋯ 216

negative contrast agent
(→陰性造影剤) ⋯⋯⋯⋯⋯⋯⋯ 408

nephrogenic systemic fibrosis
(→**NSF**) ⋯⋯⋯⋯⋯⋯⋯⋯⋯⋯ 219

**NetForum** ⋯⋯⋯⋯⋯⋯⋯⋯⋯⋯ 217

neurite orientation dispersion and
density imaging
(→NODDI) ······ 218
NeuroLine+ ······ 218
NEX ······ 218
nitrogen (→窒素) ······ 438
NMR spectroscopy
(→MR spectroscopy) ······ 205
NODDI ······ 218
no phase wrap (→NPW) ······ 219
No Wrap ······ 218
non-contrast angiography of the
arteries and veins
(→NATIVE) ······ 214
NPW ······ 219
NSA ······ 219
NSF ······ 219
null point ······ 220
number of acquisition
(→NAQ) ······ 214
number of excitation
(→NEX) ······ 218
number of HB preparation
(→#HB prep) ······ 125
number of RF preparation
(→#RF prep) ······ 279
number of signals averaged ······ 219

## O

O-MAR ······ 222
O-MAR XD ······ 223
odd echo dephasing
(→even echo rephasing) ······ 88
Off Center FOV ······ 221
off-resonance magnetization transfer
contrast (→off-resonance
MTC) ······ 221
off-resonance MTC ······ 221
OGSE ······ 221
Olea Nova™ ······ 221
on-resonance magnetization transfer
contrast (→on-resonance
MTC) ······ 224
on-resonance MTC ······ 224
(→MTC) ······ 207, 224

One Chunk (→Chunk) ······ 46, 224
open MRI ······ 224
opposed phase (→out of
phase) ······ 225
orthopedic metal artifact reduction
(→O-MAR) ······ 222
orthopedic metal artifact reduction
XD (→O-MAR XD) ······ 223
OS ······ 224
oscillating gradient spin echo
(→OGSE) ······ 221
OSE ······ 225
OVAL Drive GC ······ 225
OVAL Drive Gradient Coil
(→OVAL Drive GC) ······ 225
OVAL Drive Radio Frequency
(→OVAL Drive RF) ······ 226
OVAL Drive RF ······ 226
OVAL Patient Bore ······ 227
overcontiguous slice (→OS) ······ 224
overlap ······ 228
over sampling法 ······ 228
oxygen-enhanced MRI ······ 228
oxygen-enhanced MR imaging
(→oxygen-enhanced MRI) ······ 228

## P

PACE ······ 229
Panoramic Table MRA ······ 229
PAPE ······ 230
paradoxical suppression ······ 230
parallel acquisition technique
(→PAT) ······ 234
parallel acquisition technique factor
(→PAT factor) ······ 234
parallel imaging ······ 231
parallel transmission
(→pTX) ······ 255
paramagnetic ······ 231
paramagnetism (→常磁性) ······ 429
Partial echo ······ 231
Partial NSA ······ 232
partial number of signals averaged
(→Partial NSA) ······ 232

495

| | |
|---|---|
| partial phase encoding (→ PAPE) | 230 |
| partial-Fourier imaging (→ハーフフーリエ法) | 441 |
| PAS | 232 |
| passive shield | 232 |
| passive shim | 233 |
| passive shimming (→ passive shim) | 233 |
| PASTA | 233 |
| PASTA Si | 233 |
| PAT factor | 234 |
| PAT (→ iPAT) | 146, 234 |
| PBSG | 234 |
| PC flow direction | 235 |
| PC MRA (→ phase contrast MRA) | 241 |
| PC MRI (→ phase contrast MRI) | 242 |
| PC uniform velocity | 235 |
| PC velocity | 235 |
| pCASL | 235 |
| PDWI (→プロトン密度強調画像) | 443 |
| peak artery enhancing k-space filling sequence (→ PEAKS) | 236 |
| PEAKS | 236 |
| PEAR | 236 |
| pencil beam (→ペンシルビーム) | 444 |
| perfusion | 237 |
| perfusion MRI | 238 |
| periodically rotated overlapping parallel lines with enhanced reconstruction (→ PROPELLER) | 250 |
| peripheral nerve stimulation | 238 |
| peristalsis gap sign | 239 |
| perivascular space (→血管周囲腔) | 421 |
| periventricular cap | 239 |
| periventricular hyperintensity (→ PVH) | 258 |
| periventricular rim | 240 |

| | |
|---|---|
| permanent magnet MRI system (→永久磁石方式MRI) | 409 |
| permeability | 240 |
| PERRM | 240 |
| PETRA | 240 |
| PGSE | 241 |
| Phase Balanced Steady-state acquisition with rewinded Gradient echo (→ PBSG) | 234 |
| phase contrast flow directon (→ PC flow direction) | 235 |
| phase-contrast MR angiography (→ phase-contrast MRA) | 241 |
| phase-contrast MRA | 241 |
| phase-contrast MRI | 242 |
| phase contrast uniform velocity (→ PC uniform velocity) | 235 |
| phase contrast velocity (→ PC velocity) | 235 |
| Phase Difference | 242 |
| phase encode reordering for reducing motion affects (→ PERRM) | 240 |
| phase encoded artifact reduction (→ PEAR) | 236 |
| phase encoding | 242 |
| phase encoding direction (→位相エンコード方向) | 408 |
| phase image | 243 |
| phase image (→ magnitude image) | 171 |
| phase sensitive IR (→ PSIR) | 252 |
| phase sensitive myocardial delay enhancement (→ PSMDE) | 253 |
| phase shift法 (→ PS法) | 254 |
| Phase Swap | 243 |
| phased array coil | 242 |
| phased array uniformity enhancement (→ PURE) | 257 |
| PhaseTrak | 243 |
| Phoenix | 243 |
| Physiology display | 244 |
| PI (→ parallel imaging) | 231 |
| Pianissimo機構 | 244 |
| Picture Plus | 245 |

Pixel ......................................... 245
PlanAlign ................................. 245
PMC ......................................... 246
PNS (→ peripheral nerve
　　stimulation) ........................ 238
point-resolved spectroscopy
　　sequence法 (→ PRESS法) ...... 247
point (→ spiral point) ............... 316
pointwise encoding time reduction
　　with radial acquisition
　　(→ PETRA) ........................... 240
polarity altered spectral and spatial
　　selective acquisition
　　(→ PASTA) ........................... 233
positive contrast agent
　　(→ 陽性造影剤) ..................... 447
Preparation phase .................... 246
preparation pulse .................... 247
presaturation (→ SAT) ............... 286
PRESS法 (→ MR spectroscopy,
　　chemical shift
　　imaging) ................. 45, 205, 247
PRESTO ................................... 247
PreT2 ...................................... 247
prime FSE ................................ 247
principle of selective excitation
　　technique (→ PROSET) ......... 251
principles of echo shifting with a
　　train of observation
　　(→ PRESTO) ........................ 247
PROBE ..................................... 249
programmable anatomical scan
　　(→ PAS) ............................. 232
progressive saturation ............... 249
Projection ................................ 249
PROPELLER ............................... 250
PROSET .................................... 251
prospective acquisition correction
　　(→ PACE) ............................ 229
prospective motion correction
　　(→ PMC) ............................. 246
proton ..................................... 251
proton brain examination
　　(→ PROBE) ......................... 249

proton density-weighted image
　　(→ プロトン密度強調画像) ...... 443
pseudo continuous arterial spin
　　labeling (→ pCASL) .............. 235
pseudo steady state turbo spin
　　echo (→ PSS-TSE) ............... 254
pseudo steady state
　　(→ TRAPS) ................. 252, 362
PSIF ........................................ 252
PSIR ........................................ 252
PSMDE .................................... 253
PSS-TSE .................................. 254
PS法 ....................................... 254
pTX ........................................ 255
pulmonary MR perfusion imaging
　　(→ pulmonary perfusion
　　MRI) .................................. 255
pulmonary MR ventilation imaging
　　(→ pulmonary ventilation
　　MRI) .................................. 257
pulmonary perfusion MRI ......... 255
pulmonary ventilation MRI ....... 257
pulse sequence
　　(→ パルスシーケンス) ........... 441
pulsed gradient spin echo
　　(→ PGSE) ............................ 241
PURE ...................................... 257
PVH ........................................ 258
PVHI (→ PVH) ........................... 258

## Q

QD coil（→ クアドラチャー
　　コイル) .............................. 418
QIBA ....................................... 259
QISS ....................................... 259
QSM ....................................... 259
Quad RF Transmission optimized
　　Technology (→ QUARTET) ..... 260
quadrature coil
　　(→ クアドラチャーコイル) ....... 418
quantitative imaging biomarkers
　　alliance (→ QIBA) ............... 259
Quantitative Susceptibility
　　Mapping (→ QSM) ............... 259
QUARTET .................................. 260

| quenching | 261 |
|---|---|
| quenching (→クエンチ) | 418 |
| Quick 3Ds | 261 |
| Quick Star | 261 |
| Quick start | 261 |
| quiescent-interval single-shot (→QISS) | 259 |
| Quiet Scan | 262 |
| Quite Suite | 262 |

## R

| R-Comp (→RC) | 268 |
|---|---|
| R1, r1/R2, r2 (→relaxation rate/relaxivity) | 263,275 |
| RADAR | 263 |
| RADAR TOF/GrE | 265 |
| RADAR-RAPID | 264 |
| Radial Acquisition Regime - Rapid Acquisition through a Parallel Imaging Design (→RADAR-RAPID) | 264 |
| Radial Acquisition Regime Time-of-flight/Gradient Echo (→RADAR TOF/GrE) | 265 |
| radial acquisition regime (→RADAR) | 263 |
| radial imaging | 266 |
| radial scan (→radial imaging) | 266 |
| radio frequency coil (→RFコイル) | 280 |
| radio frequency pulse (→RF pulse) | 279 |
| radio frequency spoiled steady-state acquisition with rewound gradient-echo (→RSSG) | 283 |
| radio frequency wave (→RF) | 278 |
| Ramp Pulse | 266 |
| Ramped RF (→Ramp Pulse) | 266 |
| RAPID | 267 |
| rapid acquisition through a parallel imaging design (→RAPID) | 267 |
| RAPID factor | 267 |
| RAPIDコイル | 267 |
| RC | 268 |

| rCBF (→CBF) | 41 |
|---|---|
| rCBV (→CBV) | 41 |
| RCVO | 269 |
| REACT | 268 |
| readout direction (→周波数エンコード方向) | 428 |
| readout segmentation of long variable echo-trains (→RESOLVE) | 275 |
| READYView | 269 |
| Real image | 270 |
| real time | 272 |
| real time center frequency (→RTCF) | 284 |
| real time field adjustment (→RTFA) | 285 |
| real-time motion correction (→RMC) | 281 |
| REALISE | 271 |
| receiver coil (→受信コイル) | 428 |
| Reconstruction matrix | 272 |
| rectangular field of view (→RFOV) | 279 |
| rectangular pixel (→square pixel) | 317 |
| Reference scan | 272 |
| Reference tissue | 273 |
| reFINE | 273 |
| refMRI (→resting-state functional MRI) | 278 |
| Refocusing control angle | 274 |
| refocusing pulse | 274 |
| refrigerator (→冷凍機) | 449 |
| regional cerebral blood flow (→CBF) | 41 |
| regional cerebral blood volume (→CBV) | 41 |
| regional saturation technique (→REST) | 277 |
| Regional shim | 274 |
| relative signal level (→RSL) | 282 |
| relaxation enhanced angiography without contrast and triggering (→REACT) | 269 |
| relaxation rate/relaxivity | 275 |

relaxation (→緩和) ·········· 415
Relaxometry ············· 275
Remote Assistance ········ 275
repetition time (→TR) ······· 360
rephase (→dephasing) ······ 64,275
rephasing ················· 275
rephasing (→dephasing) ···· 64,275
rephrase (→rephasing) ······ 275
resistive magnet [→常電導磁石
　（または常伝導磁石）] ······ 429
resistive magnet MRI system
　[→常電導MRI装置
　（または常伝導MRI装置）] ······· 429
RESOLVE ················ 275
respiratory compensation
　(→RC) ··················· 268
Respiratory trigger delay ········· 276
Respiratory triggering ·········· 276
respiratory triggering (→RT) ····· 284
REST ···················· 277
Rest grid pulse ············· 277
REST slab法 (→Foldover
　suppression) ············· 109,278
resting-state functional MRI ······ 278
RESTORE ················ 278
reverse centric view ordering
　(→RCVO) ················ 269
reversed peak artery enhancing
　k-space filling sequence
　(→RPEAKS) ··············· 282
rewinder gradient
　(→rewinder pulse) ··········· 278
rewinder pulse ·············· 278
RF ······················ 278
RF coil (→RFコイル) ··········· 280
RF pulse ·················· 279
#RF prep ················· 279
RF shim ·················· 279
RF SMART ················ 280
RF spoiled SARGE (→RSSG) ····· 283
RF spoiled SARGE EPI
　(→RSSG EPI) ·············· 283
RF spoiling ················ 280
RF zipper artifact
　(→zipper artifact) ············ 400

RF-superior management
　architecture (→RF SMART) ···· 280
RFOV ···················· 279
RFコイル ·················· 280
RFプレップ数 (→#RF prep) ······· 279
ringing artifact
　(→truncation artifact) ········· 367
Ringing filtering ············· 280
RMC ····················· 281
RPEAKS ·················· 282
RR window ················ 282
RSL ····················· 282
RSSG ···················· 282
RSSG EPI ················· 283
RT ······················ 284
RTCF ···················· 284
RTFA ···················· 285
RTr (→RT) ················· 284
R波モニタリング ·············· 283

## S

S-map ···················· 301
S/N比 ···················· 309
saddle coil (→サドルコイル) ······ 424
sampling perfection with application
　optimized contrasts using
　different flip angle evolutions
　(→SPACE) ················ 310
sampling pitch
　(→サンプリング間隔) ··············· 424
SAR ····················· 286
SARGE ··················· 286
SAT〈GE〉 ·················· 286
SAT〈キヤノン〉 ·············· 287
saturation method using adaptive
　recovery times for T1 mapping of
　the heart (→SMART1 Map) ···· 304
saturation pulse ············· 287
saturation transfer contras
　(→STC) ·················· 322
saturation
　(→SAT〈キヤノン〉) ·············· 287
Scan matrix ················ 287
Scan percentage ············· 288
ScanWise Implant ············ 288

499

| | |
|---|---|
| SCIC | 289 |
| SCIC (→Homogeneity correction) | 127 |
| SE (→ spin echo) | 313 |
| secretin MRCP (→セクレチン負荷MRCP) | 434 |
| secretin-stimulating MRCP (→セクレチン負荷MRCP) | 434 |
| self-shielding | 289 |
| SEMAC | 289 |
| Semi-LASER | 290 |
| semi-localization by adiabatic selective refocusing (→Semi-LASER) | 290 |
| SENSE | 290 |
| SENSE phase oversampling factor | 291 |
| SENSE reduction factor | 291 |
| sensitivity map (→S-map) | 301 |
| Sensitized flow compensation | 292 |
| Sentinel | 292 |
| Sentinel Analytics | 292 |
| sequence integrated shimming (→Shim) | 149 |
| sequence (→シーケンス) | 425 |
| sequential | 293 |
| sequential order | 293 |
| sequential target MIP display (→STAMD) | 321 |
| sequential-centric order (→ sequential order) | 293 |
| sequential-sequential order (→ sequential order) | 293,294 |
| sequential view ordering | 294 |
| sequential (→Interleave) | 143,293 |
| serial motion artifact reduction technique (→SMART) | 301 |
| SE法 (→スピンエコー法) | 432 |
| SG (→SARGE) | 286 |
| shared arm法 (→arm sharing) | 11 |
| Shared REST | 294 |
| shield (→シールド) | 425 |
| shim coil (→シムコイル) | 428 |

| | |
|---|---|
| ShimAlign | 295 |
| shimming | 295 |
| shimming (→シミング) | 428 |
| short tau inversion recovery法 (→STIR法) | 323 |
| short TI inversion recovery法 (→STIR法) | 323 |
| SI (→signal) | 296 |
| signal | 296 |
| Signal Intensity Ratio Mapping (→SIR Map) | 299 |
| signal intensity (→signal) | 296 |
| signal targeting with alternating radio frequency (→STAR) | 321 |
| signal targetting altenating radiofrequency using asymmetric inversion slab (→ASTAR) | 13 |
| signal to noise ratio (→S/N比) | 309 |
| signal void | 296 |
| Silent PROPELLER | 296 |
| Silenz | 297 |
| simultaneous acquisition of spatial harmonics (→SMASH) | 307 |
| simultaneous in-phase and opposed-phase (→SINOP) | 298 |
| simultaneous multi-slice (→SMS) | 307 |
| single-shot echo planar imaging (→シングルショットEPI) | 430 |
| single-shot EPI (→シングルショットEPI) | 430 |
| single-shot fast recovery fast spin-echo (→SSFRFSE) | 318 |
| single-shot fast spin-echo imaging (→シングルショット高速スピンエコー法) | 431 |
| single-shot fast spin-echo method (→シングルショット高速スピンエコー法) | 431 |
| single-shot fast spin-echo-inversion recovery (→SSFSE-IR) | 319 |
| single-shot fast spin-echo (→SSFSE) | 319 |
| single-shot／multi-shot | 297 |

single-slab (→ multi-slab/single
-slab) ················· 211, 297
SINOP ················· 298
SIR Map ················· 299
Skipping SAT ················· 299
skipping saturation
(→ Skipping SAT) ················· 299
slab ················· 299
slant slab profile (→ SSP) ·········· 319
slew rate (→ スルーレート) ········· 433
Slice Adjust ················· 300
slice encoding for metal artifact
correction (→ SEMAC) ············ 289
Slice oversampling factor ········ 300
slice profile (→ スライス波形) ······ 433
Slice scan order ················· 300
slice-selective off-resonance sinc
pulse-saturation transfer contras
(→ SORS-STC) ················· 310
SMART ················· 301
Smart Geometry ················· 305
Smart Survey ················· 307
SMART1 Map ················· 304
SmartCOMFORT ················· 302
SmartECO ················· 303
SmartENGINE ················· 303
SmartExam ················· 305
SmartPrep ················· 305
SmartSelect ················· 306
SmartSPACE ················· 306
SmartStep ················· 307
SMASH ················· 307
SMS ················· 307
SN (→ S/N比) ················· 309
SNR (→ S/N比) ················· 309
Soft Sound Suite ················· 309
SofTone ················· 309
solenoid coil
(→ ソレノイドコイル) ················· 436
SONIC SHOT 50
(→ ソニックショット50) ········· 436
SORS-STC ················· 310
source image ················· 310
SPACE ················· 310
spacing ················· 311

SPAIR〈キヤノン〉 ················· 311
SPAIR〈Philips〉 ················· 312
SPAMM (→ Rest grid
pulse) ················· 277, 312
spatial modulation of
magnetization (→ SPAMM) ····· 312
Spec IR ················· 312
specific absorption rate
(→ SAR) ················· 286
spectral attenuated with inversion
recovery (→ SPAIR) ······· 311, 312
spectral leakage artifact
(→ truncation artifact) ············ 367
spectral presaturation with inversion
recovery (→ SPIR) ················· 315
spectral special radio frequency
(→ SSRF) ················· 320
Spectris Solaris EP
(→ スペクトリス ソラリス EP) ·· 433
SPEED ················· 312
SPEEDER ················· 313
SPGR ················· 313
spin echo ················· 313
spin-echo imaging
(→ スピンエコー法) ················· 432
spin-echo method
(→ スピンエコー法) ················· 432
spin-lattice relaxation time
(→ T1) ················· 331
spin-spin relaxation time
(→ T2) ················· 334
spin (→ スピン) ················· 432
SpineLine+ ················· 314
SPIO ················· 314
SPIR ················· 315
SPIR frequency offset/SPAIR
frequency offset ················· 317
Spiral ················· 316
spiral arm ················· 314
spiral imaging (→ Spiral) ············ 316
spiral point ················· 316
spiral scan (→ Spiral) ················· 316
spoiled GRASS, spoiled gradient
recalled acquisition in the steady
state (→ SPGR) ················· 313

| | |
|---|---|
| spoiler gradient (→spoiler pulse) | 317 |
| spoiler pulse | 317 |
| square pixel | 317 |
| SR (→スルーレート) | 433 |
| SSFP | 318 |
| SSFRFSE | 318 |
| SSFSE | 319 |
| SSFSE-IR | 319 |
| SSP | 319 |
| SSRF | 320 |
| Stack | 320 |
| Stack Alignment | 320 |
| STAMD | 321 |
| STAR | 321 |
| StarVIBE | 321 |
| static magnetic field coil (→静磁場コイル) | 434 |
| static magnetic field strength (→静磁場強度) | 434 |
| static magnetic field (→静磁場) | 434 |
| STC | 322 |
| STE (→stimulated-echo) | 323 |
| steady mode | 322 |
| steady state coherent GRE法 | 322 |
| steady state (→定常状態) | 439 |
| steady-state acquisition with rewound gradient-echo (→SARGE) | 286 |
| steady-state free precession (→SSFP) | 318 |
| STEAM法 | 323 |
| stimulated-echo | 323 |
| stimulated echo acquisition mode法 (→STEAM法) | 323 |
| stimulated-echo | 323 |
| STIR法 | 323 |
| Suggestion UI | 324 |
| Suggestion User Interface (→Suggestion UI) | 324 |
| Super shim system | 324 |

| | |
|---|---|
| superconducting magnet MRI system [→超電導MRI装置 (または超伝導MRI装置)] | 438 |
| superconducting magnet [→超電導磁石 (または超伝導磁石)] | 438 |
| superparamagnetic iron oxide (→SPIO) | 314 |
| superparamagnetism (→超常磁性) | 438 |
| SUREVOI™ Cardiac | 325 |
| SUREVOI™ Knee | 325 |
| surface coil | 325 |
| surface coil intensity correction (→SCIC) | 289 |
| surface coil (→表面コイル) | 442 |
| surface effect | 326 |
| Survey Scan | 326 |
| susceptibility | 326 |
| susceptibility artifact | 326 |
| susceptibility effect (→磁化率効果) | 426 |
| susceptibility weighted imaging with phase difference (→SWIp) | 328 |
| susceptibility-weighted imaging (→SWI) | 327 |
| SWAN | 327 |
| swap phase encode extended data (→SPEED) | 312 |
| SWI | 327 |
| SWIp | 328 |
| Swirl | 328 |
| Synergy Coil | 329 |
| syngo | 329 |
| SyntAc | 330 |
| Synthetic MR | 330 |

## T

| | |
|---|---|
| T (→テスラ) | 439 |
| T1 | 331 |
| T1 fast field echo (→T1 FFE) | 331 |
| T1 FLAIR | 332 |
| T1 relaxation (→縦緩和) | 437 |
| T1 rho (→T1 ρマッピング) | 332 |

T1 shortening effect
(→T1 短縮効果) ·········· 333

T1 weighted gradient echo
sequence (→TIDE) ····· 350

T1-high resolution isotropic volume
excitation (→THRIVE) ········ 349

T1-weighted image
(→T1 強調画像) ·········· 333

T1-WI (→T1 強調画像) ········· 333

T1 FFE ········· 331

T1 WI (→T1 強調画像) ········· 333

T1 ρ マッピング ········· 332

T1 緩和 (→縦緩和) ········· 437

T1 強調画像 ········· 333

T1 短縮効果 ········· 333

T1 フレアー ········· 332

T1 マップ ········· 334

T2 ········· 334

T2* ········· 340

T2 fast field echo (→T2 FFE) ···· 334

T2 FLAIR ········· 334

T2 Plus ········· 335

T2 Prep ········· 336

T2 prep pulse ········· 336

T2 Relax Mapping
(→T2 RelaxMap) ········· 337

T2 relaxation (→横緩和) ········· 447

T2 RelaxMap ········· 337

T2 selective IR ········· 338

T2 shine-through ········· 338

T2 shortening effect ········· 339

T2 プレップ パルス
(→T2 prep pulse) ········· 336

T2-reversed (→T2R) ········· 337

T2-weighted image
(→T2 強調画像) ········· 339

T2-WI (→T2 強調画像) ········· 339

T2* RelaxMap ········· 338

T2* RelaxMapping
(→T2* RelaxMapping) ······· 338

T2* shortening effect ········· 339

T2*-weighted image
(→T2*強調画像) ········· 340

T2*-WI (→T2*強調画像) ········· 340

T2* (→T2*強調画像) ········· 340

T2*WI (→T2*強調画像) ·········· 340

T2 強調画像 ········· 339

T2*強調画像 ········· 340

T2*短縮効果 (→T2 短縮効果) ······· 339

T2 FFE ········· 334

T2R ········· 337

T2WI (→T2 強調画像) ········· 339

T2 緩和 (→横緩和) ········· 447

T2 強調画像 ········· 339

T2 シャインスルー
(→T2 shine-through) ········· 338

T2 短縮効果 ········· 339

T2*短縮効果 (→T2 短縮効果) ····· 339

T2 プラス (→T2 Plus) ········· 335

T2 フレアー (→T2 FLAIR) ········· 334

T2 プレップ ········· 336

T2 マップ ········· 340

Table-top extender ········· 340

tagging ········· 341

Tailored RF ········· 341

TDI〈GE〉 ········· 341

TDI〈Siemens〉 ········· 342

TE ········· 343

TEeff (→effective TE) ·········· 83

Temporal slice spacing ········· 342

tesla (→テスラ) ········· 439

Test Bolus 法 ········· 343

TFE ········· 343

TFE flip angle sweep ········· 344

TFE pre pulse ········· 344

TFE profile order ········· 345

TFE shot ········· 346

TFE shot duration ········· 346

TFE shot interval
(→TFE shot duration) ········· 346

TFE start up echo ········· 347

TFE turbo direction
(Y, Z, Radial) ········· 347

TFE ショット インターバル
(→TFE shot duration) ·········· 346

TFE ショット デュレイション
(→TFE shot duration) ········· 346

TFE スタート アップ エコー
(→TFE start up echo) ········· 347

TFE ターボ ディレクション (Y, Z, Radial) [→ **TFE turbo direction (Y, Z, Radial)** ] ········· 347

TFE プリ パルス
(→ **TFE pre pulse**) ········· 344

TFE フリップ アングル スィープ
(→ **TFE flip angle sweep**) ······ 344

TFE プロファイル オーダー
(→ **TFE profile order**) ········· 345

TFE ショット (→ **TFE shot**) ········· 346

TGSE ········· 348

thermal equilibrium
(→ **熱平衡**) ········· 440

THRIVE ········· 349

TI ········· 350

TI-Prep ········· 356

TI (→ **inversion time**) ········· 145

TIDE ········· 350

TIGRE ········· 350

tilted optimized non-saturating excitation ········· 359

tilted optimized non-saturation excitation
(→ **TONE⟨Philips⟩**) ········· 358

Tim ········· 351

tim continuous table move
(→ **TimCT**) ········· 352

Tim4G ········· 352

TimCT ········· 352

Time Resolved 3D FatSep ········· 354

Time Resolved 3 Dimensions Fat water Separation ········· 354

time resolved acquisition
(→ **TRAQ**) ········· 363

time resolved imaging of contrast kinetics (→ **TRICKS**) ········· 364

time reversed FISP (→ **PSIF**) ······ 252

time reversed SARGE, time reversed steady-state acquisition with rewound gradient-echo
(→ **TRSG**) ········· 365

Time save ········· 354

Time to k0 ········· 355

time-of-flight MR angiography
(→ **time-of-flight MRA**) ········· 353

time-of-flight MRA ········· 353

time-of-flight効果 ········· 353

time-resolved angiography with interleaved stochastic trajectories (→ **TWIST**) ········· 373

Time-SLIP ········· 355

time-spatial labeling inversion pulse (→ **Time-SLIP**) ········· 355

TimTX TrueForm ········· 355

TimTX TrueShape ········· 356

Tip VA ········· 356

Tissue4D ········· 357

TOF MRA (→ **time-of-flight MRA**) ········· 353

TOF効果 (→ **time-of-flight 効果**) ········· 353

TONE ⟨Philips⟩ ········· 358

TONE ⟨Siemens⟩ ········· 359

TONE start angle ········· 359

total digital imaging
(→ **TDI⟨GE⟩**) ········· 341

total imaging matrix 4th generation
(→ **Tim4G**) ········· 352

total imaging matrix (→ **Tim**) ········· 351

TPEAKS ········· 359

TR ········· 360

TR range ········· 365

track density imaging
(→ **TDI⟨Siemens⟩**) ········· 342

Tracker ········· 361

training in partnership virtual assist (→ **Tip VA**) ········· 356

TRANCE ········· 361

transition into driven equilibrium
(→ **TIDE**) ········· 350

transitions between pseudo steady states (→ **TRAPS**) ········· 362

transmitter coil
(→ **送信コイル**) ········· 436

transverse magnetization
(→ **横磁化**) ········· 447

transverse relaxation
(→ **横緩和**) ········· 447

TRAPS ········· 362

TRAQ ········· 363

| | |
|---|---|
| TRICKS ·········· 364 | TWIST-VIBE ·········· 374 |

## U

UBO ·········· 375

ultra short TE
(→ UTE〈キヤノン〉) ·········· 377

ultra-short echo-time
(→UTE〈Siemens〉) ·········· 377

ultrahigh-field MRI system
(→超高磁場MRI装置) ·········· 438

Ultrashort TSE ·········· 375

ultrasmall superparamagnetic
iron oxide(→USPIO) ·········· 376

unidentified bright object 類deep
white matter hyperintensity
(DWMH)(→UBO) ·········· 375

Uniformity correction ·········· 375

unpaired electron
(→ 不対電子) ·········· 443

Use geometry ·········· 376

USPIO ·········· 376

UTE〈Siemens〉 ·········· 377

UTE〈キヤノン〉 ·········· 377

---

trigger angiography non contrast
enhanced(→TRANCE) ·········· 361

triggered peak artery enhancing
k-space filling sequence
(→TPEAKS) ·········· 359

Trolley ·········· 365

TRSG ·········· 365

true steady-state free precession
(→TrueSSFP) ·········· 366

TrueFISP ·········· 365

TrueSSFP ·········· 366

truncation artifact ·········· 367

TSE ·········· 367

TSE echo spacing ·········· 369

TSE factor ·········· 370

TSE profile order ·········· 370

TSE start up echo ·········· 371

TSE スタートアップエコー
(→TSE start up echo) ·········· 371

TSE ファクター
(→TSE factor) ·········· 370

TSE-DWI ·········· 368

TSE-DWI-XD ·········· 369

TSEエコースペーシング
(→TSE echo spacing) ·········· 369

TSEプロファイルオーダー
(→TSE profile order) ·········· 370

TSE法(→高速スピンエコー法) ····· 423

Turbo Factor ·········· 372

turbo field-echo(→TFE) ·········· 343

Turbo FLASH ·········· 372

turbo gradient spin echo
(→TGSE) ·········· 348

Turbo Inflow MRA ·········· 373

Turbo Mode ·········· 373

Turbo SE法(→高速スピン
エコー法) ·········· 423

turbo spin echo diffusion weighted
imaging(→TSE-DWI) ·········· 368

turbo spin echo diffusion weighted
imaging XD
(→TSE-DWI-XD) ·········· 369

turbo spin-echo(→TSE) ·········· 367

TWIST ·········· 373

## V

Vari Phase No Wrap ·········· 379

Vari PNW(→Vari Phase
No Wrap) ·········· 379

Variable Bandwidth ·········· 378

variable echo ·········· 378

variable flip angle ·········· 378

variable NAQ(→VariNAQ) ·········· 379

variable number of acquisition
(→VariNAQ) ·········· 379

variable TR(→VariTR) ·········· 379

Variable-Density-Auto-SMASH
(→GRAPPA) ·········· 120,377

VariNAQ ·········· 379

VariTR ·········· 379

VASC-ASL ·········· 379

VASC-FSE ·········· 380

VAT〈キヤノン〉 ·········· 380

VAT〈Siemens〉 ·········· 380

VBw(→Variable Bandwidth) ····· 378

VCG ·········· 381

505

vector ECG (→**VCG**) ·················· 381

**vector map** ························· 382

Veins and Arteries Sans Contrast-
arterial spin labeling - Fast Spin
Echo (→**VASC-FSE**) ············ 380

veins and arteries sans
contrast-arterial spin labeling
(→**VASC-ASL**) ················· 379

velocity encoding (→**VENC**) ······ 382

**VENC** ································· 382

**Venous Bold Imaging** ············· 382

vertical magnetic field MRI system
(→**垂直磁場方式MRI**) ········ 432

**vessel wall imaging** ············· 382

VE (→**仮想内視鏡**) ··············· 414

**VIBE** ································· 383

**VIBRANT** ··························· 385

view angle tilting (→**VAT〈Siemens,
キヤノン〉**) ······················ 380

view angle tilting
(→**VAT〈キヤノン〉**) ··········· 380

view per segment (→**VPS**) ········ 390

**View Sharing** ····················· 386

**ViewForum** ······················· 385

**Vios3D** ···························· 386

**Vios4D** ···························· 387

Virchow-Robin腔
(→**血管周囲腔**) ················ 421

virtual endoscopy
(→**仮想内視鏡**) ················ 414

**VISTA** ······························ 387

**Visual Prep.** ······················ 388

**Vital Screen** ······················ 389

volume imaging for breast
assessment (→**VIBRANT**) ······ 384

volume interpolated breath-hold
examination (→**VIBE**) ············ 383

Volume Isotropic TSE Acquisition
(→**VISTA**) ······················ 387

**volume rendering** ················ 389

**Volume shimming** ················ 390

**Volume-One** ······················ 389

**voxel** ······························ 390

**VPS** ································· 390

VR (→**volume rendering**) ········· 389

**VSRAD** ···························· 391

**vulnerable plaque** (→vessel wall
imaging) ···················· 382, **391**

## W

**Walking presaturation** ············· 392

**WARP** ······························ 392

**Water Excitation** ·················· 392

water excitation technique
(→**WET**) ························ 393

water fat opposed phase
(→**WFOP**) ······················ 393

Water Fat Separation DIXON
(→**WFS DIXON**) ················· 394

water fat shift (→**WFS**) ············ 393

water selective excitation
(→**WATS**) ······················ 392

water volume excitation
(→**WAVE**) ······················ 392

water/fat cancellation
(→**水/脂肪信号相殺法**) ······ 446

**WATS** (→**PROSET**) ·········· 251, **392**

**WAVE** ······························ 392

**WET** ································· 393

**WFOP** ······························ 393

**WFS** ································· 393

**WFS DIXON** ······················ 394

**whole body imaging**
(→**whole body MRI**) ············ 394

**whole body MRI** ·················· 394

**whole body scan**
(→**whole body MRI**) ············ 394

**whole heart coronary MRA** ····· 394

**WIT** ································· 394

**WIT Mobile Table** ················ 397

**WIT Monitor** ······················ 395

**WIT RF Coil System** ·············· 396

**WMT** ································· 398

Workflow Integrated Technology
(→**WIT**) ························· 395

Workflow Integrated Technology
Mobile Table
(→**WIT Mobile Table**) ········· 397

Workflow Integrated Technology
Monitor (→**WIT Monitor**) ······ 395

Workflow Integrated Technology
Radio Frequency Coil System
(→WIT RF Coil System) ········ 396

## Y

Yo-Yo stack order ····················· 399

## Z

zero filling ······························· 400
zero-fill interpolation
(→zero-fill interpolation) ····· 400
ZIP ········································· 400
zipper artifact ·························· 400
zipper-like artifact
(→zipper artifact) ················ 400
ZOOM DWI ······························ 401
Zoom imaging ··························· 402
ZOOMit ··································· 402
λ1，λ2，λ3(→eigenvalue)
···································· 84，162

## あ

アーチファクト ·························· 408
アーム(→spiral arm) ················ 315
アールアール ウィンドウ
(→RR window) ····················· 282
アールエスサージ(→RSSG) ········· 283
アールエフシム(→RF shim) ········· 279
アールエフスポイリング
(→RF spoiling) ····················· 280
アールエフスマート
(→RF SMART) ······················ 280
アイエスシー(→ISC) ··················· 147
アイソセンター マトリクス
(→IsoCenter Matrix) ············ 150
アイソトロピック(→isotropic) ···· 151
アイドライブ(→real time) ········· 272
アイビーシミング
(→IB shimming) ··················· 136
アイビュー ボールド
(→IView Bold) ····················· 153
アクチュアル スキャン パーセンテージ
(→Actual scan percentag) ········ 2
アコースティック ノイズ リダクション
テクノロジー(→ART〈GE〉) ······ 12

アシンメトリック
(→Asymmetric) ····················· 13
圧縮センシング
(→Compressed Sensing) ········ 52
アドバンスト ハイオーダー シム
(→Advanced High
Order Shim) ························· 4
アドバンスド ビューイング
(→Advanced Viewing) ············· 4
アナイソトロピイ(→anisotropy) ···· 9
アニソトロピイ(→anisotropy) ······ 9
アバランチ フォトダイオード
(→APD) ······························ 9
アベレージング ·························· 219
アベレージング(→NEX) ··············· 218
アリスミア リジェクション
(→Arrhythmia rejection) ········· 11
アンギオサーフ(→AngioSURF) ······ 8
アンチドライブ(→Anti DRIVE) ······ 9
アンビエント エクスペリエンス
(→Ambient Experience) ··········· 8

## い

イーシーシー(→ECC) ·················· 81
イグザムカード(→ExamCard) ······· 88
位相エンコード(→phase
encoding) ··························· 242
位相エンコード方向 ···················· 408
位相画像(→phase image) ··········· 243
異方性(→anisotropy) ················ 9
異方性拡散(→anisotropic
diffusion) ···························· 8
イメージ アルジェブラ
(→Image algebra) ················ 139
イメージステッチング
(→ImageStiting) ·················· 139
イメージ センタリング
(→Image centering) ·············· 139
イン エフオーブイ サット
(→In FOV SAT) ···················· 141
陰性造影剤 ······························· 408
インターベンショナルMRI
(→interventional MRI) ·········· 143
インターリーブ(→Interleave) ···· 143

507

インタラクティブ スキャン
　（→Interactive scan）‥‥‥‥‥ 143
インタラクティブMRI
　（→interactive MRI）‥‥‥‥‥ 142
イントラオペラティブMRI
　（→intraoperative MRI）‥‥‥ 144
インボアソリューション
　（→In-bore solution）‥‥‥‥ 140

## う

ヴァイタルスクリーン
　（→Vital Screen）‥‥‥‥‥‥ 389
ヴァリ フェーズ ノーラップ
　（→Vari Phase No Wrap）‥‥ 379
ヴィーナス ボールド イメージング
　（→Venous Bold Imaging）‥‥ 382
ヴィオススリーディー
　（→Vios3D）‥‥‥‥‥‥‥‥ 386
ヴィオスフォーディー
　（→Vios4D）‥‥‥‥‥‥‥‥ 387
ウェイブ（→WAVE）‥‥‥‥‥‥ 392
ウォーキングプリサチュレーション
　（→Walking presaturation）
　‥‥‥‥‥‥‥‥‥‥‥‥‥ 392
打ち切りアーチファクト
　（→truncation artifact）‥‥‥ 367
ウルトラショート TSE
　（→Ultrashort TSE）‥‥‥‥ 375

## え

エアー テクノロジー
　（→AIR Technology）‥‥‥‥‥ 5
永久磁石方式MRI ‥‥‥‥‥‥‥ 409
エイチ ジンク（H-sinc）‥‥‥‥ 129
エイリアシング（→aliasing）‥‥ 6
エーエムアイ（→AMI）‥‥‥‥‥ 8
液体ヘリウム ‥‥‥‥‥‥‥‥ 410
液体窒素 ‥‥‥‥‥‥‥‥‥‥ 409
エクソシスト法（→RC）‥‥‥‥ 268
エコー間隔 ‥‥‥‥‥‥‥‥‥ 410
エコー間隔（→echo spacing）‥‥ 82
エコー時間（→TE）‥‥‥‥‥‥ 343
エコートレイン数
　（→echo train length）‥‥‥‥ 82
エコーファクター ‥‥‥‥‥‥ 410

エコープラナー法
　（→echo planar imaging）‥‥‥ 81
エコパワー（→Eco-Power）‥‥‥ 82
エスエスピー（→SSP）‥‥‥‥ 319
エタ クリブレ（→etat crible）‥‥ 86
エヌハーフアーチファクト
　（→N/2 artifact）‥‥‥‥‥ 214
エフアイディーリダクション
　（→FID reduction）‥‥‥‥‥ 99
エフゼロ モニタリング
　（→F0 monitoring）‥‥‥‥‥ 90
エムアールイー（→MRE）‥‥‥ 196
エムアール タッチ
　（→MR Touch）‥‥‥‥‥‥ 205
エムアールペット（→MR-PET）‥ 203
エムディクソン（→mDIXON）‥‥ 176
エムディクソンエックスディーエフエフイー
　（→mDIXON XD FFE）‥‥‥ 177
エムディクソンエックスディーティーエスイー
　（→mDIXON XD TSE）‥‥‥ 178
エムディクソンクウォント
　（→mDIXON-Quant）‥‥‥‥ 177
エムビーセンス
　（→MB-SENSE）‥‥‥‥‥‥ 176
エムピーツーレージ（→MP2RAGE）
　‥‥‥‥‥‥‥‥‥‥‥‥‥ 189
エラストグラフィー
　（→Elastography）‥‥‥‥‥‥ 84
エルシーモデル（→LCModel）‥‥ 162
エルミート対称（→共役対称）‥‥ 416
エルンスト角（→Ernst角）‥‥‥ 86
エレメント ‥‥‥‥‥‥‥‥‥ 410
エンハンスト ファット フリー
　（→Enhanced Fat Free）‥‥‥ 86

## お

黄金角（→golden angle）‥‥‥‥ 120
オート アクティブ シミング
　（→AAS）‥‥‥‥‥‥‥‥‥‥ 2
オート キャリブレーション
　（→Auto Calibration）‥‥‥‥ 15
オートアライン（→AutoAlign）‥‥ 13
オートシム（→Auto Shim）‥‥‥ 16
オートスマッシュ
　（→Auto-SMASH）‥‥‥‥‥ 16

508

オートボイス ··········· 411
オートポーズ（→AutoPose）········· 15
オーバー サンプリング法
　（→Over sampling法）········· 228
オーバーコンティギュアス スライス
　（→OS）········· 224
オーバーラップ（→overlap）········ 228
オーバルペイシェントボア
　（→OVAL Patient Bore）········· 227
オープンMRI（→open MRI）····· 224
オフセンター エフオーブイ
　（→Off Center FOV）············· 221
折り返しアーチファクト
　（→aliasing）················· 6
折返し抑制法
　（→Foldover suppression）···· 109

## か

カーディアック ブイエックス
　（→CardiacVX）············· 38
カーディアッククウォント
　（→Cardiac Quant）············· 37
カーディオマップス
　（→CardioMaps）············· 38
開口径（→Bore）············· 32
ガウス ············· 412
化学シフト（→chemical shift）······· 44
化学シフトアーチファクト
　（→chemical shift artifact）······· 44
化学シフトイメージング
　（→chemical shift imaging）······ 45
化学シフト偽像
　（→chemical shift artifact）······· 44
化学シフト選択法（→CHESS法）····· 45
拡散テンソルtractography ········· 413
拡散-灌流ミスマッチ（→diffusion-
　perfusion mismatch）················· 67
拡散異方性（→diffusion
　anisotropy）················· 65
拡散強調画像 ············· 412
拡散検出傾斜磁場（→MPG）····· 190
拡散楕円（→anisotropic
　diffusion）················· 8，413
拡散テンソルtractography ········· 413
拡散テンソル画像 ············· 413

拡散テンソル撮像法 ············· 414
加算回数 ············· 219
加算回数（→NEX）············· 218
仮想内視鏡 ············· 414
渦電流 ············· 414
渦電流（→eddy current）············· 83
渦電流歪み補正
　（→eddy current correction）···· 83
ガドリニウムイオン
　（→gadolinium ion）············· 117
ガドリニウム造影剤
　（→Gd造影剤）············· 118
可変バンド幅
　（→Variable Bandwidth）········· 378
可変フリップアングル
　（→variable flip angle）············· 378
感度マップ用プリスキャン
　（→MAP）············· 171
ガントリー ············· 415
灌流画像（→perfusion MRI）····· 238
灌流画像（→perfusion）············· 237
緩和 ············· 415
緩和速度（→relaxation rate/
　relaxivity）················· 275
緩和度（→relaxation
　rate/relaxivity）················· 275
緩和能（→relaxation
　rate/relaxivity）················· 275

## き

偽像（→アーチファクト）············· 408
希土類元素 ············· 416
機能MRI（→functional MRI）····· 114
キューブ（→Cube）············· 59
強磁性 ············· 416
共鳴周波数 ············· 416
共役対称（→ハーフ
　フーリエ法）············· 416，441
局所脳血液量（→CBV）············· 41
局所脳血流量（→CBF）············· 41
キレート ············· 417
金属アーチファクト
　（→marching metal
　artifact）················· 172

509

## く

クアドラチャーコイル ……………… 418
クイックスタート
　（→Quick start）……………… 261
クエンチ ……………………………… 418
クエンチ（→quenching）………… 261
クライオスタット／クライオシールド
　（→cryostat/cryoshield）…… 57
鞍型コイル（→サドルコイル）…… 424
クラシック（→Classic）………… 48
グラディエント ……………………… 418
グラディエントエコー法 …………… 419
グラディエントコイル
　（→傾斜磁場コイル）…………… 420
グラフィック アールエックス
　（→GRx）………………………… 123
繰り返し時間（→TR）…………… 360
グループスキャン
　（→Group scan）……………… 122
クロストーク（→crosstalk）…… 57
クロッシング ファイバー
　（→crossing fiber）………… 56
クワイエットスイート
　（→Quite Suite）……………… 262
クワイエット スキャン
　（→Quiet Scan）……………… 262

## け

ケア ボーラス法（→CARE Bolus法）
　……………………………………… 37
傾斜磁場（→グラディエント）……… 418
傾斜磁場コイル ……………………… 420
経直腸表面コイル …………………… 420
ゲーティッド スウィープMRA
　（→Gated sweep MRA）…… 117
ゲートフリーシネ …………………… 420
血液プール造影剤
　（→blood pool agent）……… 29
血管周囲腔 …………………………… 421
血管壁イメージング
　（→vessel wall imaging）…… 382
元画像（→source image）…… 310
原画像（→source image）…… 310

## こ

コイル …………………………………… 422
コイル サーベイスキャン
　（→Coil survey scan）……… 50
コイルシム（→CoilShim）……… 49
交差神経線維（→crossing fiber）…… 56
高次シム（→high order shim）…… 126
高磁場MRI装置（→3 T MRI装置）
　………………………………… 422,458
高周波コイル（→RFコイル）……… 280
高周波シールド
　（→電波シールド）……………… 439
高周波成分（→k-space）…… 157,422
高速グラディエントエコー法 …… 422
高速スピンエコー法 ………………… 423
高蛋白 ………………………………… 423
高濃度の蛋白質（→高蛋白）…… 423
勾配磁場（→グラディエント）……… 418
勾配磁場コイル
　（→傾斜磁場コイル）…………… 420
高分解能MRマンモグラフィー
　（→high resolution MR
　mammography）……………… 126
高分解能特殊コイル
　（→Microscopy coil）………… 181
高分子水和効果（→macromolecular
　hydration effect）…………… 169
ゴールデンアングル
　（→golden angle）…………… 120
呼吸トリガーディレイ
　（→Respiratory triggering）…… 276
呼吸トリガーディレイ（→Respiratory
　trigger delay）………………… 276
固有値（→eigenvalue）………… 84
コラップスド イメージ
　（→Collapsed Image）……… 50
コンカットサット／コンカチサット
　（→Concat SAT）……………… 53
混線（→crosstalk）……………… 57
コントラスト雑音比（→C/N比）…… 49
コントラスト雑音比
　（→contrast-to-noise ratio）…… 54

コンパクト フロー コンペンセーション
（→Compact flow
compensation）·········· 51
コンフォトーン
（→ComforTone）·········· 50
コンフォート ゾーン
（→Comfort Zone）·········· 51
コンプレストセンシング
（→Compressed Sensing）······· 52
コンプレックス ディファレンス
（→Complex Difference）········· 52
コンプレッスドセンス（→C-SENSE）
··············· 57

## さ

サージ（→SARGE）·············· 286
サーフェスコイル
（→表面コイル）·············· 442
サーベイ スキャン
（→Survey Scan）·········· 326
再収束パルス（→refocusing
pulse）··············· 274
最大傾斜磁場強度
（→グラディエント）······· 418,424
最大値投影法（→MIP）·········· 182
サイレンツ（→Silenz）·········· 297
サイレント プロペラ
（→Silent PROPELLER）······· 296
撮像視野（→FOV）·············· 111
撮像範囲（→FOV）·············· 111
サドルコイル·················· 424
酸素造影MR画像法
（→oxygen-enhanced MRI）··· 228
サンプリング間隔 ················ 424

## し

ジー・ファクター（→g-factor）····· 119
シーエスエフ ダイナミクス イメージング
（→CSF Dynamics
Imaging）··············· 59
シーケンシャル ビュー オーダリング
（→sequential view
ordering）··············· 294
シーケンシャル
（→sequential）·········· 293

シーケンス ·················· 425
シーセンス（→C-SENSE）······· 57
シールド ·················· 425
ジーレイシオ（→g-ratio）·········· 122
シェアード レスト ·············· 294
ジェット ·················· 155
ジェム フレックス コイル
（→GEM flex コイル）·········· 119
ジオメトリ ファクター
（→geometry factor）·········· 119
磁化 ·················· 425
磁化移動コントラスト
（→MTC）·············· 207
視覚閃光（→dB/dt）······· 61,425
磁化率（→susceptibility）······· 326
磁化率（→susceptibility
artifact）·········· 326,425
磁化率アーチファクト
（→susceptibility artifact）······ 326
磁化率効果（→susceptibility
artifact）·········· 326,426
磁気回転比（→ラーモア
周波数）·········· 426,448
磁気シールド
（→シールド）·········· 425,426
磁気標識（→tagging）·········· 341
磁気モーメント（→磁化）··· 425,426
ジスプロシウム
（→dysprosium）·········· 80
磁性体 ·················· 426
実効TE（→effective TE）······· 83
ジッパーアーチファクト
（→zipper artifact）·········· 400
自動注入器 ·················· 426
シナジー コイル
（→Synergy Coil）·········· 329
シネMRI ·················· 427
シネプラス（→Cine Plus）······· 47
磁場強度変化率（→dB/dt）······· 61
磁場時間変化率（→dB/dt）······· 61
脂肪抑制法 ·················· 427
シミング（→active shim）········ 2,428
シミング（→shimming）·········· 295
シム アライン（→ShimAlign）······· 295
シムコイル（→active shim）···· 2,428

511

遮蔽（→シールド） …………… 425
周波数（→ラーモア
　周波数） ……………………… 428, 448
周波数エンコード方向
　（→位相エンコード方向）
　…………………………………… 408, 428
周波数選択励起法（→PROSET） ……… 251
自由誘導減衰（→FID） ……………… 99
受信コイル
　（→RF コイル） ……………… 280, 428
受信バンド幅
　（→band width） ………… 19, 429
術中MRI（→intraoperative
　MRI） ………………………… 144
受動磁気遮蔽（→passive
　shield） ……………………… 232
受動シミング
　（→passive shim） ………… 233
受動シム（→passive shim） ……… 233
受動シールド
　（→passive shield） ……… 232
準備パルス（→preparation
　pulse） ……………………… 247
常磁性 …………………………… 429
常磁性（→paramagnetic） …… 231
常電導MRI装置（または常伝導MRI装置）
　（→常電導磁石） …………… 429
常電導磁石（または常伝導磁石） …… 429
心筋パーフュージョンMRI …… 430
心筋遅延造影/遅延造影 ……… 429
シングルショット（→single-shot／
　multi-shot） ………………… 297
シングルショットEPI
　（→echo planar imaging）
　…………………………………… 81, 430
シングルショット高速スピン
　エコー法 ……………………… 431
シングルスラブ
　（→multi-slab/single-slab） …… 211
シングルスラブ
　（→single-slab） …………… 297
シンゴ（→syngo） …………… 329
信号（→signal） ……………… 296
信号強度（→signal） ………… 296
信号雑音比（→S/N比） ……… 309

腎性全身性線維症（→NSF） ……… 219
シンセティックエムアール
　（→Synthetic MR） ………… 330
心臓シネMRI …………………… 431
シンタック（→SyntAc） ……… 330
振動増感傾斜磁場（→MSG） …… 207

## す

水画像（→MR hydrography） …… 199
水強調画像
　（→MR hydrography） ……… 199
水素原子核（→proton） ……… 251
垂直磁場方式MRI ……………… 432
水平磁場方式MRI
　（→垂直磁場方式MRI） ……… 432
スーパーシムシステム
　（→Super shim system） …… 324
ズーム イメージング
　（→Zoom imaging） ………… 402
ズームイット（→ZOOMit） …… 402
ズームディフュージョン
　（→ZOOM DWI） …………… 401
スキャン パーセンテージ
　（→Scan percentage） ……… 288
スキャン マトリックス
　（→Scan matrix） …………… 287
スキャンワイズインプラント
　（→ScanWise Implant） …… 288
スターバイブ（→StarVIBE） …… 321
スタック（→Stack） ………… 320
スタック アラインメント
　（→Stack Alignment） ……… 320
スティミュレイティッド エコー
　（→stimulated-echo） ……… 323
スパーフリークェンシーオフセット／
　スペアーフリークェンシーオフセット
　（→SPIR frequency offset/
　SPAIR frequency offset） ……… 317
スパイラル（→Spiral） ……… 316
スパイラルアーム
　（→spiral arm） …………… 315
スパイラルイメージング
　（→Spiral） …………………… 316
スパイラルスキャン（→Spiral） …… 316

スパイラルポイント
(→ spiral point) ················· 316
スピン ······························· 432
スピン - スピン緩和時間(→ T2) ····· 334
スピンエコー(→ spin echo) ········· 313
スピンエコー法 ······················· 432
スピン - 格子緩和時間(→ T1) ········· 331
スペーシング(→ spacing) ·········· 311
スペクトリス ソラリス EP ··········· 433
スペクトロスコピー
(→ MR spectroscopy) ··········· 205
スペックアイアール
(→ Spec IR) ····················· 312
スマート サーベイ
(→ Smart Survey) ················ 307
スマート ジオメトリー
(→ Smart Geometry) ············· 305
スマートイグザム
(→ SmartExam) ················· 305
スマートエコ(→ SmartECO) ········· 303
スマートエンジン
(→ SmartENGINE) ·············· 303
スマートコンフォート
(→ SmartCOMFORT) ············ 302
スマートステップ
(→ SmartStep) ·················· 307
スマートスペース
(→ SmartSPACE) ················ 306
スマートセレクト
(→ SmartSelect) ················ 306
スマートプレップ
(→ SmartPrep) ·················· 305
スマップ(→ S-map) ················· 301
スライス オーバーサンプリング
ファクター(→ Slice oversampling
factor) ························· 300
スライス スキャン オーダー
(→ Slice scan order) ············· 300
スライスアジャスト
(→ Slice Adjust) ················· 300
スライス波形 ······················· 433
スラブ(→ slab) ····················· 299
スリーディー ノンセレクティブ
(→ 3D non-selective) ············· 454

スリーディーナーブビュー
(→ 3D NerveVIEW) ·············· 454
スリーディーハート
(→ 3D Heart) ···················· 453
スリーディービュー
(→ 3D VIEW) ···················· 456
スリーディーベインエックスディー
(→ 3D Vane-XD) ················· 456
スルーレート ······················· 433
スワール(→ Swirl) ················· 328

## せ

静磁場 ······························· 434
静磁場強度 ·························· 434
静磁場コイル(→コイル) ····· 422, 434
正方形ピクセル
(→ square pixel) ················ 317
積算回数 ···························· 219
積算回数(→ NEX) ················· 218
セクレチン負荷 MRCP ·············· 434
セルフシールド
(→ self-shielding) ··············· 289
ゼロ充填法(→ zero filling) ········· 400
遷移金属元素(→ 遷移元素) ········· 435
遷移元素 ···························· 435
先行パルス(→ preparation
pulse) ·························· 247
センシタイズド フロー
コンペンセイション(→ Sensitized
flow compensation) ············· 292
全身(もしくは広範囲)拡散背景信号
抑制法(→ DWIBS) ··············· 79
全心臓冠動脈 MRA(→ whole heart
coronary MRA) ················· 394
センスオーバーサンプリングファクター
(→ SENSE phase oversampling
factor) ························· 291
センチネル・アナリティクス
(→ Sentinel Analytics) ··········· 292
センチネル(→ Sentinel) ············ 292
セントラプラス(→ CENTRA +) ····· 42

## そ

造影MRアンギオグラフィー
　（→contrast-enhanced MR
　angiography）・・・・・・・・・・・　53
造影MRウログラフィー・・・・・・・　436
造影MRA（→contrast-enhanced
　MR angiography）・・・・・・・　53
造影MRU
　（→造影MRウログラフィー）・・・・　436
送信コイル
　（→RFコイル）・・・・・・・　280, 436
送信バンド幅
　（→band width）・・・・・・　19, 436
相対信号レベル（→RSL）・・・・・・　282
速度エンコーディング
　（→VENC）・・・・・・・・・・・・　382
ソニックショット50・・・・・・・・・　436
ソフトーン（→SofTone）・・・・・・・　309
ソフトサウンドスイート・・・・・・・　309
ソレノイドコイル・・・・・・・・・・・　436

## た

ターボ インフロー MRA
　（→Turbo Inflow MRA）・・・・・・　373
ターボ スピン エコー法
　（→TSE）・・・・・・・・・・・・・・　367
ターボ フィールド エコー法
　（→TFE）・・・・・・・・・・・・・・　343
ターボ フラッシュ
　（→Turbo FLASH）・・・・・・・・　372
ターボ モード
　（→Turbo Mode）・・・・・・・・・　373
ターボスピンエコー法
　（→高速スピンエコー法）・・・・・・　423
ターボファクター
　（→Turbo Factor）・・・・・・・・　372
体動アーチファクト
　（→motion artifact）・・・・・・・　187
体動補正（→motion
　correction）・・・・・・・・・・・　187
ダイナスタビライゼーション
　（→Dyn. stabilization）・・・・・　80
ダイナバイブ（→DynaVIBE）・・・・・　80

ダイナプラン
　（マルチフェーズスクリーン）・・・・・・　437
ダイナミックMRI
　（→ダイナミックスタディ）・・・・・・　437
ダイナミックスタディ・・・・・・・・・　437
タイム セーブ・・・・・・・・・・・・　354
タイム トゥ ケーゼロ
　（→Time to k0）・・・・・・・・・　355
ダイレクトアールエフ
　（→DirectRF）・・・・・・・・・・　69
タギング（→tagging）・・・・・・・・　341
脱着式テーブル・・・・・・・・・・・・　183
縦緩和・・・・・・・・・・・・・・・・・　437
縦緩和時間（→T1）・・・・・・・・・・　331
縦緩和能，縦緩和度/横緩和能，横緩和度
　（→R1, r1/R2, r2）・・・・・・・　263
縦磁化（→磁化）・・・・・・・　425, 437
ダブルIR法（→double-IR法）・・・・・・　73
弾性率（→MR
　elastography）・・・・・・　197, 437

## ち

窒素（→液体窒素）・・・・・・・　409, 438
チャンク（→Chunk）・・・・・・・・　46
超高磁場MRI装置・・・・・・・・・・　438
超常磁性・・・・・・・・・・・・・・・・　438
超常磁性酸化鉄（→SPIO）・・・・・・　314
超電導MRI装置（または超伝導MRI装置）
　（→超伝導磁石）・・・・・・・・・・　438
超電導磁石（または超伝導磁石）・・・・・　438
超偏極（→Hyperpolarization）・・・　134
超偏極希ガスMR画像法
　（→hyperpolarized noble gas MRI）
　・・・・・・・・・・・・・・・・・・・　134
長方形撮像領域（→RFOV）・・・・・・　279

## つ

ツイストバイブ
　（→TWIST-VIBE）・・・・・・・・　374
ツーケーイメージング
　（→2k-Imaging）・・・・・・・・・　450

## て

ティーアールサージ（→TRSG）・・・・・　365

ティーアイ プレップ
(→ TI-Prep) ………………… 356
ディーエスズーム
(→ dS-ZOOM) ……………… 76
ディーエスセンス(→ dS-SENSE) …… 75
ディーシンクテクノロジー
(→ dSync technology) ………… 76
ディーストリーム(→ dStream) …… 75
ティーツー(→ T2) ……………… 334
ティーピークス(→ TPEAKS) ……… 359
ディービーディーティー
(→ dB/dt) …………………… 61
ディープラーニングリコンストラクション
(→ Deep Learning
Reconstruction) ……………… 61
ティーワン(→ T1) ……………… 331
ティーワンローマッピング
(→ T1ρマッピング) ………… 332
ディクソン法(→ Dixon法) ………… 70
低周波成分(→ k-space) …… 157,439
定常状態(→ 熱平衡) ……………… 439
ディスタンスファクター
(→ Distance Factor) …………… 70
ディファイン(→ deFINE) ………… 61
ディフュージョン レジストレイション
(→ Diffusion registration) ……… 67
ティムティーエックス トゥルーシェイプ
(→ TimTX TrueShape) ………… 356
ティムティーエックス トゥルーフォーム
(→ TimTX TrueForm) ………… 355
テイラード アールエフ
(→ Tailored RF) ……………… 341
テーブルトップ エクステンダー
(→ Table-top extender) ……… 340
デジタルコイル(→ digital coil) …… 68
テスト ボーラス法
(→ Test Bolus法) …………… 343
テスラ ……………………………… 439
デノイジング(→ Denoising) ……… 63
デュアルIR(→ Dual IR) …………… 78
デュアル グラディエント モード
(→ Dual gradient mode) ……… 78
デュアル ゲーティッド スウィープMRA
(→ Dual gated sweep MRA) … 77
デュアル コイル(→ Dual coil) ……… 77

デュアルコントラスト法
[→ dual contrast法(MRCP)]
…………………………………… 77
デュアルシム ……………………… 439
デューティー サイクル
(→ duty cycle) ……………… 79
電波シールド
(→ シールド) …………… 425,439

## と

トゥイッチング(twitching)
(→ peripheral nerve
stimulation) …………………… 238
動態観察(→ kinematic study) …… 156
等方性拡散強調画像
(→ isotropic DWI) …………… 152
等方性(→ isotropic) …………… 151
等方性拡散(→ isotropic
diffusion) …………………… 151
トーン スタート アングル
(→ TONE start angle) ……… 359
ドット(→ Dot engine) …………… 72
トラッカー(→ Tracker) …………… 361
トローリー(→ Trolley) …………… 365

## な, ぬ

ナビゲーター ゲーティング
ウィンドウ ……………………… 216
ナビゲーター リアルタイム スライス
トラッキング(→ Navigator real time
slice tracking) …………… 216
ナビゲーター レスピレイトリー
コンペンセーション ……………… 216
ナビゲーター(→ Navigator) …… 215
ナビゲーターエコー ……………… 215
ナビゲーター計測 ………………… 440
ヌルポイントまたはナルポイント
(→ null point) ……………… 220

## ね

ネットフォーラム ………………… 217
熱輻射シールド
(→ cryostat/cryoshield) ……… 57
熱平衡 ……………………………… 440

515

## の

脳血液量（→CBV） ······· 41
脳血流量（→CBF） ······· 41
能動シールド（→active shield） ······· 2
能動シミング（→active shim） ······· 2
能動シム（→active shim） ······· 2
能動磁気遮蔽（→active shield） ······· 2
ノーフェイズラップ（→NPW） ······· 219
ノーラップ（→No Wrap） ······· 218

## は

パーシャル エコー（→Partial echo）
　 ······· 231
バードケイジコイル ······· 441
ハーフエコー（→half echo） ······· 124
ハーフフーリエ法 ······· 441
パーム（→PERRM） ······· 240
ハイオーダーシム
　（→high order shim） ······· 126
バイオマトリックス（→BioMatrix）
　 ······· 25
バイノミナルパルス
　（→binominal pulse） ······· 25
ハイパーエコー
　（→hyperecho） ······· 133
ハイパーキューブ
　（→HyperCube） ······· 132
ハイパーセンス
　（→HyperSense） ······· 135
ハイパーバンド
　（→HyperBand） ······· 132
ハイブリッドEPI
　（→Hybrid EPI） ······· 130
バスク エーエスエル
　（→VASC-ASL） ······· 379
バッチ フィルミング
　（→Batch Filming） ······· 20
パノラミックテーブルMRA
　（→Panoramic Table MRA） ······· 229
パラレルイメージング
　（→parallel imaging） ······· 231
バランスドFFE
　（→balanced FFE） ······· 17

バランスドTFE
　（→balanced TFE） ······· 17
バランスドサージ（→BASG） ······· 19
パルスシーケンス ······· 441
反磁性 ······· 442
反磁性（→dimagnetic） ······· 68
バンディング アーチファクト
　（→banding artifact） ······· 19
反転回復法（→IR法） ······· 147
反転時間（→inversion time） ······· 145
反転時間（→TI） ······· 350
反転パルス
　（→inversion pulse） ······· 145
バンド幅（→band width） ······· 19
反復再構成（→Iterative
　Reconstruction） ······· 153

## ひ

ピアニシモ機構
　（→Pianissimo機構） ······· 244
ビートランス（→B-TRANCE） ······· 36
ビーパス（→BPAS） ······· 32
ビービーティーアイ プレップ
　（→BBTI Prep） ······· 21
ビームナビ（→BeamNavi） ······· 21
ビーワンアールエムエス
　（→B1 +RMS） ······· 17
ビーワンキャリブレーション
　（→B1 Calibration） ······· 36
ビーワンドリーム
　（→B1 DREAM） ······· 36
ビーワンモード（→B1 mode） ······· 17
比吸収率（→SAR） ······· 286
ピクセル（→Pixel） ······· 245
ピクチャープラス
　（→Picture Plus） ······· 245
ビジュアル プレップ
　（→Visual Prep.） ······· 388
微小超常磁性酸化鉄（→USPIO） ······· 376
ビスタ（→VISTA） ······· 387
ピュア（→PURE） ······· 257
ビュー パー セグメント
　（→VPS） ······· 390
ビューシェアリング
　（→View Sharing） ······· 386

ビューフォーラム
(→ViewForum) ............ 385
表面コイル (→surface coil) ........ 325
表面コイル ............ 442
表面効果 (→surface effect) ........ 326

## ふ

ファイバートラッキング
(→fiber tracking) ............ 98
ファイバートラック
(→FiberTrak) ............ 99
ファラデーの電磁誘導の法則
(Faraday's law of induction)
(→ファラデーの法則) ............ 443
ファラデーの法則 ............ 443
ファンクショナルMRI
(→functional MRI) ............ 114
ファンクツール (→Functool) ........ 115
不安定プラーク
(→vulnerable plaque) ............ 391
フィールドエコー法 (→FE法) ........ 97
フィールドエコー法
(→グラディエントエコー法) ..... 419
ブイエスラド (→VSRAD) ............ 391
フィジオロジー ディスプレイ
(→Physiology display) ........... 244
フーリエ空間 (→k-space) ........ 157
フーリエ変換/逆フーリエ変換 ..... 443
フェーズ ディファレンス
(→Phase Difference) ............ 242
フェーズイメージ
(→phase image) ............ 243
フェーズスワップ
(→Phase Swap) ............ 243
フェーズド アレイ コイル
(→phased array coil) ............ 242
フェーズトラック ............ 243
フェニックス (→Phoenix) ........ 243
フォーカス (→FOCUS) ............ 108
フォーディーイースライブ
(→4D-THRIVE) ............ 460
フォーディースライブ
(→4D-THRIVE) ............ 460
フォーディートラック
(→4D-TRAK) ............ 461

フォーディーフロー
(→4D Flow) ............ 459
プシフ (→PSIF) ............ 252
不整脈除去法
(→Arrhythmia rejection) ........ 11
不対電子 ............ 443
部分NEX (→fractional NEX) ..... 111
部分フーリエ法
(→ハーフフーリエ法) ............ 441
ブラー (→blur) ............ 29
ブラーリング キャンセレーション
(→blurring cancellation) ........ 29
ブラーリング (→blur) ............ 29
フライバック (→Flyback) ............ 108
プライムFSE (→prime FSE) ........ 247
フラクショナルエコー
(→half echo) ............ 124
プランアライン (→PlanAlign) ..... 245
フリー ウェイブ
(→FreeWave) ............ 112
フリーズイット (→FREEZEit) ........ 112
フリップアングル
(→flip angle) ............ 105
フリップ角 ............ 443
フリップ角 (→flip angle) ............ 105
プリパルス (→preparation
pulse) ............ 247
フルNEX (→full NEX) ............ 114
フルオロ トリガー
(→Fluoro Trigger) ............ 107
ブレインコンパス
(→BrainCOMPASS) ............ 33
ブレース (→BRACE) ............ 33
ブレード (→BLADE) ............ 27
ブレード/マルチショットブレード
(→blade/multi-shot blade) ..... 28
フレームレート
(→frame rate) ............ 111
ブレーン ウエイブ
(→BrainWave) ............ 34
フレキシブル オーバーサンプリング
(→Flexible oversampling) ..... 104
フレキシブル マトリックス スキャン
(→Flexible matrix scan) ........ 105
フレックス (→Flex) ............ 103

517

プレパレーション フェイズ
（→Preparation phase）……… 246

フロー コンペンセーション
（→FC〈GE〉）……………… 96

フロープレップ（→Flow-prep）… 106

フローボイド（→flow void）…… 106

プロジェクション
（→Projection）………………… 249

プロスペクティブモーションコレクション
（→PMC）………………………… 246

プロトン（→proton）…………… 251

プロトン密度強調画像 ………… 443

プロペラ（→PROPELLER）…… 250

分子イメージング
（→molecular imaging）…… 185

## へ

平均通過時間（→MTT）……… 208

ベイズ推定法 …………………… 444

ペースティング
（→MR Pasting）……………… 203

ベクトル固有値（→eigenvalue）…… 84

ベクトル心電図（→VCG）……… 381

ベクトルマップ
（→vector map）……………… 382

ヘリウム
（→液体ヘリウム）……… 410,444

ペンシルビーム（→Navigator
respiratory compensation）
……………………………… 216,444

## ほ

ボア（→Bore）…………………… 32

ポイント（→spiral point）……… 316

飽和パルス（→saturation
pulse）…………………………… 287

ボーラス トラック
（→BolusTrak）………………… 31

ボーラス チェイス法
（→bolus-chase法）…………… 31

ボールド法（→BOLD法）……… 31

ホールハートコロナリーMRA
（→whole heart coronary
MRA）………………………… 394

ボクセル（→voxel）…………… 390

ボディコンパス
（→BodyCOMPASS）………… 30

ボディ チューンド
（→Body tuned）……………… 31

ボリューム シミング
（→Volume shimming）…… 390

ボリュームレンダリング
（→volume rendering）…… 389

ボルツマン分布 ………………… 444

## ま

マイオマップス（→MyoMaps）… 213

マイクロスコピー コイル
（→Microscopy coil）……… 181

μTE ……………………………… 168

マイクロティーイー（→μTE）…… 168

マグニチュードイメージ
（→magnitude image）…… 171

マジックアングル効果
（→magic angle effect）… 170

マジック ディフュージョン
（→MAGiC Diffusion）…… 170

末梢神経刺激（→peripheral nerve
stimulation）………………… 238

マップイット（→MapIt）……… 172

マトリックス コイル
（→Matrix Coil）……………… 174

マトリックス モード
（→Matrix mode）…………… 174

魔法角アーチファクト
（→magic angle effect）……… 170

魔法角効果（→magic angle
effect）………………………… 170

マルチ アクイジション
（→Multi acquisition）……… 208

マルチ チャンク
（→Multi Chunk）…………… 209

マルチ ドライブ
（→Multi Drive）……………… 209

マルチカバレージ ……………… 445

マルチショット（→multi-shot）… 210

マルチショット（→single-shot／
multi-shot）…………………… 297

マルチショットEPI（→echo planar
imaging）……………… 81,445

マルチステーション
　（→ multi-station）⋯⋯⋯⋯⋯⋯　211
マルチステーションMRA
　（→ multi-station MRA）⋯⋯⋯⋯　211
**マルチスライス法**⋯⋯⋯⋯⋯⋯⋯⋯⋯　**445**
**マルチスラブ**⋯⋯⋯⋯⋯⋯⋯⋯⋯⋯⋯　**445**
マルチスラブ
　（→ multi-slab/single-slab）⋯⋯　211
マルチトランスミット
　（→ MultiTransmit）⋯⋯⋯⋯⋯⋯　211
マルチトランスミット
　フォーディー⋯⋯⋯⋯⋯⋯⋯⋯⋯⋯　211
マルチフェーズ
　（→ multi-phase）⋯⋯⋯⋯⋯⋯⋯⋯　210
マルチフェイズエーエスエル
　（→ Multi-phase ASL）⋯⋯⋯⋯⋯　210
マルチプル ファーストフィールド
　エコー（→ mFFE）⋯⋯⋯⋯⋯⋯⋯　181
マルチプレーン スキャン
　（→ Multi plane scan）⋯⋯⋯⋯⋯　210
マルチベイン（→ MultiVane）⋯⋯⋯⋯　212
マルチベインエックスディー
　（→ MultiVane XD）⋯⋯⋯⋯⋯⋯　212
マンモトラック
　（→ MammoTrak）⋯⋯⋯⋯⋯⋯⋯　171

## み

見かけの拡散係数（→ ADC）⋯⋯⋯⋯⋯⋯　4
**水/脂肪信号相殺法**⋯⋯⋯⋯⋯⋯⋯⋯⋯　**446**
水励起法（→ Water
　Excitation）⋯⋯⋯⋯⋯⋯⋯⋯⋯⋯　392

## む

無信号（→ signal void）⋯⋯⋯⋯⋯⋯⋯⋯　296

## め

面内サット（→ In FOV SAT）⋯⋯⋯⋯　141

## も

モーションスムージング
　（→ Motion smoothing）⋯⋯⋯⋯⋯　187
モーショントラック
　（→ MotionTrak）⋯⋯⋯⋯⋯⋯⋯⋯　188
モザイク（→ Mosaic）⋯⋯⋯⋯⋯⋯⋯⋯　186
モビトラック（→ MobiTrak）⋯⋯⋯⋯　184

モビビュー（→ MobiView）⋯⋯⋯⋯⋯　185
モビフレックス（→ MobiFlex）⋯⋯⋯　183
モレキュラーイメージング
　（→ molecular imaging）⋯⋯⋯⋯　185

## ゆ

ユーズ ジオメトリ（→ Use
　geometry）⋯⋯⋯⋯⋯⋯⋯⋯⋯⋯⋯　376
ユニフォーミティー コレクション
　（→ Uniformity correction）⋯⋯　375

## よ

**陽性造影剤**⋯⋯⋯⋯⋯⋯⋯⋯⋯⋯⋯⋯　**447**
ヨーヨー スタック オーダー
　（→ Yo-Yo stack order）⋯⋯⋯⋯　399
**横緩和**⋯⋯⋯⋯⋯⋯⋯⋯⋯⋯⋯⋯⋯⋯　**447**
横緩和時間（→ T2）⋯⋯⋯⋯⋯⋯⋯⋯　334
**横磁化（→磁化）**⋯⋯⋯⋯⋯　**425,447**
読み取り方向
　（→**周波数エンコード方向**）⋯⋯⋯　428

## ら

**ラーモア周波数**⋯⋯⋯⋯⋯⋯⋯⋯⋯⋯　**448**
**ラーモア方程式**
　（→**ラーモア周波数**）⋯⋯⋯⋯⋯⋯　**448**
ライポ（→ LIPO）⋯⋯⋯⋯⋯⋯⋯⋯⋯　165
ラジアルスキャン
　（→ radial imaging）⋯⋯⋯⋯⋯⋯　266
ラジオ波（→ RF）⋯⋯⋯⋯⋯⋯⋯⋯⋯　278
ラジオ波パルス（→ RF pulse）⋯⋯⋯　279
**ラテラルスライドテーブル**⋯⋯⋯⋯⋯　**448**
ラピッド（→ RAPID）⋯⋯⋯⋯⋯⋯⋯　267
ラピッドコイル
　（→ **RAPID コイル**）⋯⋯⋯⋯⋯⋯　267
ラピッドファクター
　（→ RAPID factor）⋯⋯⋯⋯⋯⋯　267
ランプ パルス
　（→ Ramp Pulse）⋯⋯⋯⋯⋯⋯⋯　266
ランプド アールエフ
　（→ Ramped RF）⋯⋯⋯⋯⋯⋯⋯　266

## り

リアライズ（→ REALISE）⋯⋯⋯⋯⋯　271
リアル イメージ
　（→ Real image）⋯⋯⋯⋯⋯⋯⋯⋯　270

リアルタイム (→real time) ········ 272
リアルタイムフィールド
　アジャストメント (→RTFA) ······· 285
リージョナル シム
　(→Regional shim) ················ 274
リード (アウト) 方向
　(→周波数エンコード方向) ········ 428
リコンストラクション マトリックス
　(→Reconstruction matrix) ···· 272
リバーラボ (→LiverLab) ············· 165
リファイン (→reFINE) ··············· 273
リファレンス スキャン
　(→Reference scan) ··············· 272
リファレンス ティシュー
　(→Reference tissue) ·············· 273
リフォーカシング コントロール アングル
　(→Refocusing control
　angle) ································ 274
リモート アシスタンス
　(→Remote Assistance) ·········· 275
流速補正法
　(→flow compensation) ··········· 105
リンギング フィルタリング
　(→Ringing filtering) ··············· 280

## る

ループコイル ······················· 449
ルック ロッカー
　(→Look-Locker) ···················· 166

## れ

励起エコー
　(→stimulated-echo) ·············· 323
冷凍機 (→液体窒素,
　cryostat) ··············· 57,409,449
レーダー (→RADAR) ················· 263
レスティングステイト機能MR
　(→resting-state
　functional MRI) ···················· 278
レスティングステイト ファンクショナル
　MRI (→resting-state functional
　MRI) ································ 278
レスト グリッド パルス
　(→Rest grid pulse) ··············· 277
レストア (→RESTORE) ·············· 278

レディビュー (→READYView) ···· 269

## ろ

ロカライザー (→localizer) ·········· 166
ロケータ ···························· 449

## わ

ワープ (→WARP) ···················· 392
和曲断面再構成画像 (→CPR) ···· 56
ワン チャンク (→One Chunk) ···· 224

## 1～4

18チャンネル熱伝導シム ········ 450
2D time resolved angiography
　non contrast enhanced
　(→2D TRANCE) ···················· 450
2D TRANCE ······················· 450
2k-Imaging ························· 450
2項パルス (→binominal pulse) ···· 25
3D amide proton transfer
　(→3D APT) ·························· 451
3D APT ···························· 451
3D arterial spin labeling
　(→3D ASL〈GE〉) ···················· 451
3D arterial spin labeling
　(→3D ASL〈Philips〉) ··············· 452
3D ASL〈GE〉 ························ 451
3D ASL〈Philips〉 ··················· 452
3D GEIR ···························· 453
3D gradient echo with inversion
　recovery sequence
　(→3D GEIR) ························· 453
3D Heart ··························· 453
3D NerveVIEW ···················· 454
3D non-selective ·················· 454
3D PROMO ························· 455
3D prospective motion correction
　(→3D PROMO) ····················· 455
3-Tesla MRI system
　(→3T MRI装置) ···················· 458
3D T2-Star Weighted
　Angiography (→SWAN) ········· 327
3D Vane-XD ······················· 456
3D VIEW ··························· 456
3 point plan scan (→3PPS) ······· 458

3PPS ················································· 458

3T MRI装置 ········································ 458

3-Tesla MRI system
  (→3T MRI装置) ····················· 458

3ポイント プラン スキャン
  (→3PPS) ······························· 458

4D-eTHRIVE (→4D-THRIVE) ····· 460

4D Flow ········································· 459

4D PCA ·········································· 460

4D phase contrast MRA
  (→4D PCA) ··························· 460

4D time resolved angiography
  using keyhole XD
  (→4D TRAK XD) ···················· 462

4D-THRIVE ····································· 460

4D-TRAK ········································ 461

4D TRAK XD ·································· 462

4D-time resolved angiography
  non contrast enhanced
  (→4D-TRANCE) ····················· 462

4D-time resolved angiography
  using keyhole (→4D-TRAK) ··· 461

4D-TRANCE ···································· 462

## 第3版 MRIデータブック 最新用語辞典

2006年 1月10日　第1版第1刷発行
2008年 5月20日　第1版第4刷発行
2010年 6月10日　第2版第1刷発行
2019年11月10日　第3版第1刷発行

- ■ **監　修**　　土屋一洋　つちや　かずひろ

- ■ **編　集**　　扇　和之　おうぎ　かずゆき

- ■ **発行者**　　三澤　岳

- ■ **発行所**　　株式会社メジカルビュー社
　　　　　　　　〒162-0845　東京都新宿区市谷本村町2-30
　　　　　　　　電話　03（5228）2050（代表）
　　　　　　　　ホームページ　http://www.medicalview.co.jp/

　　　　　　　　営業部　FAX 03（5228）2059
　　　　　　　　　　　　E-mail　eigyo@medicalview.co.jp

　　　　　　　　編集部　FAX 03（5228）2062
　　　　　　　　　　　　E-mail　ed@medicalview.co.jp

- ■ **印刷所**　　シナノ印刷株式会社

ISBN978-4-7583-1611-8 C3047

© MEDICAL VIEW, 2019. Printed in Japan

・本書に掲載された著作物の複写・複製・転載・翻訳・データベースへの取り込みおよび送信（送信可能化権を含む）・上映・譲渡に関する許諾権は，(株)メジカルビュー社が保有しています．
・ JCOPY 〈出版者著作権管理機構　委託出版物〉
本書の無断複製は著作権法上での例外を除き禁じられています．複製される場合は，そのつど事前に，出版者著作権管理機構（電話 03-5244-5088，FAX 03-5244-5089，e-mail: info@jcopy.or.jp）の許諾を得てください．

・本書をコピー，スキャン，デジタルデータ化するなどの複製を無許諾で行う行為は，著作権法上での限られた例外（「私的使用のための複製」など）を除き禁じられています．大学，病院，企業などにおいて，研究活動，診察を含み業務上使用する目的で上記の行為を行うことは私的使用には該当せず違法です．また私的使用のためであっても，代行業者等の第三者に依頼して上記の行為を行うことは違法となります．